Prückner

„…aus dem Gebiete der gesammten Heilkunst"

Neuere Medizin- und Wissenschaftsgeschichte
Quellen und Studien
Herausgeber: Wolfgang U. Eckart

Band 15

„...aus dem Gebiete der gesammten Heilkunst"

Die Heidelberger Klinischen Annalen und die Medicinischen Annalen

Eine Medizinische Fachzeitschrift zwischen Naturphilosophie und Naturwissenschaft

Kerstin Prückner

Centaurus Verlag & Media UG 2004

Zur Autorin: Kerstin Prückner, geboren 1972 in Erlangen, aufgewachsen in Heidelberg, studierte Humanmedizin an der Ruprecht-Karls-Universität Heidelberg, Staatsexamen 1999, Promotion 2002 in Heidelberg. Derzeit ist sie in der Weiterbildung zur Fachärztin für Kinderheilkunde.

Die Deutsche Bibliothek – CIP-Einheitsaufnahme

Kerstin Prückner:
„...aus dem Gebiete der gesammten Heilkunst : Die Heidelberger Klinischen Annalen und die Medicinischen Annalen. Eine Medizinische Fachzeitschrift zwischen Naturphilosophie und Naturwissenschaft /
Kerstin Prückner. – Herbolzheim : Centaurus-Verl., 2004
(Neuere Medizin- und Wissenschaftsgeschichte ; Bd. 15)
Zugl.: Heidelberg, Univ., Diss., 2002
ISBN 978-3-8255-0481-6   ISBN 978-3-86226-279-3 (eBook)
DOI 10.1007/978-3-86226-279-3

ISSN 0949-2739

Satz: Institut für Geschichte der Medizin, Universität Heidelberg, Uwe Böhm
Umschlaggestaltung: Hubert Vögele, Heidelberg, nach einer Idee von Uwe Böhm, Heidelberg. Abgebildet sind, mit freundlicher Genehmigung des Universitätsarchivs Heidelberg, von links nach rechts: F.A.B. Puchelt, M.J. v. Chelius, F.C. Nägele; im Hintergrund der ehemalige Weinbrennerbau am Marstallhof in Heidelberg, der von 1818 bis 1844 als Medizinische und Chirurgische Klinik und Entbindungsanstalt gedient hat, abgebrochen 1966 (nach einem Foto im Archäologischen Institut der Universität Heidelberg).

Inhalt

Meinen Eltern

Einleitung

Diese Arbeit beschäftigt sich mit einer medizinischen Fachzeitschrift des 19. Jahrhunderts, die unter dem Titel „Heidelberger Klinische Annalen" und dem Folgetitel „Medicinische Annalen" (im Folgenden HKA und MA) im Verlag von J.C.B. Mohr, Heidelberg, in der Zeit von 1825 bis 1848 erschienen ist. Sie ist die überarbeitete und um das Kapitel „Cholera" erweiterte Fassung meiner Dissertation, die im Sommersemester 2002 von der Hohen Medizinischen Fakultät der Ruprecht-Karls-Universität zu Heidelberg angenommen wurde.

Die Untersuchung von Zeitschriften kommt in der medizingeschichtlichen Forschung meistens zu kurz. So gibt es kaum Übersichtsarbeiten zu dieser Thematik. Das ist insofern verwunderlich, als gerade Zeitschriften besonders authentisch die Entwicklungen eines Fachgebietes widerspiegeln und repräsentieren. In Zeitschriften erkennt man Diskussionen, die zu einzelnen Fragestellungen geführt werden, man erkennt Umschwünge, Standortwechsel – und das schneller als bei der Lektüre von Lehrbüchern. Eine Fachzeitschrift hat immer den Anspruch der Aktualität. So findet man dort auch regelmäßig die neuesten Entwicklungen im Fachbereich der Medizin. Deshalb ist eine Zeitschrift ein sehr geeignetes Medium, um Medizingeschichte zu studieren. Die vorliegende Arbeit soll einen Beitrag zur Erforschung medizinischer Fachzeitschriften liefern, und zwar soll hier eine einzelne, vorwiegend regional bedeutsame Zeitschrift in ihrer ganzen Breite untersucht werden. Zum einen soll geprüft werden, ob sie in der zeitgenössischen Wissenschaft eine Rolle gespielt hat und inwieweit sie sich von anderen Fachzeitschriften abhob, zum anderen soll aber auch ihre Bedeutung als Quelle für die heutige medizinhistorische Forschung sichtbar gemacht werden.

Um die Zeitschrift besser beurteilen zu können, soll zunächst das (medizin-)historische Umfeld näher beleuchtet werden. Dies wird das erste Kapitel leisten. Es enthält relativ kurz gehaltene Übersichten über die Entwicklung der Heidelberger medizinischen Fakultät von 1800 bis 1850, daneben eine knappe Darstellung des Verlags- und Zeitschriftenwesens in der ersten Hälfte des 19. Jahrhunderts. Der Schwerpunkt liegt dabei im Bereich der medizinischen Fachzeitschriften. Gerade damals gab es wichtige Veränderungen in diesem Bereich, es erfolgte gewissermaßen ein Medienwandel vom Fachbuch zur Fachzeitschrift. Das hing damit zusammen, daß seit dem Wechsel zum 19. Jahrhundert ganz allgemein eine Flut neuer Zeitschriften entstand. Insofern ist es aufschlußreich, sich mit den Zeitschriften aus dieser Zeit eines auch sonst spürbaren allgemeinen Umbruchs – in diese Zeit fällt z.B. der Beginn der Industrialisierung und Technisierung, es folgen rasante Entwicklungen in vielen Bereichen, auch in der Medizin und im Verlagswesen – eingehender zu beschäftigen. Ferner wird die Geschichte des Verlags Mohr von seiner Gründung 1804 bis zu seiner Übernahme durch Siebeck in Tübingen 1878 dargestellt.

Die wichtigsten Schulen und Strömungen innerhalb der Medizin von 1800 bis 1850 werden nicht in einer gesonderten Zusammenstellung behandelt, sondern innerhalb der Kapitel über die speziellen Themen der Annalen jeweils kurz charakterisiert. Dabei werden weitere wichtige Eckpunkte der medizinischen Entwicklung aufgezeigt.

Um die Zeitschrift im ganzen bewerten zu können, ist es wichtig, sich auch ein Bild von den Herausgebern zu machen und ihre Einstellung gegenüber bestimmten Richtungen der Medizin vorzustellen. Dies geschieht im zweiten Kapitel.

Im dritten Kapitel wird dann die Zeitschrift selbst näher beschrieben, vor allem in Bezug auf ihre allgemeinen Eigenschaften, wie Name, Erscheinungsweise, Intention u.ä.

Im vierten Kapitel werden ausgewählte Einzelthemen der Zeitschrift, die damals in der Medizin eine wichtige Rolle gespielt haben, ausführlich untersucht, um so die Aktualität und Bedeutung der Zeitschrift zu demonstrieren. Die innerhalb der Zeitschrift geführten Diskussionen lassen viel von den Entwicklungen in der Medizin erkennen. Man kann diesen Prozeß beobachten und geradezu hautnah miterleben. In einer Fachzeitschrift spiegeln sich medizinische Fragen der Zeit besser wider als in einem Lehrbuch. Medizinische Forschung und Forschung überhaupt sind in ständigem Fluß. Ohne diese Bewegung, die auch Irrtümer und Irrwege einschließt, könnten Entwicklungen nicht stattfinden. Um aber wirklich gemeinsam mit Kollegen zu diskutieren, Erfahrungen auszutauschen, braucht man ein öffentliches Forum. Die Annalen boten Raum für solche Diskussionen. Immer wieder wurden die Leser aufgefordert, eigene Erfahrungen und Entdeckungen darzulegen; gerade auch gegenteilige Erfahrungen sollten bekannt gemacht werden, damit die Wissenschaft weitergebracht würde. Die Annalen sind ein Beispiel dafür, daß eine Fachzeitschrift dazu da ist, Entwicklungen oder Tendenzen darzulegen und sie zur Diskussion freizugeben, ehe gültige

Lehrsätze daraus werden, die dann in ein Lehrbuch eingehen können. Die Fachzeitschrift als Diskussionsforum – dieser Aspekt wird hier anhand von mehreren bezeichnenden Beispielen behandelt.

Als wichtiges Einzelthema werden zuerst die diagnostischen Methoden wie Auskultation, Perkussion und Mikroskopie dargestellt. Die Entwicklung der neuen diagnostischen Methoden ist charakteristisch für die erste Hälfte des 19. Jahrhunderts. Heidelberg war eine der ersten deutschen Städte, in deren Kliniken diese neuen Methoden angewandt und propagiert wurden. Insofern ist es aufschlußreich, dieses Thema in einer Heidelberger Zeitschrift zu untersuchen. Dann folgt eine Untersuchung der therapeutischen Theorien, wobei besonders auf den Streit um die antiphlogistische Schule und den sog. therapeutischen Skeptizismus, die beide damals aufkamen und für diese Zeit sehr prägend waren, eingegangen wird. Die Aktualität der Heidelberger Zeitschrift im therapeutischen Bereich zeigt sich nicht zuletzt auch daran, daß sie schon ein Jahr nach der Veröffentlichung der neuen Narkoseverfahren 1847 in Amerika im letzten Band 1848 beide Methoden, mit Äther und mit Chloroform, vorstellte. Anschließend wird die Rolle, die die Homöopathie bzw. die Auseinandersetzung mit Samuel Hahnemann und die Hydrotherapie in den Annalen spielen, untersucht. Neben der „reinen Schulmedizin" haben sich Mediziner schon immer auch für alternative Heilmethoden interessiert. Der Ruf nach diesen alternativen Methoden wurde mit der zunehmend naturwissenschaftlich und rationell begründeten Medizin immer lauter, bis sich schließlich eine eigene Naturheilkunde etablierte. Das aufkommende Interesse an dieser Art von Medizin, aber auch die heftigen Diskussionen um Hahnemann und Vincenz Prießnitz lassen sich in den Annalen sehr gut verfolgen.

Ein eigener Abschnitt ist der Cholera gewidmet, die damals in Europa erstmalig als Epidemie aufgetreten ist und die gesamte Gesellschaft verunsicherte. Die Medizin stand diesem Phänomen hilflos und ohne geeignete therapeutische Möglichkeiten gegenüber. Die darüber geführten heftigen Diskussionen spiegeln sich in den Annalen aufschlußreich wider.

Weiterhin werden Reiseberichte von deutschen Ärzten, die ausländische Kliniken besucht haben, als für ihre Zeit typische Beispiele vorgestellt. Gerade im 18. und auch im 19. Jahrhundert war es gängig, wissenschaftliche Studienreisen zu unternehmen. Ärzte fuhren meist nach Frankreich, aber auch nach England oder Italien. Daneben finden sich Rezensionen ausländischer Literatur, die das wachsende Interesse an internationaler Forschung dokumentieren.

Auch Fragen der Ethik, z.B. des Arzt-Patienten-Verhältnisses, können anhand der Annalen beleuchtet werden. Ethische Fragen stellen sich zu allen Zeiten in der Medizin, heutzutage sind sie brisanter als je zuvor. Aber auch im 19. Jahrhundert finden sich typische Fragestellungen, die sich teilweise auch in den Annalen widerspiegeln.

Das fünfte Kapitel befaßt sich mit der Frage, ob die Zeitschrift einer bestimmten Richtung, einem bestimmten medizinischen System zugeordnet werden kann. Der Schwerpunkt der Untersuchung liegt dabei auf der Frage, inwieweit sich die Annalen mit der sog. Naturhistorischen Schule, die gerade zwischen 1825 und 1845 blühte, verbinden lassen.

In der Zusammenfassung werden die Ergebnisse der Arbeit noch einmal kurz dargestellt und die Zeitschrift in ihrer Bedeutung für die heutige medizinhistorische Forschung und in ihrer allgemeinen Bedeutung bewertet: Können die Annalen als Spiegel der Medizin in Deutschland zwischen 1825 und 1848 gelten? Hat die Zeitschrift ihre Ziele erreicht? Ist die Zeitschrift ihren ursprünglichen Intentionen, wie sie sich den Verlagsverträgen entnehmen lassen, gerecht geworden?

Im Anhang werden die Autoren mit Lebensdaten und ihren wichtigsten Werken tabellarisch aufgeführt. Da viele von ihnen in verschiedenen gängigen biographischen Lexika verzeichnet sind, kann hier auf ausführliche biographische Angaben verzichtet werden.

Es folgt als Index ein Register aller Beiträge in den Annalen, alphabetisch sortiert nach Autoren, um so eine weitere Beschäftigung mit der Zeitschrift zu erleichtern.

Das Zitat im Titel der Arbeit „...aus dem Gebiete der gesammten Heilkunst" ist den Verlagsverträgen zu den „Heidelberger Klinischen Annalen" vom 30. Dezember 1824 und „Medicinischen Annalen" vom 10. Dezember 1834 entnommen.

1 Historisches Umfeld

Dieses Kapitel wird weitgehend mit Hilfe gängiger Sekundärliteratur bearbeitet, es soll nur den gegenwärtigen Kenntnisstand wiedergeben, um die Zeitschrift besser einordnen zu können.[*]

1.1 Grundzüge der Medizin in Heidelberg von 1800 bis 1850

Die Universität Heidelberg befand sich um 1800 in einem sehr maroden Zustand. Sie hatte kein Geld und somit keine Mittel, um zeitgemäße Institute zu errichten. Während in anderen deutschen Universitätsstädten bereits seit der Mitte des 18. Jahrhunderts Kliniken vorhanden waren[1], in denen auch ein Studentenunterricht stattfinden konnte, besaß Heidelberg nur ein Anatomisches Institut, das äußerst dürftig in einem engen, turmartigen Gebäude in der Sandgasse untergebracht war, einen Botanischen Garten in der Plöck, am heutigen Ebertplatz, und zeitweise chemische Laboratorien. Eine eigene Klinik war nicht vorhanden, so daß auch ein praktischer medizinischer Unterricht nicht möglich war. In den Heidelberger Städtischen Spitälern wurden vor allem alte Menschen als Pfründner beherbergt. Die Heidelberger Professoren der Medizinischen Fakultät galten in der damaligen Fachwelt als unfähig und farblos. Allein Franz Anton Mai (1742–1814)[2] hob sich ge-

---

[*] Autoren, die im Folgenden genannt sind, werden nur mit Jahr und Erscheinungsjahr zitiert.

[1] Bamberg beispielsweise besaß eine Klinik mit 120 Betten, die Klinik in Würzburg hatte sogar bereits einen beheizbaren Operationssaal. Goth (1982), S. 50.

[2] Franz Anton Mai war seit 1766 Leiter der Hebammenschule in Mannheim, seit 1785 ord. Prof. für Hebammenkunst in Heidelberg. Er unterrichtete die Fächer Hygiene, Staatsarzneikunde, praktische Medizin und Geburtshilfe, war Autor sozialhygienischer Schriften, so des 1777 begonnenen Vademecum für junge Ärzte in fünf Bänden „Stolpertus", und der „Medizinischen Fastenpredigten" von 1793. Mai gilt als einer

gen seine Kollegen Franz Xaver Moser (1755–1833)[3], Franz Karl Zuccarini (1737–1809)[4] und Daniel Wilhelm Nebel (1735–1805)[5] ab. Von Mai sind zahlreiche Äußerungen überliefert, in denen er die schlechten Zustände in Heidelberg anprangerte, zum Beispiel in seiner Rektoratsrede von 1798: „Die hohe Schule zu Heidelberg hat die Gebrechen des höchsten Alters: Stumpfheit und Untätigkeit." Zu dieser Zeit war es ebenfalls noch durchaus üblich, daß die Lehrstühle weitervererbt wurden. Das alles hatte natürlich Auswirkungen auf die Qualität von Forschung und Lehre. So ist es kaum verwunderlich, daß insgesamt nur wenige Studenten in Heidelberg studieren wollten und der Anteil an Medizinstudenten noch geringer war. Gerade fünf angehende Ärzte waren 1800 in Heidelberg immatrikuliert.[6]

Durch den Reichsdeputationshauptschluß von 1803 fiel die rechtsrheinische Pfalz, und damit auch Heidelberg, an Baden. Auch die Universität unterstand somit nun dem badischen Großherzog Karl Friedrich. Dieser hatte großes Interesse daran, die Universität wieder aufzuwerten. Um ihr zu helfen, plante er eine Neuorganisation der Universität. Im Jahre 1805 wurden neue Statuten aufgestellt. Mai hatte großen Anteil an der Neufassung dieser Statuten. Um die Universität auch finanziell zu unterstützen, veranlaßte der Großherzog die Schenkung des sogenannten Oggersheimer Kirchenschatzes mit 42 000 fl.

Nach Stefan Zipf (1761–1813), der als erste medizinische Neubesetzung 1804 nach Heidelberg kam und dort bis 1813 als Ordinarius für Tierarzneikunde und gerichtliche Medizin tätig war, wurde 1805 Jakob Fidelis Ackermann (1765–1815) aus Jena, Schüler von Johann Peter Frank[7], als Nachfolger des Anatomen Moser nach Heidelberg berufen. Er lehrte neben

---

der bedeutendsten Vertreter der medizinischen Fakultät in Heidelberg um die Wende zum 19. Jh. Er setzte sich auch sehr stark für die Einrichtung einer Klinik ein. Auf seinen Vorschlag hin wurde dann das neu gegründete Klinikum 1805 im ehemaligen Dominikanerkloster (Hauptstraße, Ecke Brunnengasse) untergebracht.

3   Franz Xaver Moser war Professor für Anatomie und Chirurgie. Er war Militärchirurg und galt als „des Lateinischen völlig unkundig". Schipperges (1995), S. 101.

4   Franz Karl Zuccarini lehrte „Allgemeine Therapie", Diätetik und Botanik.

5   Daniel Wilhelm Nebel unterrichtete Chemie, Pharmazie und Pharmakologie, die sogenannten medizinischen Nebenwissenschaften. Die praktische Pharmazie wurde von Wilhelm Mai, einem Bruder von Franz Anton Mai, gelehrt. Wilhelm Mai war hauptberuflich Apotheker in der Apotheke in der Sandgasse.

6   Studentenzahlen aus dieser Zeit zeigen diese Tendenz: Im Jahre 1800 studierten in Heidelberg insgesamt 91 Studenten, davon 5 Medizin. Bis 1820 stiegen die Gesamtstudentenzahlen auf 300 bis 400, nach 1820 über 600 und im Jahre 1830 waren über 800 Studenten in Heidelberg eingeschrieben. Die Anzahl an Medizinstudenten bewegte sich zu Beginn des 19. Jhs. zwischen 5 und 50, erst ab der Mitte des Jhs. stiegen die Zahlen über 50. Im Vergleich dazu Freiburg: Im Wintersemester 1813 waren in Freiburg 93 Studenten, in Heidelberg nur 13 immatrikuliert. s. dazu Henkelmann (1985), S. 32, 37; Schipperges (1985), S. 81; Wolgast (1986), S. 95.

7   Johann Peter Frank (1774–1821), Autor des „System einer vollständigen medicinischen Policey", 1786–1817. Sein Werk bildete die Grundlage einer öffentlichen Gesundheitspflege. Eckart (2000), S. 246 f.

pathologischer Anatomie und Physiologie auch Innere Medizin, Chirurgie und Augenheilkunde, weil er darum gebeten hatte, neben der Anatomie auch praktische Medizin ausüben zu können, um '„zu gleicher Zeit die Haltbarkeit seiner chemiatrischen Lehre am Krankenbett zeigen zu können, die sich sowohl gegen die einseitige Erregungstheorie als gegen die Phantasien der von der Erfahrung verlassenen Naturphilosophie so vorteilhaft ausnimmt."[8] Damit vereinte Ackermann noch mehrere Fächer in einer Person. Von seinen zahlreichen Schriften ist vor allem die Arbeit über die Anatomie des Gehirns wichtig. Seine Arbeiten beruhten auf der Basis des Vitalismus.[9] In therapeutischer Hinsicht war er eher als Eklektiker einzustufen.[10] Er glaubte an eine Art organische Naturkraft, die erst durch Fortschritte der Naturwissenschaften näher bestimmt werden könne. In dieser Lebenskraft sah Ackermann die eigentliche, koordinative Leistung des Organismus. Mit ihr könne man alle bisher nur als „Einzelerfahrungen" gesammelten empirischen Erkenntnisse verbinden und als Ganzes verstehen.[11]

Im gleichen Jahr, 1805, wurde nach starkem Drängen von Mai, der das bereits seit Ende des 18. Jahrhunderts gefordert hatte, endlich in Heidelberg die erste ambulante Klinik (bzw. Poliklinik oder „Civilpraxis"), die aber auch in geringem Umfang eine stationäre Versorgung ermöglichte, eingerichtet. Auch Ackermann hatte sich sehr dafür eingesetzt. Beiden war es ein großes Anliegen, endlich auch praktischen Unterricht am Krankenbett anbieten zu können.[12] Wie in vielen Universitäten üblich, wurde zunächst, wohl hauptsächlich aus finanziellen Gründen, eine ambulante Klinik eingerichtet. Für diesen Zweck kaufte der Staat 1805 das vier Jahre zuvor säkularisierte Dominikanerkloster (Hauptstraße, Ecke Brunnengasse). Untergebracht wurden dort die Anatomie, die aus Mannheim nach Heidelberg verlegte Entbindungsanstalt[13], die von Ackermann geleitete „Medizinisch-

---

8 Stübler (1926), S. 186.
9 Vitalismus: Gesundheits- und Krankheitslehre, die von den Franzosen Théophile de Bordeu (1722-1776) und Paul Joseph Barthez (1734-1806) im 18. Jh. aus dem Animismus von Georg Ernst Stahl (1660-1734) entwickelt wurde. Sie nimmt an, daß die Ursache für alle Zustände des Lebendigen in einem besonderen Lebensprinzip zu finden sei. Dieses Lebensprinzip verfüge über fundamentale Kräfte, die das Handeln begründen. Krankheit wird als Störung des Lebensprinzips angesehen. In Deutschland hat v.a. Christoph Wilhelm Hufeland (1762–1836) den Vitalismus aufgegriffen und weiterentwickelt. Eckart (2000), S. 219.
10 Lehmann (1953), S. 41.
11 Schipperges (1995), S. 98 f.
12 Ackermann sagt dazu: „Hier lernen die jungen Ärzte nicht nur die Krankheiten richtig beobachten, die Krankheitszufälle gehörig schätzen und auf ihre Ursache zurückführen, die Krankheit dadurch konstruieren usw., sondern auch die zwischen dem Kranken und den Umstehenden nötigen Verhältnisse; dann die eigene Handlungsweise in der Civilpraxis und die Klugheits- und Vorsichtsmaßregeln, die oft dem Arzte so wichtig sind als die therapeutischen Regeln und die unmittelbare Heilmethode der Krankheit selbst." Zitat nach Schipperges (1995), S. 105.
13 Die Entbindungsanstalt war 1766 unter der Leitung von Mai in Mannheim gegründet worden. 1804 wurde das Gebäude der Anstalt beim Bombardement Mannheims be-

chirurgische Krankenanstalt"¹⁴ und das Botanische Institut, sowie chemische Laboratorien. Die Idee dieser „Stadtpraxis" als Modell einer ambulanten und stationären Versorgung der Patienten war neuartig. Für ihren Betrieb wurden ausführliche Vorschriften erlassen. Zum Beispiel: „Ist der Kranke gehfähig, wird er ambulant versorgt, ist er bettlägerig, wird er aufgenommen. Auswärtige Kranke können im Notfall ihre Anamnese per Boten zuschicken; die ‚klinische Consultation' wird ihnen dann schriftlich übermittelt. Impfungen für die Bürger der Stadt werden mittwochs durchgeführt und jeweils protokolliert."¹⁵ Diese poliklinische Anstalt war durch die Verbindung von ambulanter und stationärer Behandlung sehr fortschrittlich und hatte auch regen Zulauf. Die Behandlung in der Poliklinik war kostenlos, ebenso erhielten Arme ihre Medikamente unentgeltlich. „Ist der Kranke vermögend, so zahlt er seine Arzney – die ärztliche Behandlung aber ist frey. – Ist der Kranke arm, so wird auch die Arzney von dem Fonds des klinischen Institutes bezahlt."¹⁶ Diese Regelung führte innerhalb weniger Jahre zum Bankrott, denn die Klinik war sehr beliebt, so daß mit dem großen Zulauf auch die Kosten stiegen und die vorhandenen Geldmittel nicht mehr ausreichten. So konnten z.B. auch die Apotheken nicht mehr bezahlt werden. Die Sachlage spitzte sich immer mehr zu, bis schließlich am 20. November 1815 die Klinik auf Anordnung des Ministeriums bis zur Tilgung der Schulden geschlossen werden mußte.¹⁷

Obwohl Ackermann von der ambulanten Klinik sehr angetan war¹⁸, weil er auf diese Weise tatsächlich seinen Wunsch erfüllen und die Anatomie mit praktischer Medizin verbinden konnte, bemängelte er frühzeitig die Räumlichkeiten der Anatomie im Dominikanerkloster und forderte schon ab 1805 zusätzlich die Einrichtung einer stationären Klinik. Er machte sich nämlich

---

schädigt. Mai schlug daraufhin vor, das Mannheimer Gebärhaus nach Heidelberg zu verlegen, anstatt es teuer zu renovieren, um neben Hebammen auch Studenten unterrichten zu können. 1805 wurde die Gebäranstalt dann nach langen Verhandlungen auf dem Wasserweg nach Heidelberg transportiert und dort am 7. März 1805 im dritten Stock des Dominikanerklosters eingerichtet.

14 Ackermann kündigt 1805 die „Nachricht von der Organisation und den Gesetzen der kurfürstlich poliklinischen Anstalt in Heidelberg, welche mit dem Anfang des Wintersemesters 1805/06 eröffnet wird", an. Zitat nach Schipperges (1995), S. 103.

15 Zitat nach ders., S. 105.

16 Henkelmann (1985), S. 37; Schipperges (1995), S. 105.

17 Entsprechende Beschwerdebriefe der Apotheker existieren schon aus dem Jahre 1813. Bei Ackermanns Tod 1815 war die Klinik schließlich mit 4 000 fl. verschuldet. Henkelmann (1985), S. 37; Schipperges (1995), S. 105.

18 „Die poliklinische Anstalt oder das Stadtklinikum hat den Zweck, angehende Ärzte in die Praxis einzuführen, nicht bloß künstlich in einem dazu errichteten Spitale, worin nach dem Willen des Lehrers die Kranken aufgenommen, nach einem bestimmten Plane behandelt und von dazu abgerichteten Menschen gewartet werden [...], sondern in einer weitläufigen Stadt an den mannigfaltigsten Krankenbetten die Anfänger zu unterrichten [...] und die Kranken selbst ihnen in den mannigfaltigsten Verhältnissen des bürgerlichen Lebens, umgeben von dem Zirkel ihrer besorgten Eltern und Kinder [...] unter die Augen zu stellen." Zitat nach Stübler (1926), S. 200.

grundlegende Gedanken über den Unterschied zwischen einer Klinikmedizin und der Behandlung des Patienten zu Hause. Er spürte, daß der Patient durch die Situation in einer Klinik mit Lehrvisiten nicht das nötige Vertrauen aufbauen könne, das er aber brauche, um wieder gesund zu werden.[19] Doch er erlebte die Erfüllung dieses Wunsches nicht mehr. Es gibt Hinweise, daß das Innenministerium seine Persönlichkeit nicht besonders schätzte und verhindern wollte, daß er Leiter einer stationären Klinik würde.[20]

Nebel schied 1805 aus Altersgründen aus der Fakultät aus, sein Nachfolger wurde der Privatdozent Johann Jakob Loos (* 1777) mit den Fächern Chemie, Pharmazie und Pharmakologie. 1804 wurde aus Jena Franz Joseph Schelver (1778–1832) berufen. Er lehrte Zoologie, Botanik und vergleichende Anatomie. Zunächst hielt er auch Kollegs über praktische Medizin, später widmete er sich fast ausschließlich der Botanik. Sowohl Loos als auch Schelver waren Anhänger der Naturphilosophie[21], standen damit aber ziemlich alleine in der Fakultät und gerieten in die Kritik. Die Kollegen in der Fakultät mißbilligten Schelvers Ideen. Um Schelver entstand geradezu ein großer Streit innerhalb der Fakultät und der gesamten Universität: Ackermann, Mai und auch Nägele auf der einen, Schelver und Loos auf der anderen Seite. So schrieb Mai, daß „der junge praktische Arzt alle transzendentalen Träumereien der sich so sehr blähenden Naturphilosophie am Krankenbett meiden" müsse.[22] Gleichzeitig aber blühte gerade in Heidelberg die Romantik, und vor allem Philosophen und Literaten begeisterten sich für Schelver und die Naturphilosophie. Auch das Polizeidepartment wurde aufmerksam. Es hatte schon vorher versucht, Einfluß auf die Lehrinhalte zu gewinnen und gefordert, daß ein genauer Studienplan eingehalten werden und dabei allgemein anerkannte Lehrbücher für die Vorlesung benutzt werden sollten und nicht mehr die einzelnen individuellen Vorlesungsskripte. Der Lehrkörper konnte sich gegen diesen Zugriff auf die Lehrfreiheit noch erfolgreich wehren, aber aufgrund der Konfrontation mit Schelver verfügte die Polizeidirektion, daß wenigstens die Prüfungen „in dem Geist der richtig gelehrten Theorie und zweckmäßigen Anwendbarkeit, frei von unpassender Hypothesensucht und überspannter Spekulation" abzuhalten seien.[23]

---

19 Kußmaul: „Der Lehrer zieht hier mit einem Schwarm seiner Zöglinge vor das Krankenbett, eine Szene, die wahrscheinlich nicht geeigenschaftet ist, die Brust des Kranken zu öffnen und dasjenige wechselseitige Vertrauen zu erwecken, welches in so vielfältigen Übeln ein heilsamer Balsam ist, als alle, welche die Offizinen ihm darreichen können." Zitat nach Schipperges (1995), S. 103.
20 Stübler (1926), S. 211.
21 Die Naturphilosophie am Anfang des 19. Jhs. wurde geprägt von Friedrich Wilhelm Schelling (1775–1854). Schelling postulierte die Einheit von Natur und Geist. Die Natur verstand er als dreistufiges Modell, dabei war die Wertigkeit des Lebens von der Pflanze zum Menschen aufsteigend charakterisiert. Eckart (2000), S. 263 f.
22 Seidler (1966), S. 278.
23 Stübler (1926), S. 195.

Schließlich sah die Fakultät in Schelver den Urheber aller Unannehmlichkeiten und verhängte über ihn eine geheime Aufsicht. Danach mußte er seine philosophisch orientierten Vorlesungen in der Philosophischen Fakultät
halten; in der Medizinischen Fakultät las er daraufhin mehrere Semester
nicht mehr.[24] Später ergab er sich zudem dem Mesmerismus.[25]

Franz Carl Nägele (1778–1851)[26] wurde 1810 Mais Nachfolger und somit
Vorsteher der geburtshilflichen Abteilung, die noch immer im ehemaligen
Dominikanerkloster untergebracht war. Er gilt als einer der Begründer der
modernen wissenschaftlichen Geburtshilfe und Gynäkologie. Von seinen
zahlreichen Arbeiten sind besonders diejenigen über das Studium des Geburtsmechanismus und über das Becken hervorzuheben.[27] Er bemühte sich
auch sehr um den Ausbau der Entbindungsanstalt. Er betonte, wie wichtig
praktischer Unterricht, in seinem Fall in der Geburtshilfe, für den angehen-
den Arzt sei. Sehr wichtig war ihm, die Entbindungsanstalt von der Poliklinik und der Anatomie räumlich zu trennen. Er begründete das einerseits
damit, daß gerade Wöchnerinnen besonders stark gefährdet seien, sich anzu-
stecken und am Puerperalfieber zu erkranken, denn in Kliniken, in denen
sowohl die Gebäranstalt als auch andere Kliniken untergebracht seien, sei
das Puerperalfieber nachgewiesenermaßen besonders häufig.[28] Andererseits
hielt er es auch nicht für schicklich, die Schwangeren im selben Gebäude
wie andere Kranke zu versorgen, da viele von ihnen unerkannt entbinden
wollten. In der Heidelberger Entbindungsanstalt wurden fast nur ledige
Frauen entbunden, erst ab 1830 auch zunehmend verheiratete Frauen.[29]
Nägele blieb bis zu seinem Tod 1851 im Amt. Sein Nachfolger in der Geburtshilfe wurde Wilhelm Lange (1813–1881).

Nach Ackermanns Tod 1815 wurde nach vielen Schwierigkeiten und
Streitereien endlich auch in Heidelberg eine stationäre Klinik mit medizinischer Klinik und Entbindungsanstalt eingerichtet.[30] Auch damit war Heidelberg wieder eine der letzten deutschen Universitätsstädte. Trotz der Einwän-

---

24   Seidler (1966), S. 279.
25   Franz Anton Mesmer (1734-1815), Begründer des Mesmerismus, der Lehre vom tieri-
     schen Magnetismus.
26   Es finden sich uneinheitliche Schreibweisen: Franz Karl Nägele, Franz Carl Naegele.
     Er selber unterschrieb oft mit Franz Carl Naegelé. In dieser Arbeit soll die in den An-
     nalen häufiger verwendete Form Franz Carl Nägele verwendet werden.
27   Diese Schriften wurden zum Teil erstmalig in den „Heidelberger Klinischen Annalen"
     (HKA) veröffentlicht.
28   Als Beispiele nennt er das Allgemeine Krankenhaus in Wien und das Hôtel Dieu in
     Paris. Goth (1982), S. 66.
29   Bis 1939 befanden sich sämtliche handgeschriebenen Krankenakten seit 1820 noch in
     der Universitätsfrauenklinik. Martin, E. (1939), S. 3.
30   Das Projekt wurde zunächst mit 50 000 fl. aus dem Gut-Leut-Fonds finanziert. Später
     übernahm man einen Vorschlag Ackermanns aus dem Jahre 1805, wonach Hand-
     werksgesellen, Dienstboten, Meister und Dienstherren Beiträge in einen Fonds zahlen
     sollten, um dafür im Krankheitsfalle kostenlos behandelt zu werden. Fahrbach (1989),
     S. 185.

de von Nägele wurden die medizinische Klinik mit 20 Betten und die Entbindungsanstalt gemeinsam im Dominikanerkloster eingerichtet. Bald darauf wurde auch der Bedarf an einer chirurgischen Klinik immer dringlicher, so daß 1818 eine chirurgische Klinik, zunächst provisorisch ebenfalls im Dominikanerkloster, eröffnet wurde. Im gleichen Jahr wurde nach Möglichkeiten gesucht, die Kliniken zu verlegen, denn das Dominikanerkloster war nun endgültig überfüllt.[31] Die ehemalige Kaserne im 1811 erbauten Weinbrennerbau am Marstallhof schien für diese Zwecke am besten geeignet, so begann man, sie umzubauen. 1818 war es dann soweit, der Umzug der beiden Kliniken und der Entbindungsanstalt in den Weinbrennerbau konnte durchgeführt werden.[32] Die Kaserne blieb weiterhin im Besitz der Bürgerschaft. Es wurde die Bedingung gestellt, daß die Kliniken ausziehen müßten, sobald die Kaserne wieder für Soldaten gebraucht würde. Zu diesem Zeitpunkt hatte die medizinische Klinik und Poliklinik 28 bis 40 Betten, die chirurgische Klinik und Poliklinik 12 bis 18 Betten und das Gebärhaus 16 Betten.[33] Das Dominikanerkloster wurde weiterhin für die Anatomie, für chemische Laboratorien, für das Botanische Institut mit Garten und zusätzlich für die zoologischen Sammlungen und das Zoologische Institut benutzt.

31 Bereits vorher hatte es entsprechende Vorschläge gegeben, die allerdings aus Kostengründen nicht durchgeführt werden konnten.
32 Das Gebäude wurde folgendermaßen eingerichtet: Im EG waren Wirtschaftsräume untergebracht, im 1. OG befanden sich die Verwaltung, das Sektionszimmer und das Auditorium. Die medizinische Klinik erhielt im 2. OG zwei Säle mit je acht Betten. Den dritten Stock mußten sich die Chirurgie und die Entbindungsanstalt teilen. Für diese Zwecke mußte auch ein Operationssaal mit seitlich ansteigenden Sitzreihen eingebaut werden. Das Armenhaus, das bis zu diesem Zeitpunkt im Weinbrennerbau untergebracht war, wurde in die nördliche Wohnung im OG des Westflügels des Marstalls verlegt. Fahrbach (1989), S. 186 f.
33 Im Jahre 1825 erschienen für das Akademische Hospital eigene Statuten. Darin heißt es: „Das akademische Hospital in Heidelberg befindet sich in der ehemaligen Kaserne, welche zu diesem Zwecke von der löblichen Bürgerschaft im Jahre 1818 abgegeben, von der Universität in einen solchen Stand versetzt worden, daß sie sowohl dieses als auch das chirurgische Klinikum und die Gebäranstalt aufnehmen kann; die ferner etwa vorkommenden Baulichkeiten besorgt die Universität auf ihre Kosten. [...] Sämtliche Kranke, welche im akademischen Hospital ärztlich besorgt und verpflegt werden, sind zum klinischen Unterricht der hier Studirenden bestimmt, der Director der Klinik ist daher eo ipso Oberarzt des akademischen Hospitals. Berechtigt zur Aufnahme sind a) kranke Handwerksgesellen, welche wenigstens 14 Tage hier in Anstellung gestanden; b) die Lehrlinge der Handwerker; c) alle Dienstboten der hiesigen Herrschaften. Außerdem können auch andere Kranke gegen Bezahlung von 40 Kr. täglich in die Anstalt aufgenommen werden, wofür sie Abwartung, Kost, Arznei und überhaupt alles erhalten, was zu ihrer Heilung nöthig ist; diese Zahlung muß wöchentlich praenumerando entrichtet werden. Ferner haben hiesige Einwohner die Vergünstigung der kostenfreien Aufnahme, im Fall weniger als 20 Kranke sich in der Anstalt befinden; ist die Anzahl vorhanden, so müssen sie in die Kategorie der zahlenden Kranken treten; sollte die Zahlung aus den hiesigen Hospitälern erfolgen, so ist der Betrag auf 36 Kr. ermäßigt." Zitat nach Schipperges (1995), S. 133 f.

Ab 1815 erfolgte in Heidelberg allmählich eine Trennung der verschiedenen Fächer, zunächst in drei Gebiete: 1. Anatomie und Physiologie, 2. Innere Medizin und 3. Chirurgie mit Augenheilkunde und Gynäkologie. Vorher konnte sich jeder Professor selber seine Fächerkombinationen aussuchen. Im selben Jahr, 1815, wurden wichtige Lehrstühle neu besetzt. Für jedes dieser Gebiete konnten junge Professoren gewonnen werden. Die Geburtshilfe war bereits 1810 mit Nägele neu besetzt worden. Als Vertreter der (Patho-)Anatomie und Physiologie kam Friedrich Tiedemann und als Leiter der medizinischen Klinik und Poliklinik Johann Wilhelm Heinrich Conradi. Als Leiter der chirurgischen Klinik und Poliklinik wurde 1817 Maximilian Joseph Chelius berufen.

Mit diesen vier jungen Professoren begann eine neue Ära der Medizin in Heidelberg. Sie alle bemühten sich, naturwissenschaftliches Denken in den Vordergrund der Forschung zu stellen, und lehnten naturphilosophische Denkweisen ab. Allerdings hatten sie noch mit diesen Gedankengängen um sich herum zu kämpfen und waren selber davon geprägt. Sie erreichten, daß die Heidelberger Medizin wieder allgemein anerkannt wurde.

Friedrich Tiedemann (1781–1861) übernahm nach Studien in Marburg, Bamberg und Würzburg 1815 den Schelverschen Lehrstuhl für Anatomie. Daneben unterrichtete er vor allem anfänglich auch Physiologie, Vergleichende Anatomie und Zoologie, sowie Pathologische Anatomie. Für ihn war die Anatomie grundlegend, denn nur durch sie seien die anderen Fächer verständlich. Von ihm stammt der Ausspruch: „Ärzte ohne Anatomie gleichen den Maulwürfen. Sie arbeiten im Dunkeln und ihrer Hände Tagwerk sind Erdhügel."[34] Als Tiedemann nach Heidelberg kam, war er in der Fachwelt bereits gut bekannt, denn er hatte schon eine Reihe von Arbeiten verfaßt.[35] In Heidelberg bemühte er sich sehr um Verbesserungen im Anatomischen Institut. So erweiterte er zum Beispiel die anatomische Sammlung beträchtlich.[36] Schließlich setzte er sich auch mit seiner Forderung nach einem Neubau für die Anatomie durch, dessen endgültige Fertigstellung aber durch die Berufung Jakob Henles nach Heidelberg im Jahre 1844 gebremst wurde, da zwischen beiden erhebliche Animositäten bestanden. Die Anatomie wurde als erster Universitätsneubau des 19. Jahrhunderts schließlich 1849 gebaut.[37] Im selben Jahr beendete Tiedemann seine Tätigkeit in Heidelberg.[38]

---

34 Zitat nach Stübler (1926), S. 250.
35 Von seinen Arbeiten ist besonders beachtenswert: „Die vergleichende Untersuchung des Gehirns des Negers mit dem des Europäers und des Orang-Utans" (1837). Tiedemann folgerte aus seinen Untersuchungen, daß Neger an geistigen Fähigkeiten der weißen Rasse nicht nachstehen. Das Werk ist auch in englischer Sprache erschienen und soll für die Aufhebung der „Sklavenwirtschaft" wichtig gewesen sein. Doerr (1985), S. 104.
36 Z.B. mit dem „Schinderhannes" (eigentlich Johann Büchler) und dem „Schwarzen Jonas". Schipperges (1995), S. 90.
37 Das ehemalige Dominikanerkloster stand daraufhin gänzlich den Naturwissenschaften zur Verfügung. Wolgast (1986), S. 93.

Im Gegensatz zu Schelver arbeitete Tiedemann nach streng naturwissenschaftlichen Methoden, ohne jegliche Spekulation: „Erst dann, wenn wir eine gründliche Physiologie besitzen, haben wir Hoffnung, ein System der Medizin zu bekommen, welches nicht mit jedem Dezennium zusammenstürzen, sondern welches auf die Physiologie oder auf die Lebenslehre gegründet, fest und unerschütterlich stehen wird."[39]

Er arbeitete viel mit Leopold Gmelin (1788–1853) zusammen, der seit 1813 in Heidelberg war. Nach dem Studium in Göttingen und Tübingen hatte sich Gmelin 1813 in Heidelberg für Chemie und Mineralogie habilitiert und war 1814 zum außerordentlichen Professor ernannt worden. 1818 erhielt er den ersten selbständigen Heidelberger Lehrstuhl für Pharmakologie und Chemie. Dadurch zweigten damals in Heidelberg diese Fächer von der Anatomie/Physiologie ab. Bereits 1815 war er Direktor des Chemischen Laboratoriums im Kameralschulgebäude am Karlstor.[40] Auch er arbeitete auf der Basis reiner Naturwissenschaft und -forschung. Gmelin gilt heute als Wegbereiter der chemischen Physiologie. Die erste gemeinsame Arbeit von Tiedemann und Gmelin erschien 1820 unter dem Titel „Versuche über die Wege, auf welchen Substanzen aus dem Magen- und Darmkanal ins Blut gelangen." Für ihre Studien führten sie Tierversuche durch, zunächst mit Hunden und Pferden, später auch mit anderen Säugetieren, Vögeln und Amphibien.[41] Zu dieser Zeit waren Tierversuche noch nicht üblich, genauso wie es überhaupt kaum naturwissenschaftlich experimentelle Studien gab. Bei ihren Versuchen beschäftigten sie sich vor allem mit den Bereichen Verdauung, Milz und Lymphbahnen. Eines ihrer wichtigsten Werke ist „Die Verdauung nach Versuchen", das 1826/27 erschien. Sie definierten den Begriff der Wissenschaft neu: ‚Wissenschaft' habe zu bedeuten: klare Begriffe, Stellung einer Aufgabe, Erarbeitung und Darstellung der Methode, Übersicht über Quellen und Hilfsmittel sowie Bezugnahme zu verwandten Wissenschaften. „Tiedemann und Gmelin brachten das auf eine Formel: ‚Analyse, Synthese, Induktion'."[42] Neben Arbeiten zur Physiologie und Anatomie beschäftigte sich Tiedemann mit der pathologischen Anatomie. Zu dieser

---

38 Der Neubau war für 1846 im Garten des Dominikanerklosters geplant gewesen. Dabei kam es endgültig zum Bruch zwischen Tiedemann und Henle. Tiedemann setzte sich über Henle hinweg und nahm die Sache alleine in die Hand. Henle fühlte sich zurückgesetzt und bat um Unterstützung beim Ministerium. Vor allem wurden die Planungen nicht seinen Bedürfnissen gerecht. Es kam zu amtlichen Verhandlungen, in deren Rahmen sich die Äußerungen hinreißen ließ, die er nur widerwillig zurücknahm. 1849 legte er sein Amt nieder, aber die Atmosphäre war endgültig verdorben, so daß auch Jakob Henle und Karl von Pfeufer 1852 von Heidelberg weggingen. Goth (1982), S. 202.
39 Stübler (1926), S. 251.
40 Dieses wurde 1818 zusammen mit dem Physikalischen Institut in das ehemalige Dominikanerkloster verlegt.
41 Stübler (1926), S. 253.
42 Zitat nach Schipperges (1995), S. 139.

Zeit war das noch kein eigenständiges Fach und erhielt erst nach und nach eine breitere Aufmerksamkeit.[43]

Johann Wilhelm Heinrich Conradi (1780–1861)[44], ordentlicher Professor für Pathologie und Therapie, war der erste Kliniker in Heidelberg, der sich ausschließlich mit der Inneren Medizin beschäftigte. Er wurde 1815 als Direktor der Medizinischen Klinik und Poliklinik nach Heidelberg berufen. In seinen ersten Jahren war er noch beeinflußt von der Brownschen Erregungstheorie[45], aber auch er arbeitete später auf dem Boden der Naturwissenschaften.[46] Für seinen Unterricht schrieb er sehr beliebte Lehrbücher der Pathologie und Therapie. Großen Einsatz zeigte er bei der Einrichtung der stationären Klinik in Heidelberg. Von ihm stammt das Werk „Über die Einrichtung der Medicinischen Klinik im academischen Hospitale zu Heidelberg" (1820). Er sah große Vorteile einer stationären Klinik im Vergleich zu einer ambulanten Poliklinik. Man könne so die Krankheit besser beobachten und auch den Verlauf besser überwachen. Außerdem herrsche in einer stationären Klinik eine Art standardisierte Situation, in der der angehende Arzt zunächst sehen, beobachten und lernen könne. Für Conradi waren Beobachtung und genaue Anamnese äußerst wichtig, und um sich eine bessere Übersicht zu verschaffen, sollte jeder Fall genau dokumentiert werden. Dazu sollte sich jeder Arzt eine bestimmte Struktur angewöhnen. Der Arzt sollte zum Patienten eine Distanz wahren, deshalb „muß am Krankenbett das, was auf den Kranken einen nachtheiligen Eindruck machen könnte, in lateinischer Sprache vorgetragen werden."[47] Für Conradi war Beobachten wichtiger als Mitgefühl, objektive Zeichen wesentlicher als subjektive und die Diagnostik stand über der Therapie. Bekannt ist seine Abneigung gegen die Pariser

---

43 Leichenöffnungen mit dem Ziel, die Todesursache zu finden, waren bis zum Anfang des 19. Jhs. eher die Ausnahme und wurden von Anatomen durchgeführt. Den Beginn der Entwicklung der pathologischen Anatomie hatte bereits Ackermann dadurch gesetzt, daß er die Klinik mit der Anatomie verbunden hatte. Die Pathoanatomie wurde zur Grundlage des sich eben emanzipierenden klinischen Denkens. Auch heute stützt sich die Klinik auf die Pathoanatomie und damit auf den Versuch, die Krankheitsursache in anatomischen Läsionen des Organismus zu erkennen. Erste Lehrstühle für Pathoanatomie in Deutschland gab es erst seit Mitte des 19. Jhs., in Heidelberg seit 1866. Goth (1982), S. 198 f.
44 Conradi war seit 1805 ordentlicher Professor an der Poliklinik in Marburg.
45 Brownianismus: Von John Brown (1735–1788) entwickelte Lebens- und Krankheitslehre, die den Reiz als lebensförderndes und lebenserhaltendes Movens interpretiert. Leben wird durch innere und äußere Reize erregt und aufrechterhalten. Krankheit und Gesundheit entstehen durch die Reizbarkeit des Organismus. Zu viele oder zu starke Reize bewirken sthenische Krankheiten, zu wenig oder zu schwache Reize führen zu asthenischen Krankheiten. Entsprechend dieser Theorie sollte die Therapie ausgeführt werden: entweder dämpfende Mittel (z.B. kalte Getränke, vegetarische Ernährung, Ruhe, Aderlaß, Erbrechen) oder anregende Mittel (z.B. Wärme, Bewegung, frische Luft, Alkohol, Elektrizität). Um 1800 war diese Richtung äußerst beliebt, v.a. in der frühen „romantischen" Medizin. Eckart (2000), S. 223 f.
46 Dennoch stand er wohl der Humoralpathologie nahe. Henkelmann (1985), S. 41.
47 Zitat nach ders., S. 40.

Schule, vor allem gegen die Lehren von François Joseph Victor Broussais (1772–1838) und Théophile René Hyacinthe Laennec (1781–1826), aber auch gegen Johann Lukas Schönlein (1793–1864). Conradi verließ Heidelberg 1823 und folgte einem Ruf nach Göttingen.[48] Bis im Jahre 1824 Friedrich August Benjamin Puchelt seine Stelle übernahm, wurde Friedrich Christian Sebastian (1771–1840) kommissarischer Leiter der Klinik.

Im Jahre 1817 konnte Maximilian Joseph Chelius (1794–1876) als Professor für Chirurgie, Augenheilkunde und Gynäkologie gewonnen werden. Mit ihm begann auch in Heidelberg eine neue Ära der Chirurgie. Hier wie auch in anderen Städten war dieses Fach vor dem 19. Jahrhundert eher eine Nebensache und wurde von Wundärzten oder Barbieren ausgeführt.[49] Sie entwickelte sich aber nun rasch zu einem Fach, das neben den anderen medizinischen Disziplinen bestehen konnte. Chelius führte in Heidelberg die ersten Anfänge der Narkose ein. Nachdem im Jahre 1847 in Amerika die Äthernarkose erstmalig als Anästhetikum bei einer Operation eingesetzt worden war, wandte Chelius diese Methode ab 1852 auch in Heidelberg an. Zudem veranlaßte er, daß die frisch Operierten in Räumen direkt neben dem Operationssaal untergebracht wurden und von medizinischen Praktikanten permanent überwacht wurden. Bereits vor der Einführung der Äthernarkose in Heidelberg mußte ein Assistent während der Operation ständig am Kopfende des Patienten dessen Befinden durch die Pulsqualität überwachen. Chelius ist Autor zahlreicher Publikationen. Er blieb bis 1864 im Amt. Wie Nägele, Tiedemann und Gmelin hatte auch Chelius für Spekulationen nichts übrig, sondern maß naturwissenschaftlichen Methoden eine große Bedeutung bei. Besonderen Respekt verdiente er sich durch seine ausgezeichneten operativen Fähigkeiten; viele – auch bedeutende – Persönlichkeiten reisten eigens nach Heidelberg, um sich von ihm behandeln zu lassen.[50]

---

48 Einen der Gründe für seinen Weggang aus Heidelberg sieht Seidler darin, daß die Kliniken ausschließlich an städtische Mittel gebunden waren, wodurch sie gezwungen waren, bestimmte Kranke aufzunehmen. Dies erschien Conradi für seinen Anspruch an die wissenschaftlichen Aufgaben der Forschung und Lehre nicht geeignet. Seidler (1966), S. 284.

49 Bis weit in das 18. Jh. hinein war die Chirurgie eine Domäne der Barbiere und Bader. Sie führten kleinere chirurgische Eingriffe durch: Aderlaß, Schröpfen, kleine orthopädische Maßnahmen, Richten von Knochenbrüchen und Verbände. Erst im 19. Jh. kam es zu einem zunehmenden Interesse an der Chirurgie, was vermutlich hauptsächlich durch die Militärchirurgie gefördert wurde. Auch die Universität interessierte sich zunehmend für die Chirurgie, während sie vorher nur die Aufsicht über Baderexamina und die Überwachung der chirurgischen Praxen übernommen hatte. Zunächst gab es noch keine Narkoseverfahren, so daß nur kleinere chirurgische Eingriffe durchgeführt wurden: Eröffnung von Eiterhöhlen, Behandlung von Entzündungen, Einrichten von Brüchen, Entfernung von oberflächlichen Tumoren sowie leichtere Augenkrankheiten. Goth (1982), S. 77, 94.

50 Z.B. König Georg von Hannover, Kaiser Napoleon III, Kaiser Don Pedro von Brasilien, die Königin von Holland, der Serben-Fürst Mikosch und Lola Montez. Auch Frédéric Chopin wurde von Chelius wegen einer Eiterung an der Hand be-

Erwähnen sollte man auch Johann Heinrich Dierbach (1788–1845), Professor der Medizin und Chirurgie. Er las zwischen 1817 und 1845 Botanik, Diätetik, Rezeptierkunde und Geschichte der Medizin. Er galt mehr als Botaniker denn als Mediziner und führte in Heidelberg eine Vorlesung über medizinisch-pharmakologische Botanik ein. Der Lehrstuhl für Botanik und damit die Leitung des Botanischen Gartens wurde 1831 Gottlieb Wilhelm Bischoff (1797–1854) übertragen. Dierbach veröffentlichte zahlreiche Aufsätze in pharmakologischen und medizinischen Zeitschriften.

Wie schon erwähnt, erfolgte 1818 der Umzug der Kliniken in den Weinbrennerbau. Dort blieben sie bis zum Jahre 1844. Allerdings wurden seit 1828 neue Forderungen erhoben, die Entbindungsanstalt zu verlegen. Nägele hatte ja bereits vor dem Umzug in den Weinbrennerbau darauf gedrängt, die Entbindungsanstalt in einem anderen Gebäude als den beiden anderen Kliniken unterzubringen. Als Minimum aber forderte er eine Vergrößerung seiner Gebäranstalt, da die hygienischen Verhältnisse unhaltbar seien. Außerdem stiegen die Studentenzahlen: 1822 wurde das Einzugsgebiet für die Hebammenausbildung erweitert, und 1825 erging die Vorschrift, daß alle badischen Geburtshelfer ihren praktischen Lehrkurs in Heidelberg absolvieren müßten. Damals gab es etwa 230 bis 250 Geburten pro Jahr in der Gebäranstalt.[51] Wenig später brachen im Gebärhaus die Blattern aus. Aber endgültig ausschlaggebend für Umbauarbeiten war der Umstand, daß im Herbst 1829 die Versammlung der Naturforscher und Ärzte in Heidelberg stattfinden sollte. Dazu wurden die Kliniken im Weinbrennerbau überprüft, ob man sie öffentlich vorführen könne. Nachdem auch das Innenministerium die Zustände für unhaltbar hielt, war endlich das Staatsministerium bereit, Geld für Umbaumaßnahmen zur Verfügung zu stellen. Die gleichsam für diesen „Kongreß" stattfindenden Umbaumaßnahmen wurden von Universitätsbaumeister Christian Wundt durchgeführt. Das Gebäude wurde aufgestockt und um zwei Fensterachsen (= 9,60 Meter) verlängert. Im Jahre 1830 zog die Entbindungsanstalt mit 25 Betten in den Westflügel des Marstalls, in dem sie bis 1843 blieb.[52] Assistent zur ärztlichen Betreuung in der Geburtshilfe und zugleich zuständig für die chirurgische Klinik war P. Breitenbach († 1842). Die übrigen Kliniken blieben im Weinbrennerbau.

---

handelt, zum Dank dafür gab er ihm ein Privatkonzert in seinem Haus. U.a. Eckert (1967), S. 45.

51 Geburtenzahlen in der Heidelberger Gebäranstalt: 1805: 12; 1808: 90; 1809: 104; 1810: 161. Stübler (1926), S. 206. Während Nägeles Direktorialzeit gab es durchschnittlich 230 Geburten pro Jahr an der Entbindungsanstalt. Martin, E. (1939), S. 3.

52 Allerdings ist Nägele schon im Einzugsjahr nicht zufrieden. Er bemängelt, daß das Gebäude zu klein sei und der Dachstuhl ausgebaut werden müsse. So wird 1832 ein Saal im Dachgeschoß als Wohnraum für die Hebammenschülerinnen eingerichtet. Zudem erhält die Gebäranstalt zu ihrer Erweiterung den Südwestturm des Marstalls und den westlichen Teil des Zeughausspeichers. Fahrbach (1989), S. 219.

Als im Jahre 1824 Friedrich August Benjamin Puchelt (1784–1856) die ein Jahr vakant gebliebene Direktion der medizinischen Klinik als Nachfolger Conradis übernahm, war von diesen Umbaumaßnahmen noch nichts in Sicht. Puchelt hatte bereits im Jahre 1812 in Leipzig eine Poliklinik gegründet. Wesentlich war ihm bei seiner klinischen Arbeit die Rezeption der französischen Medizin. Im Gegensatz zu seinem Vorgänger Conradi waren für ihn die neuen Untersuchungsmethoden wie Perkussion und Auskultation sehr wichtig, und er führte sie in Heidelberg als einer der ersten deutschen Städte ein. Die kardiologische Forschung wurde zu einem Schwerpunktthema für Puchelt, ebenso die Erforschung der Lungenkrankheiten, was sich auch in den „Klinischen Annalen" widerspiegelt. Ebenso führte er die Chemie und Mikroskopie in seiner Klinik ein. Puchelt war vor allem Praktiker. Seine Forschungen und Beobachtungen am Krankenbett und in den Sektionen wurden zudem dadurch beeinflußt, daß er die damals neue lokalistische Pathologie vertrat. Auch war er ein Gegner der Homöopathie.[53] Anfänglich war Puchelt äußerst beliebt, während er im Alter, ebenso wie Tiedemann und Chelius, als überholt galt. 1852 ist er in den Ruhestand getreten.

Im Jahre 1825 wurde in Heidelberg der Akademische Krankenverein gegründet. Jeder Student mußte an ihn einen Semesterbeitrag entrichten und wurde dafür bei Krankheiten von bestimmten Ärzten kostenlos behandelt.[54]

Nach einer längeren Zeit, in der es keine personellen Veränderungen gab, kamen 1844 zwei junge Professoren nach Heidelberg: Jakob Henle und Karl von Pfeufer. Beide kamen aus Zürich und waren eng miteinander befreundet. Sie wechselten überhaupt nur unter der Bedingung nach Heidelberg, daß sie zusammen kommen könnten.[55] Jakob Henle (1809–1885), Schüler von Johannes Müller[56], erhielt zur Entlastung für Tiedemann den neu eingerichteten zweiten Lehrstuhl für Anatomie und übernahm auch die Physiologie. Nach dem Ausscheiden von Tiedemann 1849 wurde er Lehrstuhlinhaber beider anatomischer Sektionen. Für Karl von Pfeufer (1806–1869) wurde ein zweiter Lehrstuhl für Innere Medizin eingerichtet, solange Puchelt noch im Amt war. Beide verließen Heidelberg im Jahre 1852 wieder. Die Studenten fühlten sich mehr zu den jungen, politisch liberalen Lehrern hingezogen. Chelius, Tiedemann, Puchelt und Nägele, die zu Beginn ihrer akademischen Laufbahn fortschrittlich gewesen waren, konnten sich trotz ihrer

---

53 Stübler (1926), S. 266.
54 Wolgast (1986), S. 97.
55 Hoepke (1970), S. 2.
56 Johannes Müller (1801–1858), Wegbereiter einer Physiologie, die stark von empirischen und naturwissenschaftlichen Grundprinzipien geprägt ist. Zunächst selber noch interessiert an der Naturphilosophie, hatte er sich rasch der naturwissenschaftlich orientierten Physiologie zugewandt. Seine Forschungen erstreckten sich über das gesamte Gebiet der Physiologie und fußten auf der Anwendung vorurteilsfreier Beobachtung und auf dem Einsatz qualitativer Experimentaltätigkeit. Zu seinen Schülern gehören u.a. Du Bois-Reymond, Helmholtz, Henle, Koelliker, Schwann und Virchow. Eckart (2000), S. 265 f.

Bemühungen aber von den alten Traditionen nie ganz lösen und galten nun am Ende ihrer Lehrtätigkeit im Vergleich zu der radikaleren neuen Generation von Medizinern und Naturwissenschaftlern, z.B. Henle und Pfeufer, als rückständig. Diese stellten die Medizin endgültig auf den Boden reiner Naturwissenschaft. Experimente und Versuche waren von nun an aus der Medizin nicht mehr wegzudenken, nur eigene Ergebnisse, die sich mittels Experiment oder (z.b. mikroskopischer) Untersuchung beweisen ließen, zählten. Henle und Pfeufer hatten kurz vor ihrer Ankunft in Heidelberg noch in Zürich gemeinsam eine Zeitschrift mit dem programmatischen Titel „Zeitschrift für Rationelle Medizin"[57] gegründet, die ab dem dritten Band in Heidelberg fortgeführt wurde. Henle zählte zu den bekanntesten Anatomen seiner Zeit. Durch seine streng naturwissenschaftliche Arbeit und vor allem auch dadurch, daß er sich im Gegensatz zu anderen Anatomen der Zeit bei seinen Untersuchungen stark für das Mikroskop einsetzte, gelang ihm eine Reihe wichtiger Entdeckungen: z.B. beschrieb er 1840 die später nach ihm benannte Schicht der inneren Wurzelscheide des Haares und 1862 die „Henle'sche Schleife" in der Niere, ein Kanälchen innerhalb der Niere mit vielfältigen Funktionen bei der Konzentrierung des Harns. Neben der Anatomie beschäftigte er sich mit Themen wie „Miasmen und Contagien" (seit 1840), was für einen Anatomen eher unüblich war. Für ihn waren Kontagien nicht nur eine „organische Materie", sondern auch mit „individuellem Leben begabt", also eine belebte Substanz, die z.B. bei epidemischen Krankheiten die Ursache für deren Verbreitung sei.[58] Besonders am Herzen lag ihm, die Anatomie mit der praktischen Medizin zu verbinden, an dieser Aufgabe hat er zeitlebens gearbeitet. Aus diesem Grund ergänzten sich der Anatom Henle und der Kliniker Pfeufer besonders gut. Gemeinsam gelang es ihnen u.a., die Brightsche Nierenentzündung zu erklären.[59]

Sie waren Vertreter einer modernen, neuen Wissenschaftlichkeit. Henle und Pfeufer konnten mit den alten Lehrern und deren Methoden nichts mehr anfangen, sie wollten mit den „alten Zöpfen" endlich aufräumen.[60] Dies

---

57   Henle, J.; Pfeufer, C.: Zeitschrift für Rationelle Medizin (1842/43–1869), gegründet 1843 in Zürich, Verlag Schultheiss. Ab dem dritten Band, 1845, erschien die Zeitschrift in Heidelberg bei C. Winter. Unklar ist das genaue Datum ihrer Begründung, z.T. wird 1842/43 angegeben, das mir zugängliche Exemplar der Zeitschrift nennt 1844 als Erscheinungsjahr des ersten Bandes. Die Herausgeber wollten in ihrer Zeitschrift ihre Forschungsziele darlegen. „Es ging ihnen darum, Krankheitserscheinungen aus physikalischen und chemischen Eingriffen herzuleiten und so ihre Gesetzmäßigkeiten begreiflich zu machen. Die Pathologie sollte auf der Physiologie und ihren Experimenten aufbauen. Nicht naturphilosophische Theorien, nicht die Empirie allein, sondern die ratio vor allem sollte entscheiden." Hoepke (1970), S. VII.

58   Doerr (1985), S. 104.

59   Hoepke (1970), S. VI.

60   Von Henle findet sich folgender Ausspruch über seine Kollegen: „Unter diesen alten Scharteken von Universitätszöpfen heimisch zu werden, wäre, wie Pfeufer und ich uns sagen, eine Degradation. Hier bleibt nichts übrig, als das Alte welken zu lassen und eine neue Kolonie zu gründen. [...] Die Regierung [...] ist erstaunt, wie die Fakultät Hei-

führte zu großen Konflikten innerhalb der Fakultät. Die Rationelle Medizin auf der Grundlage der Physiologie fand rasch viele Anhänger, so daß viele der Studenten auch in Heidelberg lieber zu den neuen Dozenten gingen. Henle hatte einen Teil seiner Studienzeit in Heidelberg verbracht. Zunächst war er von seinen dortigen Lehrern angetan gewesen, allerdings bemängelte er schon damals, daß zu wenig Hintergrundwissen vermittelt wurde. So kann man in seinen Briefen aus dieser Zeit lesen: „Die theoretischen und vorbereitenden Disziplinen sind schlecht. Ohne einen wissenschaftlichen Grund zu legen, eilt hier alles auf das Praktizieren los; und die Folgen dieses oberflächlichen, rein erfahrungsmäßigen Treibens, ohne sich um Grund und Ursache zu fragen, werden sich nur zu bald melden, wenn einmal die leitende Hand des Lehrers fehlt."[61] Kurz nach Antritt seiner Tätigkeit in Heidelberg schreibt Pfeufer an Henle: „Über die hiesigen Verhältnisse läßt sich besser sprechen als schreiben; meine erste Entrevue mit Chelius fand zufällig bei Jolly statt; der, nachdem der Geheime wenig erbaut abgegangen war, in ein lautes Gelächter über meine Heucheleien ausbrach. Seit der Zeit ist Chelius voll Liebenswürdigkeit und hat bereits in der Fakultät sich einem meiner Wünsche hinsichtlich des Spitals mit Lebhaftigkeit und Erfolg angenommen. Diese Fakultätssitzung war gestern, wo ich zum erstenmal examinierte, was die Professoren mehr interessierte als den Kandidaten, welchen sie für eine Zierde erklärten, welche ausschließlich in Heidelberg gebildet worden sei; doch wußte diese Zierde von den Entzündungsvorgängen weniger als ein Zürcher Student im ersten Jahre. [...] Tiedemann tut allerhand mißtrauische Fragen über Deine Vorlesungen, welche ich ihm zu meiner, aber, wie mir scheint, nicht seiner Zufriedenheit beantworte; übrigens ist er der Beste, der an unserer Berufung als seinem Werke aufrichtige Freude hat."[62] Interessanterweise läßt Henle in seinen „Pathologischen Untersuchungen" von 1840 die Zellenlehre außer Acht, während er sie in seiner Histologie als Grundlage betrachtet. Als allgemein gültige Lehre wurde die Zellularpathologie erst von Rudolf Virchow (1821–1902) 1855 veröffentlicht.

Die Lehrstuhlinhaber nach 1810 bzw. 1815, Chelius, Nägele, Puchelt und Tiedemann, waren aufgeschlossen für Neuerungen und setzten diese in ihrer Klinik ein. Sie gelten wegen ihrer wissenschaftlichen Methode als Wegbereiter der naturwissenschaftlichen Medizin, die jedoch erst durch die neue Generation um Henle und Pfeufer ihren endgültigen Durchbruch erfuhr. Insofern waren die Professoren, die die „Heidelberger Klinischen Annalen"

---

delbergs Ruf und herrliche Lage benutzt hat, um sich in behaglicher Ruhe zu mästen und gegen Eindringlinge abzuschirmen. Alles, außer den Wohnungen, Landhäusern und Weinbergen der alten Herren, ist in einem erbärmlichen Zustand." Zitat nach Wolgast (1986), S. 99 f.
61 Zitat nach Hoepke (1967), S. 52 f.
62 Zitat nach Hoepke (1970), S. 3.

herausgaben, in einem extremen Spannungsfeld zwischen Tradition und völliger Neuerung. Welche Bedeutung der naturwissenschaftlichen Methodik in dieser Zeit beigemessen wurde, verdeutlicht eine Äußerung bei der Versammlung deutscher Naturforscher und Ärzte in Heidelberg 1829: „Und so begründet die Anwendung der Naturwissenschaften den Culturzustand, den Reichtum, den Flor und die Macht der Nationen, und ihnen verdankt Europa die Herrschaft der Welt. Staaten, welche in den mathematischen und physikalischen Wissenschaften zurückgeblieben sind, sinken in der Cultur, dem Wohlstand und der Macht, sie sind dem Spiele zügelloser Leidenschaften bloßgestellt und verfallen der Barbarei."[63]

Die Entwicklung der Medizin zur Naturwissenschaft ging damals in Heidelberg rasch vor sich. Bereits im Jahre 1820 beklagte sich der Klassische Philologe Friedrich Creuzer über das bloße „Brotstudium" in Heidelberg, in dem geradezu „nordamerikanische Ansichten" um sich griffen.[64]

Im selben Jahr, in dem Henle und Pfeufer nach Heidelberg kamen, 1844, fand endlich auch der schon lange ersehnte Umzug der medizinischen und chirurgischen Klinik vom Weinbrennerbau in das ehemalige Jesuitenseminar statt. Die Entbindungsanstalt war, wie bereits erwähnt, schon 1830 in den Westflügel des Marstallhofes gezogen.

Zum ersten Mal hatte 1835 der Kurator der Universität Karl Friedrich Neberius eine Verlegung der Kliniken in das Jesuitenseminar gefordert: „Der Ausbau des Gebäudes Marstallstraße 6 nimmt dem Weinbrennerbau Licht und Luft. Dort werden Feste abgehalten, die die Kranken stören. In der Umgebung gibt es viele Dunggruben, im Hof verursachen die persistierenden Wagen Lärm und Staub, den Kliniken fehlt ein größerer Garten. Die Einrichtung der Gebäude entspricht nicht mehr den Erfordernissen der Zeit. Dazu kommt, daß das Gebäude oft dem Hochwasser ausgesetzt ist."[65] Und im Medizinischen Almanach von Sachs konnte man 1843 lesen: „Ist es nicht beklagenswert, wenn man die hinter Wirtshäusern und Misthaufen befindlichen, mit dem Reitstall zusammengepaarten klinischen Anstalten sieht, und wenn die leeren Betten derselben von ihrer schlechten Dotation zeugen."[66] Nach vielen Überlegungen wurde 1842 das Jesuitenseminar der Universität übergeben, nachdem die dort befindliche Irrenanstalt[67] ausgezogen

63 Zitat nach Schipperges (1995), S. 143.
64 Ders., S. 139.
65 Zitat nach Fahrbach (1989), S. 187.
66 Zitat nach Schipperges (1995), S. 68.
67 Zu den Anfängen der Psychiatrie in Heidelberg: Erstmals hielt Alexander Haindorf (1782–1862) 1811 eine Vorlesung über die „Psychologie und Anthropologie mit vorzüglicher Rücksicht auf Gemüts- und Geisteskrankheiten". Er war auch Herausgeber einer Pathologie und Therapie der Geistes- und Gemütskrankheiten. Mit Verlegung des Pforzheimer Irrenhauses 1827 erhielt Heidelberg als erste deutsche Universität eine psychiatrische Klinik. Sie wurde im ehemaligen Jesuitenseminar untergebracht. Der erste Direktor war Friedrich Groos, der ehemalige Vorstand des Pforzheimer Irren- und Siechenhauses. Bereits 1842 wurde die Anstalt nach Illenau verlegt, „da sich die

war, und nach dem Umbau konnten 1844[68] die beiden Kliniken in das Collegium Academicum oder Collegium Carolinum in der Seminarstraße 2 umziehen (heute befindet sich in diesem Gebäude die Zentrale Universitätsverwaltung).[69] Hier stellten sich aber bald neue Probleme mit dem Ausbau der Eisenbahn ab 1858 ein. Die Trasse der neuen Odenwaldbahn wurde durch die Stadt gelegt, dazu mußte der Garten des Krankenhauses untertunnelt werden. Der Lärm und die Pfeifsignale störten beträchtlich die Ruhe.[70]

Die Kliniken blieben im Seminarium Carolinum, bis 1876 endlich ein eigenes Klinikum in Bergheim entstand.[71]

Nach dem Auszug der Kliniken aus dem Weinbrennerbau wurde dieser 1844 zur Gänze der Entbindungsanstalt zur Verfügung gestellt und erneut umgebaut, so wurde z.B. aus dem Operationssaal im zweiten Stock wieder ein einfaches Zimmer. 1849 mußte die Gebäranstalt für einige Monate 400 preußischen Soldaten, die in der ehemaligen Kaserne einquartiert wurden, Platz machen. Währenddessen wurde die Klinik in dem neuerbauten Bezirksstrafgebäude (heute Seminarstraße 3) untergebracht, konnte aber bereits 1850 wieder in den Weinbrennerbau zurückkehren.[72] Dort blieb sie bis zum Jahre 1881, als die neu erbaute Frauenklinik in Bergheim eröffnet wurde.

Angemerkt sei noch, daß das „Akademische Hospital" seit seiner Einrichtung 1815 bis zum Jahre 1855 eine Einrichtung der Stadt Heidelberg gewesen ist. Die Stadt hatte 1818 den Weinbrennerbau zur Verfügung gestellt und ein jährliches Aversum von 4 000 fl. gewährt. Erst danach trat der städtische Charakter immer mehr zurück, so daß das „Akademische Hospital" tatsächlich langsam zu einer reinen Universitätsklinik wurde.[73]

Zur gleichen Zeit gab es in der ersten Hälfte des 19. Jahrhunderts auch Bestrebungen, in Heidelberg eine eigene Kinderklinik einzurichten. Frühere Ansätze gingen von der Geburtshilfe aus. So hatte sich schon Mai nicht nur für die Krankheiten der Neugeborenen interessiert, sondern auch für die der gesamten Kindheit. Er hat „die Schwächen, Modetorheiten und das unhygienische, teilweise unappetitliche Verhalten von Ammen und Eltern er-

---

Beteiligten, insbesondere die Medizinische Fakultät und der damalige Leiter der Klinik Dr. Roller, der den praktischen psychiatrischen Unterricht für unzweckmäßig hielt, der Bedeutung einer solchen Anstalt nicht bewußt waren." Stübler (1926), S. 270; Lehmann (1953), S. 44.

68 Der Westflügel des Marstallhofes wurde 1842 verkauft und von diesem Erlös im gleichen Jahr das Jesuitenseminar umgebaut. Fahrbach (1989), S. 188.

69 Zu diesem Zeitpunkt hatte die chirurgische Klinik und Poliklinik etwa 34 bis 59 Betten, die medizinische Klinik I und II und die Poliklinik zusammen 86 bis 105 Betten. Durch den Umzug konnten beide Kliniken ihre Bettenzahlen beträchtlich erhöhen.

70 Hoffmann (1987), S. 165.

71 Den Wunsch nach einem neuen, von vornherein als Krankenhaus geplanten Gebäude gab es schon lange. Hoffmann (1987), S. 164 f.

72 Fahrbach (1989), S. 188 f.

73 Schipperges (1995), S. 68.

kannt und gebrandmarkt."[74] Auch Nägele hielt bereits 1810 ein Kolleg über Kinderkrankheiten ab.[75] Nach dem Tod von Mai im Jahre 1814 gerieten die Belange der Kinderheilkunde wieder in Vergessenheit. Erst der junge Internist Wilhelm Heinrich Christian Posselt (1806–1877) las als Privatdozent in Heidelberg seit 1839 schließlich regelmäßig über Kinderheilkunde. 1840 richtete er in Heidelberg eine private Kinderheilanstalt ein, wie es solche in anderen Universitätsstädten bereits gab. Da er selber nicht genügend Mittel besaß, versuchte er, sie aus dem Armenfonds zu erhalten. Damit wurde er aber zum Konkurrenten von Puchelt, der als Internist auch Kinder behandelte und seinen Studenten die Krankheiten der Kinder demonstrierte. Schon nach zwei Jahren mußte daher Posselt seinen Plan wieder aufgeben. Er durfte zwar als Privatdozent weiterhin Vorlesungen über Kinderkrankheiten halten, „aber der Gedanke, in Heidelberg das Vorbild anderer Universitätsstädte" nachzuahmen, schien nach dem Gutachten der Fakultät aussichtslos."[76] Erst 1860 gelang es Theodor Georg Karl von Dusch (1824–1890)[77], die Kinderheilkunde als eigenes Fach auch in Heidelberg zu etablieren. Da er – im Gegensatz zu Posselt – selber die Leitung der Poliklinik innehatte, hatte er dabei auch keine Schwierigkeiten. Durch zahlreiche Spendenaufrufe sammelte er genügend Geld, um am ersten Juli 1860 eine kleine Wohnung zu mieten und die ersten Patienten zu behandeln. 1861 zog die Klinik dann in ein Haus in der Bergheimerstraße (heute Nr. 54), das damit zum Stammhaus der Luisenheilanstalt wurde.[78]

Seit der Mitte des 18. Jahrhunderts wurden von literarisch Interessierten sogenannte „Lesegesellschaften" gegründet, auch die Ärzte fanden sich zu derartigen Lesezirkeln zusammen. 1764 gründete der Berliner Arzt Martini eine „gelehrte Journalgesellschaft für Arzneikunde, Oekonomie und Naturgeschichte". Eine andere „medicinische Privatgesellschaft" wurde 1773 in Stralsund gegründet. In diesen Lesegesellschaften wurden gemeinsam Bücher und Zeitschriften erworben und gemeinsam gelesen. Mitte des 19. Jahrhunderts wurden „Ärztliche Vereine" gegründet, die z.T. große ärztliche Vereinsbibliotheken aufbauten.[79]

Auch in Heidelberg wurde von Dozenten der Naturwissenschaften und Medizin ein „Naturhistorisches Lesekränzchen" gegründet. Man traf sich alle zwei bis vier Wochen in einem Gasthaus und bildete sich in Form von Vorträgen und Besprechungen fort, um so die neuesten Fortschritte der Wissenschaft zu fördern. Eine andere Gesellschaft, die „Heidelberger Lesege-

---

74 Bamberger (1960), S. 174.
75 Stübler (1926), S. 279.
76 Bamberger (1960), S. 174.
77 Von Dusch habilitierte sich nach seinem Studium in Heidelberg 1854 und wurde 1856 neben Adalbert Duchek (* 1825) als zweiter Lehrer und a.o. Professor für Pathologie zum Leiter der Poliklinik ernannt.
78 Bamberger (1960), S. 175.
79 Mann (1956), S. 10, 43, 50 ff.

sellschaft", wurde bereits 1805 beschrieben. Sie traf sich im Hause der Henking'schen Hofapotheke. Später unterhielten die Buchhandlungen von Mohr und Zimmer, sowie die von Braun eigene Lesegesellschaften. Dabei waren in der Mohr-Zimmerschen-Gesellschaft vorwiegend Akademiker versammelt, während in der Lesegesellschaft der Braun'schen Buchhandlung Akademiker gerade ausgeschlossen waren. Die letztere wurde später zur Museums-Lesegesellschaft.[80] Seit 1818 trafen sich einige Heidelberger Professoren, darunter auch die Mediziner Chelius, Conradi, Gmelin, Nägele und Tiedemann auf privater Basis in einem wissenschaftlichen Verein, der „Naturhistorisch-Medizinischen Gesellschaft".[81] Der Verein sollte vor allem dem wissenschaftlichen Erfahrungsaustausch dienen und Raum für Vorträge und Diskussionen bieten. 1821 wurde der Verein als „eine öffentliche gelehrte Gesellschaft" anerkannt. Dadurch erhoffte man sich eine Erweiterung des Wirkungskreises und die Möglichkeit, eventuell sogar einen Verband mit in- und ausländischen Kollegen zu bilden. Das war nur möglich, weil der Verein finanzielle Hilfen aus öffentlicher Hand ablehnte. Die Mitglieder verpflichteten sich, alle Kosten aus eigenen Mitteln zu tragen. Es wurde deshalb darauf verzichtet, Preisfragen zu stellen oder eine eigene wissenschaftliche Zeitschrift zu führen, die Vorträge wurden in verschiedenen Zeitschriften veröffentlicht. Vor allem in den „Heidelberger Jahrbüchern" erschienen regelmäßig Berichte über die Sitzungen und Versammlungen des Vereins. Aus bislang ungeklärten Gründen wurde 1847 der Verein wieder aufgelöst. Ihm nachfolgend wurde 1856 der „Naturhistorisch-Medizinische Verein" gegründet.[82]

Zusammenfassend läßt sich sagen, daß es der Universität gelungen ist, innerhalb kurzer Zeit ihre bislang unbedeutende und unbeliebte Medizinische Fakultät zu einer anerkannten Institution auszubauen, die anderen in Deutschland ebenbürtig war. Ohne die Neugestaltung und die Unterstützung durch den Großherzog von Baden Karl Friedrich ab 1803 wäre dies nicht möglich gewesen. Nach der Reorganisation begann in der Medizinischen Fakultät in Heidelberg eine neue Ära, nämlich die Entwicklung hin zu einer naturwissenschaftlich fundierten Medizin.

80 Witting (1911), S. 6 ff.
81 Schipperges (1995), S. 168.
82 Häberle (1913), S. 418 ff.

1.2 Medizinische Zeitschriften, „Leserevolution" und Verlagswesen bis 1850

1.2.1 Medizinische Zeitschriften bis 1850

Die medizinhistorische Forschung hat bisher wenig Gewicht auf die Rolle des medizinischen Zeitschriftenwesens gelegt. „They are interested in the words of the page, rather than the page itself."[83] Dennoch waren gerade die Zeitschriften Träger und Verbreiter der neuen wissenschaftlichen Ideen. Auch zu den „Heidelberger Klinischen Annalen" bzw. „Medicinischen Annalen" findet sich nur sehr wenig Sekundärliteratur. So werden sie beispielsweise in der Liste von Sudhoff[84], die eine große Anzahl von medizinischen Zeitschriften enthält, ordnungsgemäß mit ihren Erscheinungsdaten erwähnt, während sie in Brunns Monographie über die medizinischen Zeitschriften des 19. Jahrhunderts[85] nicht erscheinen. Darüber hinaus haben nur wenige Medizinhistoriker die Annalen für ihre Arbeiten herangezogen. Dennoch können die Annalen die medizinhistorische Forschung erhellen. Man erhält durch sie einen Überblick über wichtige Themen der Zeit und darüber hinaus Kenntnis von anderen Fachzeitschriften, die von den Autoren zitiert werden. Die Annalen entstanden nämlich zu einer Zeit, in der viele medizinische Fachzeitschriften gegründet wurden. Unter diesen gelten die Annalen auch heute noch, sofern sie in der Sekundärliteratur Erwähnung finden, als durchaus bedeutend.

Zeitschriften generell gibt es erst seit dem 17. Jahrhundert. Die „Gazette" von Théophraste Renaudot, die zwischen 1631 und 1663 in Paris erschien, ist die erste Zeitschrift überhaupt, die bekannt geworden ist. Die erste wissenschaftliche Zeitschrift, „Le Journal De Sçavans", ab 1665, stammt aus Frankreich und enthält bereits Artikel mit medizinischem Inhalt. In Deutschland gibt es die ersten wissenschaftlichen Journale etwa seit 1670.[86]

Mit dem Entstehen von Zeitschriften wurde eine neue, bisher unbekannte Art der Informationsvermittlung möglich. Bisher wurden Informationen direkt mündlich oder durch Briefe weitergegeben. Nun konnte mit Hilfe periodisch erscheinender Publikationen ein regelmäßiger Austausch von Erfahrungen und Beobachtungen stattfinden.[87] Noch waren aber die Unterschiede

---

83   Bynum (1992), S. 3.
84   Sudhoff, K.: Das medizinische Zeitschriftenwesen in Deutschland bis zur Mitte des 19. Jahrhunderts. In: Münchener Medizinische Wochenschrift, 50 (1903), S. 455 ff.
85   Brunn, W. v.: Medizinische Zeitschriften im Neunzehnten Jahrhundert. Beiträge zur Geschichte der allgemein-medizinischen Fachpresse. Stuttgart: Georg Thieme, 1963.
86   Sudhoff (1903), S. 455.
87   Heischkel-Artelt (1945), S. 9.

zwischen einer Zeitung und einer Zeitschrift fließend und nicht immer eindeutig.[88]

Ende des 17. Jahrhunderts erschienen, wieder zuerst in Frankreich, auch die ersten rein medizinischen Fachzeitschriften. Kircher erwähnt, daß die erste deutsche Zeitschrift mit vorwiegend medizinisch-naturwissenschaftlichem Inhalt bereits 1670 in Leipzig unter dem Titel „Miscellanea curiosa medico-physica" erschienen ist. Die erste deutschsprachige medizinische Zeitschrift, die „Monatlich neu eröffnete Anmerkungen über alle Teile der Arzneikunst", soll 1680 in Hamburg herausgekommen sein.[89] Sudhoff allerdings zählt erst die beiden 1717 gegründeten Zeitschriften, „Acta Medicorum Berolinensium" von Johann Daniel Gohl, Berlin, und „Sammlung von Natur- und Medicin- wie auch hierzu gehörigen Kunst- und Literatur- Geschichten" von Johann Kanold, Breslau, zu den ersten deutschen Periodika, die sich hauptsächlich mit medizinischen Themen befaßten.[90] Eine eindeutige Differenzierung der Zeitschriften in spezielle Fachzeitschriften, wie z.B. medizinische Journale, entwickelte sich erst gegen Ende des 18. Jahrhunderts.[91] Bis dahin waren die Zeitschriften an alle Interessierte gerichtet. Zwischen Laien und Fachleuten wurde nicht unterschieden.[92]

Entsprechend der allgemeinen Entwicklung des Buchmarkts stieg die Anzahl aller Zeitschriften gegen Ende des 18. Jahrhunderts rasch an.[93] Wehler spricht sogar von einem „Gründungsboom" im Zeitschriftenwesen.[94] Beddoes schreibt 1802: „You must needs hang your haevy head, and roll your blood shot eyes over thousands of pages weekly. Of their contents at the week's end, you will know about as much as of a district, through which you have been whirled night and day in the mail-coach."[95] Während der Napoleonischen Kriege allerdings kam es zu einem rapiden Einbruch in der Entwicklung, bis dann ab den 20er Jahren des 19. Jahrhunderts die Zeitschriftenproduktion wieder anstieg.[96] Die meisten dieser Zeitschriften waren allerdings reine Unterhaltungsjournale.

---

88 Wöchentlich oder unregelmäßig erscheinende „Zeitungen" waren von Monatszeitschriften nicht sauber zu unterscheiden. So nannten sich Zeitungen zum Teil Zeitschriften oder umgekehrt. Das hatte den Vorteil, daß man dadurch ggf. die Zensur umgehen konnte. Wehler (1987), Bd. 2, S. 529.

89 Kircher (1983), S. 37.

90 Sudhoff (1903), S. 456.

91 So gab es Zeitschriften für bestimmte Krankheiten, z.B. für Pocken oder auch das „Archiv für die Kuh- oder Schutzpocken-Impfung" von 1801. Auch bestimmte Strömungen innerhalb der Medizin veröffentlichten ihre eigenen Blätter. Heischkel-Artelt (1945), S. 12.

92 Deneke (1983), S. 11.

93 Kirchner (1962), S. 43.

94 Wehler (1987), Bd. 2, S. 529.

95 Porter (1992), S. 20.

96 In Zahlen ausgedrückt sah die Entwicklung folgendermaßen aus: Bis 1700 gab es in Deutschland eine nachgewiesene Anzahl von 58 Zeitschriften, zwischen 1741 und 1765 war sie auf 754 angewachsen. 1789 gab es bereits 2500 deutschsprachige Zeit-

Auch bei den medizinischen Zeitschriften stieg damals die Zahl der Neu-
gründungen rasch an. Allerdings waren sie meist nur kurzlebig.[97] Im Unterschied zu den Anfängen, als noch Akademien oder Gesellschaften hinter
den Blättern standen, wurden die Zeitschriften nun zunehmend von einzelnen Ärzten geschaffen. Dadurch waren sie aber auch abhängig von ihren
Begründern und standen und fielen mit diesen.[98]

Während bis ins erste Drittel des 19. Jahrhunderts hauptsächlich Zeitschriften herausgebracht wurden, die Themen der gesamten Medizin behandelten[99], wurden nun immer mehr Blätter der verschiedenen Strömungen innerhalb der Medizin gegründet. Gerade um die Wende zum 19. Jahrhundert
gab es eine Vielfalt von medizinischen Schulen und Richtungen. Jede von
ihnen, jede neue Entwicklungsphase schuf sich ein eigenes Organ. So entstanden Zeitschriften des Brownianismus, der Naturphilosophie, des Mesmerismus und des Magnetismus.[100] Die Naturhistorische Schule leitete
schließlich über zur rein naturwissenschaftlich geprägten Medizin, die sich
etwa in der Mitte des 19. Jahrhundert durchsetzte. Ab diesem Zeitpunkt entstanden dann rein wissenschaftliche Zeitschriften, entsprechend den Veränderungen der Medizin insgesamt. Diesen wissenschaftlichen Zeitschriften
lag jeweils ein bestimmtes Programm zugrunde. Die Ärzte, die sich mit einer rein wissenschaftlichen Zeitschrift an die breite Ärzteschaft wandten,
taten dies im Bewußtsein einer „Sendung".[101] Klassische Beispiele für diese
wissenschaftlich orientierten Zeitschriften sind die „Zeitschrift für rationelle
Medizin" von Henle und Pfeufer oder das „Archiv für physiologische Heilkunde" von Wilhelm Roser (1817–1888), Wilhelm Griesinger (1817–1868)

---

schriften (davon 119 medizinische). In den 1790er Jahren kamen noch 1225 neue Zeitschriften dazu. 1826 waren es nur noch 371. Im Jahre 1841 war die Zahl wieder auf
579 (davon 60 medizinische) und 1846 auf 866 deutschsprachige Zeitschriften ange-
stiegen. Kircher (1983), S. 39; Wehler (1987), Bd.1, S. 309; Bd. 2, S. 529.

97   Auch bei den Zeitschriften aus Groß-Britannien kann man diese Tendenz nachvollziehen. In den Jahren zwischen 1820 und 1850 entstanden etwa 3 neue Zeitschriften pro
Jahr, insgesamt 168. Nur ein Viertel dieser Periodika lebten mehr als 20 Jahre. Die
meisten gingen schon nach kurzer Zeit wieder ein. Und nur 12 (= 7,1%) überlebten bis
ins 20. Jahrhundert. 37,5% erreichten ihren ersten „Geburtstag" nicht und weitere
26,2% überdauerten nur bis zu fünf Jahren. Loudon (1992), S. 49 ff. In Deutschland
sah es ähnlich aus.

98   Heischkel-Artelt (1945), S. 13 f.

99   Z.B. „Archiv der praktischen Arzneykunst" (1785), „Commentarii de rebus inscientia
naturali et medica" (1752–1808), „Archiv für allgemeine Heilkunde" (unregelmäßig,
1790–1799), „Journal der praktischen Arzneykunst und Wundarzneykunst" (1795–
1844, Hufeland), „Salzburger Medicinisch-chirurgische Zeitung" (1790–1842). Sudhoff (1903), S. 457 ff.; Bynum (1992), S. 33.

100 Z.B. „Zeitschrift für Jatrotechnik" (1804, Röschlaub), „Hygiea, Zeitschrift für öffentliche und private Gesundheitspflege" (1805, Röschlaub), „Magazin für spec. Theorie,
Clinik und Staatsarzneykunde nach der Erregungstheorie" (1802–1805), „Jahrbücher
für den Lebensmagnetismus" (1818–1824), „Archiv für die homöopathische Heilkunst" (1822–1848). Sudhoff (1903), S. 460; Kirchner (1962), S. 45 f.

101 Brunn (1963), S. 5.

und Carl Reinhold August Wunderlich (1815–1877). Für den praktischen Arzt waren solche „Kampfblätter"[102] nicht mehr sehr interessant; dieser Zeitschriftentypus wurde später zu Blättern ausschließlich für Spezialisten. Für den Praktiker wurden die nun erscheinenden medizinischen Wochenschriften wichtiger. Sie gaben einen Überblick über die Fortschritte der Heilkunde für genau jene Ärzte, die keine Zeit und nicht die detaillierten Kenntnisse der Spezialgebiete hatten, um alle wesentlichen Journale mit ihren Originalbeiträgen aufmerksam zu studieren. Dazu war der Zeitschriftenmarkt schon zu unübersichtlich geworden. Zudem waren, wie schon gesagt, praktische Fragen in den wissenschaftlichen Blättern nur äußerst selten. Die Vertreter der neuen, wissenschaftlichen Medizin kritisierten ihre Vorgänger heftig – nicht nur im Bereich der Medizin, sondern auch in Bezug auf ihre Journale. Im ersten Band seines „Archivs für physiologische Heilkunde" (1842/43) geht Wunderlich in dem Artikel „Medizinische Journalistik" auf diese Problematik ein. Hauptsächlich bezieht er sich auf das „Archiv für die gesammte Medizin" von Heinrich Haeser (1811–1884), doch in der Einleitung erörtert er einige allgemeine Fragen. Vor allem kritisiert er an vielen alten Zeitschriften, daß in ihnen zu viele verschiedene Autoren schreiben. Jeder, der eine interessante Falldarstellung oder die Statistik eines Spitals kenne, werde aufgenommen. So entstehe eine Sammlung von Aufsätzen, die aber nichts gemeinsam hätten als „Lettern und Papier, und nichts hält sie zusammen, als der Umschlag der Brochure. Bei dieser Magazintendenz kann zwar neben dem Unbedeutenden auch hin und wieder eine Perle sich finden; allein das Ganze bleibt nur ein indifferenter, ordnungsloser Haufen, es fehlt dem Conglomerat die Seele, die es eint, es fehlt ihm der Charakter."[103] Auch die Annalen haben wohl zu den von Wunderlich kritisierten Zeitschriften gezählt, denn in ihnen haben eine große Anzahl verschiedener Autoren ihre Beiträge veröffentlicht, z.T. nur einen einzigen mit einem besonders interessanten Fallbericht. Viele dieser Blätter rechtfertigten nach Kirchner ihr Erscheinen damit, daß sie eine Lücke im bereits bestehenden periodischen Schrifttum ausfüllten.[104] Dabei sollten nach Wunderlich die Zeitschriften die „wissenschaftlichen Gegensätze der Zeit zum allgemeinen Bewußtsein bringen. [...] Sie sind die lebendigen, immer jungen Organe der sich stets ändernden Wissenschaft. Sie müssen der Spiegel der Richtungen sein, welche sich in dieser geltend machen, sie sollen die Vertreter und Vorläufer dieser Richtungen sein."[105] Wunderlich fordert also ein Programm für die jeweiligen Zeitschriften, sie dürfen auf keinen Fall planlos produziert werden, doch ist seiner Meinung nach ein solches unter den vorhandenen Journalen nicht zu finden, am ehesten noch Reil's „Archiv für Physiologie" oder auch

---

102 Ebd.
103 Wunderlich (1844), S. 4.
104 Kirchner (1962), S. 118.
105 Wunderlich (1844), S. 5.

Röschlaub's „Magazin zur Vervollkommnung der Medizin" (Nebentitel „Medizin für Physiologie und Medizin").

Häufig wird die Intention einer Zeitschrift aus ihrem Titel ersichtlich. Die frühesten Zeitschriften nannten sich meist nur „Archiv" oder „Bibliothek der Medizin" oder auch „Commentarien" oder „Annalen" ohne weiteren Zusatz. Die Zeitschriften, die den Umschwung zu einer rein naturwissenschaftlichen Medizin ankündigten und sich bewußt gegen die philosophisch-empirischen Methoden wandten, machten dies programmatisch in ihren Titeln deutlich: z.B. „Archiv für physiologische Heilkunde" (1842–1859, Griesinger, Wunderlich, Roser und Vierordt), oder auch die „Zeitschrift für rationelle Medizin" (1844–1869/70, Henle und Pfeufer), das „Archiv für Anatomie und Physiologie und wissenschaftliche Medizin" (1834–1876, aus der Schule von Johannes Müller) und schließlich „Archiv für pathologische Anatomie und Physiologie und klinische Medizin" (1847–1962, Virchow).

Die Herausgeber der „Heidelberger Klinischen Annalen" wählten keinen programmatischen Titel für ihre Zeitschrift, und mit der Bezeichnung „Annalen" blieben sie eher in der Tradition älterer Blätter. Aber auch noch später ist der Gebrauch des Begriffs „Archiv" oder „Annalen" nicht unüblich gewesen.

Viele dieser Zeitschriften, vor allem diejenigen, die einer bestimmten Schule angehörten, hielten sich nur kurze Zeit. Manche erschienen nicht einmal ein ganzes Jahr. Andere wiederum erschienen über einen Zeitraum von mehreren Jahrzehnten. Die Laufzeit der „Heidelberger Klinischen Annalen" und „Medicinischen Annalen" von insgesamt 24 Jahren ist somit für die damaligen Verhältnisse relativ lang.

Nicht ungewöhnlich war wohl für Zeitschriften bis zum 19. Jahrhundert, daß sie nach einiger Zeit unter einem anderen Titel, aber von denselben Herausgebern weitergeführt wurden. In Sudhoffs Zusammenstellung gibt es dafür zahlreiche Beispiele. Auch die „Heidelberger Klinischen Annalen", die ab 1835 „Medicinische Annalen" hießen, gehören in diese Kategorie. Allerdings läßt sich derzeit nicht klären, welche Gründe zu der Namensänderung geführt haben.

Neben den programmatischen Blättern gab es auch eine Reihe von Zeitschriften, die keine bestimmte medizinische Richtung vertraten. „Daneben ging die ruhige, wissenschaftliche Arbeit fort; auch sie hat allerwärts an den verschiedenen Arbeitszentren zu lokalen Zeitschriftengründungen geführt."[106] Städte wie Hamburg, Berlin, Tübingen und Hannover hatten ihre eigenen medizinischen Zeitschriften.

Zu dieser Kategorie zählt Sudhoff neben den „Rheinischen Jahrbüchern der teutschen Medicin und Chirurgie"[107] bzw. „Neuen Jahrbüchern der teut-

---

106 Sudhoff (1903), S. 461.
107 Sie lösten 1819 die 1813 erstmalig erschienenen „Jahrbücher der teutschen Medicin" ab.

schen Medicin und Chirurgie" (1819–1828, Harless) auch die „Heidelberger Klinischen Annalen". Diese eher lokalen Zeitschriften gehörten keiner bestimmten Schule an. Sie waren auch nicht programmatisch oder reformerisch, sondern wollten einen Gesamtüberblick über die Medizin geben.

Neben den Zeitschriften bestimmter medizinischer Schulen oder einzelner Universitäten oder Dozenten gab es auch gewissermaßen offizielle Organe wie die „Annalen für die gesammte Heilkunde", die von 1824–1832 in Karlsruhe erschienen und von Mitgliedern der Großherzoglich Badischen Sanitätskommission halbjährlich herausgegeben wurden.[108]

Bynum und Wilson unterteilen die englischen medizinischen Fachzeitschriften in fünf Gruppen: 1. General periodicals; 2. Specialist periodicals; 3. Scientific periodicals (in diesen Blättern war ein hoher Prozentsatz an nicht unmittelbar klinischem Material enthalten; viele Artikel beschäftigten sich mit Mikroskopie, Anatomie, Physiologie oder Bakteriologie, also theoretisch-wissenschaftlichen Themen); 4. „Periodicals with disseminated information on health and related topics for the general public, but from the standpoint of orthodix medicine", (also Zeitschriften, die Informationen über Gesundheitsfragen einem breiten Publikum zugänglich machten, aber dennoch die Schulmedizin vertraten, beispielsweise das „Anti-tobacco Journal"); 5. Unorthodox journals (z.B. Zeitschriften der Homöopathie, Phrenologie oder Hydrotherapie). Nicht alle Zeitschriften lassen sich diesen Gruppen sicher zuordnen, da die Grenzen oft verfließen.[109] Dennoch ist auf diese Weise eine recht gute Einteilung nach bestimmten Kriterien möglich, die sich auch über den britischen Bereich hinaus bewährt. Die Heidelberger Annalen z.B. lassen sich am ehesten der ersten Kategorie zuordnen.

Fast alle Fachzeitschriften vertraten ähnliche Ziele, vor allem wollte man dadurch die Heilkunst vorantreiben. Außerdem wollte man damit den Ärzten, die sich nicht alle neuen wissenschaftlichen Veröffentlichungen leisten konnten, die Möglichkeit geben, sich fortzubilden.[110]

Manche Zeitschriften erklärten bereits in ihrem Titel, daß sie neben der deutschen Medizin auch ausländische Methoden und Beobachtungen bekannt machen wollten. Eine der wichtigsten deutschsprachigen Zeitschriften in dieser Hinsicht waren sicher die „Jahrbücher der in- und ausländischen gesammten Medicin". Dieses Journal wurde 1834 von Christian Schmidt gegründet und hatte eine lange Laufzeit, bis es schließlich 1922 eingestellt wurde. Auch die „Heidelberger Klinischen Annalen" brachten Originalartikel von ausländischen Ärzten. Sogar ein eigener Supplementband war 1828 ausschließlich ausländischen Artikeln bzw. der ausländischen medizinischen Forschung gewidmet.

---

108 Kirchner (1962), S. 44.
109 Bynum (1992), S. 32.
110 Loudon (1992), S. 56.

Als weitere Beispiele für die Vielfältigkeit auch schon der frühen Fachjournale sollen schließlich die Zeitschriften dienen, die von den deutschen Mäßigkeitsgesellschaften, z.B. dem „Temperanz- oder Mäßigkeitsverein"[111], verschickt wurden. Seit den vierziger Jahren war das Mäßigkeitsprinzip ein aktuelles Thema in der Presse. Mit ihren Journalen versuchten diese Gesellschaften Propaganda zu betreiben.[112] Auch diese Art von Zeitschriften, gedacht als Propagandamittel und nicht zur fachlichen Weiterbildung, bereicherte die deutsche medizinische Zeitschriftenlandschaft.

Ende des 18. Jahrhunderts differenzierten sich zunehmend eigene Zeitschriften für die sich auffächernden verschiedenen medizinischen Disziplinen. Es entstanden also nicht nur Zeitschriften für die vielfältigen medizinischen Schulen, auch die einzelnen Fächer lösten sich langsam von einander ab. Als erstes Fach schuf sich die Chirurgie im Jahre 1771 mit der „Chirurgischen Bibliothek" von August Gottlob Richter aus Göttingen ein eigenes Organ. Unter verschiedenen Titeln wurde dieses Blatt bis 1828 fortgeführt. Die Geburtshilfe machte sich 1787 mit Stark's „Archiv für die Geburtshülfe, Frauenzimmer- und neugeborne Kinderkrankheiten" selbständig.[113] Als drittes Fach erhielt die Gerichtliche Medizin mit der 1784 von Elsner und Metzger begründeten „Gerichtlich-medizinischen Bibliothek" ein eigenes Organ. Es folgte 1790 die Geschichte der Medizin mit Wittwer's „Archiv für die Geschichte der Arzneykunde". 1796 erschien im Fach Anatomie/Physiologie von Reil das „Archiv für Physiologie", das später als „Meckels Archiv" fortgeführt wurde. 1803 spaltete sich die Augenheilkunde mit der „Ophthalmologischen Bibliothek" ab, die von Himly und Schmidt herausgeben wurde. Die Psychiatrie erhielt 1805 mit Reil's und Kayßler's „Magazin für psychische Heilkunde" ihre eigene Fachzeitschrift. Es folgte 1837 die Pädiatrie mit den „Analekten der Kinderheilkunde". Die Pharmakologie spaltete sich 1841 ab, als sie erstmals einen besonderen Abschnitt in Canstatts Jahresbericht erhielt. Die Innere Medizin bekam ihre ersten Fachzeitschriften mit dem „Archiv für physiologische Heilkunde", das 1842 von Roser, Wunderlich und Griesinger herausgegeben wurde, und mit der „Zeitschrift für rationelle Medizin", die 1842 von Henle und Pfeufer herausgegeben wurde. Im Jahre 1847 erschien Virchow's „Archiv für pathologische Anatomie und Physiologie und für klinische Medizin", 1846 die erste Fachzeitschrift für Zahnheilkunde, und die Hygiene erhielt 1857 das „Archiv der deutschen Medizinalgesetzgebung und öffentlichen Gesundheitspflege".[114]

---

111 Die Mäßigkeitsbewegung ging 1803 von Amerika aus. Kirchner (1962), S. 123.
112 „Mäßigkeitsjournal für Deutschland" ab 1837, „Der Branntweinfeind", 1841–1849, „Der Enthaltsamkeitsfreund", 1841–1844. Kirchner (1962), S. 123.
113 Die Zeitschrift bestand bis 1852 unter veränderten Titeln. s. dazu Brunn (1925), S. 1078.
114 Die Aufzählung folgt Brunn (1925), S. 1077 ff., wo auch die Darstellung der Abspaltungen der einzelnen Gebiete bis zum Ende des 19. Jhs. weitergeführt wird.

Zusammen mit der Entwicklung in der Medizin, mit der immer breiteren Auffächerung in Einzeldisziplinen, entstanden immer mehr spezielle Fachzeitschriften. Gleichzeitig damit fand eine Trennung in Fachleute und Laien statt. Um auch diesen weiterhin einen Einblick in die Medizin zu gewähren, wurden nun eigene Zeitschriften für Laien entwickelt.[115] Schon immer war die Öffentlichkeit an medizinischen Themen interessiert. Auch um die Wende zum 19. Jahrhundert wurden verstärkt medizinische Themen in der Tagespresse behandelt, vor allem Aufsätze zur Sozialhygiene oder zur praktischen medizinischen Versorgung. Solche Themen waren interessant und hatten für die Verleger den großen Vorteil, daß sie unverfänglicher als politische Themen waren und somit weniger Gefahr durch Zensur drohte. Die Tagespresse trug also wesentlich zur Weiterentwicklung der Populärmedizin bei, dabei wurden kaum wirklich wissenschaftliche Themen vorgestellt. Die tatsächliche Weiterentwicklung innerhalb der Medizin, der Pathologie und Physiologie, wie auch insgesamt die großen Veränderungen durch die verschiedenen medizinischen Richtungen wurden dabei kaum erwähnt. Für Deneke waren vor allem Johann Peter Frank und Christoph Wilhelm Hufeland wichtige Repräsentanten bzw. Anreger dieser Populärmedizin.[116]

Aber auch anläßlich besonderer Ereignisse entstanden Zeitschriften. Ein Beispiel dafür war die Choleraepidemie in Deutschland 1831. Es gab sogenannte „Cholerazeitschriften", die eigens für diese spezielle Situation bestimmt waren. So sollte die Dauer dieser Blätter von vorneherein nur begrenzt sein; sie sollten nur solange existieren, wie die Cholera wütete.[117] Aber nicht nur in eigens dafür eingerichteten Sonderzeitschriften wurde die Cholera behandelt. Auch in bereits bestehenden Journalen erschienen regelmäßig Berichte über die Seuche, es wurde über Ursachen, Prophylaxe und mögliche Therapiemaßnahmen berichtet. Auch in den „Heidelberger Klinischen Annalen" wurde ein Forum geschaffen für die Diskussion über die Cholera. Viele verschiedene Meinungen waren vertreten, alle trugen zu dieser Diskussion bei. Das verdeutlicht auch, welche Rolle die medizinischen Zeitschriften inzwischen eingenommen hatten. Sie waren zu einem unentbehrlichen Medium geworden, das dem raschen Austausch zwischen Kollegen diente und damit den Fortschritt der Wissenschaft insgesamt förderte. Sie wurden immer mehr zum Träger von Informationen. Sie beinhalteten immer speziellere Gebiete und Themen. Durch ihre äußere Form war

---

115 Deneke (1979), S. 48.
116 Ders., S. 52.
117 So kann man zu Beginn der „Cholera-Zeitung, herausgegeben von den Ärzten Königsbergs" im Jahre 1832 lesen: „Diese Zeitung – deren Dauer durch die Cholera am hiesigen Ort bestimmt ist – beginnt mit dem Wunsche des möglichst kürzesten Daseins!" Diese Zeitschrift trat bereits vierzehn Tage nach Ausbruch der Epidemie in Erscheinung, und erlebte eine zweite Auflage, was nach Kirchner deutlich zeigt, „wie sehr in Notzeiten nach solchem Verbindungsmittel für Ärzte und Publikum verlangt wurde." Kirchner (1962), S. 122.

eine ständige Aktualität gewährleistet, was die Zeitschriften von Lehrbüchern unterschied. Dies wird mit dazu beigetragen haben, daß die Fachzeitschrift etwa in der Mitte des 19. Jahrhunderts das Fachlehrbuch allmählich ablöste.[118]

So war das Spektrum an Zeitschriften ungemein vielfältig geworden, und es gab für die unterschiedlichen Lehrmeinungen und fachlichen Aufgaben je eigene Journale.

Mit der Verlegung des Schwerpunktes vom Fachbuch zur Fachzeitschrift hatte ein Trendwechsel stattgefunden. Zeitschriften boten Raum für Diskussionen, für rasche Veröffentlichung von Entdeckungen oder Neuerungen. Diese konnten so einer breiten Öffentlichkeit bekannt gemacht werden. Auch heute noch ist die Möglichkeit des Kommentars und der öffentlichen Diskussion wichtig und notwendig für eine gute Wissenschaft.

1.2.2 „Leserevolution"

Diese Entwicklung im Zeitschriftenwesen kann man natürlich nicht völlig losgelöst von den anderen strukturellen Veränderungen im Verlagswesen betrachten. Ohne ein verändertes Leseverhalten der Bevölkerung wären auch die Fortschritte im Zeitschriftenwesen nicht denkbar gewesen.

Nipperdey spricht bei diesem Wandel an der Schwelle vom 18. zum 19. Jahrhundert sogar von einer „Leserevolution".[119] Immer mehr Menschen bekamen Interesse am Lesen. Das lag zum einen daran, daß durch die Einführung der Schulpflicht in Folge der Aufklärung mehr Menschen überhaupt in der Lage waren zu lesen.[120] Zum anderen veränderten sich die Lesegewohnheiten grundlegend. Bisher hatte man sich ausgiebig dem Studium fast ausschließlich der Bibel gewidmet, jetzt wurde man neugierig auf andere Bücher und begann verschiedenartige Literatur zu lesen. So stieg natürlich der Bedarf an immer neuen Büchern und neuem Lesestoff insgesamt. Daneben verbesserten sich auch die Möglichkeiten, an die gewünschte Literatur zu gelangen. Es wurden Lesekabinette und Leihbibliotheken eingerichtet und sogenannte Lesezirkel eingeführt.[121] Man mußte sich also nicht jedes Buch selber kaufen. Bücher wurden in der Folge billiger, durch höhere Auflagen sowie durch Ausbau des Anzeigenteils.[122]

Diese ganzen Entwicklungen führten zu einem deutlichen Anstieg der Buchproduktion[123] und zu einem gleichzeitigen Aufschwung des Zeitungs-

---

118 S. dazu auch Heischkel-Artelt (1945), S. 3.
119 Nipperdey (1993), S. 587.
120 Deneke (1979), S. 46; Wehler (1987), Bd. 2, S. 521; Nipperdey (1993), S. 587.
121 Rarisch (1976), S. 15; Wehler (1987), Bd. 2, S. 526; Nipperdey (1993), S. 587 f.
122 Wehler (1987), Bd. 1, S. 307.
123 Bereits ab 1770 ist ein beschleunigtes Wachstum zu erkennen mit einem vorläufigen Höhepunkt um 1805. Die folgende politische Situation führte in Deutschland zu einem Trendumkehr und dadurch zu einem Tiefstand der Buchproduktion 1813. In den fol-

wesens. Aufgrund der herrschenden politischen Unruhen hatte die Bevölkerung zudem großes Interesse daran, die neuesten Nachrichten möglichst rasch zu erfahren.[124] Von dieser „Leserevolution" waren alle Bevölkerungsschichten betroffen, sowohl in den Städten als auch in den ländlichen Gebieten.[125] Überall hatten die Menschen Gelegenheit, sich durch Zeitungen über die aktuellen Ereignisse zu informieren.

Neben den politischen (Tages-) Zeitungen kam es auch zu einem Anstieg von Zeitschriften und Journalen. Sie vergrößerten sich sowohl an Anzahl, Umfang und Auflagenhöhe. Zudem differenzierten sich diese Blätter und spezialisierten sich auf verschiedene Ressorts, wie Wirtschaft, Feuilleton usw. Allmählich erhielt jedes Fach, jeder Beruf und jedes Spezialgebiet neben den politischen Blättern sein eigenes Organ, parallel zur Entwicklung der medizinischen Fachzeitschriften.[126]

Die neuen Anforderungen an Buchmarkt und Buchproduktion konnten nur erfüllt werden, weil sich die technischen Voraussetzungen verbessert hatten. Die wohl wichtigste Neuerung in dieser Hinsicht war die Erfindung der Schnellpresse 1811 durch Friedrich König.[127] Dadurch konnte die Produktion beschleunigt und gleichzeitig die Auflagenhöhe vergrößert werden.[128] Eine Limitierung der Auflagenhöhe wie in anderen Ländern gab es in

---

genden Jahren kam es dann wieder zu einer rapiden Wachstumsbeschleunigung mit einem absoluten Höhepunkt 1843. Im Jahre 1837 wurde zum ersten Mal die Zahl von 10.000 Büchern überschritten. Bis 1860 sanken zwar die absoluten Zahlen, dafür stiegen die Auflagenhöhen. In Zahlen ausgedrückt: 1740 erschienen 755 Titel pro Jahr (davon 50 medizinische), im Jahre 1800 waren es 2569 Titel, im Jahre 1805 4181 neue Titel und im Jahre 1843 erschienen 14039 Titel. Die Wachstumsrate zwischen 1828 und 1845 betrug im Durchschnitt153% pro Jahr, also ungefähr 700 Titel pro Jahr. Die Buchproduktion war sowohl von der politischen Situation abhängig (Tiefstand 1813), als auch von den Industrialisierungsphasen in Deutschland (Aufschwungphase seit Anfang der 1830er und Stagnation Mitte der 1840er Jahre). Rarisch (1976), S. 21 f. Ähnliche Zahlen auch bei Nipperdey (1993), S. 588.

124 Deneke (1979), S. 46.
125 Auf dem Land wurden Zeitungen häufig über Kolportage- bzw. Hausierhandel, aber auch durch Lesezirkel, Vorleser und Abonnementskreise verbreitet. Wehler (1987), Bd. 2, S. 526; Nipperdey (1993), S. 589.
126 Nipperdey (1993), S. 592.
127 1811 entwickelte König die mechanische Schnellpresse mit Druckzylinder und Dampfmaschine. Die Schnellpresse steigerte die Leistungsfähigkeit der Presse auf einen Druck von 1200 Bogen auf beiden Seiten, maximal sogar 1800 Bogen pro Stunde. Die erste Zeitung, die auf der Schnellpresse gedruckt wurde, war die „Times" vom 29.11.1814. Andere wichtige Erfindungen waren: die Herstellung festerer Lettern durch verbesserte Bleilegierungen durch Immanuel Briefkopf Ende des 18. Jhs., dann 1820 die Erfindung des Stahlstichs anstelle des Kupferstichs durch Heath. Dadurch wurde der Einsatz von Bildern erleichtert. Claude Genoux erfand 1830 die Papierstereotypie, Alois Senefelder die Lithographie, Ottmar Morgenthaler Ende des 19. Jhs. die Zeilensatz- und Zeilengießmaschine. Widmann (1975), S. 127; Rarisch (1976), S. 27; Deneke (1983), S. 12; Wehler (1987), Bd. 2, S. 523.
128 Widmann (1975), S. 127; Rarisch (1976), S. 27.

Deutschland nicht.[129] Das kam dem steigenden Bedürfnis nach „Lesestoff"
entgegen. Lesen war von nun an kein Privileg der Oberschicht mehr, sondern die breite Masse wurde erreicht. Immer wichtiger wurde den Deutschen die Lektüre der Tageszeitung.[130] Die Presse vermittelte Neuigkeiten,
eröffnete neue Weltbilder und befriedigte das Bedürfnis nach Unterhaltung.
Mit ihr gab es auch neuartige Möglichkeiten der politischen Einflußnahme.
Sie wurde zu einem Instrument der regelmäßigen Informationsvermittlung,
so daß schließlich auch Fürsten und andere Obrigkeiten ihre Verordnungen
in der Tagespresse veröffentlichten.[131]

1.2.3 Charakteristika des deutschen Verlagswesens zu Beginn des 19. Jahrhunderts

Die Entwicklung des Verlagswesens in Deutschland unterschied sich von
der in anderen Ländern vor allem durch die herrschende Vielstaaterei. So
war einerseits die verlegerische Produktion nicht einheitlich, allein schon infolge der regional sehr unterschiedlichen Praxis von Nachdruck und Zensur.
Andererseits konnten sich dadurch mehrere kulturelle Zentren nebeneinander entwickeln, es kam nicht zu einer Zentralisierung der Buchhandelsfir-
men, wie es für England oder Frankreich typisch war, und Buchhandel und
Literatur konnten sich leichter ausbreiten.[132]

Zu den charakteristischen Merkmalen des Verlagswesens um 1800 zählte
der mangelnde Rechtsschutz mit der Gefahr des Nachdrucks. Heutzutage ist
das geschützte Urheberrecht zu einer Selbstverständlichkeit geworden, aber
noch bis weit in das 19. Jahrhundert hinein gab es trotz zahlreicher Proteste
keine einheitliche rechtliche Regelung.[133] Die Verleger mußten immer be-

---

129 Als Beispiel für die Entwicklung der Auflagenhöhe in der ersten Hälfte des 19. Jhs.
    soll die Entwicklung des Brockhaus-Lexikons dienen: 1809 erschien die erste Auflage
    in 6 Bänden in einer Höhe von 2000 Exemplaren, 1818/20 die 5. Auflage in 10 Bän-
    den in einer Höhe von 12000 Exemplaren, 1837–42 die 8.Auflage mit einer Auflage
    von 32000 Exemplaren. s. dazu Rarisch (1976), S. 28; Wehler (1987), Bd. 2, S. 525.
130 Wehler (1987), Bd. 1, S. 306.
131 Ders., S. 308; Nipperdey (1993), S. 589 f.
132 Die wichtigsten Verlagsstädte in Deutschland 1846 waren: Leipzig, Berlin, Stuttgart,
    Hamburg, Breslau, Frankfurt/M. Siebeck (1926), S. 88; Rarisch (1976), S. 27.
133 Erst im späteren Verlauf des 19. Jhs. wurden verschiedene Gesetze erlassen, die den
    Verlegern einen gewissen Schutz boten. In einzelnen Staaten gab es bereits diesbe-
    zügliche Verordnungen. Diese hatten aber nur regionale Bedeutung. Für Preußen be-
    stand seit 1791 ein Verbot gegen den Nachdruck, aber die Bundesversammlung des
    Deutschen Bundes trat trotz gegebener Zusicherung nicht gegen Verstöße ein. So
    schloß Preußen selbständig mit 31 deutschen Staaten in den Jahren 1827 bis 1829 ent-
    sprechende Verträge ab. Erst 1835 erließ der Deutsche Bund ein „Nachdruck-Verbot".
    Preußen führte 1837 als erster Staat die dreißigjährige Schutzfrist ein, die ab 1845 im
    ganzen Bund Geltung hatte. 1870 gab es das erste deutsche Gesetz, das das Urheber-
    recht betraf. (In England gab es die „Copyright-Act" seit 1709, in Amerika in Anleh-
    nung daran seit 1790). Widmann (1975), S. 132; Rarisch (1976), S. 28; Wehler (1987),
    Bd. 1, S. 39; Bd. 2, S. 539.

fürchten, daß ihre Werke in einem anderen deutschen Staat nachgedruckt und billiger verkauft wurden.[134] Das andere große Problem, das sich den Verlegern und Autoren stellte, war die Zensur. Auch dafür gab es keine einheitliche Regelung, sondern die einzelnen Staaten hatten ihre je eigene Handhabung. Vor allem in Österreich, Preußen, Sachsen und Baden war die Zensur sehr scharf, während sie in Sachsen-Weimar, Bayern, Württemberg, Kurhessen, Hannover und Mecklenburg vergleichsweise mild ausfiel.[135]

Große Erwartungen wurden mit dem Wiener Kongreß 1815 verbunden. Man erhoffte sich eine Regelung und Entschärfung der Probleme von Nachdruck und Pressefreiheit. Es wurde aber nicht besser, sondern mit den Karlsbader Beschlüssen von 1819 erfolgte vielmehr eine Verschärfung.[136] 1824 wurden die Karlsbader Beschlüsse von allen Regierungen bestätigt. Preußen verschärfte die Zensur zunächst noch weiter.[137] Erst im Jahre 1848 wurde infolge der Revolution die Zensur vorläufig aufgehoben.[138]

Bis Ende des 18. Jahrhunderts wurde auch im Buchhandel noch im Tauschhandel gezahlt. Der Tauschhandel war seit dem Ende des 16. Jahrhunderts üblich, dabei wurde Bogen gegen Bogen getauscht. Erst gegen Ende des 18. Jahrhunderts setzte sich der Konditionshandel durch. Eine Rolle mag dabei auch gespielt haben, daß es in Deutschland aufgrund der Vielstaaterei keine einheitliche Währung und keine einheitliche Rechtslage gab, wohl aber Zollschranken zwischen den einzelnen deutschen Staaten.[139]

Die unsichere Rechtslage für die Verleger wurde zusätzlich dadurch verschärft, daß es für sie keine Vereinigung oder Interessenvertretung gab. Die Verleger waren über sämtliche deutsche Staaten zerstreut, ohne organisiert zu sein. Im 18. Jahrhundert wurde deshalb der Wunsch nach einer Vereinigung der Buchhändler wach. 1797 erfolgte auf Anregung des Buchhändlers Göschen der Zusammenschluß der Buchhändler in der „Buchhändlerbörse".[140] Hieraus entwickelte sich 1825 der „Börsenverein der deutschen Buchhändler", der vor allem ein einheitliches Urheberschutz- und Nachdrucksrecht forderte. 1834 erhielt der Verein mit dem „Börsenblatt" ein eigenes Organ.[141]

---

134 Siebeck (1926), S. 2.
135 Kirchner (1962), S. 1.
136 Alle Druckschriften unter 20 Bogen wurden behördlich kontrolliert, v.a. also Zeitungen und Zeitschriften. Man kontrollierte, ob sie „der Würde des Bundes, der Sicherheit einzelner Bundesstaaten oder der Erhaltung des Friedens und der Ruhe in Deutschland zuwiderlaufen." Kirchner (1962), S. 2; Wehler (1987), S. 541.
137 Kirchner (1962), S. 2.
138 Allerdings ging die Pressefreiheit wie auch andere Ergebnisse der Märzrevolution langsam wieder verloren. Erst in den folgenden Jahren gab es immer häufiger konstitutionelle Verfassungen, doch Zensur und andere Pressebedingungen wurden dabei nicht sofort aufgehoben. Deneke (1979), S. 52.
139 Siebeck (1926) S. 1; Widmann (1975), S. 117 ff.; Wehler (1987), Bd. 2, S. 541 ff.
140 Siebeck (1926), S. 2.
141 Wehler (1987), Bd. 2, S. 539.

Auch innerhalb der Verlage gab es Ende des 18. Jahrhunderts wichtige Neuerungen. Seit 1770 wurde es üblich, daß schriftliche Verträge zwischen dem Verleger und dem Autor abgeschlossen wurden. Vorher gab es nur informelle Vereinbarungen, die beide Seiten wieder brechen konnten. Die schriftlichen Verträge übertrugen allerdings meist das völlige Eigentum an den Werken auf den Verleger.[142]

Auch broschierte Ausgaben, nach französischem Vorbild, entstanden erst im 19. Jahrhundert. Bis zu diesem Zeitpunkt war es üblich, daß der Verleger nur die Druckbogen produzierte und es dann dem Kunden überließ, die ungehefteten, ungefalzten und ungebundenen Bogen auf eigene Kosten binden zu lassen. Der Verleger hatte dabei den Vorteil, daß sein Verlust bei nur ungenügendem Verkauf gering blieb.[143]

Bis Ende des 19. Jahrhunderts gab es auch keinen einheitlichen Ladenpreis. Erste Reformen wurden 1887 durch den Verleger Adolf Kröner eingeführt. Sie führten zu der „Buchhändlerischen Verkehrsordnung" im Jahre 1888, deren wichtigste Bestimmung die Einführung fester Ladenpreise war.[144]

---

142 Siebeck (1926), S. 3; Wehler (1987), Bd. 1, S. 316.
143 Bücher (1903), S. 10.
144 Im Buchhandel entstand der Ladenpreis in Zusammenhang mit dem Tauschgeschäft (s.o.). In der zweiten Hälfte des 18. Jhs. galt 1 Groschen pro Bogen als allgemeine Norm für den Ordinärpreis. Bücher (1903), S. 52 f.; Wehler (1987), Bd. 2, S. 539.

1.3 Der Verlag von Jacob Christian Benjamin Mohr

Die akademische Verlagsbuchhandlung Mohr wurde im Jahre 1805 in Heidelberg eröffnet.[145] Gleichzeitig erhielt auch die Buchhandlung Schwan und Götz die Zulassung, ein Geschäft in Heidelberg zu führen.[146] Beide Firmen sollten den Rang einer akademischen Buchhandlung erhalten, keine sollte der anderen vorgezogen werden.

Seit Ende des 18., Anfang des 19. Jahrhunderts spürte man in Heidelberg das Fehlen einer Universitätsbuchhandlung und einer richtigen Buchdruckerei, vor allem seit die Universitätsbuchdruckerei Wiesen 1801 in Konkurs gegangen war.[147] Im Jahre 1804 wurde in Heidelberg dann die neue Buchdruckerei von Gutmann und Schatz eröffnet. Die erste Buchhandlung in Heidelberg, allerdings keine offizielle Universitätsbuchhandlung, war 1745 von Jacob Pföhler[148] am Marktplatz errichtet worden. 1771 wurde sie von seinem Sohn Friedrich Pföhler übernommen. Doch infolge ihrer starken Abhängigkeit von der Universität verkam sie mit deren Verfall immer mehr, bis sie schließlich nur noch eine „Vermittlungsstelle für gerade verlangte Bücher" war, d.h. kein reguläres Lager mehr besaß, und schließlich 1804 endgültig liquidiert wurde.[149] Ihre Nachfolgerin wurde die Buchhandlung von August Oswald, als dessen Nachfolger später der Universitätsbuchhändler Gottlieb Braun ein neues Geschäft eröffnete.[150] Daneben gab es gegen Ende des 18. Jahrhunderts in Heidelberg, wie in allen anderen Städten, sog. fliegende Buchhändler. Diese erhielten ihre Bücher meist aus Frankfurt. Da es also eine Universitätsbuchhandlung im eigentlichen Sinne bis zum Anfang des 19. Jahrhunderts in Heidelberg nicht gab, wurden Überlegungen laut, eine zweite, vor allem aber eine regelrechte Universitätsbuchhandlung einzurichten. Gegen eine solche Konkurrenz hatte sich Pföhler bisher mit dem Argument gewehrt, daß in der großen Nähe zur Residenzstadt Mannheim, in der es drei Buchhandlungen[151] gab, eine zweite Buchhandlung kaum existieren könne.

Nach der Erneuerung der Universität 1803 war bei den Angehörigen der Universität, Professoren wie Studenten, der Wunsch nach einer gut geführten Buchhandlung mit umfangreichem Sortiment so groß, daß endlich beschlossen wurde, eine neue Buchhandlung in Heidelberg zu eröffnen. Zu

---

145 Ich folge in meiner Darstellung hauptsächlich der ausführlichen Verlagsgeschichte von Siebeck aus dem Jahre 1926.
146 Siebeck (1926), S. 20.
147 Ders., S. 15.
148 Bei Manger (1987), S. 129 ff: Pfähler.
149 Siebeck (1926), S. 14.
150 Manger (1987), S. 146.
151 Die Buchhandlungen von Dominik Artaria, der vor allem im Kunsthandel eine wichtige Rolle spielte, von Tobias Löffler und von Schwan und Goetz. Siebeck (1926), S. 15.

diesem Zweck wurden die beiden Professoren Karl Wilhelm Paetz und Georg Arnold Heise mit der Aufgabe betraut, eine geeignete Buchhandlung zu erkunden. In die engere Wahl kamen schließlich: Verlag Cotta aus Tübingen, Schwan und Götz aus Mannheim und Mohr aus Frankfurt. Nachdem Cotta sich aus dem Verfahren zurückgezogen hatte, begannen intensive Verhandlungen mit den beiden anderen Firmen. Schließlich wurde am 24. April 1805 beiden Buchhandlungen die Erlaubnis erteilt, sich als akademische Buchhandlung in Heidelberg niederzulassen.

Schwan und Götz hatten ursprünglich in Mannheim ihren Sitz. In Heidelberg bezogen sie zunächst ein Haus am Kornmarkt, zogen aber bald in die „Vorstadt" (zwischen Grabengasse und heutigem Bismarckplatz) um. In ihrem Verlag erschien u.a. das „Heidelberger Wochenblatt". Im weiteren Verlauf verloren sie rasch den Kontakt zur Universität.

Jacob Christian Benjamin Mohr (1778–1854)[152] hatte 1804 in Frankfurt den Verlag mit Buchhandlung des verstorbenen August Hermann übernommen.[153] Dieser hatte am 1. August 1801 am großen Kornmarkt in Frankfurt eine neue Buch- und Kunsthandlung eröffnet.[154] Einen seiner Schwerpunkte in der Verlagsarbeit bildete die Herausgabe der Werke Pestalozzis. Mohr fühlte sich durch die Übernahme der Verlagsbuchhandlung in Frankfurt nicht genügend ausgelastet und suchte sich ein weiteres Tätigkeitsfeld in Heidelberg. Kontakte dorthin besaß er schon durch seine Beziehung zu Daub und Creuzer. Die Buchhandlung in Heidelberg, die sich in der Hauptstraße zwischen Heugasse und Augustinergasse befand[155], sah Mohr nicht als Filiale seiner Buchhandlung in Frankfurt an, sondern als selbständiges Geschäft, dem Johann Georg Zimmer (1776–1853) als Teilhaber vorstehen sollte. Mohr erwartete aber, daß ihm Titel, Rechte und Freiheiten eines akademischen Buchhändlers verliehen würden, und er somit der Universitätsgerichtsbarkeit unterstand. Mit dem akademischen Bürgerrecht waren nämlich auch steuerliche Vorteile verbunden.[156]

---

152 Jacob Christian Benjamin Mohr, geboren bzw. getauft am 22. Oktober 1778 in Frankfurt/M. als Sohn eines Schneiders. Buchhändlerlehre bei der bekannten Varentrapp und Wennersche Buchhandlung in Frankfurt. Lehrjahre in Göttingen bei Dieterich und in Hamburg bei Hoffmann.
153 August Hermann (1776–1803), geboren als Sohn eines Pfarrers in Weinheim.
154 Die Buchhandlung von Hermann und später Mohr befand sich vermutlich im Haus zum „Weißen Engel". Siebeck (1926), S. 8.
155 Manger (1987), S. 131.
156 Siebeck (1926), S. 18.

1805–1815 Verlag Mohr und Zimmer

Die ersten zehn Jahre, von 1805 bis 1815, führte Mohr sein Heidelberger Geschäft in Gemeinschaft mit Zimmer.[157] Dieser arbeitete zunächst völlig selbständig in Heidelberg, da Mohr seinen Verlag in Frankfurt anfänglich noch beibehielt.

Diese ersten Jahre des Verlags sind stark von der Romantik geprägt, die damals in Heidelberg blühte. Zimmer selber war sehr romantisch veranlagt, so verband ihn z.B. eine enge Freundschaft mit Clemens Brentano. Zimmer gilt auch als Begründer einer Lesegesellschaft.[158] Bis zum Jahre 1805 ließ Mohr seine Schriften bei den Frankfurter und Leipziger Lohndruckereien drucken. Doch kam bei ihm immer stärker der Wunsch nach einer eigenen Druckerei in Heidelberg auf, so daß ihm 1807 endlich die Genehmigung dazu erteilt wurde. Mohr und Zimmer übertrugen dies Privileg auf Joseph Engelmann.[159]

Das bekannteste Werk dieser Periode ist sicherlich „Des Knaben Wunderhorn. Alte deutsche Lieder gesammelt von L.A. v. Arnim und C. Brentano". 1805 erschien der erste Band, 1808 der zweite und dritte. Aber auch andere romantische Schriften erschienen bei Mohr und Zimmer, z.B. „Die Einsiedlerzeitung" (April bis August 1808) oder Werke von Joseph Görres („Die teutschen Volkslieder", 1807), Achim von Arnim, Clemens Brentano, Isaac Sinclair, Graf von Loeben, Jean Paul, Ludwig Uhland, Friedrich Müller gen. Maler Müller[160] und Wilhelm Grimm. Auch der Briefwechsel des Verlags mit den Brüdern Schlegel liegt zum Teil gedruckt vor.

Als akademische Buchhandlung war der Verlag natürlich verpflichtet, auch wissenschaftliche Werke herauszugeben. Mohr verlegte Schriften der Altertumswissenschaften, der Philologie, Theologie, Geschichte, Philoso-

---

157 Johann Georg Zimmer wurde am 11. Januar 1777 (oder 1776) auf der Untermühle bei Homburg v.d.H. geboren. 1791 begann er bei E.L. Zeßler in Frankfurt/M. seine Buchhändlerlehre. Nach drei Jahren Wanderschaft beendete er seine Lehren in Hamburg bei Perthes, der damals als einer der besten Lehrmeister galt. 1805 folgte Zimmer der Aufforderung von Mohr und kam nach Heidelberg. Dort übertrug ihm Mohr die Leitung der „Akademischen Buchhandlung" von Mohr und Zimmer.

158 Vgl. den Artikel „Der Winter 1807 in Heidelberg" im „Morgenblatt" No. 49, 1807: „Der Buchhändler Zimmer, ein junger, gescheiter und sehr tätiger Mann, hat eine Lesegesellschaft errichtet, in welcher nicht gespielt und geraucht, sondern wirklich gelesen und in einem anstoßenden Zimmer über das Gelesene gesprochen wird. Hier findet man am Abend die besten Köpfe, Professoren und Akademiker. Ich kann Sie versichern, daß hier oft Ideen gewechselt werden, bedeutender als die in manchen Büchern, die auf Velinpapier gedruckt sind." Zitat nach Reichel (1913), S. 95; Siebeck (1926), S. 65.

159 Engelmann hatte in Frankfurt seine buchhändlerische und technische Ausbildung erhalten. In Heidelberg widmete er sich dem Verlag von Reisebüchern und Kunstblättern. 1829 hat er seine Druckerei wieder verkauft. Siebeck (1926), S. 66.

160 Zwischen Müller, seinem Bevollmächtigten Batt und dem Verlag war, zumindest 1926, noch ein Verlagsvertrag vorhanden, einer der wenigen Verlagsverträge überhaupt, die aus dieser Zeit noch existieren. Siebeck (1926), S. 45.

phie und der Rechtswissenschaften. Aber auch dieser Zweig „trägt häufig noch romantische Züge, die vor allem bei Creuzer, den beiden Schlegel und Wilhelm Grimm hervortreten."[161] Zu den medizinischen Professoren, die ihre Schriften bei Mohr und Zimmer verlegen ließen, gehörte auch Ackermann. Von ihm erschien z.B. 1806 eine „Schrift, in der er die Phrenologie Galls, die damals viel von sich reden machte, zu widerlegen suchte."[162] Auch Tiedemann war Autor des Verlages.

Die „Heidelbergischen Jahrbücher für Literatur" (1808–1872, seit 1818 „Heidelberger Jahrbücher für Literatur") wurden zunächst bei Mohr und Zimmer verlegt.[163] Wie andere Universitäten auch sollte auch Heidelberg seine eigene Literaturzeitschrift haben. In ihr wurden nicht nur Beiträge von Heidelberger Professoren, sondern auch von bedeutenden Wissenschaftlern außerhalb Heidelbergs publiziert.[164] Im Jahre 1821 gab Mohr den Verlag der Jahrbücher an August Oswald ab. Die Gründe dafür sind nicht ganz geklärt, eventuell waren sie finanzieller Art. Vielleicht gab auch Paulus, einer der Herausgeber der Jahrbücher, der schon früher bei Oswald verlegt hatte, den Ausschlag. 1840 gingen die Jahrbücher von Winter, der den Verlag Oswald 1829 übernommen hatte, wieder an Mohr zurück.[165]

Bald jedoch gab es die ersten Anzeichen einer Krise des Verlages. Die romantische Literatur wurde zwar gerühmt, hatte aber keinen wirtschaftlichen Erfolg. Ganz allgemein hatte sich durch die Napoleonischen Kriege die wirtschaftliche Lage immer mehr verschlechtert, was auch der Buchhandel zu spüren bekam.[166]

Früher als ursprünglich geplant, siedelte Mohr deshalb 1811 endgültig nach Heidelberg über und nahm die Verlagsgeschäfte selber in die Hand, den Verlag in Frankfurt gab er auf. Er schränkte die Produktion stark ein und konzentrierte sich auf die Herausgabe wissenschaftlicher Werke, die romantische Verlagsproduktion, die vor allem Zimmer am Herzen lag, trat in den Hintergrund. Außerdem war Mohr, wie bereits erörtert, als akademi-

---

161 Ders., S. 47.
162 Zitat nach ders., S. 61.
163 Von 1808 bis 1811 hatte die Zeitschrift den zusätzlichen Titel „Revision der Literatur".
164 Die „hervorragendsten Gelehrten aus ganz Deutschland" wurden als Mitarbeiter gewonnen. Die Jahrbücher sollten als „kritisches Organ" den gesamten Bereich der Wissenschaft abdecken. Gall (1963), S. 309.
165 Siebeck (1926), S. 61 ff. 1872 wurde die Herausgabe der Jahrbücher eingestellt. 1891 wurden sie als „Neue Heidelberger Jahrbücher" bei Köster wiederaufgelegt, doch mit der ursprünglichen Zeitschrift hatten sie nur noch den Namen gemeinsam. Waren in dem alten Journal alle Gebiete der Wissenschaft vertreten, wurden jetzt nur noch Abhandlungen aus den historischen und philosophischen Wissenschaften abgedruckt. 1957 übernahm Springer die Produktion, sie heißen seitdem „Heidelberger Jahrbücher". Gall (1963), S. 309.
166 Siebeck (1926), S. 68.

scher Buchhändler verpflichtet, einen bestimmten Anteil seiner Produktion wissenschaftlichen Werken zu widmen.

Unter diesen Umständen entschloß sich Zimmer zu einem Berufswechsel. Er studierte Theologie und wurde 1814 Pfarrer in Schriesheim. Zunächst arbeitete er unter der Woche noch im Geschäft mit und predigte am Wochenende in seiner Gemeinde, aber im Jahre 1815 schied er endgültig aus dem Verlagsgeschäft aus. Als seinen Nachfolger empfahl er Christian Winter. Dieser hatte schon früher für den Verlag gearbeitet. Er hatte für Mohr und Zimmer nebenher Bücher verkauft und als eine Art Verlagsagent dem Verlag Autoren vermittelt. Außerdem „hilft er dem finanziell bedrängten Freund mit Rat und mit seinen Ersparnissen aus. Auf diese Weise wächst er in die Teilhaberschaft hinein."[167]

1815–1822 Verlag Mohr und Winter

Als Nachfolger Zimmers kam 1815 Christian Friedrich Winter (1773–1853) in den Verlag.[168] Mit seinem Eintritt war endgültig die romantische Phase des Verlages vorbei. „Zwischen den beiden Teilhabern bestand Einigkeit darüber, daß mit den weniger risikoträchtigen wissenschaftlichen Veröffentlichungen wohl eher wirtschaftliche Erfolge zu erzielen sein dürften als mit schöner Literatur."[169] Winter übernahm die Buchführung und die Abrechnung mit den Buchhändlern. Bald darauf zog der Verlag in den „Englischen Hof"[170] in der Hauptstraße, da er mehr Platz brauchte.

Während der Jahre mit Winter gab Mohr seinem Verlag zunehmend den Charakter eines wissenschaftlichen Verlags. In dieser Zeit verlegte er Hegel, die Heidelberger Juristen Savigny, Thibaut und Mittermaier sowie den Theologen Abegg. Auch Conradi, Direktor der medizinischen Klinik, ließ einige seiner Abhandlungen bei Mohr und Winter erscheinen, z.B. seine Schriften über die Klinik.

Bereits 1822 kam es zur Trennung von Mohr und Winter. Ein Grund dafür könnte die unterschiedliche politische Haltung gewesen sein. Winter war als Liberaler aktiv politisch engagiert. Zwar stand auch Mohr den Liberalen nahe, aber „als sein Teilhaber dann auch noch wegen ,hochverräterischer Umtriebe' und wegen seiner konspirativen Verbindungen zu den hessischen und den württembergischen Oppositionellen und zu allem Übel dann sogar noch zu Burschenschaftern aus dem engeren Umkreis des Kotzebue-

---

167 Winter (1998), S. 14.
168 Christian Friedrich Winter wurde als Pfarrerssohn im Hohenlohischen geboren. 1786 begann er eine kaufmännische Lehre in Frankfurt. Nach Abschluß seiner Lehrzeit kaufte er sich eine kleine Tuchhandlung. 1815 nahm er die Aufforderung, in die Buchhandlung Mohr mit einzusteigen, an und wagte damit einen Berufswechsel.
169 Winter (1998), S. 15.
170 Das ehemalige Kaffeehaus „Zum Englischen Hof" befand sich in der Hauptstraße, Ecke Marstallstraße.

Mörders Sand angeklagt und verhaftet wurde, war Mohrs Geduld zu Ende."[171] Winter eröffnete nach der Trennung am ersten September 1822 im „Englischen Hof" ein eigenes Geschäft, „C.F. Winters Buchhandlung", während Mohr sein Geschäft auf den Kornmarkt verlegte.[172] Winter erhielt zudem das Sortimentslager, das Verlagswerk wurde ausgelost. Winter widmete sich zunehmend der Politik, so daß er sich allmählich aus dem Geschäft zurückzog.[173] 1835 gab er das Sortiment an seine Söhne ab und im Jahre 1839 nahm er zwei Teilhaber in das Verlagsgeschäft auf.[174]

1822–1854 Verlag Johann Christian Benjamin Mohr

Nach der Trennung von Winter betrieb Mohr seinen Verlag allein, ohne einen neuen Teilhaber mit hinzuzuziehen. In diese Zeit fällt die Gründung des Börsenvereins als Zusammenschluß des deutschen Buchhandels 1825, für den sich Mohr stark engagierte.[175] Als Lehrherr wird Mohr sehr gerühmt. Dr. Wilhelm Ruprecht schreibt in seiner „Selbstdarstellung" (leider ohne Jahresangabe): „Mein Vater war schon in seinem 16. Jahre zu J.C.B. Mohr in Heidelberg in die Lehre gekommen und hatte in diesem ganz ausgezeichneten Buchhändler vielleicht den geeignetsten Lehrherrn jener Zeit gefunden."[176] Im Buchhandel wurde es seit den 1830er und 1840er Jahren üblich, Verlag und Sortiment zu trennen. Mohr übertrug 1842 seinem Sohn Ernst Christian Mohr (1811–1890), der bei ihm in die Lehre gegangen war und auch schon mitgearbeitet hatte, die Sortimentsbuchhandlung und behielt für sich selbst nur den Verlag.[177] Ernst Mohr hat kurz vor dem Tod seines Vaters einen kleinen Verlag unter seinem eigenen Namen („Ernst Mohrs Verlag") mit der Herausgabe von Zachariäs Handbuch begonnen, das er aus dem väterlichen Verlag übernommen hatte. Nach Ernst Mohrs Tod ging seine Firma an seinen gleichnamigen Sohn über. Heute existiert sie nicht mehr.[178] Ein anderer Sohn von Johann Christian Mohr, Georg Mohr (1817–1897), er-

---

171 Winter (1998), S.15.
172 Das Gebäude befand sich an der Nordseite des Kornmarktes, an seiner Stelle steht jetzt der Rathausanbau von 1912/14. Decken-Sachs (1983), S. 45.
173 Im Jahre 1819 kam er als Abgeordneter für Heidelberg in die zweite Kammer, 1820 wurde er zweiter und 1845 erster Bürgermeister der Stadt Heidelberg. Als Anhänger des Liberalismus trat er energisch für Pressefreiheit und eine zeitgemäße Schulreform ein. 1848 und 1849 wurde er politischen Verdächtigungen ausgesetzt und zog sich zurück. Siebeck (1926), S. 73.
174 Ders., S. 72 ff.
175 Er setzte sich stark für die Gleichheit der Preise ein und für die strikte Abgrenzung der Rechte von Antiquariatsgeschäft und Buchhandel. Zudem lehnte er jeden Zwang ab, folglich war er auch gegen das damals noch übliche Buchhändlerexamen. Siebeck (1926), S. 86 f.
176 Ders., S. 91.
177 Ders., S. 92.
178 Ebd.

richtete 1845 in Heidelberg eine Buchdruckerei. Vor allem druckte er Werke aus dem Verlag seines Vaters.

Im Verlag Johann Christian Benjamin Mohr erschienen Werke von Autoren mit sehr verschiedenen Geisteshaltungen, von Professoren, die der Romantik nahe standen, sowie die Werke ihrer Gegner. Ein Vertreter dieser Verlagsperiode ist der Jurist F.J. Stahl. Auch juristische Fachzeitschriften erschienen in dieser Zeit, so z.B. die „Kritische Zeitschrift für die gesammte Rechtswissenschaft" (erschienen ab 1853). Neben Jura lag ein anderer Schwerpunkt des Verlags auf der protestantischen Theologie. Aber auch wissenschaftliche Arbeiten aus anderen Fakultäten wurden bei Mohr verlegt: Geschichte, Philosophie oder Altphilologie. Hauptsächlich Heidelberger Professoren veröffentlichten ihre Werke bei Mohr. Auch Chelius, Nägele und Puchelt ließen ihre Schriften bei Mohr verlegen. Nägele gab 1830 bei Mohr sein weit verbreitetes „Lehrbuch der Geburtshilfe für Hebammen" heraus, Puchelt in den Jahren zwischen 1827 und 1835 sein fünfbändiges „System der Medizin". In diese Verlagsperiode fällt auch die Herausgabe der „Heidelberger Klinischen Annalen" (1825–1834) und der „Medicinischen Annalen" (1835–1848). Wie schon in der gesamten Verlagszeit seit 1805 wurden bei Mohr insgesamt nur wenige naturwissenschaftliche Werke verlegt. Immer stärker legte Mohr den Schwerpunkt seiner Verlagsarbeit auf andere wissenschaftliche Fächer. Dafür verlegte er später kaum noch Werke der Romantiker. Für seine Leistungen verlieh die Philosophische Fakultät der Universität Mohr zum fünfzigsten Jubiläum des Verlages im Jahre 1851 die Doktorwürde ehrenhalber, was damals noch recht selten war. Mohr war Mitglied des 1842 gebildeten Kreises von Gelehrten und Buchhändlern, der sog. „Engere". Die Zusammenkünfte dienten dazu, sich in geselliger Runde auszutauschen.[179] Am 29. Januar 1854 starb Johann Christian Mohr.

1854–1878 Verlag Ernst Mohr

Nach dem Tod Johann Christian Mohrs übernahmen zunächst seine Söhne den Verlag. Doch gingen Produktion und Umsatz immer mehr zurück, nur wenige neue Werke erschienen in dieser Zeit. Schließlich verkaufte Ernst Mohr 1875 das Sortiment an Gustav Köster, der dem Geschäft durch Verlegung in die westliche Hauptstraße zu neuem Aufschwung verhalf. Aber auch den Verlag konnten die Brüder nicht mehr recht halten. Bei Siebeck heißt es: „Ernst Mohr war häufig leidend und konnte sich den neuen Anforderungen der veränderten Zeit nicht anpassen. So entschlossen sich die Brüder Mohr, das Verlagsgeschäft ihres Vaters abzugeben."[180] Sie verkauften

---

179 Victor von Scheffel hat diesen Zusammenkünften sein „Gaudeamus" gewidmet. Siebeck (1926), S. 108.
180 Ders., S. 110.

am 2. Januar 1878 den Verlag an die damaligen Besitzer der H. Lauppschen Buchhandlung, Paul Siebeck und J. Gustav Koetzle, in Tübingen.

Seit 1878 Verlag Mohr Siebeck

Paul Siebeck übersiedelte 1880 mit dem Mohrschen Verlag und einigen Werken des Lauppschen Verlages nach Freiburg/Br. Im Jahre 1897 übernahm er die H. Lauppsche Buchhandlung als alleiniger Leiter und verlegte den Mohrschen Verlag 1899 wieder zurück nach Tübingen, um beide Firmen zu vereinigen. Seither befindet sich der Verlag von J.C.B. Mohr in Tübingen als Verlag Mohr Siebeck.

Immer noch widmet sich der Verlag vorrangig der Herausgabe wissenschaftlicher, vor allem juristischer und theologischer Werke. An den ehemaligen Verlag Mohr erinnert noch der Verlagsname.

2 Die Herausgeber

Gründer der Annalen und ihre Herausgeber während der gesamten Laufzeit waren die Vorsteher der drei Kliniken der Universität Heidelberg: Chelius, Leiter der Chirurgischen Klinik, Nägele, Leiter der Entbindungsanstalt, Puchelt, Leiter der Medizinischen Klinik. Sie sollen hier mit ihren wissenschaftlichen Leistungen vorgestellt und gewürdigt werden. Genannt werden sie, anders als auf den Titelblättern der Zeitschrift, in alphabetischer Reihenfolge. Die Darstellungen fußen vorwiegend auf den Angaben in den verschiedenen biographischen Lexika, sowie auf den Büchern von Drüll, Kußmaul, Schipperges und Stübler. Für Chelius wurden zudem die Arbeiten von Czerny und Eckert, für Nägele die Arbeiten von Buttron, Gotthold, Kehrer, Kußmaul, Schönfeld und Zander, sowie der von Schmitt veröffentlichte Briefwechsel zwischen Nägele und Stoltz, für Puchelt die Arbeit von Mülker herangezogen. Außerdem wurden die Personalakten im Universitätsarchiv Heidelberg benutzt.

2.1 Maximilian Joseph von Chelius

Maximilian Joseph Chelius wurde am 16. Januar 1794 in Mannheim geboren. Sein Vater Christoph Ernst Chelius (1754–1808) war dort Chirurg, Geburtshelfer und Vorsteher der Entbindungsanstalt.[1] Als die Entbindungsan-

---

1 Entgegen der willkürlichen Vermutung von Eckert (1967), S. 82, Christoph Ernst Chelius habe den „ungewöhnlichen Namen Chelius" möglicherweise in Anspielung auf seine Tätigkeit als Geburtshelfer „angenommen", muß festgehalten werden, daß die ursprünglich aus Württemberg stammende Familie seit dem 16. Jh. so geheißen hat: Stammvater der Familie und erster Träger des Namens ist Pankratius Chelius († 1564), Pfarrer in Ober-Widdersheim bei Nidda. Es handelt sich also um einen der damals gebräuchlichen Humanistennamen. Zugrundeliegen dürfte ihm der deutsche

stalt 1805 nach Heidelberg verlegt wurde, kam mit ihr auch Christoph Chelius nach Heidelberg. Bereits fast 15jährig, im Jahre 1808, begann Maximilian Joseph Chelius in Heidelberg sein Medizinstudium. 1812, mit 18 Jahren, wurde er dort zum Doktor der Medizin promoviert.[2]

Nach Beendigung seines Studiums arbeitete Chelius im Militär- und Civilhospital in München. Anschließend war er Assistent unter Philipp Franz von Walther (1782–1849) in Landshut. 1813 trat er in Ingolstadt die Stelle des Hospitalarztes an. Im selben Jahr brach unter den französischen Kriegsgefangenen in Ingolstadt eine Typhusepidemie aus. Chelius meldete sich freiwillig zur Betreuung der Patienten und sammelte so erste Erfahrungen mit ansteckenden Krankheiten und Epidemien. Während dieser Tätigkeit erkrankte er selbst an Typhus.[3]

Während des Krieges 1814 zog Chelius als Regimentsarzt mit den badischen Truppen nach Frankreich. Am 3. September 1814 erhielt er die Lizenz als Heilarzt in Karlsruhe und arbeitete dort im Garnisons-Lazarett. 1815 reiste er nach Wien und besuchte die Kliniken von Hildenbrand, Kern, Zang, Beer und Rust. Noch im selben Jahr brach der Krieg erneut aus und Chelius zog mit den badischen Truppen wieder nach Frankreich. Nach Kriegsende setzte er seine Studienreise nach Göttingen, Berlin, Halle, Leipzig, Jena, Würzburg und Paris fort.

Am 20. Oktober 1817 folgte er einem Ruf an die Heidelberger Universität als Extraordinarius für Chirurgie als Nachfolger von Moser. In Heidelberg gründete Chelius die Chirurgisch-Ophthalmologische Klinik, deren Direktor er am 1. Mai 1818 wurde. Am 17. November desselben Jahres wurde Chelius, mit gerade 25 Jahren, zum ordentlichen Professor der Chirurgie ernannt. Einen Ruf nach Darmstadt im Jahre 1841 lehnte er ab und blieb während seiner gesamten Dienstzeit in Heidelberg.

Seit 1831 bewohnte er das Palais Morass, in dem heute das Kurpfälzische Museum untergebracht ist. Zudem besaß er einen Landsitz in Zuzenhausen. Chelius hatte 5 Kinder. Von diesen wurde der älteste Sohn, Franz Carl Chelius (1821–1899), ebenfalls Chirurg und Ophthalmologe. Er übernahm als chirurgischer Assistent an der Klinik in den letzten Dienstjahren seines

---

Name Geiger mit Herleitung von griechisch chélys = Schildkröte bzw. Schildkröten-leier, Lyra, Saiteninstrument, wie dies beispielsweise 1518 für Johannes Gyger resp. Chelius aus Geislingen, vielleicht einen Verwandten des Pankratius belegt ist. (Toepke, G. (Hrsg.), Die Matrikel der Universität Heidelberg von 1386 bis 1662, Bd. I (1884), S. 510; Deutsches Geschlechterbuch Bd. 175 (1977), S. 3 ff.). Für freundlich erteilte Auskünfte danke ich Lupold v. Lehsten, Institut für Personengeschichtliche Forschung, Bensheim.

2   Es war damals zulässig, sich den Doktortitel zu kaufen: Für 40 Gulden mußte man keine Dissertation schreiben. Die finanzielle Lage von Chelius war gegen Ende seines Studiums schlecht, da sein Vater gestorben war. Nägele, wohl Freund der Familie, wurde sein Vormund. Er richtete ein Gesuch an das Ministerium, Chelius die 40 Gulden zu erlassen. Dieses Gesuch wurde genehmigt. Eckert (1967), S. 7.

3   Ders., S. 8.

Vaters häufig dessen Vorlesungen. Der Wunsch des Vaters, seinen Sohn zum Nachfolger zu machen, ging nicht in Erfüllung. Als Maximilian Joseph Chelius am 29. Oktober 1864 auf eigenen Antrag in den Ruhestand trat, wurde 1865 Karl Otto von Weber (1827–1867) auf den Lehrstuhl berufen. Franz Carl Chelius wurde außerordentlicher Professor für Chirurgie und gründete später eine Privatklinik in Heidelberg.[4]

Chelius war zweimal Prorektor der Universität (1843 und 1846), zehnmal Mitglied des Engeren Senats und achtmal Dekan der Medizinischen Fakultät. 1820 wurde er zum Hofrat, 1826 zum Geheimen Hofrat und 1841 zum Geheimen Hofrat II. Klasse ernannt. 1866 wurde Chelius in den Stand des erbbaren Adels gehoben. Er war Träger des Großkreuzes des Ordens vom Zähringer Löwen und trug seit 1862 das Kommandeurkreuz der französischen Ehrenlegion.

Maximilian Joseph von Chelius starb am 17. August 1876 in Heidelberg.[5] Die wissenschaftliche Tätigkeit von Chelius umfaßte das ganze Gebiet der Chirurgie. Er veröffentlichte neben zahlreichen Beiträgen in Zeitschriften, so auch in den „Heidelberger Klinischen Annalen" und „Medicinischen Annalen", mehrere selbständige Werke, vor allem über chirurgische Fälle, die er in seiner Klinik behandelt hatte. Neben der Chirurgie beschäftigte er sich intensiv mit der Augenheilkunde sowie mit Gerichtsmedizin und Innerer Medizin und trat auch auf diesen Gebieten mit wissenschaftlichen Untersuchungen hervor. Zu seinen wichtigsten Werken zählt sein zweibändiges „Handbuch der Chirurgie" von 1822, das 1857 bereits in der 8. Auflage erschien. Das Buch wurde in 11 Sprachen übersetzt und war über Deutschland hinaus eines der bekanntesten und beliebtesten Lehrbücher. In ihm findet sich auch Chelius' Definition von Chirurgie: „Die Chirurgie ist die Lehre von der zweckmässigen Anwendung der chirurgischen Mittel, nämlich der blutigen Operation, den Bandagen und Maschinen und der Kosmetik und die Anwendung gehöriger Mechanismen zum Ersatz verlorengegangener Theile."[6] 1839 erschien sein „Handbuch der Augenheilkunde", gleichfalls in 2 Bänden.

Aber nicht nur durch seine zahlreichen Publikationen war Chelius weit bekannt. Er zählte zu den bekanntesten Operateuren, so daß viele prominente Persönlichkeiten sich von ihm behandeln ließen und ihn konsultierten.[7] Ein eindrucksvolles Beispiel für seine Fähigkeiten findet sich in den „Heidelberger Klinischen Annalen" im Jahre 1830. Dort berichtet Chelius von einem jungen Mann, der durch einen Schlag mit einer Hacke die Nase und große Teile des Oberkiefers verloren hatte. Chelius operierte den Pati-

---

4   Ders., S. 58 f.
5   Zu seinem Grab auf dem Heidelberger Bergfriedhof, s. Ruuskanen, L.: Der Heidelberger Bergfriedhof. Heidelberg: Brigitte Guderjahn (1992), S. 164 f.
6   Zitat nach Eckert (1967), S. 62.
7   Ders., S. 45. Siehe auch Kapitel 1.1.

enten mit großem Erfolg. Das Ergebnis der zwei Operationen innerhalb von 9 Monaten ist in zwei Zeichnungen festgehalten. Chelius formte aus einem von der Stirn genommenen Hautlappen einen Wulst, der einen Ersatz für den Nasenknochen bildete, so daß das Nasengewölbe einigermaßen wieder hergestellt wurde. Vorher hatte er aus Ton ein Modell der künstlichen Nase auf Papier übertragen. Dieser Plan war auf die Stirnhaut aufgezeichnet, und entlang dieser Linien die Haut aufpräpariert worden.[8]

Einmal wagte sich Chelius an eine Eröffnung der Bauchhöhle, auch davon wird in den Annalen berichtet. Dieser Eingriff war wohl die riskanteste Operation der damaligen Zeit. Deshalb war Chelius auch mit der Operationsindikation sehr zurückhaltend.[9] In dem beschriebenen Fall starb die Patientin einige Stunden nach der Operation, worüber auch in den Annalen berichtet wird. Eckert schreibt dazu: „Solch gewagte Operationen, wie die Eröffnung der Körperhöhlen, waren zwar schon von einigen Chirurgen mit Erfolg vorgenommen worden, aber sie waren mehr eine medizinische Sensation als allgemein geübte Praxis."[10] Insgesamt galt Chelius aber eher als konservativer Operateur. Kußmaul schreibt in seinen Erinnerungen: „Chelius operierte schön und sicher. Er war in seiner Kunst wie in seinen politischen Anschauungen streng konservativ. [...] Er [gemeint ist Assistent Dettmar Alt] kam zu der Überzeugung, daß Chelius sich das allgemeine Vertrauen weit mehr noch durch glücklich erhaltene, als glücklich entfernte Gliedmassen erworben habe. Er bewahrte beim Operieren eine bemerkenswerte Ruhe, was vor der Einführung der Aether- und Chloroformnarkose eine schwierigere Sache war als heute. Ich sah ihn niemals aufbrausen und heftig werden, nie seine edle Haltung verlieren."[11] Wie später, in Kapitel 4.2.3, noch ausführlich dargelegt werden wird, wurde zur Amtszeit von Chelius entdeckt, daß man Chloroformdämpfe als Narkosemittel einsetzen kann, da sie zwar Bewußtsein und Schmerzempfindung reversibel auslöschen, dabei aber keine schädliche Wirkung haben. Auch Chelius wandte daraufhin dieses Mittel an. Er setzte diese Möglichkeit aber erst nach genauer Indikationsstellung ein und unterzog die Mittel einer genauen Reinheitsprüfung.[12]

Auch in der Augenheilkunde erlangte Chelius große Bedeutung. So gründete er in Heidelberg die „chirurgisch-ophthalmologische" Klinik, die nach seinem Ausscheiden wieder „chirurgische" Klinik hieß.

Chelius sah den Zweck der Einrichtung eines klinischen Institutes in der „Heilung der Kranken, Unterricht der Studierenden und Förderung der Wis-

---

8   Ders., S. 52 f.
9   Ders., S. 70.
10 Zitat nach ders., S. 70.
11 Kußmaul (1931), S. 236.
12 Eckert (1967), S. 71.

senschaft."[13] Deshalb hielt er es für die Pflicht eines jeden Leiters einer klinischen Anstalt, „von Zeit zu Zeit öffentliche Rechenschaft über das, was darin geleistet wurde, abzulegen und eine Darstellung der interessantesten Ereignisse zu geben." Er selber wolle jedes Jahr einen solchen Bericht veröffentlichen.[14] Seine Stärken und Interessen lagen indessen wohl weniger in der Untersuchung der Patienten. So schreibt Kußmaul: „In der ambulantorischen Klinik [...] gab es viel zu sehen und zu verordnen, beim Untersuchen aber ging es oft flüchtig zu und gaben die ‚Schnelldiagnosen' zu manchen Scherzen Anlaß."[15]

Dennoch gilt Chelius als einer der bedeutendsten Chirurgen des Südwestens Deutschlands in der ersten Hälfte des 19. Jahrhunderts und darüber hinaus als einer der bekanntesten und beliebtesten Ärzte und Chirurgen Europas.[16] Kußmaul schreibt dazu: „Drei Dinge verschafften Chelius das ungewöhnliche Ansehen und Vertrauen, dessen er sich bei den Ärzten und bei dem Publikum erfreute: sein chirurgisches Lehrbuch, seine glückliche Hand, endlich seine vornehme, mit Menschenfreundlichkeit gepaarte, würdige und wohltuende Art des Benehmens."[17] Wie Puchelt und Nägele setzte er sich für die neue Medizin auf Basis der Naturwissenschaften ein. Er führte Experimente durch, von denen er dann einige in den Annalen vorstellte. Zum Beispiel beschreibt er dort das Ergebnis eines Tests über die Wirkung von Colchicum bei Rheumatismus, indem er die Harnsäure vor Colchicum-Gabe, sowie vier, acht und zwölf Tage danach bestimmte.[18] Auch praktische Verfahren überprüfte er experimentell, z.B. testete er bestimmte Nadeln bei der Versorgung der verletzten Arteria intercostalis „auf dem Wege des Experimentes an Thieren und nach eigenen Beobachtungen an Menschen", so sei „der Vorwurf des blinden Vertrauens" nicht möglich. Ein Kritiker könne nur dann mitreden, wenn er selber „seine Versuche an Thieren wiederholt oder zugewartet, bis sich ihm solche Verletzungsfälle in der Praxis dargeboten hätten."[19]

---

13 Czerny (1903), S. 135.
14 Eckert (1967), S. 11 ff.
15 Kußmaul (1931), S. 236 f.
16 Hirsch (1962), s.v. Chelius; Schipperges (1995), S. 150. – Als Zeichen seines hohen Ansehens darf gewertet werden, daß im großen Wandbild an der Stirnseite der Alten Aula in Heidelberg mit dem Einzug der Athena in Heidelberg, das zur 500-Jahrfeier der Universität 1886 von Ferdinand Keller geschaffen wurde, unter den 13 Gelehrten aus allen Jahrhunderten, die der Wissenschaftsgöttin folgen, auch Chelius als einer der vier Vertreter der 1803 neu gegründeten Ruperto Carola erscheint. Im übrigen gibt es im Gefolge der Athena außer Chelius nur noch zwei Mitglieder der medizinischen Fakultät: Thomas Erastus (1523–1583) und Friedrich Tiedemann. s. Bock, S.: Die künstlerische Gestaltung der Heidelberger Universitätsjubiläen. Veröffentlichungen zur Heidelberger Altstadt, Heft 28, hrsg. von Riedl, P.A., Heidelberg (1993), S. 97.
17 Kußmaul (1931), S. 234 f.
18 Chelius, HKA 3 (1827), S. 346 ff.
19 Ders., S. 318.

Während seiner Dienstzeit hatte er eine beträchtliche Sammlung von Harn- und Gallensteinen sowie Knochenpräparaten zusammengestellt. Seine letzten Jahre wurden jedoch durch einen heftigen Streit getrübt. Chelius sah die Sammlung als sein Privateigentum an, die Klinik erhob aber ebenfalls Anspruch darauf, da die Präparate von ihm in seiner Eigenschaft als Klinikleiter angeschafft worden waren. Eine Gerichtsverhandlung konnte nur durch Schlichtungsversuche von Hermann Julius Ferdinand von Helmholtz (1821–1894) vermieden werden. Dieser war der Meinung, die ganze Angelegenheit sei nicht wichtig genug, um deswegen einen Prozess zu führen. Die heißumkämpften Präparate wurden später von Franz Chelius der Universitätsklinik geschenkt.[20]

Zur Zeit von Chelius waren praktische Chirurgie und wissenschaftliche Medizin noch scharf getrennt. Die Chirurgie war überhaupt erst seit dem Anfang des 19. Jahrhunderts allgemein als Universitätsfach anerkannt. Durch sein wissenschaftliches Arbeiten und seinen hohen Anspruch an die Chirurgie hat Chelius wesentlich zur Aufwertung dieses Faches beigetragen.

Eine Liste seiner Veröffentlichungen findet sich bei Callisen und bei Eckert.

---

20   Eckert (1967), S. 87 f.

2.2 Franz Carl Nägele

Geboren bzw. getauft wurde Franz Carl Nägele am 12. Juli 1778 in Düsseldorf. Sein Vater, Joseph Nägele (1741–1813), war Stabschirurg, Lehrer für Anatomie und Direktor der medizinisch-chirurgischen Schule in Düsseldorf. Noch als Schüler wurde Nägele von seinem Vater in Anatomie ausgebildet und zum Seziersaal zugelassen. Er betrieb propädeutisch-medizinische Studien und war bereits vor Eintritt in die Universität als Prosektor und Repetitor der Anatomie an der medizinisch-chirurgischen Akademie tätig.

Sein Medizinstudium absolvierte er in Straßburg, Freiburg/Br. und zuletzt in Bamberg, wo er im Jahre 1800 zum Doktor der Medizin promoviert wurde. Er galt als „ausgezeichnet talentierter und pflichteifriger Schüler."[21]

Nach einer wissenschaftlichen Reise wurde er 1801 Physikus in Barmen und Beyenburg. Zugleich war er Munizipalrat und Mitvorsteher einer Armenanstalt in Barmen. In der Barmener und Elberfelder Armenpflege führte er wichtige und beispielgebende Reformen durch. Vorrangig ging es ihm dabei um die Armenverpflegung. In diesem Zusammenhang verfaßte er die Schrift: „Über den Zweck, Nutzen und die Einrichtung von Armenanstalten. Eine Aufforderung an die Einwohner Barmens zur Einführung einer gemeinschaftlichen Armenpflege für die Armen sämtlicher Confessionen" (Barmen 1807). Dieser Aspekt kommt in Biographien über Nägele durchweg zu kurz. Es wäre lohnenswert, hierüber genauere Nachforschungen anzustellen, doch kann das im Rahmen dieser Arbeit nicht geleistet werden.

Bereits während dieser Zeit befaßte er sich mit der Geburtshilfe und unterrichtete angehende Chirurgen und Hebammen.

Auf Wunsch von Franz Anton Mai, Lehrer der Geburtshilfe und Hebammenkunst in Heidelberg und Schwiegervater von Nägele, wurde Nägele am 30. Juni 1807 als Extraordinarius für Pathologie und Physiologie an die Universität Heidelberg berufen, allerdings zunächst ohne Gehalt. Schon 1802 hatte Mai schriftlich den Kurfürsten Maximilian Joseph in München um Anstellung seines künftigen Schwiegersohnes gebeten. Nägele hatte am 19. Oktober 1806 Maria Anna Mai geheiratet. Aus dieser Ehe gingen zwei Söhne hervor, von denen einer, Franz Karl Anton Joseph Hermann Nägele (1810–1851), ebenfalls Professor für Medizin und Geburtshelfer in Heidelberg wurde.

Nägele hielt Vorlesungen über Therapie, theoretische und praktische Geburtshilfe und medizinisch-gerichtliche Kasuistik. Zudem leitete er die praktischen Übungen in der Heidelberger Entbindungsanstalt, der anfänglich noch Mai vorstand. Gleichzeitig besorgte Nägele die Direktionsgeschäfte des „Accouchements".

---

21 Kehrer (1903), S. 117.

Auf sein eigenes Ersuchen sowie auf Empfehlung seines Schwiegervaters wurde er am 25. Juni 1810 zum Ordinarius ernannt. In seiner Bittschrift vom 17. November 1809 gab Nägele an, daß er bereit sei, auch Pathologie und andere medizinische Lehrfächer wie forensische Medizin und „Medizinalpolizei" zu lehren. Er wies auf die große Zahl von Zuhörern bei allen seinen Vorlesungen hin. Er habe besondere Vorliebe für das Lehramt. Außerdem wolle er seinem Schwiegervater in dessen „Lebensabend" eine Stütze sein. Und schließlich habe er seine frühere „verdienstvolle und ehrenvolle Stellung, in der er vollstes Vertrauen der Regierung genoß und voller Zuversicht auf eine wünschenswerte Zukunft leben konnte", für die Stelle in Heidelberg aufgegeben.[22]

Im selben Jahr wurde Nägele zum Mitdirektor, später als Nachfolger Mais zum alleinigen Direktor der Entbindungsanstalt ernannt. Zudem erteilte er den Hebammenunterricht für den gesamten Neckarkreis.

1813 wurde Nägele zum Kreisoberhebearzt des Neckar-Main-Tauberkreises ernannt. Dieses Amt legte er 1838 zugunsten seines Sohnes Franz Joseph Hermann nieder.

Nägele war sechsmal Mitglied des Engeren Senats, siebenmal Dekan und von April bis Dezember 1814 Prodekan der Medizinischen Fakultät, von Ostern 1826 bis 1827 war Nägele zudem Prorektor. Im Dezember 1815 erfolgte die Ernennung zum Großherzoglich Badischen Hofrat, 1821 zum Geheimen Hofrat, 1822 zum Geheimen Hofrat II. Klasse. Wie auch Puchelt war Nägele Kommandeur des Ordens vom Zähringer Löwen.

Am 19. Mai 1847 feierte Nägele sein 40jähriges Dienstjubiläum. Bis zu seinem Tod war er im Lehramt tätig und blieb die gesamte Zeit in Heidelberg. Einen Ruf nach Berlin als Nachfolger Adam Elias von Siebolds 1829 hatte Nägele abgelehnt.

Nägele starb am 21. Januar 1851 in Heidelberg. Sein direkter Nachfolger auf dem Lehrstuhl war sein Sohn Franz Joseph Hermann Nägele, der aber ebenfalls noch im selben Jahr verstarb.

Nägele soll ein glänzender Redner mit Sinn für Humor gewesen sein. Er besaß nach Gotthold eine „streng logische Denkart" und „Geistesschärfe". Am Krankenbett war er dagegen wohl eher wortkarg, handelte jedoch rasch.[23] Er galt als äußerst ehrgeizig und fleißig und selten mit sich selbst zufrieden. Trotzdem wirkte er nicht unnahbar, sondern ging mit Kollegen und Studenten gleichermaßen freundlich um. Im Gegensatz zu vielen zeitgenössischen wissenschaftlichen Autoren blieb er in seinen Schriften bescheiden. Er wünschte sachlich dienliche Kritik und stellte seine Ergebnisse nicht als unbedingt richtig hin.[24]

---

22 UA HD /PA 2037.
23 Gotthold (1959), S. 5.
24 Ders., S. 33.

Neben der reinen Wissenschaft war Nägele ein Kunstkenner; besonders angetan war er dabei von der Malerei. Er besaß selbst eine kleine Gemälde-sammlung, in der sich auch ein Gemälde Goethes befand, das dieser ihm bei einem Besuch geschenkt hatte.

Nägele gilt als „Begründer der modernen, wissenschaftlichen Geburts-hilfe in Deutschland."[25] Bis zum Ende des 18. Jahrhunderts wurde die Ge-burtshilfe noch von niederen Chirurgen als Handwerk ausgeübt.[26] Sie war wie auch die Chirurgie noch kein eigenständiges Fach an der Universität. Nägele verhalf durch seine Tätigkeit der Geburtshilfe zu allgemeinem An-sehen und zur Anerkennung als eigenständige Universitätsdisziplin.[27] Er for-derte eine gründlichere Ausbildung in der Geburtshilfe, um die schlimmen Folgen von Pfuscherei zu vermeiden, und bemühte sich auch als erster, die Frauenheilkunde und Geburtshilfe zu systematisieren.[28] So legte er z.B. 1812 in seinen „Erfahrungen und Abhandlungen aus dem Gebiete der Krankheiten des weiblichen Geschlechtes" den „Entwurf einer systemati-schen Anordnung der Lehrgegenstände der Geburtshilfe" vor. Nägele unter-schied dabei vier Hauptgruppen: 1. Physiologie der Geburt, 2. Diätetik für Gebärende, 3. Pathologie der Geburt und 4. Therapeutik. Dieses System legte er auch seinem „Lehrbuch für Hebammen" (1830) zugrunde. Dieses Werk wurde zur Grundlage seiner Vorlesungen vor Studenten und wurde auch von Ärzten gelesen. Durch den methodischen Aufbau des Faches konnte Nägele dessen Grenzen festlegen und somit beispielsweise normale von pathologischen Geburts- und Schwangerschaftsverläufen unterscheiden. 1847 erschien seine „Methodologie der Geburtshülfe".

Nägele stand völlig auf dem Boden nüchterner Naturbeobachtung und beschrieb genau Symptome und Verläufe von Krankheiten. Damit stellte er sich eindeutig gegen die Naturphilosophie, doch zeigt die Wortwahl in sei-nen Abhandlungen, daß auch er natürlich von der Naturphilosophie geprägt worden war.[29] Sein wichtigstes Ziel war die Wahrheitsfindung, die er nur über exakte Beobachtung und nicht durch Spekulationen erreichen zu kön-nen glaubte. Überlieferte Traditionen übernahm er nicht blindlings, sondern traute nur dem, was er selbst festgestellt hatte. So erzog er auch seine Stu-denten zu eigener und sorgfältiger Beobachtung.

Hinsichtlich der Therapie gilt Nägele jedoch als Eklektiker. Er benutzte u.a. Therapeutika wie Aderlaß, Emetika und Excitantia bei Puerperalfieber, gab sich aber nicht „der Illusion in Bezug auf die Wirkung bei dieser Krank-heit" hin.[30]

---

25 Kußmaul (1931), S. 237.
26 Stübler (1926), S. 245.
27 Gotthold (1959), S. 42.
28 Ders., S. 7, 42.
29 Kehrer (1903), S. 119.
30 Ebd.

Nägele war ein Verfechter der natürlichen Geburt. Solange wie irgend möglich wollte er die Naturheilkräfte walten lassen. Er griff jedoch rechtzeitig ein, wenn deutlich wurde, daß eine Geburt auf natürlichem Wege nicht möglich war. Damit stand er therapeutisch zwischen Friedrich Benjamin Osiander (1759–1822), der sehr operationsfreudig war und die meisten Geburten auf operative Weise durchführte – er soll z.B. jede dritte bis fünfte Geburt mit der Zange durchgeführt haben[31] –, und den konservativen Geburtshelfern wie Lukas Johann Boer (1751–1835) von der Wiener Schule oder Justus Heinrich Wigand (1769–1817), die immer den natürlichen Verlauf abwarteten und nur selten operativ eingriffen.

Nägele hielt es auch für zweckmäßig, der Hebamme eine normale, ungestörte Entbindung zu überlassen, es sollte nur der Hausarzt zugezogen werden. Als Geburtshelfer sollten hingegen nur Ärzte auftreten, die in der gesamten Heilkunde gut ausgebildet waren.[32]

Nägeles Vorlesungen waren hauptsächlich theoretisch. Er lehrte die Anatomie des menschlichen Körpers und dessen Veränderungen während der Schwangerschaft. So bot er seinen Studenten kaum Gelegenheit, die geburtshilflichen Operationstechniken zu erlernen. Allerdings besaß die Abteilung ein Phantom, um daran den Geburtsvorgang zu studieren. In einem Brief an seinen Kollegen und Freund Alexis von Stoltz in Straßburg, mit dem er eine rege Korrespondenz unterhielt, schrieb Nägele am 26. Juli 1828: „Alle Schritte, [...] um eine Puppe zu den Übungen am Phantom zu erhalten, waren leider fruchtlos. Wäre es denn nicht möglich, eine gute Puppe aus Straßburg zu aquirieren?"[33] Und noch knapp 20 Jahre später, am 16. Mai 1847, bittet er erneut um eine Puppe aus Straßburg für Übungen am Phantom.[34]

Die Frauenheilkunde sparte Nägele in seinen Vorlesungen aus, und auch in seiner Anstalt wurden nur Schwangere und Gebärende aufgenommen. Kußmaul schreibt: „Das wenige, was wir Studenten über Frauenkrankheiten lernten, wurde uns in den beiden anderen Kliniken gelehrt."[35] Dies war damals allerdings allgemein üblich, lag doch die Gynäkologie noch hauptsächlich in den Händen der Chirurgen und Internisten. Auch in Nägeles Forschungen nahm die Gynäkologie keinen großen Raum ein, nur insgesamt vier seiner zahlreichen Abhandlungen sind dem Gebiet der Frauenkrankheiten gewidmet. Hierzu gehören seine Methoden zur operativen Behandlung von Blasenscheidenfisteln, die als Folge von schweren Geburten oder bei künstlichen Entbindungen entstehen können. Diese Fisteln waren damals sehr häufig. Seine Operationsmethode führte Nägele zunächst an Leichen,

---

31 Ders., S. 125.
32 Ebd.
33 Zitat nach Schmitt, V. (1909), S. 70.
34 Ders., S. 146.
35 Kußmaul (1931), S. 238.

dann an mehreren Patientinnen „zu seiner Zufriedenheit" aus.[36] Seine dies-
bezügliche Veröffentlichung regte allgemein zur operativen Behandlung der
Vesikovaginalfistel an und führte zur Publikation zahlreicher Mitteilungen
und Verbesserungsvorschläge anderer Ärzte.[37] Die operative Behandlung
der Fisteln, die Nägele eingeführt hatte, war einer der ersten gynäkologischen Eingriffe.[38] Zu diesem Thema erschienen auch in den Annalen mehrere Artikel, allerdings keiner von Nägele selber.

Die Schwerpunkte der wissenschaftlichen Arbeit Nägeles lagen zum einen im Bereich des Geburtsmechanismus, zum anderen in der Erforschung
des weiblichen Beckens. Nägele untersuchte den Geburtsmechanismus und
grenzte dabei, wie bereits erwähnt, normale und pathologische Vorgänge
voneinander ab. Er unterteilte die verschiedenen Kindslagen und reduzierte
dabei die bislang üblichen 94 Lagen auf 4 Hauptlagen. Diese vereinfachte
Unterteilung ist heute noch gebräuchlich. Zudem verbesserte er eine Art von
Kopfzange, die nach ihm benannte „Nägele-Zange".

Auch ethische Fragen bezog er in seine Überlegungen mit ein: Soll oder
darf ein lebendes Kind im Interesse der Mutter geopfert werden? Nägele
spricht sich dafür aus, daß das Leben der Mutter höhere Priorität habe und
daß ein Schwangerschaftsabbruch oder eine Perforation des Kindes nur
dann vorzunehmen sei, wenn eine Geburt auf normalem Wege nicht möglich sei, z.B. bei einer Mutter, die trotz Beckenenge einen Kaiserschnitt ab-
lehne.[39]

Sein zweiter Schwerpunkt betraf das weibliche Becken. Er legte eine eigene Sammlung von Präparaten an. Nach ersten Studien über normal gebau-
te Becken („Das weibliche Becken", 1825) untersuchte er vor allem die
Pathologie des weiblichen Beckens und bestimmte z.B. verschiedene
Beckenachsen. Als erster machte er richtige Angaben über die „Inklination
des weiblichen Beckens" (HKA 1 (1825), S. 99 ff.).[40] Seine Ergebnisse veröffentlichte er in mehreren Abhandlungen: z.B. „Über eine besondere Art
fehlerhaft gebildeter weiblicher Becken" (HKA 10 (1834), S. 449 ff.), „Das
schräg verengte Becken" (1839), „Das einfach oder gleichmäßig zu kleine
Becken" (1839).[41]

Er machte sich auch Gedanken darüber, welche Lebensweise eine Frau
während oder nach ihrer Schwangerschaft ausüben sollte. Zum Teil äußerte
er auch für heutige Verhältnisse recht moderne Ansichten. So forderte er
z.B., wie es auch heute wieder propagiert wird, daß ein Kind gestillt werden
sollte, sofern das möglich sei. Weiterhin riet er neben äußerster Reinlichkeit

---

36 Gotthold (1959), S. 31.
37 Ebd.
38 Zander (1986), S. 33.
39 Gotthold (1959), S. 26.
40 Ders., S. 15.
41 Ders., S. 19.

zu „Bewegung, insbesondere im Freien", jedoch müßten „übermäßige Bewegung und körperliche Anstrengung [...] vermieden werden" und man solle „im Trinken und Essen Mäßigkeit [...] beachten."[42]

In den Annalen hat Nägele verhältnismäßig wenige Artikel veröffentlicht, dafür sind aber gerade hier einige seiner wichtigsten Schriften erschienen.

In seinem Briefwechsel mit Stoltz bittet er diesen immer wieder um Mitteilungen über Operationen o.ä., um diese in den Annalen abzudrucken, z.B. im Brief vom 4. Juli 1839, doch hatte er damit keinen Erfolg.[43]

Zusammenfassend läßt sich sagen, daß Nägele entscheidend zur Neugestaltung der Geburtshilfe beigetragen hat, vor allem durch seine Methodenlehre. Seine Methodik und Systematik und sein strikt naturwissenschaftlich exaktes Arbeiten waren richtungweisend für die gesamte Medizin. Sein Wirken hat wesentlich dazu beigetragen, die Geburtshilfe von der Chirurgie und der Inneren Medizin abzutrennen. Sie wurde nun als eigenständige Disziplin anerkannt. Da er selber aus der Praxis kam, förderte Nägele die praktische Geburtshilfe, vor allem in Baden und der Pfalz, durch eine gründlichere Ausbildung von Hebammen und Ärzten, als sie sonst damals üblich war.[44] Nicht zuletzt ist es auch sein Verdienst, daß die Heidelberger Medizinische Fakultät wieder einen sehr guten Ruf erlangte, nachdem sie lange Zeit kaum Anerkennung gefunden hatte. Nägele beeinflußte dabei wesentlich die Entwicklung der Heidelberger Gebäranstalt. Sein weitreichender Einfluß auf die gesamte Geburtshilfe läßt sich auch daran ermessen, daß sein erstmals 1830 veröffentlichtes Lehrbuch noch 1883 in der 14. Auflage erschien und sein Katechismus (von 1834) noch 1855 in der 9. Auflage.[45]

Pagenstecher, der in Heidelberg von 1818 bis 1819 studierte, urteilte über seinen Lehrer Nägele mit folgenden Worten: „Sein damaliger Standpunkt war ein theoretischer, nur war er nicht auf die gelehrte Tradition basiert wie der Conradische, sondern auf die Vorgänge der Natur. Diese zu ergründen, die Normen und Abnormitäten mit Haarschärfe zu ermitteln und sie ad unguem zu demonstrieren, das war Naegelés unermüdliches Streben, und das lernten wir unter ihm bis zur Vollendung. Aber die so wichtige Kunsthilfe lernten wir nicht von ihm, ja er behandelte sie selbst unausgesetzt mit Geringschätzung, mit Skepsis, und wir trösteten uns mit ihm, daß unsere theoretische Einsicht die Hauptsache und die gute Mutter Natur die wahre und sicherste Eileiterin sei."[46]

Eine Liste seiner Veröffentlichungen findet sich bei Callisen und Gotthold.

---

42 Ders., S. 29.
43 Schmitt, V. (1909), S. 114 f.
44 Gotthold (1959), S. 7.
45 Ebd.
46 Ders., S. 9.

2.3 Friedrich August Benjamin Puchelt

Friedrich August Benjamin Puchelt wurde am 27. April 1784 in Bornsdorf in der Niederlausitz geboren. Er studierte von 1804 bis 1808 in Leipzig Medizin. Er arbeitete zunächst als Assistent bei Johann David Wilhelm Sachse (1772–1860) in Leipzig und wurde dort 1810 mit der Arbeit „De causa nexali" und der Inauguraldissertation „Observationem febris intermittentis complicatea una cum epicrisi exhibens" (beide 1811 erschienen) promoviert. Im folgenden Jahr, 1811, habilitierte er sich für Pathologie und Therapie. Er begründete 1812 in Leipzig die medizinische Poliklinik, deren Leitung er bis zu seinem Weggang 1824 innehatte, außerdem war er Custos des Gehlerschen Teils der Leipziger Universitätsbibliothek und schließlich Arzt der Armenanstalt. 1815 wurde er außerordentlicher Professor für Pathologie und Therapie. Sein erstes größeres Werk, „Das Venensystem in seinen krankhaften Verhältnissen", erschien 1818. 1820 wurde er Ordinarius für Pathologie und Therapie. Im Jahre 1823 erschienen seine „Beiträge zur Medizin als Wissenschaft und Kunst".

1824 erhielt er einen Ruf nach Heidelberg und übernahm dort am 21. Juni 1824, im Alter von 40 Jahren, die Leitung des medizinischen Klinikums sowie den Lehrstuhl für Arzneiwissenschaften.

1826 wurde er zum Hofrat, 1838 zum Geheimen Hofrat ernannt. Insgesamt fünfmal war er Dekan der Medizinischen Fakultät, zweimal Prorektor (1838 und 1850), fünfmal Mitglied des Engeren Senats. 1845 wurde er Ritter des Ordens vom Zähringer Löwen.

Zwischen 1826 und 1832 erschien sein „System der Medizin", das unter anderem Grundlage auch für seine Vorlesungen war.

Um die notwendige Ausweitung des Hospitals kam es in den 30er Jahren zu harten Verhandlungen und Diskussionen. Brisant wurde die Frage vor allem mit Beginn der Cholera-Epidemie Anfang der 30er Jahre, da Platz für die Quarantäne der Erkrankten nötig wurde. Aber erst 1844 kam es zum Umzug der Kliniken.

Die Zeit von 1830 bis 1844 gilt als Puchelts „fruchtbarste Schaffensperiode."[47] Er war bei seinen Studenten sehr beliebt. Vor allem die Einführung der modernen Diagnostika wie Perkussion und Auskultation in Heidelberg ist sein Verdienst. Damit begründete er in Heidelberg eine intensive kardiologische Forschung. Stark interessiert und orientiert war er an der Pariser Medizin. Auch Sektionen wurden unter seiner Direktion zu einem selbstverständlichen Teil der Diagnostik, was in der damaligen deutschen Medizin durchaus nicht üblich war. Auch Mikroskopie und

---

47 Mülker (1992), S. 16.

chemische Untersuchungen förderte er, auch wenn er solche nicht selbst durchführte.

1844 kamen Henle und Pfeufer an die Medizinische Fakultät, um Tiedemann und Puchelt zu unterstützen, die beide inzwischen ein höheres Alter erreicht hatten. Für Pfeufer wurde eine neue, zweite medizinische Klinik eingerichtet. Während Puchelt im neugebauten Collegium Academicum die Medizinische Klinik I mit 70–81 Betten leitete, wurde Pfeufer Direktor der Poliklinik und der Medizinischen Klinik II mit 16–24 Betten. Pfeufer war wegen seiner „frischen Art des Vortrags und durch seine neuen Denkansätze"[48] bald sehr beliebt bei den Studenten, die nun lieber zu Pfeufer als zu Puchelt gingen. Kußmaul schreibt in seinen Erinnerungen: „Puchelt übertraf Pfeufer an pathologischem Wissen und stand an diagnostischer Fertigkeit nicht allzu weit hinter ihm zurück; was Pfeufer ihm überlegen machte, war dessen mächtige, die Jugend fesselnde, entschlossene Persönlichkeit."[49]

Puchelt litt im Alter an einer zunehmenden Abnahme seiner Sehkraft, 1852 erblindete er schließlich am Grauen Star. Danach hielt er nur noch wenige Vorlesungen, diese aus dem Gedächtnis. Am 24. März 1852 unterzog er sich einer Augenoperation. Im selben Jahr und erneut 1854 ersuchte er um befristete Dispension von der Klinikleitung. Die Vertretung seiner Tätigkeiten übernahm sein Sohn Benno Puchelt (1814–1870), der seit 1841 Privatdozent an der Heidelberger Medizinischen Fakultät war. Erst 1856 legte Puchelt endgültig seine akademischen Ämter nieder. Er starb am 2. Juni 1856 in Heidelberg.

Puchelt gehörte keiner speziellen medizinischen Schule an. Wie viele seiner Zeitgenossen zeigten seine Ansichten eine deutliche Ambivalenz. Zum einen kritisierte er die Naturphilosophie als ein System bzw. als eine Theorie, die nur auf dem Boden reiner Abstraktion ruhe. Ebenso kritisierte er aber auch andere Systeme wie Humoralpathologie, Solidarpathologie, Erregungstheorie, Entzündungstheorie, die methodische, iatromathematische und iatrochemische Theorie.[50] Er wandte sich gegen jede Spekulation, dennoch sind seine Äußerungen noch deutlich von der naturphilosophischen, romantischen Betrachtungsweise geprägt. Er sieht den Arzt als Künstler, der eine Krankheit durch die Kombination von „innerer Idee", künstlerischer Eingebung und medizinischem Handwerk nach bestimmten Regeln behandeln könne.[51] Krankheit und Leben könnten niemals vom Menschen verstanden werden, also könne die Therapie auch nur vage und ungewiß sein, quasi eine „künstlerische Eingebung".[52]

---

48   Dies., S. 21.
49   Kußmaul (1931), S. 232.
50   Mülker (1992), S. 54 f.
51   Dies., S. 62.
52   Dies., S. 61.

So hält er weiterhin streng am Begriff von Medizin als Kunst fest.[53] Für Puchelt ist Medizin Wissenschaft und Kunst zugleich.[54] Ärzte, die „instinktartig" vorgehen, wie manche Laienheiler, seien zwar keine echten Künstler, wandten aber oft unbewußt die richtige Therapie mit besten Heilerfolgen an.[55] Andererseits forderte er aber keine Medizin, die sich auf reiner Empirie gründete. Bereits 1823, zu einem Zeitpunkt, als die rein empirischen Methoden noch längst nicht ihren Höhepunkt erreicht hatten (Schönlein's Naturhistorische Schule entwickelte sich erst 1825 und erreichte ihren Höhepunkt 1830 bis 1850), forderte Puchelt, nicht bei der Empirie stehenzubleiben, sondern immer auch nach der Ursache, den Kausalzusammenhängen der beobachteten Erscheinungen zu forschen. Er forderte eine Denkweise, „wo die ideale Anschauung der Wirklichkeit entspricht und dieß durch ein gesundes Urtheil nachgewisen wird."[56]

Puchelt stand also zwischen der naturphilosophisch geprägten Medizin seiner Zeit und der rein empirischen Methode. Damit ergaben sich deutliche Ähnlichkeiten zu Ansichten von Henle, die dieser etwa 20 Jahre später im ersten Band seiner „Zeitschrift für rationelle Medizin" äußerte. Die „rationelle Medizin" stand ebenfalls zwischen der philosophischen und der empirischen Methode. Henle ging wie Puchelt charakteristischerweise von den einzelnen Tatsachen aus, suchte dann aber auch nach den Erklärungen dafür. Er gilt heute allgemein als einer der Wegbereiter der echten naturwissenschaftlichen Forschung. Puchelts Äußerungen vom Anfang der 20er Jahre sind zwar noch sehr allgemein gehalten, trotzdem findet man den grundsätzlich gleichen Denkansatz.[57] Puchelt ist im naturwissenschaftlichen Grundsatz gedanklich seiner Zeit voraus, aber noch nicht in der Lage, daraus die nötigen Konsequenzen zu ziehen.

Auch in der Frage nach den Ursachen von Erkrankungen ging er weiter als viele seiner Zeitgenossen. Er erkannte, daß eine Krankheit nicht nur durch äußere Umstände hervorgerufen werden kann, sondern daß es auch „innere Ursachen"[58] gibt wie Anlage, Konstitution und Disposition, die von Lebensalter, Geschlecht, Temperament abhängig sind oder die erblich oder angeboren sein können. Die Konstitution ist nach seiner Meinung die besondere Beschaffenheit des gesamten Organismus und ein aktiver Prozeß. Ärzte mit viel Erfahrung könnten bei der körperlichen Untersuchung auch auf die Konstitution schließen. Die Konstitution selbst gehöre freilich nicht nur zur Krankheit, sondern sei natürlich auch

---

53 Dies., S. 59.
54 Dies., S. 61.
55 Dies., S. 59.
56 Zitat nach Mülker (1992), S. 58.
57 Dies., S. 58 f.
58 Dies., S. 68 ff.

bei Gesundheit vorhanden, die Grenzen zwischen Gesundheit und Krankheit seien fließend.[59]

Krankheit ist für Puchelt, wie er schreibt, ein „Zustand des individuellen Lebens, in welchem dasselbe unvollkommener und beschränkter sich äußert als in dem Zustande der Gesundheit, in welchem der Organismus gestört und ein Mißverhältnis zwischen den einzelnen Functionen, Organen und organischen Flüssigkeiten erzeugt wird."[60]

Puchelts Denken geht von einer multifunktionellen Auffassung der Krankheitsentstehung aus. Die einzelnen Faktoren sind für ihn nicht die vollen, hinreichenden Ursachen der Krankheit, sondern jeweils nur ursächliche Momente.[61]

Wichtig ist Puchelt die genaue Krankenuntersuchung. Dabei helfen die verschiedenen Symptome bzw. ihre Kombinationen, eine Krankheit zu erkennen und sie von anderen abzugrenzen. Zunächst solle eine genaue Anamnese erfolgen, bei der der Arzt einen bestimmten Plan im Kopf haben müsse, da der Patient immer subjektiv berichten wird. Puchelt ist aber die Objektivierung der Krankheitserzählung wichtig. Die gesammelten Fakten müsse der Arzt im Geiste zu einem Krankheitsbild verbinden. Die Diagnose entstehe dann durch den Vergleich mit anderen Krankheitsbildern. Stehe die Diagnose fest, gehöre es schließlich zur ärztlichen Aufgabe, Pathogenese, Therapie und Prognose zu beurteilen. Auch hier wird deutlich, daß Puchelt die Verbindung der Empirie mit dem Kausalzusammenhang der Symptome fordert. Man erkennt deutlich den Ansatz einer naturwissenschaftlichen Denkweise, mit der er aus dem naturphilosophisch geprägten medizinischen Konzept heraustritt.[62]

Petra Mülker hat in ihrer Dissertation über Puchelt auch dessen Artikel in den „Heidelberger Klinischen Annalen" und den „Medicinischen Annalen" beurteilt. Die Zeitschrift bietet ihrer Meinung nach einen guten Einblick, wie Puchelt sich als praktizierender Kliniker bewährte.

Wie im Kapitel über die diagnostischen Methoden (4.1) beschrieben wird, hat sich Puchelt frühzeitig mit Auskultation und Perkussion beschäftigt. Auch Mülker betont, daß es „signifikant" sei, daß Puchelt überhaupt den Gedanken der Schall- und Klopfzeichen aufgriff. Er stand damit relativ alleine, denn viele seiner Kollegen „schreckten davor noch zurück."[63] Bereits 1825 findet sich in den Annalen sein erster Artikel zu diesem Thema. Puchelt schloß sich zunächst Laennecs Deutungen an, übernahm dabei auch falsche Deutungen, und erhärtete seine eigenen

---

59　Ebd.
60　Zitat nach dies., S. 90.
61　Dies., S. 93.
62　Dies., S. 95 ff.
63　Dies., S. 113.

Diagnosen durch post-mortem-Befunde.[64] Zu Anfang vervollkommnete er nur anhand der Arbeiten von Laennec und seiner eigenen Untersuchungen seine Fertigkeiten auf dem Gebiet der Auskultation der Lunge. Später widmete er sich mehr der kardiologischen Forschung und widerlegte dabei im Verlauf seiner Untersuchungen einzelne Aspekte von Laennecs Deutungen. Die Kardiologie wurde dann sein Forschungsschwerpunkt. Auf diesem Gebiet lag auch seine weiterreichende Bedeutung.[65] In den Annalen erscheinen immer wieder Puchelts Beiträge zu diesen Themen und zeigen sein wachsendes Interesse an der Forschung und Diagnostik von Herz- und Lungenerkrankungen. Puchelt beschreibt in seinen Aufsätzen sehr detailliert den Zustand der Patienten im Verlauf ihrer Krankheit; auch führte er immer eine Sektion durch, wenn ein Patient verstorben war. Dies war ebenfalls eine Neuheit in Heidelberg, denn noch sein Vorgänger Conradi hatte sich strikt dieser Maßnahme verweigert und sie in Heidelberg nicht eingeführt.

Daraus entnimmt Mülker, daß eine Sektion noch nicht einer Diagnosefindung im heutigen Sinne diente. Es erfolgte vor allem eine Beschreibung von Symptomen und Befunden, die aber mit dem eigentlichen Krankheitsverlauf nicht in Zusammenhang gebracht wurden. Es fehlte die „klinisch-pathoanatomische Korrelation".[66]

Puchelt zeigte eine „sehr realistische und objektive Einstellung zu den diagnostischen Fähigkeiten seiner Zeit und seiner Person: Anstatt sich in vagen Vermutungen über die Pathogenese dieses Phänomens zu verlieren, stützt er seine Theorien auf beobachtete Erscheinungen und erklärt echte Zusammenhänge, ohne die Spekulation zu sehr dominieren zu lassen."[67] Er verstand Laennecs Theorien z.B. zu den Herzgeräuschen nicht als Lehrmeinung, sondern als Anregung zu weiterer, eigener Forschung. Er übernahm also im weiteren Verlauf seiner Arbeiten nicht mehr einfach nur Laennecs Ergebnisse, sondern kam, von diesen ausgehend, nun auch z.T. zu anderen Ergebnissen, wie es sich auch in den Annalen widerspiegelt. Für seine Forschungen untersuchte er genau die Meinungen anderer Kollegen, las die neuesten Publikationen zu den entsprechenden Themen, auch jene englischer, französischer und Wiener Ärzte. Er selbst veröffentlichte keine bahnbrechenden Neuerungen, dennoch ist bei ihm ein guter Forschungsansatz zu erkennen, zwar teilweise noch spekulativ, doch auf der Grundlage anatomischer und funktionell realer Gegebenheiten.[68]

---

64 Dies., S. 114.
65 Dies., S. 116.
66 Dies., S. 119.
67 Dies., S. 123.
68 Dies., S. 128.

Puchelt forderte auch die mikroskopische und chemische Diagnostik. Sein lebhaftes Interesse an diesen neuen Methoden wird zum einen durch seine Eingabe an die Bau- und Ökonomiekommission des Innenministeriums im Jahre 1842 zur Anschaffung eines Mikroskops belegt[69], zum anderen durch Äußerungen seines Assistenten Mark Aurelius Hoefle († 1855), der die Labordiagnostik, die damals in Heidelberg noch keine eigene Disziplin war, stark förderte. Im Zuge der allgemeinen Entwicklung, die in den 1840er Jahren in Deutschland zum Durchbruch der klinischen Chemie als eigene Disziplin führte, forderte Hoefle 1848, den chemischen und mikroskopischen Teil der Diagnostik, ähnlich wie die Auskultation und Perkussion, auch in Heidelberg als selbständige Disziplin zu behandeln.[70] Puchelt unterstützte diese Arbeitsweise als notwendige Grundlage für die weitere naturwissenschaftlich orientierte medizinische Forschung. Er stand neuen Wegen der Diagnostik aufgeschlossen gegenüber und erkannte die Notwendigkeit der genauen Überprüfung der physiologischen und pathologischen Ausprägungen. Er spürte und sah aber auch selbst die engen Grenzen, die durch den damaligen Stand der Naturwissenschaften dem exakten Forschen gesteckt wurden, und litt darunter.[71]

Im Vergleich zu seiner nachhaltigen Befürwortung von Auskultation und Perkussion sowie zu seinen Forschungen zu Herz- und Lungenerkrankungen widmete sich Puchelt der klinischen Chemie und der Mikroskopie nicht mit demselben Eifer persönlich. Als 1819 von Laennec das Stethoskop entwickelt wurde, war Puchelt erst 35 Jahre alt, beim Aufkommen der klinisch-chemischen Diagnostik aber bereits Mitte 50. Dennoch förderte er diese Neuerungen und unterstützte seinen Assistenten Hoefle und dessen Arbeitsbereich. Das war bei manchen anderen seiner Kollegen derselben Generation nicht selbstverständlich.[72] Hoefle etablierte Chemie und Mikroskopie an der Heidelberger Klinik.

Zusammenfassend läßt sich sagen, daß Puchelts Denkweise durch eine starke Ambivalenz gekennzeichnet ist. Er durchschaute und kritisierte die Schwächen der einzelnen medizinischen Systeme und forderte im Sinne Henles, doch bereits 20 Jahre früher, eine „wissenschaftliche Denkweise in der Medizin, bei der die klinischen Symptome mit dem Wissen um die pathophysiologischen Vorgänge korrelieren und zur richtigen Diagnose und Therapie führen sollen."[73] Andererseits war er noch stark geprägt von naturphilosophischen Betrachtungsweisen. So sah er den Arzt als Künstler, der nur durch „innere Eingebung" und nur begrenzt heilen könne,

---

69 Dies., S. 148.
70 Dies., S. 146.
71 Dies., S. 151.
72 Dies., S. 156.
73 Zitat nach dies., S. 158.

und hatte vom Wesen der Krankheit eine ontologische Auffassung, d.h. er neigte zur Klassifikation von beschreibbaren, aber nicht erklärbaren medizinischen Phänomenen.[74] Puchelts Klassifizierung der Systeme beinhaltet, nach Mülker, Elemente von Brown oder auch Schelling. Er benutzt Begriffe wie „Reproduktion", „Irritabilität" und „Sensibilität" im Sinne der Schellingschen Naturphilosophie.[75] Auch finden sich in Puchelts Schriften, wie schon bei seinem Vorgänger Conradi, trotz aller Fortschrittlichkeit immer wieder auch Tendenzen der Humoralpathologie. Er spricht von „Säften", von der „Mischung des Blutes". Einerseits kritisiert er die antiken Lehren als überholt und einseitig, andererseits integriert er sie doch teilweise in sein medizinisches Konzept als selbstverständliche Voraussetzung, wie das auch bei der naturphilosophischen Richtung geschieht. Insgesamt hatte die Humoralpathologie bis weit ins 19. Jahrhundert hinein Gültigkeit.[76] Auch anhand der Annalen ist nachvollziehbar, daß Puchelt häufig Therapieverfahren der Humoralpathologie angewandt hat.

Puchelt ist also ein typisches Beispiel für jene Ärztegeneration, die im Umbruch der Medizin hin zu einer naturwissenschaftlichen Disziplin lebte, diesen Wandel förderte und doch noch immer geprägt war von den alten Strukturen.

Eine Liste seiner Veröffentlichungen findet sich bei Callisen und bei Mülker.

---

74 Dies., S. 158 f.
75 Dies., S. 78.
76 Dies., S. 102 f.

3 Allgemeine Darstellung der Zeitschrift

3.1 Äußere Form und Geschichte

Die hier untersuchte Zeitschrift erschien in den Jahren 1825 bis 1834 in zehn Bänden zu jeweils vier Heften und einem Supplementband zum vierten Band unter dem Titel *„Heidelberger Klinische Annalen"* und von 1835 bis 1847/48 in dreizehn Bänden zu jeweils vier Heften unter dem Titel *„Medicinische Annalen"*.

Im Folgenden soll die Zeitschrift selbst genauer beleuchtet werden. Zunächst soll auf ihre Entstehung und ihre Geschichte sowie auf verschiedene formale Fragen eingegangen werden. Leider ist die Quellenlage sehr schlecht. Recherchen im Universitätsarchiv Heidelberg und im Generallandesarchiv Karlsruhe erbrachten keine verwertbaren Materialien.[1] Eine Anfrage an das Universitätsarchiv Bonn, da Johann Christian Friedrich Harless (1773–1853) aus Bonn seit 1828 Mitherausgeber der HKA war, war ebenfalls ohne Erfolg: Im Antwortschreiben wird angemerkt, daß dort keine Materialien zu finden seien, weder zu den „Heidelberger Klinischen Annalen" noch zu den „Neuen teutschen Jahrbüchern der Medicin und Chirurgie", es gebe auch keinen Nachweis über Kontakte zwischen der Heidelberger und der Bonner Medizinischen Fakultät, somit keinen Hinweis über die Umstände der Fusion dieser beiden Zeitschriften. Auch der Nachlaß von Professor Harless sei unergiebig, da er fast ausschließlich aus Privatkorrespondenz bestehe. Einzig der Besuch im Archiv des Verlags Mohr Siebeck in Tübingen erwies sich in geringem Umfang als erfolgreich. Dort sind immerhin die Verlagsverträge und ein Brief von Mohr an die Verleger wenige Jahre vor dem endgültigen Ende der Zeitschrift erhalten. Aus dem letztgenannten Schriftstück erfährt man, daß der Absatz der Zeitschrift seit einigen

---

1 Zum Zeitpunkt der Untersuchung waren die Archivalien über Verlage im Generallandesarchiv (GLA) nicht auffindbar.

Jahren so stark zurückgegangen war, daß die Zeitschrift nur durch Kürzung der Honorare und Reduktion der Abbildungen noch eine kurze Zeit weiter existieren konnte. Zu den Ursachen dieser Entwicklung findet man dort jedoch keine Angaben. Leider sind im Tübinger Verlagsarchiv zur Zeit erst die Bestände nach 1878 systematisch archiviert. Die älteren Schriftstücke lagern nicht durchgängig geordnet, so daß eventuell noch weitere interessante Funde möglich wären.

3.1.1 Titel

Im Vergleich mit anderen zeitgenössischen Zeitschriften war die Bezeichnung „Annalen" durchaus gängig (s. Kap. 1.2.1). So steht in Vierers Universal-Lexikon unter dem Stichwort „Annalen", daß viele wissenschaftliche Zeitschriften, natürlich auch nichtmedizinische, den Titel Annalen trugen, vor allem in Frankreich (Annales) und Italien (Annali).[2]

Im Heidelberger Fall sollte der Titel wohl deutlich machen, daß die jährlichen Entwicklungen der Medizin widergespiegelt und auch die Vorfälle in den einzelnen Kliniken chronikartig berichtet werden sollten. Die Zeitschrift sollte demnach ganz offen und keinem besonderen wissenschaftlichen Programm verpflichtet sein. Möglichst umfassend sollte die Medizin der Gegenwart dargestellt werden. Eine Medizingeschichte war allerdings nicht damit gemeint. Der Leser sollte anhand der Jahrbücher in die aktuellen Themen der Heilkunde einbezogen werden.

3.1.2 Herausgeber

Herausgeber waren zunächst, wie den Titelblättern zu entnehmen ist, die *„Vorsteher der medicinischen, chirurgischen und geburtshülflichen akademischen Anstalten zu Heidelberg"*, die Professoren Friedrich August Benjamin Puchelt, Maximilian Joseph Chelius und Franz Carl Nägele. Ab dem vierten Band, 1828, trat ein vierter Herausgeber hinzu: Johann Christian Friedrich Harless in Bonn. Mit dem Jahr 1835, nach dem zehnten Band, änderte sich nicht nur der Titel der Zeitschrift, sondern es gab auch eine wesentliche Veränderung bei den Herausgebern: An erster Stelle werden nun neben den drei Begründern als Herausgeber *„Mitglieder der Grossherzoglich Badischen Sanitäts-Comission in Carlsruhe"*[3] genannt, während Harless

---

2 Vierers Universal-Lexikon (1857), Bd. 1.
3 Die Großherzoglich Badische Sanitätskommission wurde 1803 in Karlsruhe als oberste Gesundheitsbehörde gegründet. In diesem Gremium saßen vor allem Ärzte. Die Sanitätskommission faßte entsprechende Beschlüsse und beaufsichtigte zentral deren Umsetzung. Wegen der Verwaltungsreform von 1809 bis 1819 verlor sie formal an Bedeutung, der hierarchische und zentralistische Aufbau des Gesundheitswesens blieb jedoch erhalten: Das Innenministerium faßte Beschlüsse, welche die Sanitätskommis-

nicht mehr erscheint. Die Sanitätskommission hatte bereits in den Jahren
1824–1832 eine eigene Zeitschrift herausgegeben, die „Annalen für die gesammte Heilkunde" (Chr.Fr Müllersche Hofbuchhandlung, Karlsruhe). Im
Vorwort des ersten Bandes dieser Zeitschrift findet man aufgelistet, welche
Intention die Zeitschrift vertrat. Dabei fällt die Ähnlichkeit zum Verlagspro-
gramm bei den „Heidelberger Klinischen Annalen" auf. Da die „Annalen
für die gesammte Heilkunde" 1832 wieder eingegangen sind, die Sanitätskommission aber drei Jahre später Hauptherausgeber der „Medicinischen
Annalen" wurde, liegt die Vermutung nahe, daß die „Medicinischen Annalen" nicht allein die Folgezeitung der „Heidelberger Klinischen Annalen"
waren, sondern auch als Nachfolgezeitschrift der „Annalen für die gesammte Heilkunde" galten. Das würde erklären, warum der Name „Heidelberger" in der Nachfolgezeitschrift weggefallen ist. Zudem ließe sich damit
auch besser verstehen, warum die Zeitschrift nun nicht mehr „Klinische",
sondern „Medicinische" Annalen hieß. Es war nun keine Zeitschrift allein
der Heidelberger Kliniken mehr, vielmehr sollte wohl damit ihr Anspruch,
die gesamte Medizin darzustellen, besser zur Geltung kommen. Für diese
Hypothese gibt es allerdings keine Belege. Ob sich auch die allgemeine
Entwicklung innerhalb der Medizin, wie später noch genauer geschildert
werden wird, weg von der „Hospitalmedizin" bzw. Klinikmedizin hin zur
wissenschaftlichen Labormedizin, wie sich dies vor allem in Frankreich ab-
zeichnete, im neuen Namen der Zeitschrift widerspiegeln könnte, läßt sich
nur vermuten. In den „Medicinischen Annalen" wurden außerdem „Landesnachrichten" neu aufgenommen, eine Rubrik, die bei einer lokalen Heidelberger Zeitschrift nicht nötig gewesen wäre. Bei den „Annalen für die gesammte Heilkunde" aber waren sie bereits vorhanden. Ein weiteres Argument wäre, daß seit der Umbenennung auch Berichte über Bäderkunde in
die Heidelberger Zeitschrift aufgenommen wurden. In den „Heidelberger
Klinischen Annalen" war das noch nicht der Fall gewesen, während sie in
den „Annalen für die gesammte Heilkunde" von jeher erschienen waren. Im
übrigen ist die Aufmachung der „Heidelberger Klinischen Annalen" bzw.
„Medicinischen Annalen" und die der „Annalen für die gesammte Heilkunde" sehr ähnlich. Zusammenfassend läßt sich also feststellen, daß die Heidelberger Zeitschrift zwar offensichtlich um einige Elemente der „Annalen
für die gesammte Heilkunde" erweitert wurde, daß sich aber an ihrem allgemeinen Erscheinungsbild durch die Neugestaltung der Verlagsverträge
nichts änderte. Auch der Verlag blieb derselbe. Die Großherzoglich Badische Sanitätskommission benutzte wohl eher die Heidelberger Zeitschrift,

---

sion an die mittlere Ebene der Kreisdirektorien weitergab. Die Sanitätskommission
und somit der Staat waren an vielen Fragen interessiert. Zum Beispiel setzte sich die
Kommission 1832 dafür ein, daß ein Aderlaß nur auf ärztliche Verordnung, nur im
Notfall und „nur mit größter Vorsicht" vorgenommen werden dürfe. Loetz (1993), S.
152 ff.

um ihre Anliegen weiterhin veröffentlichen zu können. In den „Annalen für die gesammte Heilkunde" finden sich keine Hinweise darauf, warum die Zeitschrift eingegangen ist, bzw. ob die „Medicinischen Annalen" ihre Nachfolgezeitschrift gewesen sind.

3.1.3 Eine oder zwei Zeitschriften?

Vor diesem Hintergrund stellt sich nun die Frage, ob es sich bei den „Annalen" um zwei verschiedene Zeitschriften oder trotz der veränderten Titel um dieselbe Zeitschrift gehandelt hat. Bei der Durchsicht von Zusammenstellungen anderer zeitgenössischer Zeitschriften (vgl. Sudhoff) läßt sich erkennen, daß viele dieser Zeitschriften zum Teil sogar mehrmals im Verlauf ihres Erscheinens den Namen und auch die Herausgeber gewechselt haben. Dennoch werden sie als ein und dieselbe Zeitschrift betrachtet bzw. als Folge-Zeitschriften, da die Intention dieselbe geblieben ist und sich inhaltlich nichts geändert hat.

Im Fall der „Heidelberger Klinischen Annalen" finden sich wie gesagt mehrere deutliche Veränderungen nach dem zehnten Band 1834: Die Zeitschrift änderte ihren Titel in „Medicinische Annalen", auch kamen neue Herausgeber hinzu, nämlich die Mitglieder der Großherzoglich Badischen Sanitätskommission. Dadurch war es keine rein Heidelberger Zeitschrift mehr, was eben auch im Titel deutlich wurde. Es war auch geplant, eine neue Rubrik einzuführen, die sogenannten „Landesnachrichten", allerdings sind diese Nachrichten nur wenige Male tatsächlich erschienen. Auch die Zählung der Jahrgänge fing 1835 mit dem neuen Titel wieder bei 1 an. Zudem wurde ein neuer Verlagsvertrag zwischen den Herausgebern und dem Verlag Mohr abgeschlossen (vgl. Anhang).

Dies alles sind Gründe, die durchaus dafür sprechen könnten, daß es sich um zwei verschiedene Zeitschriften handelte. Andererseits änderte sich inhaltlich und auch formal an der Zeitschrift nichts. Der neue Vertrag entspricht in fast allen Details dem alten, bis auf den Titel und die neuen Mitherausgeber. Die neue Zeitschrift hatte denselben Umfang von zehn Bogen pro Heft und vier Heften pro Jahrgang. Auch das Programm blieb weitgehend identisch: Sowohl die Verteilung und die Auswahl der Themen blieben gleich. Außerdem wurden unvollständige Beiträge aus den ersten zehn Jahrgängen in den „Medicinischen Annalen" weitergeführt, z.B. die Serie von Dierbach über die Materia medica (3. Heft im 1. Jahrgang 1835). Auch wird bei Beendigung der Produktion im letzten Band der „Medicinischen Annalen" angekündigt, daß alle Bände, auch die der „Heidelberger Klinischen Annalen", zusammen zu einem günstigen Sonderpreis angeboten werden: *„ Von den früheren Jahrgängen, welche unter dem Titel ‚Klinische Annalen' etc. erschienen sind, werden die X Bände mit einem Supplementband und Abbildungen für Thlr. 10.12 Gr oder fl. 18.54 kr. zusammen erlassen; des-*

*gleichen von den ‚Medicinischen Annalen' die X ersten Bände für Thlr. 10.-
oder fl. 18.-. "*

Gerade an diesem Preisangebot läßt sich erkennen, daß die „Heidelberger
Klinischen Annalen" und die „Medicinischen Annalen" als dieselbe Zeitschrift gegolten hatten, daß also die „Medicinischen Annalen" die Folgezeit-
schrift der „Heidelberger Klinischen Annalen" gewesen sind. Im Folgenden
wird die Zeitschrift deshalb als eine einheitliche Zeitschrift behandelt, allerdings bei statistischen Untersuchungen nach *„Heidelberger Klinischen
Annalen"* und *„Medicinischen Annalen"* getrennt gewertet, um eventuell
doch vorhandene unterschiedliche Tendenzen aufzuspüren.

3.1.4 Fusion mit den „Neuen Jahrbüchern der teutschen Medicin und Chirurgie"

Im Jahre 1828 fusionierten die „Heidelberger Klinischen Annalen" mit den
„Neuen Jahrbüchern der teutschen Medicin und Chirurgie"[4] von Harless in
Bonn und trugen seitdem den Untertitel *„Neue Jahrbücher der teutschen
Medicin und Chirurgie, mit Zugabe des Besten und Neuesten aus der ausländischen Literatur, herausgegeben von den Professoren Chelius in Heidelberg, Harless in Bonn, Naegele und Puchelt in Heidelberg. "* Der erste
gemeinsame Band war für die Annalen der 4. Band, für die Neuen Jahrbücher der 13. Band. Die Fusion endete mit dem Ende der „Heidelberger Klinischen Annalen" im Jahre 1834. Die „Neuen Jahrbücher" wurden danach
eingestellt und nicht in die „Medicinischen Annalen" übernommen. Während der Fusion war der Einfluß von Harless spürbar. Viele Autoren kamen
damals, und zwar nur in diesen Jahren, aus den rheinischen Gebieten und
viele Beiträge stammten von Harless selbst. Zudem sind die meisten Anmerkungen der Redaktion, die in diesen Jahren bestimmten Artikeln angefügt
wurden, von Harless unterzeichnet.

3.1.5 Leserkreis

Da Abonnentenlisten nicht mehr erhalten sind, kann auf den Leserkreis nur
indirekt geschlossen werden. Einen konkreten Kreis kann man namentlich
nicht mehr rekonstruieren. Aber anhand einiger Indizien lassen sich Rückschlüsse ziehen. Laut Vertrag betrug die Auflagenhöhe 500 Exemplare. Ob

---

4   Harless hatte 1813 die „Jahrbücher der teutschen Medicin" gegründet. Ab 1819 führte
er sie unter dem Namen „Neue Jahrbücher der teutschen Medicin und Chirurgie. Mit
Zugabe des Neuesten und Wissenswürdigsten aus der medicinisch-chirurgischen Literatur des Auslandes" weiter. Sie hatten aber noch einen zweiten Namen, unter dem sie
laut Sudhoff bekannter sind: „Rheinische Jahrbücher für Medicin und Chirurgie".
Sudhoff (1903), S. 461.

der Verlag von seinem Recht, die Auflagenhöhe auf 1000 Stück zu erhöhen, Gebrauch gemacht hat, war nicht mehr zu ermitteln.

Auf jeden Fall haben diejenigen Autoren die Zeitschrift gekannt, die selber in ihr geschrieben haben. Anhand der geographischen Verteilung der Autoren (s. 3.1.6) zeigt sich, daß die meisten von ihnen eher aus dem deutschen Südwesten kamen. Von Justinus Kerner erfährt man aber 1835, daß die Zeitschrift auch im Ausland gelesen wurde:

> „Da ich nun diesen Fall im Jahre 1829 [...] in den Heidelberger klinischen Annalen Bd. III. H. 3. S. 348. bekannt machte, aus denen er in andere Blätter, auch des Auslandes, übergieng."[5]

Auch in anderen zeitgenössischen Zeitschriften wurden Artikel der Annalen zitiert, so z.B. in der „Zeitschrift für Rationelle Medizin". Das läßt sich gut anhand der Bibliographie von Callisen feststellen, die bei der Auflistung der Arbeiten auch die Stellen, an denen sie referiert werden, nennt. Auch Kußmaul äußert sich in diesem Sinne und bezeichnet die Annalen als damals „viel gelesen".[6] Im übrigen könnte man auch anhand anderer Zeitschriften weitere Hinweise auf die Leserschaft erhalten, indem man untersucht, welche dort publizierenden Autoren die Annalen zitiert haben. Doch hierzu bedarf es umfangreicher Recherchen, die im Rahmen dieser Arbeit nicht geleistet werden können.

Die Zeitschrift enthält ausschließlich Artikel von Ärzten: praktischen Ärzten, Wundärzten, aber auch Klinikprofessoren aller Fachrichtungen. Die Autoren verwenden medizinische Fachtermini und setzen viel Sachkenntnis voraus, schreiben also für ein Fachpublikum. Fast alle Artikel befassen sich mit der Diagnostik oder Therapie von Krankheiten, in den meisten Beiträgen finden sich ausführliche Kasuistiken, z.T. mit Sektionsbefunden. Gelegentlich werden Beiträge aus anderen Zeitschriften zitiert. Alles das läßt erkennen, daß es sich hier um eine reine Fachzeitschrift handelt, die für Kollegen zur Fortbildung gedacht war, und nicht für Laien bzw. für die breite Öffentlichkeit. Die Zeitschrift sollte dem Fortschritt der Wissenschaft dienen, einen Raum für fachliche Diskussion bieten, aber nicht die Bevölkerung aufklären oder informieren.

Puchelt schreibt im ersten Band der Heidelberger Klinischen Annalen im ersten Beitrag Folgendes über die klinischen Institute an der Universität Heidelberg und insbesondere über das Medizinische Klinikum:

> „Aber was soll denn eigentlich die Absicht all solcher Berichte seyn? Ich denke, daß diese als eine doppelte bezeichnet werden kann. Auf der einen Seite nämlich wird es demjenigen, der nach Gründen für sich oder für einen Andern eine Akademie auswählen will, wo er zum Arzt ausgebildet werden kann, wichtig seyn, zu wissen, wie die der praktischen Ausbildung gewidmeten Anstalten beschaffen sind und verwaltet

---

5 Kerner, MA 1 (1835), S. 480.
6 Kußmaul (1931), S. 222.

werden, wer der Lehrer ist, wie er bei dem Unterricht verfährt, welche Grundsätze er an dem Krankenbette befolgt. Jedermann wird darüber aus dem Berichte über die klinische Anstalt, der treu und wahrhaft erstattet wird, selbst urtheilen können. Auf der andern Seite aber müssen solche Berichte immer die Bereicherung oder größere Feststellung der Kunst im Auge haben; und der klinische Lehrer vermag in der That hierin mehr zu leisten, als der praktische Arzt, wenn der Wirkungskreis des letztern auch noch so groß, und die Ausbildung desselben auch ganz vollkommen beschaffen wäre; denn der klinische Lehrer hat nicht nur Gelegenheit eine größere Menge von Kranken zu beobachten, sondern er wird auch genöthiget, dies möglichst sorgfältig, aufmerksam und umsichtig zu thun."[7]

Ganz deutlich wird hier, daß mit der Zeitschrift Ärzte oder angehende Studenten der Medizin angesprochen werden sollen. Dabei geht es den Herausgebern vor allem um die „Bereicherung" und „größere Feststellung der Kunst".[8] Die Zeitschrift soll helfen, neue Erkenntnisse rascher zu verbreiten, sowie Gelegenheit bieten, interessante Fälle vorzustellen und gewissermaßen vor einem wissenschaftlichen Gremium zu diskutieren. Czerny schreibt 1903 über die Annalen, daß sie „bald eines der angesehensten Archive der medizinischen Literatur Deutschlands" geworden seien.[9] Auch Siebeck, übrigens an einer der wenigen Stellen der Sekundärliteratur, an denen die Annalen ausführlicher besprochen werden, urteilt ähnlich: „Besonders die Berichte und Übersichten von Chelius hatten bald den Annalen einen angesehenen Platz unter den medizinischen Zeitschriften der damaligen Zeit erworben."[10]

---

7   Puchelt, F.A.B., HKA 1 (1825), S. 2.
8   Unter „Kunst" ist die „ärztliche Kunst" zu verstehen. Gerade in der ersten Hälfte des 19. Jhs. entfachte ein Streit über diesen Begriff. Viele Ärzte wandten ihn an, um ihre Tätigkeit zu beschreiben, aber es gab auch vehemente Gegner. Josef Dietl (1804–1878) schrieb 1845: „Solange die Medicin eine Kunst ist, wird sie keine Wissenschaft sein. [...] Die Kunst hat einen bodenlosen, nie zu erspähenden Grund, sie wird mit dem Individuo, das sie übt, geboren, entwickelt und begraben, sie ist das Eigenthum eines Einzelnen, sie wurzelt im Gefühle und in der Phantasie. Die Wissenschaft ist ein offenes Feld, das Jeder betreten kann, der die Gabe hat, Syllogismen zu machen; sie ist Gemeingut des menschlichen Geistes, in dem sie allein wurzelt, sie hat es mit Objecten, Satzungen und Begriffen zu thun, die sie feststellt, und dem Einflusse der Gefühle und der Willkür ein für allemal entrückt, sie liegt ausser dem Bereiche des Subjectes, von dem sie nimmermehr beherrscht werden kann, sie schreibt viel mehr unwandelbare Gesetze vor, denen sich jedes denkende Wesen unbedingt fügen muss." In: Wiesemann (1991), S. 21. Schon an diesem Begriff wird der Streitpunkt der gesamten Medizin der ersten Hälfte des 19. Jhs. deutlich: Es geht um die Einführung naturwissenschaftlicher Methoden in die Medizin anstelle von Spekulation.
9   Czerny (1903), S. 136. Ähnlich Krebs/Schipperges (1968), S. 41.
10 Siebeck (1926), S. 105.

3.1.6 Geographische Verteilung der Autoren

Bei einer Zusammenstellung der Wohnorte der Autoren läßt sich erkennen, daß ihr Schwerpunkt im südwestdeutschen Raum lag, vor allem in Baden und Württemberg. Etliche kamen auch aus Hessen. Während der Fusion mit den „Neuen Jahrbüchern" kamen viele Autoren auch aus dem Rheinland. Doch gab es immer auch Autoren aus weiter entfernten Gebieten, z.B. Paris, Wien, Breslau und Dorpat. Ein Autor schrieb sogar aus New Orleans (1828).

Die weitere Entwicklung zeigt, daß sich die Verteilung der Autoren seit 1835 bei den „Medicinischen Annalen" immer stärker auf die Region Baden und Württemberg konzentrierte. Dies kann verschiedene Ursachen gehabt haben. Die wichtigste dürfte gewesen sein, daß die Badische Sanitätskommission Mitherausgeber geworden war und sich damit der Schwerpunkt noch stärker auf die Region verlagerte. Vielleicht lag es aber auch an mangelnder Akzeptanz von Seiten der Abonnenten, denn sicher hatte die Zeitschrift nicht mehr die Bedeutung wie zu Anfang. Das könnte dann ein Hinweis dafür sein, warum die Zeitschrift sich auf Dauer nicht halten konnte. Die rheinischen Gebiete waren am Ende kaum noch vertreten, was sicher damit zusammenhing, daß die Zeitschrift nicht mehr mit den „Neuen Jahrbüchern" von Harless vereinigt war.

Diese zunehmende regionale Konzentrierung der Autoren erlaubt vorsichtige Rückschlüsse darauf, daß auch die Bedeutung der Zeitschrift insgesamt regionaler geworden war.

3.1.7 Widmungen

Die ersten drei Jahrgänge tragen Widmungen an jeweils drei bekannte Professoren der Medizin, von denen einige selber Autoren der Zeitschrift waren. Es sind dies in der Reihenfolge ihrer Widmungen: Christoph Wilhelm Hufeland (Berlin), Philipp Franz von Walther (Bonn), Wilhelm Joseph Schmitt (Wien), Friedrich Ludwig Kreyssig (Dresden), Johann Nepomuk Rust (Berlin), Lucas Johann Boer (Wien), Joh. Christian August Clarus (Leipzig), Karl Ferdinand von Graefe (Berlin) und Adam Elias von Siebold (Berlin).[11] Diesen Ärzten ist gemeinsam, daß sie für unser heutiges Ver-

---

11 Christoph Wilhelm Hufeland (1762–1836), Berlin. Prof. für spez. Pathologie und Therapie, „Armenpharmacopoe". Herausgeber verschiedener Zeitschriften, z.B. „Journal der practischen Arzneikunde und Wundarzneikunst" (1795–1844). Er war Gegner des Brownianismus, Befürworter der Vaccination. Arbeitete unabhängig von Systemen und streng wissenschaftlich.
   Philipp Franz von Walther (1782–1849), Bonn. Gilt als Begründer der wissenschaftlichen Chirurgie und Augenheilkunde. Sprach sich gegen Trennung von Chirurgie und Medizin aus, sein Ziel war, die Chirurgie mit den Naturwissenschaften, Anatomie und Physiologie in Übereinstimmung zu bringen. War Herausgeber des „von Graefe's und Walther's Journal für Chirurgie und Augenheilkunde" (seit 1820).

ständnis sozusagen „Wegbereiter" der naturwissenschaftlichen Medizin gewesen sind. Sie versuchten schon zu einem frühen Zeitpunkt, ebenso wie die Herausgeber der „Annalen", neue Methoden einzuführen. Viele von ihnen waren Verfasser wichtiger Schriften, einige auch Begründer von klinischen Instituten oder Polikliniken. Ihre Auswahl in den Annalen ergab sich offensichtlich aufgrund von Vorschlägen der drei Herausgeber, die jährlich je einen herausragenden Vertreter ihrer Fachgebiete, der Inneren Medizin, der Chirurgie und der Geburtshilfe, ehren wollten. Als dann Harless im vierten Jahr als weiterer Herausgeber dazustieß, endete diese Tradition.

3.1.8 Das Ende der Zeitschrift

Das Ende der Zeitschrift 1848 hatte verschiedene Gründe. Die Herausgeber waren inzwischen alt geworden. Nägele starb bereits drei Jahre nach Auflösung der Zeitschrift. Auch wollten kaum noch Studenten die ehemals so beliebten Professoren Puchelt und Chelius hören, wie bereits in Kapitel 2.1 dargestellt wurde. Henle und Pfeufer, die beiden neuen Professoren, die 1844 nach Heidelberg gekommen waren, zogen mit ihren reformerischen

---

Wilhelm Joseph Schmitt (1760–1827), Wien. Geburtshelfer, Militärarzt, Lehrer an Josephs-Akademie, Prof. der Geburtshilfe. Er war Erfinder einiger geburtshilflicher Instrumente.

Friedrich Ludwig Kreyssig (1770–1839), Wittenberg. Prof. für Pathologie und Chirurgie. Sein Ziel war die wissenschaftliche Grundlage der Medizin, die Pathologie solle auf Physiologie gründen.

Johann Nepomuk Rust (1775–1840), Wien. Allg. Krankenhaus, Militärchirurgie. Herausgeber des „Magazin für die ges. Heilkunde" (1816–1846) und „Krit. Repertorium für die Heilkunde" (1823–1833). Er war Mitherausgeber des „Cholera-Archivs" (1832/33) und der „Med. Zeitung, hrsg. von dem Verein für Heilk. in Preußen" (ab 1832), er erkannte die Cholera als kontaginös.

Lukas Johann Boer (1751–1835), Wien. Prof. der Geburtshilfe. Einer der Begründer der modernen Geburtshilfe. Kämpfte dagegen, in der Geburtshilfe zuviel zu operieren, war gegen Purgieren des Neugeborenen. Er bevorzugte natürliche Geburtsarten.

Johann Christian August Clarus (1774–1854), Leipzig. Prof. für Anatomie und Chirurgie, Physicus, Oberarzt am Jacobs-Hospital und Prof. der med. Klinik in Leipzig. Er ist bekannt wegen der Rationalität seiner Lehrsätze und der Exaktheit seiner Untersuchungsmethoden.

Carl Ferdinand von Graefe (1787–1840), Berlin. Direktor des klinisch-chirurgisch-augenärztlichen Instituts, Militärchirurg, Unterricht und wissenschaftliche Ausbildung beim gesamten Militär-Sanitätswesen. Er hatte Interesse an der Bäderkunde, hatte viele wichtige Operationsverfahren (wieder) eingeführt. Er veranlasste die wissenschaftliche Überprüfung der verschiedenen Methoden, bürgerte die Lithotripsie von Civial in Deutschland ein.

Adam Elias von Siebold (1775–1828), Wien. Geburtshelfer, Errichtung einer Gebäranstalt in Wien. Gründer der Univ. Klinik und Poliklinik für Geburtshilfe und kranke Frauen in Berlin. Er vermittelte zwischen Boer und Osiander, er war nicht nur Vertreter der rein operativen Geburtshilfe sondern auch der „medicinischen Geburtshilfe". Herausgeber des „Journal für Geburtshilfe, Frauenzimmer- und Kinderkrankheiten".

Alle Angaben nach Hirsch, Biographisches Lexikon, (1962), s.v.

Ideen die jungen Studenten an. Die alten Professoren galten als überholt und langweilig, so daß wohl niemand mehr ihre Zeitschrift weiterführen wollte. Die Medizin hatte sich inzwischen rasch weiterentwickelt, die ehemals so neuen und modernen Ansätze der Herausgeber waren nun schon fast veraltet. Die Medizin strebte zu einem rein naturwissenschaftlich ausgerichteten Ansatz. Henle als ein Repräsentant dieser neuen Epoche hatte mit Pfeufer bereits eine eigene Zeitschrift, die „Zeitschrift für rationelle Medizin" gegründet. Er legte keinen Wert darauf, die alten „Annalen" weiterzuführen.

Die Tendenz innerhalb der Medizin ging dahin, rein naturwissenschaftlich zu denken. Wie Josef Dietl sagt, ging es nicht mehr um die „Kunst", sondern um die „Wissenschaft".[12] Die Herausgeber und Autoren der Annalen galten zwar als „Wegbereiter" der modernen, wissenschaftlichen Medizin. Sie waren aber nicht konsequent genug, für sie stand immer noch der Patient, der Kranke im Vordergrund. Es ging ihnen um die Therapie, also darum, dem Kranken zu helfen. Es ging ihnen nicht darum, wie es später eher üblich wurde, wissenschaftlich abgesicherte Diagnosen zu finden, selbst auf die Gefahr hin, den einzelnen Patienten dabei nicht mehr wahrzunehmen.

Zudem gab es finanzielle Probleme. Es gibt in den wenigen erhaltenen Akten im Archiv des Verlags Mohr Siebeck in Tübingen ein undatiertes Schriftstück, demzufolge der Verlag sich genötigt sah, wegen des rückläufigen Absatzes den Vertrag aufzulösen, da er die Zeitschrift nicht mehr länger halten könne. Dazu schreibt Siebeck: „In einem den Verträgen beiliegenden Briefentwurf, der an die ‚hochverehrl. Redaktion' gerichtet ist und wohl aus dem Jahre 1843 stammt, sah Mohr sich gezwungen, unter Hinweis auf den Rückgang des Absatzes den Vertrag zu kündigen; besonders in Baden habe sich dieser Rückgang bemerkbar gemacht. Auf Grund mündlicher Verhandlungen, die eine Reduktion des Honorars und der Freiexemplare sowie den Wegfall von Abbildungen zur Folge hatten, konnte Mohr die Annalen noch vier Jahre weiterführen, bis 1848 der letzte Band erschien."[13]

Ob die Revolution von 1848 eine Rolle gespielt hat, läßt sich nicht belegen. Es findet sich kein Hinweis auf politische Artikel, und auch die Herausgeber waren nicht als politisch aktiv bekannt, so daß dies wohl kaum ein direkter Grund gewesen sein könnte, die Zeitschrift einzustellen. Es wäre aber vorstellbar, daß die Wirren und Unruhen dieser Zeit ganz allgemein dazu beigetragen haben, daß die Zeitschrift nicht mehr gelesen wurde. Aus dem bisher zugänglichen Quellenmaterial läßt sich kein sicherer Hinweis darauf finden, was die tatsächlichen Gründe für das zurückgehende Interesse waren. Man müßte daher die Zeitschrift mit anderen Zeitschriften, die gleichzeitig und noch später wichtig waren, vergleichen, um weitere Rück-

---

12   S. dazu Wiesemann (1991), S. 21.
13   Siebeck (1926), S. 105.

schlüsse ziehen zu können, was aber den Rahmen dieser Arbeit sprengen würde.

Auch wenn diese spezielle Zeitschrift inzwischen nicht mehr auf der Höhe der Zeit gewesen sein mag und es inzwischen Journale gab, die deutlich revolutionärer in ihrer wissenschaftlichen Intention waren, so war doch das Medium Zeitschrift weiterhin an sich aktuell. Wie schon im ersten Kapitel ausgeführt, kam es damals geradezu zu einem Medienwechsel, weg vom Lehrbuch hin zur Fachzeitschrift. Da die Strömungen innerhalb der Medizin sich gerade in dieser Zeit so rasant veränderten, gab es nur wenige Zeitschriften, die sich über einen längeren Zeitraum hinweg halten konnten. Die Laufzeit der Annalen von 24 Jahren stellt in dieser Zeit sogar einen recht langen Zeitraum dar. Die meisten Journale existierten wesentlich kürzer.

3.1.9 Intention der Zeitschrift

Im Verlagsvertrag der „Klinischen Annalen", der im Anhang unter 7.1.1 in transkribierter Fassung abgedruckt ist, findet man in Absatz 2) Angaben über die Inhalte, die die Zeitschrift haben sollte: „Diese Zeitschrift soll enthalten: 1. und hauptsächlich Original-Abhandlungen und Aufsätze aus dem Gebiete der gesammten Heilkunst und Staatsarzneikunde. 2. Kritische Uebersichten der vorzüglichsten und wichtigsten Ereignisse und Entdeckungen im ganzen Gebiete der Heilkunst, jedoch nicht als Recension einzelner Werke. 3. Periodische Übersicht der Vorfälle in den von den Herausgebern dirigirten klinischen Anstalten. Die Herausgeber verpflichten sich, theils durch eigene Anstrengung, theils durch Einladung anderer Mitarbeiter den Fortgang des Unternehmens nach Kräften zu fördern und namentlich ihre kleineren Arbeiten immer in den Annalen niederzulegen und von größern vorläufige Ankündigung zu machen." Der Vertrag der „Medicinischen Annalen" sieht zusätzlich als 4. Punkt „Landesnachrichten über Epidemien, epidemische Constitutionen, Verordnungen, Personalnotizen etc." vor. Nachzulesen im Anhang, 7.1.2.

Ähnlich klingt das Vorwort im ersten Band der „Medicinischen Annalen", 1835, allerdings sehr viel detaillierter:

„Die medicinischen Annalen, welche gleich den frühern klinischen Annalen in vierteljährlichen Heften von 10 Bogen mit Abbildungen (der Jahrgang zu Rthlr. 4 – fl. 7. 12 kr.) erscheinen, werden enthalten

hauptsächlich Original- Abhandlungen und Aufsätze aus dem Gebiete der innern und äußern Heilkunde, der Ophthalmologie, patholog. Anatomie, Geburtshülfe, Thierheilkunde, Staatsarzeneikunde und andern Doctrinen, welche mit den genannten in näherer Beziehung stehen.

kritische Uebersichten der vorzüglichsten und wichtigsten Ereignisse und Entdek-
kungen im ganzen Gebiete der Heilkunst, jedoch nicht als Recension einzelner Werke.

periodische Uebersicht der Vorfälle in den von den Herausgebern dirigirten Anstalten

Landesnachrichten über Epidemien, epidemische Constitution, Verordnungen, Personalnotizen, etc."

In den „Heidelberger Klinischen Annalen" findet sich ein ähnlich lautendes
Vorwort im ersten Band.[14]

Aus den Vorworten und den Verträgen wird ersichtlich, daß in der Zeitschrift alle wesentlichen neuen Erkenntnisse und aktuellen Probleme auf
dem Gebiet der Heilkunde wiedergegeben werden sollten, und in der Tat
findet man in den Annalen die Vorstellung interessanter Fälle und Operationsmethoden neben Abhandlungen über Therapiekonzepte und Krank-
heitstheorien, praktisch orientierte Beiträge neben theoretischen Diskursen.
In vielen Beiträgen werden die Leser aufgefordert, sich an einer Diskussion
zu beteiligen und ihre Meinung, ihre eigenen Erfahrungen zu beschreiben.
Wichtig war den Autoren, Resonanz auf ihre eigenen Artikel zu erhalten,
gerade auch andersartige Erfahrungen und Meinungen waren ihnen wichtig,
denn nur so könne die Medizin weitergebracht werden.

---

14 Zumindest im Göttinger Exemplar, während es im Heidelberger Exemplar fehlt.

3.2 Periodische Übersichten über die Vorfälle in den Klinischen Instituten in Heidelberg

Ein fester Bestandteil der Zeitschrift waren, wie in den Verträgen vorgesehen, regelmäßige Berichte aus den klinischen Instituten an der Universität Heidelberg, die aber nicht in jedem Band erschienen. Es sollte gewissermaßen Rechenschaft abgelegt werden über die Vorkommnisse der Institute des jeweiligen Jahres und es sollten interessante Fälle und Operationen vorgestellt werden. Am regelmäßigsten berichtete Puchelt (bzw. später auch sein Sohn) über die medizinische Klinik. Von ihm erschienen insgesamt acht Berichte, in den Bänden HKA 1–5 und 8, sowie MA 3 und 11. Chelius berichtete insgesamt 7 mal über das chirurgische und ophthalmologische Klinikum in den Bänden HKA 1–4 und 6, sowie MA 1 und 8. Nägele berichtete nur in Band 1 und 3 der „Klinischen Annalen" über die „Vorfälle in der Entbindungsanstalt". Außer den Herausgebern griffen auch andere Autoren diese Idee auf und berichteten über die Vorkommnisse in ihren eigenen Kliniken.

Die Berichte über die Kliniken in Heidelberg beinhalten eine Auflistung der jeweils vorgefallenen Erkrankungen, Operationen, sowie Angaben über Heilungen, Entlassungen und Todesfälle. Die Autoren unterschieden zwischen ambulanten Patienten und Kranken, die stationär aufgenommen worden waren. Anhand dieser Angaben läßt sich die Sterblichkeit während der stationären Behandlung berechnen:

Tabelle 1: Letalität bei stationärem Aufenthalt in den Heidelberger Kliniken

Medizinische Klinik		Chirurgie		
Jahr	Letalität (in %)	Jahr	Letalität (in %)	
			stationär	bei OP
1824	7,03	1819–1824	1,60	2,08
1825	4,21	1825	2,20	2,50
1826	5,56	1826	1,38	1,36
1827	3,74	1827	1,47	4,12
1828	4,28	1828/29	1,23	2,00
1829	5,03	÷	÷	÷
1830	5,46	1830–1834	0,43	3,27
1831	3,33	÷	÷	÷

Tabelle 2: Sterblichkeit in der Geburtshilfe

Dazu gibt es kaum Angaben. Nur wenige Zahlen belegen hier die Sterblichkeit:

Jahr	Müttersterblichkeit	Totgeburten	Puerperalfieber	Letalität an Puerperalfieber
1819–1824	1,02%	7,34%	2,43%	19,35%
1825–1826	0,49%	7,47%	÷	÷

Die Zahlen sind zwar nicht identisch, aber doch sehr ähnlich den Zahlen, die Martin anhand der Krankenakten der Heidelberger Gebäranstalt (ausgewertet 1825–1848) herausgearbeitet hat. In diesem Zeitraum starben nach Martin 7 Mütter bei der Geburt, das sind im Durchschnitt pro Jahr 0,13%. Von insgesamt 5576 Geburten (= 232,33 Geburten pro Jahr) waren 257 Totgeburten (= absolut 10,71 pro Jahr), also 4,61% pro Jahr.[15] Damals hatte Heidelberg ca. 10.000 Einwohner. Im Vergleich mit anderen Städten hatte Heidelberg eine recht niedrige Letalitätsquote.[16]

---

15 Martin, E. (1939), S. 6 f.
16 Ende des 18. und noch Anfang des 19. Jahrhunderts starben im Hôtel Dieu 25% aller stationär behandelten Patienten. In englischen Krankenhäusern waren es dagegen unter 10%. S. dazu Ackerknecht (1992), S. 132; Bynum (1992), S. 26. Im Juliusspital in Würzburg starben in der Zeit von 1821 bis 1829 5,9% der stationären Patienten. Bleker (1995), S. 94, 170.

3.3 Inhaltliche Verteilung der Beiträge nach Themen geordnet

Der folgende Abschnitt beschäftigt sich mit dem Inhalt der Zeitschrift. Es werden allerdings keine speziellen Fragestellungen untersucht, vielmehr wird die Zeitschrift auf allgemeine Gesichtspunkte hin analysiert. Die dabei ermittelten Zahlen sind nur Näherungswerte, nicht absolut zu sehen. Die Artikel lassen sich nicht immer eindeutig nur einem Thema zuzuordnen. Es kommt mir hier aber nicht auf absolute Zahlenwerte an, sondern auf die Tendenz.

Insgesamt sind in den 23 Jahrgängen und dem Supplementband 615 Artikel erschienen. Davon kann man 60,3% der Inneren Medizin inkl. Neurologie und Psychiatrie zuordnen (HKA 60,1%, MA 60,5%), 18,4% der Chirurgie (HKA 18,6%, MA 18,2%). Gynäkologische bzw. geburtshilfliche Artikel umfassen 8,6% (HKA 10,3%, MA 7,4%). 4,4% der Beiträge gehören zum Gebiet der Kinderheilkunde (HKA 4,2%, MA 4,5%), 5,2% lassen sich keinem speziellen Gebiet zuordnen, bzw. enthalten Kurzbeiträge aus mehreren Disziplinen (HKA 3,8%, MA 6,3%).

Aus dieser Auflistung wird deutlich, daß sich die Verteilung der Themen und damit die Schwerpunkte der Zeitschrift trotz der Veränderung von Titel und Herausgebern nicht wesentlich geändert haben. Leichte Schwankungen lassen sich lediglich im Bereich der Gynäkologie / Geburtshilfe und bei den vermischten Beiträgen feststellen.

Der große Schwerpunkt der Zeitschrift lag deutlich auf den internistischen, medizinischen Themen. Fast Zweidrittel aller Beiträge lassen sich der Inneren Medizin zuordnen, nur etwa ein Viertel der Chirurgie. Das deckt sich mit der allgemeinen Situation zu Beginn des 19. Jahrhunderts. Die Innere Medizin war das eigentliche Fach, die Chirurgie entwickelte sich gerade erst zu einer selbständigen und anerkannten Disziplin, die gleichberechtigt neben der Inneren Medizin auch an den Universitäten gelehrt wurde. Insofern entsprach es der Zeit, daß in einer Fachzeitschrift eines akademischen Krankenhauses der Schwerpunkt auf der Inneren Medizin lag. Möglicherweise zeigt sich darin auch der vorherrschende Einfluß des Internisten Puchelt auf die Zeitschrift. Dafür könnte weiter sprechen, daß die Annalen kurz nach seinem Eintreffen in Heidelberg begründet wurden, während die beiden anderen Herausgeber schon länger vor ihm in Heidelberg waren. Außerdem wurde der erste Beitrag überhaupt von Puchelt geschrieben, in dem er, wie unten angeführt, die Gründe für die Wichtigkeit solcher Darstellungen von klinischen Instituten darlegt. Insgesamt wurden von Puchelt 21, von Chelius 20 und von Nägele 15 Artikel in den Annalen veröffentlicht.

Im Folgenden möchte ich eine Aufschlüsselung nach Spezialgebieten durchführen, um herauszufinden, inwieweit die entstehende Spezialisierung der Medizin sich auch in den Annalen widerspiegelt.

Die einzelnen großen Themenkomplexe lassen sich wiederum aufteilen in verschiedene Unterthemen. Manche Artikel lassen sich dabei verschiedenen Gruppen zuordnen. Die Therapeutika z.B. gehören oft zu speziellen Krankheitsbildern, aber auch zur Gruppe der Therapiemaßnahmen, so daß ihre absolute Zahl höher wäre als die wirkliche Anzahl der entsprechenden Artikel. Aus diesem Grunde folgen nur Prozentzahlen als Näherungswerte und Tendenz.

Bei grober Zuordnung der Artikel zu Themen kommt man zu folgendem Ergebnis:

3.3.1 Innere Medizin

Diese Artikel lassen sich nochmals verschiedenen Bereichen zuordnen:

Infektionskrankheiten	26,7%	Haut / M.haemorrhagicus	3,3%
Therapiemaßnahmen	15,4%	Vergiftung / Bisse / Chemie	3,1%
Verdauung / Leber	7,3%	Physiologie / Pathologie	2,7%
Herz / Gefäße / Blut	6,9%	Fieberkrankheiten	1,8%
Krankheitskonstitution	6,3%	Harnwege / Steine	1,6%
Lunge	4,9%	Hahnemann / Homöopathie	1,4%
Neurologie /Psychiatrie	4,5%	Krebs	1,2%
Bäderwesen	4,3%	Sonstiges	8,6%

Man erkennt, daß innerhalb der Inneren Medizin besonders großer Wert auf die Darstellung der heute sogenannten Infektionskrankheiten gelegt wurde. Gut ein Viertel der Aufsätze beschäftigt sich mit diesem Thema. Das korreliert mit dem allgemeinen Interesse an diesen Fragen in der ersten Hälfte des 19. Jahrhunderts. Die medizinische Forschung beschäftigte sich intensiv mit diesen Bereichen. Beobachtet wurden Epidemien und fieberhafte Erkrankungen. Es wurde oft auch die Frage nach möglicher Ansteckungsfähigkeit gestellt. Insofern spiegelt die Zeitschrift hier das medizinische Interesse wider und greift die relevanten Themen auf.

Innerhalb der Infektionskrankheiten muß man noch einmal verschiedene Krankheiten unterscheiden. Auch in den Annalen werden verschiedene Erkrankungen erwähnt. Am häufigsten erscheinen Artikel zu Typhus bzw. Nervenfieber (14,8%), Cholera (12,6%), Syphilis (Lustseuche) / venerische Krankheiten (9,6%), Wechselfieber (Malaria) (8,1%), Blattern (= Varioloide) und Vaccination (7,4%), Scharlach oder Scarlatina oder Scharlachfieber (6,7%), Ruhr (5,2%), Tetanus und Keuchhusten (jeweils 4,4%). Einzelne Beiträge befassen sich u.a. mit Masern, Croup / Diphtherie, Röteln, Gelbfieber, Influenza, Krätze und Würmern.

Diese Auflistung deckt sich mit dem Spektrum der ansteckenden Krankheiten während der ersten Hälfte des 19. Jahrhunderts. Im Vergleich zu heute fällt natürlich auf, daß sich das Spektrum deutlich gewandelt hat. Zumindest in westeuropäischen Ländern sind Krankheiten wie Typhus, Cholera und Syphilis, die in den Annalen über ein Drittel der diskutierten Infektionskrankheiten ausmachen, fast überhaupt nicht mehr anzutreffen und wenn sie auftreten, gibt es gute Therapiemöglichkeiten. Demgegenüber stellten diese Erkrankungen die Ärzte bis weit in das 19. Jahrhundert hinein vor große Probleme. Typhus und Nervenfieber breiteten sich immer wieder epidemieartig aus, ohne daß man wirklich geeignete Therapien dagegen zur Verfügung hatte. Einig waren sich die Mediziner zum größten Teil nur darin, daß sie zu den ansteckenden Erkrankungen zählten. Die Blattern oder Pocken waren infolge der Einführung der Vaccination durch Edward Jenner (1749–1823) 1796 nicht mehr so gefürchtet, wie noch im 18. Jahrhundert.[17] Die Vaccination hatte sich inzwischen etabliert. Dennoch traten Pocken immer wieder auf, so daß die Ärzte über die Frage der Wirkungsdauer der Impfung diskutierten oder darüber, ob man bei der Impfung bestimmte Kriterien wie Anzahl und Größe der Impfstellen beachten sollte. Auch diese Diskussion findet sich in den Annalen wieder. Scharlach und Masern, heute typische sogenannte „Kinderkrankheiten", traten im 19. Jahrhundert noch epidemieartig auf und waren durch eine große Kindersterblichkeit gekennzeichnet.

So finden sich auch in den Annalen Artikel, die sich mit der Frage von Therapie oder Prophylaxe dieser Erkrankungen beschäftigen, zum Teil mit Theorien zu ihrer Entstehung, sowie detaillierten Falldarstellungen. Bakterien waren noch nicht entdeckt, und man kannte die Übertragungswege von Infektionskrankheiten noch nicht, so daß viele verschiedene Thesen aufgestellt wurden, die sich auch zum Teil in den Annalen wiederfinden. Hier bewährte sich die Zeitschrift als Diskussionsforum. Gerade bei der Cholera herrschte erhebliche Meinungsverschiedenheit, die sich deutlich in den Annalen widerspiegelt. Die Cholera stellte eine große Herausforderung für die Wissenschaft dar. Die Erkrankung war als „asiatische Cholera" schon lange bekannt als eine Erkrankung, die mit plötzlichen starken Durchfällen und Erbrechen innerhalb weniger Stunden oft zum Tode führte. Bisher war sie allerdings nur in Indien und anderen warmen Gegenden in Asien aufgetreten. 1817 entstand in Indien eine neue Epidemie, die sich diesmal nicht an die bisherigen Grenzen hielt, sondern rasch nach Westen ausbreitete. 1831 erreichte sie Europa. Plötzlich wurden die Ärzte vor ein großes Problem ge-

---

17 Jenner führte 1796 die Vaccination mit Kuhpockenserum ein, weil er erkannt hatte, daß man mit einer Infektion mit den für den Menschen harmlosen Kuhpocken die echten Pocken verhindern oder doch wenigstens abschwächen kann. Bis dahin war die sog. Inoculation bzw. Variolation üblich, d.h. man impfte mit Serum von an echten Pocken erkrankten Menschen. Diese Methode war bereits um 1000 n. Chr. in China üblich. Der große Nachteil der Inoculation lag in der oftmals gefährlich oder sogar tödlich verlaufenden Impfinfektion. Aus diesem Grund war die Akzeptanz für die Methode von Jenner recht groß und setzte sich bald allgemein durch. Chronik der Medizin (2000), S. 45.

stellt, das sie nicht zu lösen vermochten. Doch wurden sie dadurch gezwungen, sich eingehend mit dieser Thematik auseinanderzusetzen. Bis zum Jahre 1831, also dem 6. Jahrgang der Annalen, erschien kein Artikel zur Cholera. Nach Ausbruch der Seuche erschienen darüber von 1831 bis 1838 insgesamt 17 Beiträge. Die meisten anderen Themen wurden über die Jahre verteilt nur ab und an in den Annalen besprochen. Keine andere Erkrankung erfuhr diese geballte Aufmerksamkeit. Das zeigt die Aktualität und Brisanz der Cholera.

Auch Therapiemaßnahmen nehmen mit 15% in den Annalen einen großen Platz ein: Anwendung neuer Medikamente bei verschiedenen Krankheiten, Entdeckung von Wirkungen und Nebenwirkungen. In dieser Zeit entwickelte sich auch die Pharmakologie als neues Fach. Bisher konnte man nur empirisch Medikamente ausprobieren und ihre Wirkung testen. Durch die Entwicklung der Grundlagenfächer wie Chemie und Physik, die inzwischen auch bei der medizinischen Forschung herangezogen wurden, begann man diese wissenschaftlichen Möglichkeiten auch zum Testen von Medikamenten einzusetzen.

Einige Themen scheinen nach obiger Liste relativ geringe Bedeutung gehabt zu haben, da ihnen nur wenige eigene Artikel gewidmet sind, doch tauchen sie im Rahmen anderer Beiträge häufiger auf. Ein großes Thema der Zeit war die Fieberlehre. Bisher sah man Fieber als eigenständige Erkrankung an, die sich durch viele verschiedene Merkmale auszeichnete. Ab dem zweiten Drittel des 19. Jahrhunderts änderte sich diese Sichtweise. Schönlein als Vertreter und Begründer der Naturhistorischen Schule sprach davon, daß man Fieber nur als Symptom betrachten müsse, dem eine andere Erkrankung zu Grunde liege. Fieber ist für ihn keine eigenständige Erkrankung. Das führte natürlich zu neuen therapeutischen Maßnahmen. Immer mehr Ärzte schlossen sich dieser Sichtweise an. Es wurden Diskussionen über dieses Thema geführt. Einen kleinen Einblick darüber erhält man auch bei der Lektüre der Annalen. Im 5. Kapitel wird darauf noch genauer eingegangen.

Ein anderes Thema, das die Ärzte stark beschäftigte, war die homöopathische Lehre von Samuel Hahnemann (1755–1843). Mit seinem Prinzip, Gleiches mit Gleichem zu behandeln (similia similibus) und nur extrem kleine Dosen von Heilmitteln zu verwenden, stieß er bei der Ärzteschaft auf sehr unterschiedliche Reaktionen. Ein altes Prinzip der Therapie, das sich über die Jahrhunderte bewährt hatte, war, Krankheiten mit entgegengesetzt wirkenden Mitteln zu behandeln (Contraria contrariis), so daß Hahnemann auf vielfältige Ablehnung stieß. Andere Ärzte aber würdigten seine Methoden und erkannten sie voll an. Diese Diskussion spiegelt sich auch in den Annalen wider. Vor allem in den ersten zehn Jahrgängen ist häufig von Hahnemann und seiner Homöopathie die Rede. Allerdings spürt man hier hauptsächlich eine ablehnende Haltung, die z.T. in sehr polemischer Weise vorgetragen wird. Auch darauf wird in einem eigenen Kapitel (4.3.1) genauer eingegangen.

Im 19. Jahrhundert begann auch ein starker Aufstieg der Bäderkuren, viele Ärzte beschäftigten sich mit diesem Bereich. Neue Quellen wurden entdeckt und genutzt, ihre Wasser wurden chemisch auf ihre Inhaltsstoffe hin untersucht und die Bäder für bestimmte Indikationen ausgeschrieben. In den „Medicinischen Annalen" findet sich eine Reihe von Artikeln, die sich mit dieser Thematik beschäftigen. Auch die Kaltwasserkuren, die Vincenz Prießnitz (1799–1851) systematisch anwandte, werden in den Annalen diskutiert (dazu Näheres in Kap. 4.3.2).

Das Interesse an solchen naturheilkundlichen Themen stieg mit dem Aufstieg der naturwissenschaftlichen Medizin, während die gleichzeitige Kritik an der wissenschaftlichen Medizin vor allem darauf hinwies, daß der Patient dabei zum Objekt würde, daß es gar nicht mehr um ihn selbst gehe. Man suchte daher nach anderen Heilmöglichkeiten. Das steigerte sich vor allem gegen Ende des Jahrhunderts, es entstand die „Naturheilbewegung". Doch schon zu Beginn des 19. Jahrhunderts war diese Tendenz durch das wachsende Interesse an Bäderkuren spürbar gewesen. So war auch in dieser Beziehung die Zeitschrift ein Organ, das den zeitgenössischen Fragen und Problemen gerecht wurde.

Auch andere internistische Erkrankungen werden dargestellt. Es erscheinen Beiträge zu Lungenkrankheiten, zum Verdauungstrakt, zu Herzerkrankungen und zu Krankheiten des Blutes. Eine Fragestellung, die immer wieder auftaucht, ist, ob der Aderlaß sinnvoll oder schädlich sei.

Regelmäßig erscheinen auch Artikel zu „Krankheitscharakter", „Krankheitsconstitution", „Krankheitsgenius", „constitutio stationaria" und regionalen epidemischen Fiebern, z.B. in Osnabrück, Aachen oder Fulda. Die Autoren beschreiben ihre Beobachtungen innerhalb eines Jahres in einer bestimmten Region, z.B. Aachen. Sie machen, nach Monaten aufgeteilt, detaillierte Angaben über die Witterungsverhältnisse, die Temperaturen und die aufgetretenen Erkrankungen und schließen daraus auf den „Krankheitscharakter" bzw. die „Krankheitsconstitution". Solche Untersuchungen von Klima, Witterung, Temperatur und Krankheitscharakter sind nach Bleker ein weiteres typisches Zeichen für die damals blühende Naturhistorische Schule.[18]

Ein größerer Teil der Artikel über internistische Erkrankungen beschäftigt sich mit Krankheiten aus dem heutigen neurologischen Fachgebiet und der Psychiatrie, so vor allem mit Nervenfieber, Hydrocephalus, Delirium tremens. Besonders interessant ist ein Beitrag von 1846, in dem Robert Volz den Morbus Parkinson, „paralysis agitans" oder auch „Schüttellähmung",

---

18   Bleker (1981), S. 134 ff.

beschreibt.[19] Im Jahre 1817 hatte James Parkinson (1755–1825) diese Krankheit erstmals beschrieben. Von seiner Schrift gab es jedoch nur wenige Exemplare, so daß sie weitgehend unbekannt blieb. Erst 1861 wurde die Erkrankung, nun unter dem Namen „Parkinsonsche Krankheit", von Charcot und Vulpian erneut untersucht.[20] Hier zeigt sich wieder einmal die Bedeutung der Annalen. Eine zwar bekannte, aber wieder in Vergessenheit geratene Erkrankung wurde also vor ihrer „Wiederentdeckung" in den Annalen veröffentlicht. Insofern war gerade dieser Artikel von Volz sehr aktuell.

Etwa 15% der internistischen Beiträge behandeln Fragen der Therapie. Einige der Aufsätze beschäftigen sich mit allgemeinen Fragen der Arzneiheilkunde, wie die „Neuesten Leistungen der materia medica" von Dierbach[21], oder „Die Einrichtung einer allgemeinen deutschen Pharmakopoe" von Schuster[22], andere behandeln einzelne Medikamente hinsichtlich ihrer Indikation und Wirkung. Die meisten dieser Artikel allerdings gelten der Anwendung bestimmter Medikamente oder Maßnahmen bei speziellen Erkrankungen, z.B. „Belladonna gegen Scharlachfieber"[23], „Anwendung der Moxa und künstlicher Geschwüre zur Heilung der eingewurzelten Epilepsie"[24], „Behandlung Syphilis ohne Mercur"[25], „Belladonna im Keuchhusten".[26]

Einen relativ großen Raum nehmen die Beiträge über die ausländische Medizin ein. So gibt es sogar einen eigenen Band, als Supplement zum vierten Jahrgang 1828, der nur ausländische Beiträge bzw. Darstellung von ausländischen Methoden beinhaltet. Zum Teil werden Quellen aus ausländischen Zeitschriften angegeben, wie z.B. „The Lancet". Das größte Interesse lag dabei auf Paris und der französischen Medizin, aber auch die italienische und die englische Medizin werden vorgestellt. Einen spannenden und auch unterhaltsam zu lesenden Beitrag, der viel über die Situation in französischen und englischen Kliniken aussagt, aber auch über die unterschiedlichen Mentalitäten im Vergleich zu deutschen Kliniken, findet man im 5. Band der „Medicinischen Annalen" 1839 von Cless: „Reisebemerkungen aus Frankreich und England, als Beitrag zur Beurtheilung des gegenwärtigen Standpunkts der Medicin in den genannten Ländern".[27]

Das Problem der Entfernung von Blasensteinen war besonders zu Anfang des 19. Jahrhunderts wieder aktuell geworden. Vor allem versuchte man,

19 Volz, R., MA 12 (1846), S. 229 ff.
20 Illustrierte Geschichte der Medizin (1992), Bd. 2, S. 1139 f.
21 Dierbach „Neueste Leistungen der materia medica", erste Folge, HKA 9 (1833), S. 283-320, insgesamt 13 Folgen bis MA 6 (1840).
22 Harless/Schuster, HKA 9 (1833), S. 224-251.
23 Puchelt, F.A.B., HKA 1 (1825), S. 242-262.
24 Pommer, HKA 3 (1827), S. 119-146.
25 Simon, HKA 2 (1826), S. 447-496.
26 Kaiser, C.L., HKA 7 (1831), S. 617-625.
27 Cless, MA 5 (1839), S. 1-63, 153-171.

Methoden zu entwickeln, wie man ohne „Steinschnitt", also ohne Operation, vorgehen könne. Besonders in Paris bemühte man sich, dieses Problem zu lösen. Jean Civial (1792–1867) entwickelte 1824 eine Methode, den „Stein ohne Schnitt zu entfernen" mit Hilfe eines sog. Lithotripters. Mit diesem Instrument konnte man die Steine innerhalb der Blase zertrümmern und dann mit Hilfe eines Körbchens an dem Instrument auch gleich herausholen. Eine Operation war dazu nicht nötig. Auch in den Annalen finden sich einige Artikel zu diesem Thema, wobei z.T. Beiträge aus französischen Journalen (viele von Albers übersetzt) wiederabgedruckt oder bestimmte französische Methoden vorgestellt werden. Auch der Lithotripter von Civial wird bereits 1825, also im ersten Heft der „Klinischen Annalen", nur ein Jahr nach seiner Entwicklung, erläutert und kommentiert.[28] Gerade von Puchelt ist bekannt, daß er großes Interesse an der französischen Klinik besaß. Er war einer der ersten deutschen Kliniker, die die neuen diagnostischen Methoden aus Frankreich, Auskultation und Perkussion, in seiner Klinik einführten. Puchelt hat sich sehr um die Rezeption der französischen Klinik in Heidelberg verdient gemacht. Er vertrat die lokalistische Pathologie von Broussais, die im Gegensatz zur Humoralpathologie der vergangenen Jahrhunderte erkannte, daß Krankheiten oft eine nur regionale Veränderung eines Gewebes oder Organs zur Ursache haben und nicht alle Erkrankungen eine Allgemeinreaktion des Organismus sind. Ein solches neues Krankheitsverständnis, das sich erst gegen Ende des 18. Jahrhunderts durchgesetzt hatte, führte dazu, daß die genaue Beobachtung und Forschung am Kranken weiterentwickelt und die Diagnose vor allem durch die Leichenschau gesichert wurde. Diese Art der Medizin, vielfach auch „Hospitalmedizin" genannt, hat ihren Ursprung in Frankreich, in Paris. Damit begann in Heidelberg eine verstärkte kardiologische Forschung. Krankheiten konnten differenzierter beurteilt und diagnostiziert werden. Puchelts Vorgänger Conradi lehnte dieses Krankheitsverständnis noch strikt ab. Er wandte sich sowohl gegen die lokalistische Theorie von Broussais als auch gegen die Auskultation von Laennec. Puchelt dagegen brachte sich diese Methoden selbst bei und führte sie in seiner Klinik ein.

Die Annalen stellten also wichtige und interessante Entwicklungen in der Medizin des Auslandes, vor allem Frankreichs, Englands und Italiens, vor. Das zeigt das große Interesse der Herausgeber der Zeitschrift gerade auch an der ausländischen Medizin, die sie allgemein bekannt machen wollten.

---

28 Harveng, HKA 1 (1825), S. 424-452.

3.3.2 Chirurgie

Auch die chirurgischen Artikel lassen sich nach verschiedenen Gesichtspunkten aufteilen. Insgesamt machen sie, wie erwähnt, nur ein Viertel der Gesamtartikel aus.

Am häufigsten werden Artikel zu orthopädischen Fragen, insbesondere zur Amputation, vorgelegt (23,0%). Mit 21,2% ist das Problem der Kopfverletzungen am zweitwichtigsten. Immer wieder wird diskutiert, ob eine Trepanation nötig oder unsinnig sei bzw., falls man trepaniere, wann dies am günstigsten sei. 20,3% der Artikel zählen zum heutigen Gebiet der Urologie, dabei werden vor allem Steinleiden und die verschiedenen Methoden der Steinentfernung, mit oder ohne Schnitt, vorgestellt. So erscheint 1825 der oben genannte Beitrag von Harveng über die neue Methode von Civial in Paris, wie man den Stein ohne Schnitt aus der Blase entfernen kann.

Bauchoperationen und Augenheilkunde stehen mit je 19,5% an vierter Stelle. Die Augenheilkunde zählte damals noch zu den chirurgischen Fächern, entwickelte sich aber auch in Deutschland in der zweiten Jahrhunderthälfte zu einem selbständigen Fach neben der Chirurgie. Unter den Berichten über Bauchoperationen verdient vor allem der Bericht über den ersten Bauchschnitt in Heidelberg besondere Beachtung. Czerny sagt dazu Folgendes: „Am 29. Juni 1830 machte Chelius unter Beihülfe Naegeles den ersten und [...] einzigen Bauchschnitt wegen einer großen beweglichen Unterleibsgeschwulst. [...] Leider starb die 40jährige Frau 17 Stunden nach der Operation im Collaps. Man sieht es dem ausführlichen Bericht[29] an, wie schwer dem Operateur sein Entschluß zu der damals unerhörten Operation war und welch tiefen Eindruck der ungünstige Ausgang auf denselben ausübte."[30]

Interessante Verletzungen, Schießwunden und Verbrennungen werden vorgestellt oder theoretisch erörtert. Auch seltenere Operationen wie Schilddrüsenoperationen und Gefäßoperationen oder die Unterbindung von Gefäßen werden in einigen wenigen Beiträgen bekannt gemacht. Immerhin 14 Artikel (12,3%) behandeln Krebsgeschwüre, Carcinome, Scirrhus oder auch gutartige Geschwüre. Die Unterscheidung zwischen gut- und bösartig war schon lange bekannt. Viele der Artikel beschäftigen sich mit der Frage, ob und anhand welcher klinischer Symptome man bei Geschwüren schon vor dem Tod eine Diagnose, vor allem über Gut- und Bösartigkeit, treffen könne. Einige Beiträge erscheinen zu HNO-Erkrankungen, so z.B. über eine „Gelungene Rhinoplastik"[31] oder auch „Anheilung abgehauener Stücke der

---

29 Gemeint ist der Bericht von Chelius, MA 1 (1835), S. 97 ff.
30 Czerny (1903), S. 137. Der erste Bauchschnitt überhaupt im Rahmen einer Ovariotomie wurde 1809 von Ephraim McDowell (1771–1830) durchgeführt. Zimmermann/ Veith (1961), S. 436.
31 Beck, HKA 3 (1827), S. 250-261.

Nase und Lippen".[32] Chelius hatte dabei bemerkenswerte Erfolge erzielen können. In dem einen Fall belegen Abbildungen des Patienten vor und nach der Operation, wie glänzend Chelius operieren konnte (siehe dazu Kapitel 2. 1).

3.3.3 Geburtshilfe und Gynäkologie

Die meisten der hierher gehörenden Artikel erschienen zum Aspekt der Geburtshilfe (59%), zu Schwierigkeiten bei Geburten mit Zange und ohne Hilfsmittel. Fünf Artikel behandeln verschiedene Vorfälle bei Kaiserschnitt-entbindungen, einige die Möglichkeiten, einen Kaiserschnitt zu umgehen. So zum Beispiel der Artikel von Schmitt: „Ueber die Unentbehrlichkeit der Perforation und die Schädlichkeit der ihr substituierten Zangenoperation".[33] Schon immer gab es bei Entbindungen Schwierigkeiten, besonders wenn das Kind im Verhältnis zum Becken zu groß war. Um wenigstens das Leben der Mutter zu retten, wurden seit der Antike Instrumente entwickelt, die dazu dienten, das Kind noch im Mutterleib zu zerstückeln und es dann zerteilt herauszuholen, ohne die Mutter zu gefährden. Im 18. Jahrhundert wurden die Geburtszangen deutlich verbessert, so daß die sog. Perforationen kaum noch angewandt wurden. Kaiserschnitt-Entbindungen waren immer noch sehr gefürchtet, da sie meistens mit dem Tode der Mutter endeten. Viele Geburtshelfer zerrten die Kinder mit Hilfe der Geburtszange zum Teil sehr gewaltsam aus dem Mutterleib heraus und gefährdeten damit nicht nur das Leben des Kindes, sondern auch das der Mutter. Schmitt propagierte, in sehr schwierigen Verhältnissen lieber das Leben des Kindes zu opfern und die Perforation wieder anzuwenden, dafür aber das Leben der Mutter zu erhalten. Er schilderte sehr plastisch Fälle, bei denen die Ärzte, die gewaltsam das Kind mit der Zange herausholten, wie Metzger wirkten. Auch von Nägele ist bekannt, daß er im Zweifel lieber das Leben der Mutter zu erhalten suchte. Häufig finden sich in den Annalen Darstellungen von ungewöhnlichen Geburtsverläufen oder interessanten gynäkologischen Krankheitsbildern. So gibt es Artikel zu Extrauteringravidität, Zwillings- oder Drillingsgeburten, Verletzungen und Entzündungen der Unterleibsorgane, Blutungsschwierigkeiten und gynäkologischen Operationen. Insgesamt fünf Artikel behandeln den Krebs der weiblichen Geschlechtsorgane. Ein anderes Thema ist die Frage nach Einleitung einer Frühgeburt, um Mutter und Kind am Leben zu erhalten, wenn anders eine Spontangeburt reifer Neugeborener durch Geburtshindernisse erschwert oder unmöglich gemacht werden würde. Das Verfahren der künstlich eingeleiteten Frühgeburt wurde vor allem durch Thomas Denman (1733–1815) in England durchgeführt, es war aber

---

32 Hofacker, HKA 4 (1828), S. 232-248.
33 Schmitt, W.J., HKA 1 (1825), S. 63-85.

in Medizinerkreisen umstritten. Durch diese Methode hatten Mutter und Kind trotz schwieriger Geburtsverhältnisse eine Chance zu überleben.

Die Gynäkologie hatte noch nicht denselben Stellenwert wie die Geburtshilfe, trotzdem erscheinen in den Annalen einige wichtige Aufsätze aus dem Gebiet der Frauenheilkunde. So zum Beispiel von Nägele: „Ueber die Inclination des weiblichen Beckens"[34] oder „Ueber eine besondere Art fehlerhaft gebildeter weiblicher Becken".[35] Dieses Thema beschäftigte Nägele sehr und machte ihn bekannt. Schon im 18. Jahrhundert begann man sich stärker mit der Anatomie der Frau zu beschäftigen. Nägele ist durch seine Arbeit über das „schräg verengte Becken" heute noch bekannt.

Nach Einführung der Auskultation entdeckte man diese Methode auch für die Geburtshilfe. 1821 veröffentlichte Alexandre Lejumeau de Kergaradec (1788–1877) seine Beobachtung, daß auch kindliche Herztöne mittels des Stethoskops hörbar sind. Man wandte diese Methode z.B. auch an, um die Kindslagen zu bestimmen, da die Palpation zu dieser Zeit noch wenig ausgeprägt war. Die Auskultation war auch geeignet, um gegen Ende der Schwangerschaft festzustellen, ob der Fötus noch lebt, also ob noch Herztöne hörbar sind. Auch in den Annalen spiegelt sich das, wie in Kapitel 4.1.1 dargelegt, wider.

3.3.4 Kinderheilkunde

Neben Beschreibungen der heute sog. Kinderkrankheiten wie Scharlach, Masern, Röteln, Croup oder Keuchhusten, die nicht speziell auf die Fragen der Kinderheilkunde eingehen, gibt es doch auch einige Beiträge, die sich gezielt mit Problemen der Pädiatrie befassen. Insgesamt sind das 28.

Allein zehn dieser Beiträge behandeln Krankheiten bei Neugeborenen, davon zwei die Schädelblutgeschwulst neugeborener Kinder: Busch, „Beitrag zur Aufklärung des Wesens der Schädelblutgeschwulst neugeborner Kinder"[36] und Chelius, „Ueber die Blutgeschwülste am Kopfe neugeborner Kinder".[37] Nägele beschreibt in einem seiner Artikel ein Neugeborenes „mit innerem Wasserkopf mit seitlich umgekehrter Lage aller Eingeweide".[38] Ein Artikel von Oesterlen beschäftigt sich sogar ausdrücklich mit der Neonatologie: „Beiträge zur Aetiologie und Pathologie der Krankheiten neugeborner Kinder".[39] Zwei Fälle von Kindern mit Spina bifida werden mit Abbildungen vorgestellt.

---

34 Nägele, F.C., HKA 1 (1825), S. 99-115.
35 Ders., HKA 10 (1834), S. 449-472.
36 Busch, HKA 2 (1826), S. 245-256.
37 Chelius, MA 6 (1840), S. 319-346.
38 Nägele, F.C., HKA 1 (1825), S. 507-514.
39 Oesterlen, G.Ch., HKA 7 (1831), S. 57-129.

Ein interessierendes Thema der Pädiatrie war auch die Magenerweichung von Kindern: Pommer: „Ueber den Gebrauch des salzsauren Eisenoxyds in der Magenerweichung der Kinder".[40] Ein Artikel von Klein beschäftigt sich mit „Kindesmord"[41], einem auch heute noch brisanten Thema.

Ein anderes wichtiges Thema der Kinderheilkunde dieser Zeit war die Frage, wie man den Hydrocephalus acutus oder chronicus behandeln sollte. Immerhin fünf Artikel in den Annalen befassen sich nur mit dieser Frage. Eine für uns heute sehr gewagt erscheinende Methode, die aber damals anscheinend recht verbreitet war, war, die Köpfe der Kinder mit straff anliegenden Kopfverbänden zu behandeln, die z.T. bis zu einem Jahr umgebunden blieben und nur ab und an erneuert wurden. Durch Druck von außen auf den Kopf sollte erreicht werden, daß das Wasser im Gehirn, das sich dort zuviel angesammelt hatte, abfließen könne. Auch wenn es unvorstellbar klingt, scheinen auf diese Weise sehr viele Kinder geheilt worden zu sein. Allerdings wurden in den Annalen nur die Fälle vorgestellt, bei denen die Therapie erfolgreich war. Es bleibt somit offen, wie viele Kinder daran gestorben sind.

Die Kinderheilkunde als eigenständiges Fach entwickelte sich in Deutschland erst in den 30er Jahren des 19. Jahrhunderts, als in Berlin das erste Kinderkrankenhaus mit Poliklinik an der Charité eröffnet wurde. Außeruniversitär entstand in Breslau 1838 die erste Kinderklinik, und erst 1890 wurde in Berlin mit dem „Kaiser- und Kaiserin-Friedrich- Kinderkrankenhaus" eine neue, eigenständige Kinderklinik errichtet, die damals zu den weltweit modernsten und größten zählte. So steckte die Pädiatrie in Deutschland in der ersten Hälfte des 19. Jahrhunderts gewissermaßen noch in den Kinderschuhen und folgte französischen Erfahrungen, die weiter zurück reichten (das erste Kinderkrankenhaus entstand in Paris 1802). Aber man kann auch schon in den Annalen in Ansätzen erkennen, daß das Interesse an diesem Fach stieg und man Kinder auch als solche zu betrachten begann, die anders zu behandeln seien als Erwachsene. Somit spiegelt die Zeitschrift auch in diesem Bereich den Stand der Medizin wider, sie hat sogar einen relativ großen Schwerpunkt auf diesem damals noch nicht recht etablierten Gebiet.

3.3.5 Sonstiges

Bei der Auflistung der verschiedenen Themen, die in den Annalen behandelt werden, muß erwähnt werden, daß auch Fälle vorgestellt werden, bei denen Patienten sich durch eine bestimmte Substanz vergiftet oder Verletzungen oder Verbrennungen erlitten hatten. Auch Fälle von Selbstmord werden

---

40 Pommer, HKA 2 (1826), S. 209-219.
41 Klein, HKA 1 (1825), S. 473-492.

dargestellt. Daneben werden auch medizinrechtliche Fragen behandelt, etwa in den Artikeln „Ueber die Bauchnaht bei penetrierenden Bauchwunden, nebst einigen forensischen Bemerkungen, das gerichtliche Einschreiten bei Obductionen betreffend"[42] und „Ueber die Verletzung der Arteria intercostalis in gerichtlich-medicinischer Hinsicht".[43]

In diesem Zusammenhang ist ein Bericht von Justinus Kerner interessant. Kerner ist als Dichter bekannt geworden, war aber von Beruf praktizierender Arzt und als solcher lange Zeit in Weinsberg tätig. Er berichtet in seinem Artikel „Geschichte einer tödtlichen Vergiftung durch basisches salpetersaures Wismuth"[44] von einem Fall, bei dem der Arzt versehentlich ein falsches Medikament verabreichte, was zum Tode des Patienten führte.

> „Als ich den unglücklichen Chirurgen befragte: was er in verflossener Nacht dem Herrn H. überschickt, antwortete er mir: „Magnesia". Auf weitere Frage: wohei er sie genommen? führte er mich an einen alten Arzneykasten, von dem er sagte: er habe diesen mit alten Mineralien von dem verstorbenen Chirurgen L., nur der Gefäße wegen, gekauft, die Materialien benutze er nicht, sie seyen völlig verdorben und unbrauchbar. Nur als er von Frau H. in der Nacht aufgefordert worden, ihrem Manne Magnesia zu senden, habe er in einer der Schachteln nachgesucht, und dort unter andern Papieren eines gefunden, das die Aufschrift Magnesia gehabt. Als ich ihn fragte, ob er dieses Papier mit der Aufschrift noch habe? antwortete er: nein! Wahrscheinlich ist: daß jenes Papier die Aufschrift: Magisterium B. hatte, und daß der Chirurg nur die Anfangsbuchstaben dieses Wortes Mag- las und Magnesia zu haben glaubte. In dieser für H. so verhängnisvollen Pandorabüchse waren auch noch in Papieren Pommeranzen-, Myrrhen-, Aloe-, Teufelsdreck-Pulver, Senfmehl und Kartenblätter untereinander, und in der Büchse, die zur Signatur: Kropfpulver hatte, war Bleiweiß. Der Chirurg wurde zu fünfmonatlicher Festungsstrafe und Bezahlung aller Kosten verurtheilt."[45]

Kerner ließ Reste der Substanz prüfen, wobei sich als Ergebnis tatsächlich Magisterium B (Wismuth) ergab. Einige Jahre später korrigierte er im 1. Band der Medizinischen Annalen seinen Bericht, da inzwischen das Ergebnis einer zweiten, vertrauenswürdigeren Untersuchung fertiggestellt sei. Diesmal lautete das Ergebnis auf weißes Quecksilber.

> „Da ich nun diesen Fall im Jahre 1829 als eine Vergiftung durch salpetersaures Wismuthoxyd in den Heidelberger Klinischen Annalen [...] bekannt machte, aus denen er in andere Blätter, auch des Auslandes, übergieng, so bin ich der Wissenschaft schuldig, diesen Irrthum hier zu berichtigen."[46]

Im Blick auf die ganzen Annalen werden Krankheitsbilder üblicherweise anhand von Falldemonstrationen dargestellt. Zumeist erfolgt eine sehr detaillierte Beschreibung der Krankheit und des Kranken. Die Autoren geben

---

42 Vogler, HKA 4 (1828), S. 113-128.
43 Chelius, HKA 1 (1825), S. 625-650.
44 Kerner, HKA 5 (1829), S. 348-359.
45 Ders., S. 351.
46 Kerner, MA 1 (1835), S. 480.

sehr genau an, wie sich die Krankheit geäußert hat und wie der Kranke aussah und sich fühlte. Daran schließt sich der Bericht über den Verlauf der Erkrankung und ihren Ausgang an. Auch die Therapieversuche werden genau
wiedergegeben, zum Teil mit exakten Angaben der Arzneimengen oder der
Tageszeit, zu der die Mittel verabreicht werden sollten. Die Autoren berichten sowohl über „glückliche" Verläufe als auch über „unglücklichen
Ausgang". Das zeigt ihre Absicht, eigene Erfahrungen anderen Kollegen
weiterzugeben, um dadurch den Patienten und der Wissenschaft zu helfen,
und ist ein deutlicher Hinweis dafür, daß die Zeitschrift dem Austausch von
Kollegen und Ärzten dienen sollte und nicht für ein Laienpublikum gedacht
war.

Interessant ist zu beobachten, wie die Autoren zu ihren Ergebnissen gekommen sind. Der größte Teil der Artikel aller Fachrichtungen handelt von
der Beobachtung von Einzelfällen. Es werden keine großen Experimente
aufgebaut, doch anhand des aktuellen Falles wird unter Berücksichtigung
von früheren Erfahrungen versucht, die Erkrankung zu beschreiben und zu
verstehen. Somit steht die klinische Erfahrung und Beobachtung an erster
Stelle. Es werden nicht mehr die „alten Autoritäten" herangezogen, sondern
ausschlaggebend ist die eigene objektive Erfahrung oder diejenige anderer
Ärzte. Manche Autoren beschreiben in ihrem Aufsatz auch die geschichtliche Entwicklung eines Medikamentes oder einer Krankheit. Man
diskutierte über die Fälle und versuchte, sich eine Meinung zu bilden. Ein
anderer wesentlicher Aspekt, der auch in den Annalen deutlich wird, ist die
Beurteilung durch Untersuchung von Leichen. Auch damit steht wieder die
eigene empirische Beobachtung im Vordergrund. Man versucht, durch genaue Untersuchung auch der Toten Rückschlüsse auf die Krankheit und deren Ursache zu finden. Ebenso wird die exakte und detaillierte Untersuchung des Kranken immer wichtiger, um damit objektive Maßstäbe zur Beobachtung zu gewinnen, z.B. durch Einführung der diagnostischen Methoden von Auskultation und Perkussion. Ein wichtiges Hilfsmittel war dabei
auch der Einsatz des Mikroskops, sowie vielfältige chemische Untersuchungen von verschiedenen Substanzen wie Blut, Urin oder Sputum. Die gewonnenen Beobachtungen werden auf das Genaueste beschrieben, jede Auffälligkeit wird dargestellt und veröffentlicht, damit andere davon profitieren
können oder wenigstens die Problematik zur Diskussion gestellt wird. Im
Falle einer mißlungenen Heilung soll auch dies den Kollegen berichtet werden, damit sie daraus ihre Schlüsse ziehen können.

In den Annalen veröffentlichten nicht nur Universitätsprofessoren ihre
wissenschaftlichen Artikel, sondern auch niedergelassene praktische Ärzte
hatten die Möglichkeit, von ihren Erfahrungen zu berichten. In der Zeitschrift wird von verschiedenen Seiten versucht, sich dem Thema der Krankheiten zu nähern. Verschiedene Aspekte werden beleuchtet. So erscheinen
neben den Falldarstellungen oder Kasuistiken und Leichenschaubefunden

auch Artikel, die sich eher mit pathophysiologischen Fragen beschäftigen oder mit Theorien zur Krankheitsentstehung. Oder man versucht, sich anhand von Witterungsverhältnissen und epidemischen Verläufen ein Bild von Ursache und Charakter einer Krankheit zu machen. Auch Themen aus der Arzneimittellehre oder Untersuchungstechniken werden besprochen.

Mit dieser Auswahl sollte gezeigt werden, daß zum einen die Themen der Zeitschrift breit gefächert sind, so daß viele verschiedene Aspekte zur Geltung kommen, und daß zum anderen die Darstellungen, d.h. die Inhalte der Artikel, einen guten Überblick über die medizinischen Fragen in der ersten Hälfte des 19. Jahrhunderts bieten.

Auch über soziale Aspekte der Medizin und der damaligen Zeit allgemein erfährt man einiges. Die meisten Autoren geben eine genaue Beschreibung der Krankheiten, aber ebenso der Patienten und ihrer Umgebung. Dazu gehören detailreiche Schilderungen der häuslichen Wohngegebenheiten, der Situation der Kranken und ihrer Familien. Von manchen Patienten wird berichtet, daß sie vor ihrer Erkrankung, nur mit einem Rock bekleidet, im Stroh schlafen mußten oder daß sie in „schrecklichen Löchern" gewohnt haben. So wird mancher interessante Befund zur Sozialgeschichte, gerade auch zu den Hygieneverhältnissen des frühen 19. Jahrhunderts mitgeteilt, auch wenn die Autoren diesen Teil ihrer Darstellung häufig nicht bewerten und Zusammenhänge mit bestimmten Krankheiten nicht erkennen. Ein besonders bemerkenswerter Artikel stammt von Nevermann aus dem Jahre 1836. Der Autor behandelt darin eine typische Krankheit der Afrikaner, das „Erdessen". Dabei übt er deutliche Kritik sowohl an den Mißständen, die in Afrika selbst herrschen, als auch an jenen, denen die Afrikaner, die verschleppt worden sind, an ihrem neuen Ort ausgesetzt sind:

> „Wie kläglich auch der Zustand eines Negers selbst in Africa, nach den Berichten der Reisenden ist, so bin ich doch überzeugt, daß Westindien und ihre Stellung als Plantagensklaven ihnen keineswegs ihr vermißtes Vaterland erstattet."[47]

Er sieht Heimweh als starke Ursache für unheilbare Krankheiten unter den „Negern":

> „Leider sind es gerade solche anfangenden Hypochondristen, die auf den Plantagen, wo das Erdessen herrscht, gefunden werden, welche gewöhnlich verachtet, schlecht und zuweilen grausam behandelt werden [...]. Man sollte eher der Menschlichkeit und des Interesses wegen sorgfältiger und zärter mit ihnen seyn. [...] Daß die Neger insbesondere dazu einen Hang [= unnatürlicher Appetit] haben, hängt ohne Zweifel [...] von ihrem unterdrückten Zustand als Sclaven ab."[48]

Doch kann dem grundsätzlichen, in vieler Hinsicht wichtigen Aspekt der sozialen Verhältnisse, wie sie in den Annalen sichtbar werden, im Rahmen dieser Arbeit nicht weiter nachgegangen werden.

---

47 Nevermann, MA 2 (1836), S. 379.
48 Ders., S. 381.

Insgesamt finden sich, wie im Vorwort der Annalen angekündigt, tatsächlich fast ausschließlich Originalartikel. Oftmals sind es einzelne Kasuistiken von praktischen Ärzten. Kaum ein Artikel zeigt bahnbrechende Erkenntnisse oder Entdeckungen. Dennoch bieten alle Artikel zusammen ein buntes, vielseitiges Bild der Medizin jener Zeit. Nur vereinzelt enthält ein Beitrag Rezensionen fremder Artikel, am häufigsten bei Berichten über ausländische Medizin.

4 Spezielle Darstellung der Zeitschrift

In diesem Kapitel sollen ausgewählte Themen, die für die Zeit repräsentativ waren, anhand der Annalen dargestellt werden. Es wird untersucht, wie diese Themen von den Annalen aufgegriffen werden. Damit soll die Bedeutung der Zeitschrift weiter analysiert werden, auch unter dem Aspekt, welch vielfältige Bedeutung ihr als Quelle für die Geschichte der Medizin des 19. Jahrhunderts zukommt. Alle Abschnitte sind gleich aufgebaut. Am Anfang steht jeweils eine kurze Übersicht über die medizingeschichtliche Entwicklung anhand der Sekundärliteratur. Darauf folgt die Analyse der Annalen und schließlich wird das Ergebnis kurz diskutiert.

4.1 Diagnostische Methoden

Ein grundsätzlich wichtiger Aspekt der Medizin in der Zeit von 1825 bis 1848 war die Entwicklung neuer diagnostischer Möglichkeiten, die nun den Ärzten zur Verfügung standen.

Das läßt sich anhand der Annalen gut beobachten. Ein großer Teil der dort veröffentlichten Artikel besteht nämlich aus detaillierten Fallbeschreibungen, oft mit exakten Angaben der Untersuchungsergebnisse. Daraus können Rückschlüsse auf die Ausübung und Kenntnis der verschiedenen Untersuchungsmethoden gezogen werden. Dabei wird vorausgesetzt, daß in den Fällen, in denen bestimmte diagnostische Methoden nicht eigens erwähnt oder beschrieben werden, diese auch nicht zur Anwendung gekommen sind. Die folgenden statistischen Angaben fußen auf dieser Hypothese.

4.1.1 Perkussion und Auskultation

Für heutige Ärzte ist es selbstverständlich, bei der Untersuchung eines Patienten bestimmte diagnostische Schritte einzuleiten. Nach der Anamnese, dem Gespräch, folgt zunächst die Inspektion, dann Palpation, Perkussion und Auskultation. Daran schließen sich die technischen Untersuchungen wie Laboranalysen, Röntgen-, Ultraschalluntersuchungen oder Computertomographie an.

Bis ins 19. Jahrhundert hinein sah das noch ganz anders aus. Nach der ausführlichen Anamnese wurde zwar auch ein Status des Patienten erhoben, doch die Untersuchung blieb passiv, eine reine Beobachtung der Symptome. Die ärztliche Diagnose stützte sich auf die Befragung des Patienten, erfahrungsgeleitetes Fühlen von Puls und Temperatur, Beschauen des Patienten und seit Mitte des 18. Jahrhunderts, verstärkt im Verlauf des 19. Jahrhunderts, auch durch Abtasten des Patienten. Aber die eigentliche körperliche Untersuchung wurde erst ab dem ersten Drittel des 19. Jahrhunderts selbstverständlich. Auch die Untersuchung des Urins, die sog. „Harnschau", beschränkte sich auf die Beobachtung von Farbe, Geruch und Geschmack. Exakte Messungen wurden noch nicht durchgeführt.

Im 18. Jahrhundert war es zudem nicht üblich, Körperteile anzusehen oder gar zu untersuchen, die normalerweise bedeckt bleiben, also z.B. Palpation des Abdomens. Ausnahmen waren z.B. Abszesse oder äußere Tumoren. Dazu kam, daß bis weit in das 18. Jahrhundert und sogar bis ins 19. Jahrhundert hinein noch die Vorstellung von der Humoralpathologie vorherrschte. Man glaubte, daß bei fast jeder Krankheit der gesamte Organismus durch schädliche Mischungen der Körpersäfte betroffen sei. Insofern machte es keinen Sinn, einzelne Körperstellen zu untersuchen oder auch einzelne Tumoren zu entfernen, da die Krankheit im gesamten Organismus herrschte und etwa Tumoren an anderer Stelle wieder wachsen würden. Daher betrachtete man bei Diagnose und Therapie den gesamten Organismus und behandelte mit allgemeinen Maßnahmen wie z.B. Blutentziehung oder abführenden Mitteln. Gegen Ende des 18. Jahrhunderts begann sich diese Vorstellung zu verändern. Einige Mediziner erkannten, daß Krankheiten bestimmte lokale Reaktionen hervorrufen oder ihrerseits durch lokale Phänomene verursacht werden. Diese Vorstellung war revolutionär und wurde auch nicht überall in gleicher Weise aufgenommen.

Im Jahre 1761 erschienen zwei Werke, die unabhängig voneinander diesen Umbruch im Krankheitsverständnis deutlich machen. Giovanni Battista Morgagni (1682–1771) veröffentlichte in Paris seine Schrift „De sedibus et causis morborum" und stellte darin die lokalen Veränderungen der Organe in den Vordergrund. Nicht mehr die Säftelehre oder das Allgemeinbefinden war für ihn ausschlaggebend. Jede Krankheit hatte ihren bestimmten Sitz im Organismus. Aus diesem Grund setzte sich Morgagni auch stark für die

Sektion ein. Schon Hippokrates (um 460 v Chr. –375 v. Chr.) hatte die Leichenschau gefordert. Später geriet sie wieder in Vergessenheit. Seit dem 17. Jahrhundert wurde sie erneut durchgeführt mit dem Ziel, die Todesursache zu erkennen. Morgagni versprach sich von ihr Auskünfte, die der Diagnose und somit Prognose und Therapie dienen.

Ebenfalls 1761 publizierte Johann Leopold von Auenbrugger (1722–1809) in Wien in dem Werk „Inventum novum" seine Erkenntnisse über die Perkussion. Er beschrieb, daß man durch Perkutieren z.B. des Thorax Geräuschphänomene erkennen könne, die Aufschluß über bestimmte Krankheiten geben könnten. Auch er ging somit von Krankheit als lokaler Erscheinung aus. In Wien konnte er sich mit dieser Theorie zunächst nicht durchsetzen. Erst gut 40 Jahre später, im Jahre 1808, führte Jean Nicolas Corvisart des Marest (1755–1821) durch die Übersetzung des Werkes die Perkussionsmethode in Paris mit Erfolg ein. Sie setzte sich allgemein durch und entwickelte sich rasch weiter: 1826 wurde das Plessimeter, 1841 der Perkussionshammer erfunden.

Daneben entwickelte Laennec, nachdem schon vorher einige Zeit lang Ärzte mit dem bloßen Ohr ihre Patienten abgehört hatten, im Jahre 1819 das Stethoskop. Mit Hilfe von Schallwellen konnten physikalische Phänomene, also lokale Krankheitsphänomene, darstellbar gemacht werden. Man konnte quasi durch Perkussion und Auskultation in den Körper der Patienten hineinhören, und zwar nicht erst nach deren Tod zur Diagnosefindung, sondern schon zu Lebzeiten als Diagnostikum, um eine gezielte Therapie zu begründen. Die Leichenschau diente seitdem vor allem dazu, die vorher gestellte Diagnose zu überprüfen.

Die Benutzung derartiger diagnostischer Hilfsmittel setzte natürlich die Überzeugung voraus, daß Krankheiten lokale Reaktionen oder Phänomene hervorrufen. Alle diese Erkenntnisse und Techniken aber konnten sich erst durch den enormen Aufschwung der Naturwissenschaften seit Ende des 18. Jahrhunderts entwickeln. Freilich war der Einfluß der Naturwissenschaften auf die Medizin zunächst nicht allzu groß gewesen. Er führte aber dazu, daß man keine Spekulation mehr in der Medizin duldete und sich bemühte, genau zu beobachten und möglichst große Fallzahlen miteinander zu vergleichen. Der Pariser Arzt Pierre Charles Alexandre Louis (1787–1872) führte die Statistik in die Medizin ein. Die Naturwissenschaften wurden zu wichtigen Hilfswissenschaften. Die Physik lieferte die Grundlagen für die physikalischen Untersuchungsmethoden wie Perkussion und Auskultation.

Vor allem in Frankreich wurden diese neuen Methoden praktiziert. Dort kehrte man zur klinischen Beobachtung und zur Sektion zurück, die beide bereits von Hippokrates durchgeführt und gelehrt worden waren. Allerdings beschränkte man sich nicht mehr nur auf eine reine Beobachtung der Symptome, sondern mit Hilfe der physikalischen Untersuchungsmethoden konnte nun aktiv in die Diagnosefindung eingegriffen werden. Außerdem versuchte man, auch im Gegensatz zu Hippokrates, Krankheiten zu erklären. In dieser klinischen Entwicklung hinkte Deutschland deutlich hinterher. Frankreich war führend.

Laennec führte schon bald nach der Entwicklung des Stethoskops Auskultationskurse in Paris durch. Bis 1826 hatten über 300 Ärzte aus ganz Europa bei ihm gelernt[1], darunter allerdings nur ein bis zwei deutsche Ärzte. Um 1830 praktizierten in Deutschland nur Krukenberg in Halle, Nasse in Bonn, Schönlein in Würzburg sowie Puchelt in Heidelberg nach dieser neuen Methode.[2] Allerdings wird in den medizingeschichtlichen Werken zumeist nicht erwähnt, daß auch Puchelt sich sehr früh für diese Methoden energisch eingesetzt hat und nicht nur Schönlein, der immer besonders hervorgehoben wird. Vor 1830 hielt in Deutschland nur Karl Pfeufer an der Schönleinschen Klinik in Würzburg Auskultationskurse ab (1828)[3], die aber erst in der Mitte des 19. Jahrhunderts veröffentlicht wurden. Ein Stethoskop galt, wie Grauvogl berichtet, noch 1838 in deutschen Kliniken als Kuriosität.[4] Ab 1838 wurden auch in England Kurse abgehalten.[5] Bynum hält das Stethoskop trotz aller anfänglicher Einfachheit (Holzzylinder u.ä.) für die wichtigste diagnostische Erfindung bis zur Entdeckung der Röntgenstrahlen 1890.[6]

In Deutschland etablierten sich die physikalischen Untersuchungsmethoden, wie gesagt, erst gegen Mitte des 19. Jahrhunderts. Die deutschen Ärzte waren bis dahin zum großen Teil noch stark im humoralpathologischen Denken verwurzelt. Nur langsam setzte sich die lokalistische Krankheitsauffassung durch. Erst seit um 1840 der Einfluß der Naturphilosophie sank, wurden auch in Deutschland in zunehmendem Maße physikalische Untersuchungen durchgeführt, die sich nicht mehr auf Spekulationen gründeten. Andererseits wurde in Deutschland eine sehr gute Grundlagenforschung betrieben, im Gegensatz zu Frankreich. Ab der Mitte des 19. Jahrhunderts kam es zur Verbindung von Medizin und den Grundlagenwissenschaften, somit zur Entstehung der physiologischen Medizin. Nun drehten sich die Verhältnisse um: Deutschland übernahm die Führungsrolle, während Frankreich praktisch orientiert blieb.

Die neuen Untersuchungsmethoden ermöglichten die Differenzierung von verschiedenen Krankheiten, die bisher für eine einzige Krankheit gehalten worden waren. Viele Krankheiten wurden so erst neu erkannt und erhielten eigene Namen. Der Patient wurde „meßbar" durch die Anwendung physikalischer und chemischer Untersuchungsmethoden. Die Symptome

---

1   Henkelmann (1985), S. 44.
2   Mülker (1992), S. 132.
3   Diepgen (1959), S. 36.
4   Huerkamp (1985), S. 56.
5   Dies., S. 156.
6   Bynum (1994), S. 39.

wurden durch Auskultation, Perkussion und Thermometrie objektiv beschreibbar, kontrollierbar und besser erklärbar. Allmählich wurde dann die Tendenz spürbar, die Diagnose an die erste Stelle zu setzen. Vor allem in der französischen Klinik wurde die Diagnose wichtiger als Prognose und Therapie.

Diese Entwicklung fand nicht überall Zustimmung. So wurden bereits in der ersten Hälfte des 19. Jahrhunderts Stimmen laut, die fragten, wieweit man mit diesen Methoden gehen dürfe. Es wurde kritisiert, daß nur noch Einzelsymptome behandelt würden, daß es nur noch um die möglichst exakte Diagnose gehe und der Patient, der Mensch, dabei nicht mehr im Mittelpunkt stehe. Dieser Vorwurf, daß man Symptome behandele und nicht den Patienten, ist heute noch genauso aktuell. Ein Teil der Ärzte glaubte, daß hinter allem eine Art „Lebenskraft" stehe, ohne die die Leben und Krankheit gar nicht möglich seien. Sie forderten, neben aller wissenschaftlichen Medizin diese Kraft nicht zu vergessen.

Auskultation und Perkussion wurden vor allem zur Diagnostik von Herz- und Lungenkrankheiten herangezogen (die Auskultation vor allem seit dem zweiten Viertel des 19. Jahrhunderts). Dadurch entwickelte sich speziell bei französischen, aber auch bei deutschen Ärzten, eine intensive Forschung über Herz- und Lungenkrankheiten. Auch zur Untersuchung des Abdomens wurde die Methode eingesetzt. Ebenso erkannte man für die Geburtshilfe frühzeitig die Bedeutung dieses Mittels. Bereits 1818, also noch vor der Erfindung des Stethoskops, untersuchte der Genfer Arzt F.I. Mayer die kindlichen Herztöne, indem er sein Ohr auf den Bauch der Mutter legte. So konnte er entscheiden, ob das Kind noch lebte.[7] 1821 untersuchte der Franzose de Kergaradec die kindlichen Herztöne genauer und erkannte, daß sich die Herzfrequenz bei einer Wehe verlangsamt.[8] Bis zur Mitte des 19. Jahrhunderts wurde die Auskultation der kindlichen Herztöne auch zur Frage der Lage und Haltung des Kindes herangezogen.

Die neuen Methoden setzten sich naturgemäß bei den Landärzten schwerer durch. Einerseits lag es an den schlechten Verkehrsverhältnissen, daß man weniger von dem, was in den Städten vor sich ging, erfuhr. Andererseits sahen die Ärzte keine Veranlassung, ihre Methoden zu ändern, da sie damit bisher gute Erfahrungen gemacht hatten. Doch es gab auch viele Praktiker, die die Fortschritte genau verfolgten und aktiv förderten.[9]

---

7 Diepgen (1959), S. 173.
8 Illustrierte Geschichte der Medizin (1992), Bd. 3, S. 1341.
9 Ergänzend soll hier noch erwähnt werden, daß es in der Medizin neben den Strukturwandlungen insgesamt auch zu einer anderen Veränderung kam: der Entwicklung der traditionellen Zeichenlehre (= Semiotik), die ihre Ursprünge noch in der Antike hatte, bis hin zur eigentlichen Diagnostik. Dieser Umschwung vollzog sich ebenfalls im 19. Jh., parallel zur Entwicklung der naturwissenschaftlichen Medizin. Die hippokratische Krankheitslehre diente vor allem der Prognose, die körperlichen Zeichen wurden hinsichtlich des Krankheitsschicksals gewertet. Dazu wurden die erkennbaren Zeichen

Die Entwicklung der neuen Untersuchungsmethoden und ihre Ausbreitung lassen sich auch anhand der „Heidelberger Klinischen Annalen" und „Medizinischen Annalen" verfolgen. Im Gegensatz zu Schönlein, der fast gar keine seiner Untersuchungen bzw. Ergebnisse publizierte, veröffentlichte Puchelt bereits 1825 in den Annalen seine Erfahrungen mit diesen Techniken. Puchelt, Mitherausgeber der Zeitschrift, brachte sich diese Techniken mit Hilfe der Abhandlung von Laennec selber bei und hoffte, daß auch möglichst viele andere Kliniker diese Methoden bei sich einführten. Schon 1825, d.h. sechs Jahre nach der Entwicklung des Stethoskops und zwei Jahre vor Pfeufers Auskultationskursen, schreibt Puchelt im Einleitungskapitel zum ersten Band der „Heidelberger Klinischen Annalen":

„Die zahlreichen Kranken, welche an der Brust, und namentlich an der Lungensucht litten, gaben mir Veranlassung, die Zeichen, welche man durch die Anwendung des Untersuchungs-Hörrohres (Stethoskop) vernimmt, zu erforschen. [...] Da ich selbst

---

sehr differenziert betrachtet, z.B. in Harnschau und Pulslehre. Hinter dieser Ansicht stand ein hauptsächlich philosophischer Ansatz. Diese Sicht hielt sich bis ins 17. Jh. Erst Thomas Sydenham (1624–1689) bezweifelte, daß man allein durch die Analyse der Körpersäfte den Krankheitscharakter bzw. die Krankheitsursache finden könne. Er forderte, die Kranken sehr genau zu beobachten, ihre Krankheitszeichen zu beschreiben, statt sich auf Spekulation zu stützen. Nur durch genaue Beobachtung könne man eine Krankheit erkennen. Durch Beschreibung der typischen Zeichen einer Erkrankung könne man auf Krankheitsklassen schließen und bei ähnlichen Zeichen ähnliche Therapien anwenden. Ihre Hauptblüte hatte die Semiotik um 1800, es gab jedoch keine einheitliche Systematik. Ihr Ziel war aber die „Bereitstellung einer anamnestischen, diagnostischen oder prognostischen Hilfsmethode" (Eckart (1996), S. 4). Erst Ernst Anton Nicolai (1722–1802) schuf eine strukturierte Zeichenlehre, indem er in Zeichen (= Signum) und Sache (= Signatum) unterteilte. Er schloß von der Summe der wahrnehmbaren Zeichen auf die Krankheit. Diese selber aber blieb abstrakt, konnte keine Kennzeichen abgeben, war somit kein signum, sondern ein signatum. Er unterteilte die Zeichen weiter in physiologische und pathologische Zeichen. Christian Gottfried Gruner (1744–1815) entwickelte dies weiter, ermöglichte erstmals dadurch die Diagnose und Differentialdiagnose. Neu war nun, daß für ihn die Semiotik nicht mehr philosophische, sondern physiologische und pathologische Zeichenlehre sein sollte. Die Diagnostik nutzte die Krankheitszeichen zur Indikationsstellung und erfaßte das System als Wirkung, führte es auf eine Ursache zurück, die man beseitigen müsse, während die Semiotik die gleichen Zeichen nach einem theoretischen System ordnete, von einer Vielzahl einzelner Zeichen auf charakteristische Krankheitsmerkmale abstrahierte. Im weiteren Verlauf bediente sich die neue Semiotik der neuen Untersuchungsmethoden wie Auskultation, Perkussion, analytische Chemie; man versuchte, den „ärztlichen Erkenntnisprozeß zu physikalisieren" (Eckart (1996), S.9). Damit ist sie aber keine Semiotik im alten Sinne mehr, sondern wird allmählich naturwissenschaftliche Phänomenologie der Krankheit. Zunächst noch war sie gekennzeichnet durch die Kumulation einzelner Symptome. Die physikalischen und chemisch-analytischen Diagnosemethoden verdrängten die klinisch-philosophische Semiotik, dieser Überbau war unnötig geworden. Die gemessenen Zeichen und Symptome wurden zu Teilstücken der Krankheitstotalität und verloren ihre Bedeutung als Signifikanten von Krankheiten. Ihre Summe bildete nun das, was man Krankheit nennt. Es erfolgte der Wandel des Symptoms vom Zeichen zum Krankheitsphänomen. Der Begriff der Semiotik erfuhr einen Wandel, langsam verschwand er aus dem ärztlichen Sprachgebrauch. Nach 1850 war er fast überall durch den Begriff der „Diagnose" ersetzt. s. dazu die Arbeiten von Hess (1992) und Eckart (1996).

mich in dieser Art zu untersuchen erst ausbilden mußte, so beschränkte ich meine
Forschungen mit Absicht zuerst blos auf die Pectoriloquie, und auf die Zeichen,
welche der Herzschlag gibt, indem ich mich fürchtete, mich zu verwirren, wenn ich
auch die Zeichen, welche die Respiration gibt, und diejenigen, welche im Röcheln
bestehen, in den Kreis der Untersuchung zöge. [...] Die Sache scheint mir so wichtig
zu seyn, daß ich auch Andre zu ähnlichen Untersuchungen einladen möchte, und
mich darüber verwundert habe, daß man in unsern medicinischen Journalen, in denen doch jedes Arzneimittel, was in Paris, London, Amerika etc. empfohlen wurde,
so schnell seine Stelle findet, noch gar nichts gelesen hat, was die Lännec'schen
Untersuchungen bestätigte oder ihnen widerspräche."[10]

Daraus wird ersichtlich, daß diese Untersuchungsmethode in Deutschland
bis zu diesem Zeitpunkt tatsächlich noch nicht gebräuchlich war, daß aber
Puchelt ihren Wert erkannt hatte und sie schon früh ausübte. Der erste Aus-
kultationskurs in Heidelberg fand im Wintersemester 1841/42 unter der
Leitung von Benno Puchelt, dem Sohn Friedrich Puchelts, unter dem Titel
„Über Auskultation und Percussion der Brust- und Unterleibskrankheiten"
statt.[11]

Betrachtet man zunächst die zehn Jahrgänge der „Heidelberger Klinischen Annalen", so ergibt sich, daß insgesamt 8 deutsche Autoren in insgesamt 14 Artikeln die Auskultation und Perkussion erwähnen, nämlich
Albers, Chelius, Fuchs, Heyfelder, Hinterberger, Puchelt, Simeons, Spielmann. Dazu kommen noch Artikel französischer Ärzte, die ebenfalls diese
Methoden erwähnen. Da es hier aber um die Verhältnisse in Deutschland
geht, sollen diese nicht in die Statistik mit einfließen.

Simeons kannte die Methoden, es wird allerdings nicht deutlich, ob er sie
auch anwandte. Hinterberger benutzte zur Auskultation noch kein Stethoskop, sondern hörte mit dem bloßen Ohr ab. Aber er perkutierte die Brusthöhle, um einen Pleuraerguß oder eine Pleuritis diagnostizieren zu können.
Albers kannte die beiden Untersuchungsmethoden, da er viele der französischen Artikel in den Annalen ins Deutsche übersetzt hatte und die meisten
dieser französischen Autoren diese Techniken praktizierten. Es wird aber
nicht deutlich, ob Albers sie auch selbst benutzte.

Die Perkussion wurde nicht nur an Lebenden angewandt, sondern auch
an Verstorbenen. 1833 schreibt Fuchs:

„Nicht minder klar ist auch die aus diesem Falle zu abstrahierende Lehre, Perkussion
und Auscultation in der Behandlung der Brustkrankheiten nie zu vernachlässigen.
Die Diagnose wäre durch diese Explorationsmittel am Lebenden noch viel leichter
gewesen als an der Leiche; die Perkussion hätte dieselben Resultate ergeben und die
Auscultation durch den Mangel des Respirationsgeräusches im untern Theile der
Brust und ohne Zweifel durch das metallische Klingen (Tintement métallique) vor
einer möglichen Verwechselung mit Emphysem gesichert; man hätte durch die

10   Puchelt, F.A.B., HKA 1 (1825), S. 19.
11   Mülker (1992), S. 27.

Paracentese des Thorax dem Kranken, wenn auch nicht Genesung bringen, doch das Leben fristen und den Tod minder qualvoll machen können."[12]

Die Ärzte, die bereits Auskultation und Perkussion einsetzten, hielten sie für sehr wichtig, um eine genauere Diagnose stellen und damit auch eine bessere Therapie einleiten zu können. So sagt z.B. Heyfelder, es sei

„Pflicht des Arztes, [...] eine Oeffnung in den Brustwandungen zu machen, sobald er mit Hülfe des Stethoscops und der Percussion von der Anwesenheit einer Ergießung in der Brusthöhle die Ueberzeugung erlangt hat."[13]

Und er stellt in Bezug auf die Diagnose weiter fest, daß

„manches wesentliche Symptom nicht angegeben ist", wenn „der Kranke nicht per Auscultationem et Percussionem examinirt worden" sei.[14]

Die meisten der Artikel sind Kasuistiken, bei denen die Ärzte bei einer bestimmten Indikation auch Perkussion und Auskultation angewendet haben, z.B. um eine Milzschwellung zu erkennen oder bei Fieber und Husten zur Abklärung einer Lungenentzündung.

Puchelt spricht in seinen Artikeln immer wieder die Auskultation an, für die er sich sehr stark engagierte. Ihn interessierten dabei vor allem die Möglichkeiten für die Herzdiagnostik. So arbeitete er anhand seiner Beobachtungen an einer Klassifikation von Herzgeräuschen. Er bestätigte durch seine Untersuchungen Laennecs Beobachtung, daß Herzgeräusche immer vorhanden sind. Ehe Laennec durch seine Untersuchungen mit dem Stethoskop zu diesem Ergebnis gekommen war, hielt man Herzgeräusche für seltene Ereignisse. Man sprach erst dann davon, wenn man den Herzschlag bereits in einiger Entfernung vom Kranken hören konnte. Diese Beobachtung galt als Kuriosität, wurde aber nicht zu diagnostischen Zwecken benutzt. Laennec und auch Puchelt erkannten, daß Herzgeräusche immer vorhanden sind, daß sie sich bei bestimmten Krankheiten aber verändern und so zur Diagnose beitragen können. Dadurch bot sich für den Forscher „ein neues Feld der Beobachtung" und für den Praktiker „eine neue und wichtige Stütze".[15]

Die Ärzte, die die Auskultation anwandten, unterschieden bereits eine Vielfalt an Geräuschen. Neben den verschiedenen Herzgeräuschen und Herztönen konnte man auch bei der Lunge verschiedene Phänomene unterscheiden, so z.B. das heute sogenannte „Lederknarren" bei Pleuritis. Heyfelder beschrieb es 1834 so:

„Ein Geräusch, wie unter dem Drucke von neuem Leder gehört wird, ein Symptom, auf das bekanntlich Collin aufmerksam gemacht hat."[16]

---

12   Fuchs, HKA 9 (1833), S. 90.
13   Heyfelder, HKA 10 (1834), S. 485 f.
14   Ders., S. 486.
15   Puchelt, F.A.B., HKA 9 (1833), S. 589.
16   Heyfelder, HKA 10 (1834), S. 617.

In den ersten zehn Jahrgängen berichteten also nur sehr wenige Ärzte in ihren Kasuistiken oder in theoretischen Abhandlungen (Puchelt) über die Auskultation und Perkussion. Aber es wird auch deutlich, daß bereits praktische Ärzte von diesen Möglichkeiten wußten und sie benutzten (Spielmann). Insgesamt läßt sich erkennen, daß die Methoden, sofern sie überhaupt angewandt wurden, nur bei einer bestimmten Indikation oder Fragestellung eingesetzt wurden.

Daß sich diese Untersuchungstechniken allmählich weiter durchsetzten, ist in den „Medicinischen Annalen" gut zu verfolgen. Waren es, wie gesagt, von 1825 bis 1843, also in den „Heidelberger Klinischen Annalen", zunächst nur 8 deutsche Autoren, so erwähnten in den folgenden dreizehn Jahrgängen der „Medicinischen Annalen" (1835–1848) bereits 41 Autoren in 72 Artikeln die Auskultation oder Perkussion.

Stellt man die Anzahl der Artikel pro Jahr nebeneinander, erhält man folgendes Bild:

Tabelle 3: Auskultation und Perkussion in den Annalen

Jahr	Artikelanzahl	Jahr	Artikelanzahl	Jahr	Artikelanzahl
1825	1	1833	2	1841	6
1826	0	1834	2	1842	6
1827	3	1835	4	1843	8
1828	3	1836	3	1844	9
1829	2	1837	7	1845	7
1830	0	1838	4	1846	3
1831	0	1839	8	1847/48	3
1832	1	1840	4		

Viele praktische Ärzte benutzten inzwischen die physikalischen Untersuchungsmethoden. Anhand der Tabelle erkennt man, daß vor allem ab 1837 deutlich mehr Artikel erschienen, in denen die Anwendung erwähnt wird. Das deckt sich mit der allgemeinen Meinung, daß etwa ab den 40er Jahren auch in Deutschland der Durchbruch zur naturwissenschaftlich orientierten Medizin erfolgt ist und auch die physikalischen Untersuchungsmethoden breit angewendet wurden

Die Autoren, die im einzelnen in den „Medicinischen Annalen" von ihren Erfahrungen berichteten, sind: Bodenius, Cless, Ecker, Eisenmann, Frey, Guerdan, Harveng, Hauff, Hecker, Heermann, Herff, Hergt, Heyfelder, Hoefle, Kaiser, Lederle, Lieblein, Meissner, Moppey, Müller, Nevermann, H.F. Nägele, Osius, Pfeufer, Pickford, B.R. Puchelt, F.A.B. Puchelt, Rampold, Rees, Ritter, Roeser, Schauer, Schwarz, Seeger, Seither, Stahl, Stamm, Szerlecki, Vanotti, Volz, Zeroni. Die meisten dieser Ärzte waren praktische Ärzte, die nicht an Universitäten oder Krankenhäusern arbeiteten: 23 Ärzte waren ausschließlich praktische Ärzte, 10 wurden während ihrer Karriere auch Universitätsangehörige, 7 gehörten primär zum Lehrkörper der Universität, ebenso viele arbeiteten zeitweilig in Krankenhäusern.

Immer stärker wurde die Erkenntnis, daß die physikalischen Untersuchungsmethoden zur Diagnosefindung unbedingt notwendig sind und daß man sie daher möglichst häufig anwenden sollte. So sagt z.B. Puchelt:

> „Die Diagnose der Pleuropneumonie ohne Auscultation dürfte kaum möglich seyn. Wenn diese aber bei Zeiten angewendet wird, ist sie nicht schwierig."[17]

Und zehn Jahre später schreibt er:

> „Wenn wir die typhöse Pneumonie nicht durch Perkussion, Auskultation, und aus der Beschaffenheit des Auswurfs erkännten, so würde sie uns gewöhnlich entgehen. [...] Wenn sich die Vergrößerung der Milz nicht durch Palpation und Percussion kund gäbe, so wüsste ich kein Symptom, durch welches sie aufzufinden wäre."[18]

Man experimentierte mit den neuen Hilfsmitteln und erkannte, daß die Perkussion oft nur zusammen mit der Auskultation sinnvoll ist. Einige Autoren wandten wiederum die Perkussion auch an Leichen an, um ihre Fertigkeiten zu optimieren.

Auch wenn inzwischen Perkussion und Auskultation durchaus zu den üblichen Verfahren bei der Untersuchung eines Patienten zählten, wurden sie dennoch weiterhin hauptsächlich bei bestimmten Indikationen oder Fragestellungen durchgeführt. Die meisten Autoren der Annalen, die bei ihren Kasuistiken auch die Anwendung der Diagnostika erwähnen, taten das nur bei einer bestimmten Indikation. Nur bei Symptomen, die z.B. auf eine Pneumonie schließen ließen, wie Husten, Auswurf oder Fieber, wurde mit dem Stethoskop untersucht. Kaiser forderte daher 1846, daß eine gründliche physikalische Untersuchung immer notwendig sei, nicht nur bei bestimmten Indikationen.

> „Wie manches [Kind] geht an Gastromalacia zu Grunde und der Arzt versäumt, nach gleichzeitiger Dorsal-Pneumonie zu auscultiren? Wie vielen Aerzten ist es Gewissenssache, den Puls zu zählen und zu studiren, wie viele versäumen nicht in schweren Fiebern, wenn nicht gerade Brustsymptome sich hervordrängen, den Rücken und die Brust des Patienten ex officio zu untersuchen?"[19]

Da die Fertigkeiten mit diesen Hilfsmitteln immer weiter voranschritten, kam langsam die Frage auf, ob auch ein Auskultationsbefund ohne Symptome eine Therapie rechtfertige. Diese Diskussion wird heute immer noch geführt. Durch die immer exakter werdenden Methoden können immer mehr pathologische Befunde erhoben werden, die aber oft ohne jegliche Symptome einhergehen. Mit dem Beginn der genauen Diagnostik im 19. Jahrhun-

---

17 Puchelt, F.A.B., MA 1 (1835), S. 540 f.
18 Puchelt, F.A.B., MA 11 (1845), S.493.
19 Kaiser, E., MA 12 (1846), S. 277.

dert wurde diese Frage aktuell. Benno Puchelt beantwortete sich diese Frage selber:

> „Ich für meinen Theil möchte dies bestimmt glauben, und hege die Hoffnung, dass es uns so allein vermittelst der Auscultation gelingen kann, Leiden zu verhindern, die, wenn sie einmal ausgebildet sind, jeder radicalen Behandlung widerstehen."[20]

Er hielt die Perkussion auch in der Diagnose von Unterleibsgeschwüren für sehr wichtig. Für weniger Geübte gab er hier sogar eine Anleitung zur Perkussion.[21]

Ferner erkennt man, auch anhand der Artikel in den Annalen, daß die Auskultation vorwiegend zur Untersuchung der Lunge, ab 1833 auch des Herzens durchgeführt wurde. Man nutzte das Stethoskop z.B. zur Diagnose von Pneumonie, Pleuritis, Asthma, Emphysem, Wasseransammlung in der Lunge oder Pleuraerguß. Puchelt begann 1833 mit seiner kardiologischen Forschung, immer häufiger wurde das Stethoskop nun auch zur Diagnostik von Herzerkrankungen eingesetzt. Man differenzierte unterschiedliche Herztöne, Herzgeräusche, Geräusche bei Klappeninsuffizienz, Schwirren oder Rauschen. Auch die Fortleitung der Geräusche in die Carotiden bei Herzklappenfehlern wurde untersucht. Die Auskultation erstreckte sich somit auch auf die Gefäße. So wurden in den Annalen Beispiele beschrieben von Auskultation der Carotiden, der Arteria femoralis, Arteria brachialis und der Aorta. Immer häufiger beschrieben wurden auch Untersuchungen, ob Herzschlag und Pulsschlag synchron verlaufen und ob alle Herzschläge auch wirklich weitergeleitet werden. Und zwar könne das beobachtet werden, „indem man das Stethoskop auf die Gegend des linken Herzens ansetzt und die Finger auf die Radialis legt".[22]

Ein weiteres wichtiges Einsatzgebiet ergab sich für die Auskultation in der Geburtshilfe, wie oben bereits angeführt. Auch in den Annalen läßt sich dies verfolgen. Zum ersten Mal berichtete Hermann Nägele 1836 davon, daß er das Stethoskop einsetzte, um eine Schwangerschaft festzustellen. Sein Vater, Franz Carl Nägele, gab in den Annalen zu diesem Thema noch keine öffentliche Stellungnahme ab. Aber anhand seines handgeschriebenen Krankengeschichtsmaterials ab 1820 im Archiv der Frauenklinik läßt sich erkennen, daß auch er eine genaue Anamnese seiner Patientinnen vornahm. Regelmäßig auskultierte er die kindlichen Herztöne und untersuchte Lage, Stellung und Haltung des Föten. Temperaturmessungen führte er nicht durch. So genau auch seine Diagnostik vor der Geburt war, es fällt auf, daß er keinen Bericht über den Gesundheitszustand des Neugeborenen in den Akten vermerkte.[23]

---

20 Puchelt, B.R., MA 9 (1843), S. 35.
21 Ders., S. 47 ff.
22 Puchelt, F.A.B., MA 1 (1835), S. 523.
23 Martin, E. (1939), S. 3.

Insgesamt sieben Artikel von verschiedenen Autoren in den „Medizinischen Annalen" beschreiben den Einsatz der Auskultation in der Geburtshilfe, so wurden Nabelschnurströmungen und fetale Herztöne abgegrenzt. Vor allem Hermann Nägele beschrieb seine Erfahrungen mit dieser Methode. Zusammen mit Stoltz, einem Geburtshelfer aus Straßburg, der regen Briefkontakt mit seinem Vater, Franz Carl Nägele, hielt, veröffentlichte er 1839 einen Beitrag zur Auskultation, um die Kindslage festzustellen:

> „Die Auskultation bestätigte die Diagnose der Kopfstellung, indem die Herzschläge der Frucht deutlich in der linken Seite vernommen wurden."[24]

Im Jahre 1845 beschrieb er, daß er mit Hilfe der Auskultation Drillinge diagnostizieren konnte. Das Stethoskop wurde auch eingesetzt, um zum Beispiel den Geburtsmodus zu entscheiden, wenn man bei einem Geburtshindernis abwägen mußte, ob, falls das Kind noch lebte, ein schneller Kaiserschnitt angezeigt sei oder eine rasche operative Entbindung nicht mehr nötig sei, weil bereits keine kindlichen Pulse mehr zu hören waren.[25] Aber auch zur Bestimmung der Schwangerschaftsdauer setzten manche der Autoren das Stethoskop ein: Die gängige Meinung war wohl, daß der Fötalpuls und das Placentargeräusch erst ab dem vierten oder fünften Schwangerschaftsmonat zu hören seien. Vanotti aber hörte deutlich bereits in der zehnten Schwangerschaftswoche beide Geräusche und konnte sie sogar als im Uterus gelegen lokalisieren. Er lobt das Stethoskop als

> „[...] ein Untersuchungsmittel, mittelst welchem man im Stande ist, den Inhalt eines dergestalt abnorm veränderten Organs [Gebärmutter mit Föten] genauer zu bestimmen, [...] und zu dem ich meine Zuflucht nehmen musste, und zwar nicht ohne reichliche Belohnung für die häufigsten und verschiedenartigsten Manipulationen mit demselben, da ich Gelegenheit hatte, eine Erfahrung zu machen, die von den meisten Aerzten bis jetzt noch gänzlich bestritten wird, welche sich aber hier durch den Erfolg über alle Zweifel erhoben zeigte."[26]

Anschließend allerdings kritisiert er den übermäßigen Gebrauch des Stethoskops:

> „Ich [...] muß [...] noch bemerken, dass ich ein sehr feines und richtiges [...] Gehör, und eher ein Vorurtheil gegen, als für die moderne stethoskopische Alleshörerei hatte und noch habe, also in dieser Sache mit nüchternem Verstande und offenen Sinnen beobachtete."[27]

Ein besonders internistisch interessanter Artikel findet sich 1837 im dritten Band der „Medicinischen Annalen" von Hecker. Hecker schreibt, wie wichtig Perkussion und Auskultation für die Innere Medizin seien, da die Dia-

---

24 Nägele, H., MA 5 (1839), S. 286.
25 Meissner, MA 7 (1841), S. 324.
25 Vanotti, MA 10 (1844), S. 589.
26 Ebd.
27 Ebd.

gnosefindung in diesem Fach oft nicht einfach sei, oft überwögen subjektive Krankheitssymptome und es gebe einen Mangel an objektiven. Mit den physikalischen Methoden gebe es nun objektive Diagnostika:

> „Unter die diagnostischen Hülfsmittel aber, welche in neuerer Zeit am meisten zur festen Begründung einer scharfen und richtigen Diagnose vieler innern Krankheiten beigetragen haben, gehört vor allen andern die Einführung der Auscultation und Percussion."[28]

Damit werde die Diagnosestellung vieler internistischer Krankheiten, vor allem der Herzkrankheiten, sicherer. Die „Brauchbarkeit"[29] des Stethoskops für die Innere Medizin stehe außer Frage. Hecker stellt nun die Frage, ob die Auskultation auch für die Chirurgie geeignet sei. In der Chirurgie gebe es von vorneherein viele objektive Symptome, somit stehe die Diagnose und Therapie des Arztes auf einer „festen Basis".[30] Hecker hält den Einsatz des Stethoskops trotzdem auch in der Chirurgie für sinnvoll, vor allem bei solchen chirurgischen Fällen, bei denen seiner Meinung nach subjektive Symptome überwiegen, z.B. Fremdkörper in der Trachea, Blutschwamm, Aneurysmata, Frakturen, Tumor albus, Steine in der Harnblase, Urinretention, Empyem, Pneumothorax.

Die Entwicklung der Ausbreitung von Auskultation und Perkussion wurde hier zwar nur anhand einer eher regionalen Zeitschrift untersucht. Dennoch ist das Ergebnis repräsentativ für die Entwicklung in Deutschland, da sowohl praktische Ärzte als auch Kliniker und Universitätsprofessoren, die zudem noch aus unterschiedlichen Gegenden stammten, hier aus ihrer Praxis berichtet haben. Die Methode setzte sich demnach zunächst nur zögerlich durch, doch bis 1848 haben auch viele praktische Ärzte Gebrauch von dieser Möglichkeit gemacht und in zunehmender Zahl ihre Erfahrungen in den „Medicinischen Annalen" veröffentlicht.

Der Wandel bei den Untersuchungstechniken, der genau in die Zeit der Annalen fällt, ist hier deutlich spürbar.

4.1.2 Mikroskopie

Die ersten Mikroskope wurden bereits im 16. Jahrhundert entwickelt. Das Wort „Mikroskop" wurde 1624 von Johannes Faber aus Bamberg geprägt. Es entstand eine neue Wissenschaft, die Mikroskopie. Lange Zeit wurde das Mikroskop nur aus Neugierde benutzt; nur wenige Forscher nutzten es zu wissenschaftlichen Zwecken. Diese Arbeiten fanden außerdem wenig Beifall. Noch 1801 äußerte sich Marie François-Xavier Bichat (1771–1802) abfällig darüber. 1849 schrieb Paul Broca (1824–1880) „Wer behauptet, daß

---

28 Hecker, MA 3 (1837), S. 385.
29 Ders., S. 387.
30 Ders., S. 383.

man mit dem Mikroskop alles sieht, was man möchte, beweist, daß er zu diesem Gebiet ansonsten nichts zu sagen hat."[31] Bekannte Forscher auf dem Gebiet der Mikroskopie waren Marcello Malpighi (1628–1694) und Anthony van Leeuwenhoeck (1632–1723). Die technische Qualität war allerdings bis ins 19. Jahrhundert hinein mangelhaft. Erst in den 30er Jahren des 19. Jahrhunderts wurden serienmäßig gute Mikroskope hergestellt, die auch vergleichbare histologische Bilder ermöglichten. Die ersten achromatischen Mikroskope entstanden seit 1824 (Chevalier) und 1830 (Pößl). Mikroskope mit 500facher Vergrößerung wurden seit 1837 produziert.

Dementsprechend entwickelte sich die mikroskopische Pathologie auch erst ab 1830. Weil man nun exaktere Bilder gewinnen konnte, entdeckte man, daß es eine noch kleinere Einheit als das Gewebe gibt. Die Zellenlehre, von Theodor Schwann (1810–1882) und Matthias Jakob Schleiden (1804–1881) 1838/39 begründet, wurde erst durch die technisch verbesserten Apparate möglich. So brachten die neuen Mikroskope auch einen neuen Durchbruch, denn die Lehre von der Zelle ist heute noch Grundlage jeder Biologie. Das endgültige Postulat stellte Ende der 40er Jahre des 19. Jahrhunderts Virchow auf. Er erkannte, daß sich Zellen aus Zellen bilden und nicht aus einer amorphen Grundsubstanz entstehen. Dennoch blieb die Mikroskopie auch weiterhin nicht sehr verbreitet. Noch 1847 stellte Virchow fest, daß nur einzelne Kliniker und Praktiker die Bedeutung des Mikroskops wenigstens für diagnostische Zwecke erkannt haben.[32]

Zunächst wurden die Mikroskope dazu benutzt, die Anatomie genauer zu studieren. Der normale Körperbau sollte dadurch weiter aufgeklärt werden. Erst weit im 19. Jahrhundert ging man dazu über, auch krankhafte Veränderungen zu untersuchen. Noch 1836 sagte der bekannte Physiologe Johannes Müller, daß das Schwierigste der Pathologie noch zu leisten sei, nämlich die mikroskopische und chemische Untersuchung.[33] Vor allem in Frankreich war man der Methode gegenüber weniger aufgeschlossen. In Deutschland dagegen war zwar das klinische Niveau Anfang des 19. Jahrhunderts recht niedrig, dafür wurde naturwissenschaftliche Grundlagenforschung betrieben. Dabei wurde auch die Mikroskopie gefördert, so daß die Zellentheorie von deutschen Ärzten postuliert wurde. Ein wichtiger Vertreter der deutschen Mikroanatomie war Henle. Er untersuchte u.a. die Histologie der Niere. Nach ihm wurde z.B. die Henle-Schleife in den Nierenkanälchen benannt. Auch Schönlein in Würzburg förderte neben der physikalischen Diagnostik die physiologische, mikroskopische und chemische Forschung am Krankenbett.

---

31 Zitat nach Illustrierte Geschichte der Medizin (1992), Bd. 4, S. 1841.
32 Bynum (1994), S. 213.
33 Diepgen (1959), S. 145.

Die Mikroskopie leistete ebenfalls durch die Entdeckung von Krankheitserregern einen wichtigen Beitrag zur Kontagienlehre.

Insgesamt muß aber betont werden, daß chemische Analysen und mikroskopische Untersuchungen, wohl aus wirtschaftlichen Gründen, hauptsächlich in den Kliniken stattfanden. Das ist heute nicht anders. Nur wenige niedergelassene Ärzte können sich ein größeres Labor und die technische Ausstattung zur Färbung und Präparation von Geweben leisten.

Im Folgenden soll dargestellt werden, wie sich die Entwicklung der Mikroskopie und der histologischen Anatomie in den Annalen widerspiegelt.

Dabei fällt sogleich auf, daß mikroskopische Untersuchungen eher selten erwähnt werden. Zwar wird in den hier veröffentlichten Kasuistiken in fast jedem Todesfall von einer Sektion berichtet, die z.T. sehr genau beschrieben wird. Auch praktische Ärzte führten nach Möglichkeit Leichenschauen durch. Doch nur selten wird von einer mikroskopischen Untersuchung von Geweben berichtet. Meist wurde dabei ein Organ in der Sektion mikroskopisch nachuntersucht, um den Sitz der Krankheit festzustellen oder auffällige Regionen genauer zu untersuchen.

Die Verteilung der Artikel mit der Erwähnung mikroskopischer Untersuchungen stellt sich auf folgende Weise dar:

Tabelle 4: Mikroskopische Untersuchungen in den Annalen

Jahr	Artikelanzahl	Jahr	Artikelanzahl	Jahr	Artikelanzahl
1825	0	1833	1	1841	2
1826	0	1834	0	1842	3
1827	1	1835	1	1843	4
1828	0	1836	0	1844	0
1829	1	1837	2	1845	4
1830	0	1838	0	1846	3
1831	0	1839	0	1847/48	3
1832	0	1840	3		

Heutzutage wird bei jeder Sektion nach der makroskopischen Beurteilung auch eine mikroskopische Untersuchung durchgeführt. Das war anscheinend bis zur Mitte des 19. Jahrhunderts nicht einmal in Kliniken üblich.

Daß in den Annalen die Absolutzahl an mikroskopischen Untersuchungen deutlich hinter der der physikalischen Diagnostika (Perkussion / Auskultation) liegt, ist damit zu erklären, daß es für einen praktischen Arzt natürlich wesentlich einfacher und auch billiger ist, mit Finger und Stethoskop zu untersuchen, als sich ein teures Mikroskop zuzulegen.

Dennoch hielten immer mehr Ärzte auch diese Untersuchung für einen wesentlichen Punkt der Diagnostik. Es fällt auf, daß viele sehr unterschiedliche Krankheiten oder pathologische Veränderungen Anlaß zu einer mikroskopischen Untersuchung gaben. Wie bereits erwähnt, wurde zunächst die Mikroskopie fast nur zur Beschreibung der ‚normalen' Anatomie benutzt.

Erst langsam wurde klar, daß man damit auch krankhaft veränderte Gewebe erkennen und zur Diagnose beitragen kann. So wurde untersucht, was irgendwie interessant erschien. In den Annalen werden beispielsweise Untersuchungen der Flecken an der Darmschleimhaut bei Ruhr, der Flecken bei Diphtherie, des Blutes („relative Mengen-Verschiedenheit der Bluttheilchen, über Verschiedenheit der Configuration und der Bewegung der Kügelchen, über veränderte Gestaltung der Fibrine"[34]) oder des Eiters erwähnt. Auch der Harn wurde auf Eiter mikroskopisch untersucht. Einzelne Berichte finden sich über mikroskopische Untersuchung des Mutterkornes, phosphatischer Kristalle in faeces oder von Teleangieektasien im After von Neugeborenen bei unklarer rektaler Blutung eines Neugeborenen.

1840 berichtete Bischoff in den Annalen über die Entdeckung des Eingeweidewurms in Muskeln (Trichina spiralis). 1833 hatte John Hilton (1804–1878) in London im menschlichen Muskel eine zystische Struktur entdeckt, aber erst 1835 erkannte Wormald, daß es sich dabei nicht nur um Zysten handelte, sondern daß sich in diesem Hohlraum auch ein Wurm befand. Die Entdeckung wurde rasch in England und Deutschland bekannt. Allerdings erschienen aus Deutschland keine weiteren Beobachtungen. Da Bischoff die Sache aber für sehr wichtig hielt, wollte er einen Fall vorstellen, der in der Heidelberger Anatomie beobachtet worden war. Die Veröffentlichung hatte ein Nachspiel. Der Bericht von Bischoff erschien in den Medicinischen Annalen 1840 im ersten Heft. Im dritten Heft desselben Jahrgangs meldete sich Bischoff erneut zu Wort. Er nahm Bezug auf einen Brief von G.L. Kobelt aus Heidelberg an die Augsburger Allgemeine Zeitung, der dort am 31. Mai 1840 veröffentlicht worden war. Kobelt schrieb in diesem Brief, er sei es gewesen, der den von Bischoff beobachteten Parasiten als erster gesehen habe. Er habe somit als erster Deutscher überhaupt eine Trichina spiralis entdeckt. Dies habe er im März, gleich nach der Entdeckung, in der Zeitschrift „Frorieps Notizen" Nr. 248 veröffentlicht und auch Bischoff mitgeteilt. Kobelt beschuldigte nun Bischoff, diese Entdeckung unter seinem eigenen Namen veröffentlicht und die Entdeckung für sich beansprucht zu haben. Bischoff erwiderte nun in den Annalen, daß solche „Prioritäts-Streitigkeiten schon an und für sich meistens lächerlich und unbedeutend" seien.[35] Die Sektion, auf die er sich beziehe, habe, zunächst von den Studenten allein begonnen, am 12. März 1840 stattgefunden. Er selber sei erst eine Stunde nach dem Beginn dazu gekommen. Wer zuerst den Wurm entdeckt habe, sei nicht mehr eruierbar. Kobelt, der auch anwesend war, habe Bischoff den Wurm gezeigt. Dieser habe aus eigenem Interesse etwas von den Muskeln nach Hause genommen und den Wurm untersucht, ohne dabei an eine Veröffentlichung zu denken, da der Wurm ja schon lange

---

34   Harless, HKA 5 (1829), S. 187.
35   Bischoff, MA 6 (1840), S. 486.

Jahre bekannt war und die Untersuchung kein neues Resultat ergeben hatte. Puchelt aber habe ihn aufgefordert, den Fall in den Annalen vorzustellen.

> „Bei der Abfassung meines Aufsatzes fiel es mir nicht im Traume ein, irgend wie und wo die Beobachtung des Falles, die Bemerkung jener Million Würmer, als die meinige oder gar als meine Entdeckung hinzustellen. Dieses schien mir ohne alles Nachdenken darüber so etwas unbedeutendes, etwas so nothwendiges für Jeden, der dem Körper nahe trat, daß ich mich geschämt haben würde, daraus einen Anspruch für mich zu erheben. Es kam mir auch eben so wenig in den Sinn, daß irgend ein Anderer einen solchen Anspruch machen würde. Wie hätte ich glauben können, daß dieses Jemand, der sich einen Anatomen will nennen lassen, hätte verlangen sollen?"[36]

Bischoff führte zu seiner Verteidigung weiterhin an, daß er Kobelts Bericht in Frorieps Notizen aus zeitlichen Gründen nicht kennen konnte. Er empfand aber die Reaktion von Kobelt als boshaft, vor allem auch weil dieser seinen Vorwurf in einer nicht-medizinischen Zeitung veröffentlicht habe. Damit habe er ihm wohl „absichtlich durch Verunglimpfung seiner wissenschaftlichen Ehre und seines sittlichen Charakters [...] schaden" wollen.[37]

Durch Bischoffs Äußerungen erhält man einen kleinen Einblick in die zwischenmenschlichen Zustände und Begebenheiten an der Universität in Heidelberg. Zugleich aber beweist die Zeitschrift einmal mehr ihre Vielseitigkeit und ihre Aktualität. Zwar wurde Trichina spiralis bereits 1833 erstmalig beschrieben, doch in den Annalen fand ihre erste Beschreibung in Deutschland statt, abgesehen von Kobelts Bericht in „Frorieps Notizen".

Einige Autoren zitieren in ihren Artikeln mikroskopische Untersuchungen anderer Forscher, ohne eigene Untersuchungen durchzuführen. Hauff zitiert z.B. die Untersuchung von Bischoff, Henle und Canes, die entdeckten, daß die Schleimhaut des Magens aus Drüsensäckchen besteht.[38] Schneider berichtet 1845 über die mikroskopisch-chemische Untersuchung der Krusten bei Tinea favosa durch Robert Remak (1815–1865) und die mikroskopische Untersuchung von Pilzen durch Agostino Bassi (1773–1856) und Jean Victor Audouin (1797–1841).[39]

Das Mikroskop wurde immer häufiger bei allen möglichen Untersuchungen benutzt. Wichtiger wurde auch sein Einsatz bei Operationspräparaten, vor allem von Geschwülsten. So untersuchte Heyfelder 1841 den entfernten Markschwamm am Auge eines Kindes und schrieb darüber in den Annalen:

---

36 Ders., S. 488.
37 Ders., S. 490. Über diesen Streit schrieb auch Kußmaul in seinen „Jugenderinnerungen": „Kobelt und Bischoff konnten sich so wenig vertragen, daß es schließlich zu einem öffentlichen Ärgernis kam, was dem Ansehen der beiden Gelehrten in Heidelberg schadete." Kußmaul (1931), S. 210 ff.
38 Hauff, MA 6 (1840), S. 457 f.
39 Schneider, MA 11 (1845), S. 325 f.

„Unter dem Mikroskope zeigte sich der Markschwamm zusammengesetzt aus nicht ganz regelmässigen Kugeln von ungleicher Grösse, die in ihrem Innern einige Körnchen unterscheiden liessen. Es ist somit die Form von Carcinoma medullare, welche Müller [...] als erste Varietät aufführt."[40]

Heyfelder überhaupt hielt die Mikroskopie für sehr sinnvoll, da sie vor allem für die genauere Diagnose der Geschwülste eine Bedeutung habe. Die genaue Diagnose der Geschwülste sei aber wiederum wichtig für die Prognose und Therapie. Er untersuchte deshalb auch die Krebsbildungen in seiner Klinik genau unter dem Mikroskop.[41] Besonders gefiel ihm anscheinend ein

„[...] neues Microscop von Oberhäuser [...], das in keiner klinischen Lehranstalt gegenwärtig entbehrt werden kann."[42]

Er war auch der Meinung, daß eine Therapie erst nach guter Diagnostik erfolgen sollte:

„Darum wolle man doch die diagnostischen Hilfsmittel nicht von der Hand weisen, welche uns in der neuern Zeit geboten worden sind. Mögen die Auscultation, die Percussion, die Microscopie und die organische Chemie auch nicht allen sanguinischen Erwartungen entsprechen, mögen sie auch von manchen Seiten her überschätzt werden, verkennen kann niemand, der redlich und ernst zu forschen den Willen hat, daß durch sie die Gränzen unserer Beobachtung erweitert und das Gebiet der ärztlichen Erfahrung wesentlich vergrößert wurde."[43]

Relativ viele Berichte behandeln die mikroskopische Untersuchung von tuberkulösen und krebsigen Geschwüren. Besonders Heyfelder veröffentlichte mehrere Berichte über krankhafte Geschwülste. Es wurden sowohl Sektionspräparate als auch Operations-Präparate untersucht. In den meisten Fällen aber überwog die post-mortem-Diagnostik. Daß die Histologie auch als Diagnostikum des Lebenden geeignet sein könnte, hatte sich in der Praxis noch nicht durchgesetzt. Heyfelder hielt die mikroskopische Untersuchung von Geschwulstbildungen für äußerst wichtig. Sie werfe „neues Licht über die Geschwülste", somit auch über die Prognose. Er erkannte, daß die Histologie eine Entscheidung ermögliche, „welche Formen durch ein operatives Eingreifen beseitigt, und welche in das Gebiet der unheilbaren verwiesen werden müssen."[44] Die mikroskopische Untersuchung ermöglichte eine Einteilung der Geschwülste und somit erst eine genauere Diagnose. Aber nicht nur frische Präparate wurden untersucht. Heyfelder untersuchte zusammen mit seinem Assistenten Herz auch Präparate mit „krankhaften Geschwülsten" aus der Sammlung der pathologisch-anatomischen Präparate,

---

40 Heyfelder, MA 7 (1841), S. 262.
41 Heyfelder, MA 8 (1842), S. 480.
42 Ders., S. 478.
43 Ders., S.479.
44 Ders., S. 480.

die bei Operationen und Leichenschauen in der Klinik und Poliklinik gewonnen wurden. So versuchte man, ein möglichst umfassendes Bild der Tumoren zu erhalten. Trotzdem das Mikroskop zu diesem Zeitpunkt bereits wesentlichen Anteil bei der pathologisch-anatomischen Forschung hatte, mußten dennoch, nach Heyfelder, „die Medicin und Chirurgie das Meiste von der Microscopie noch erst erwarten".[45] Heyfelder widersprach Johannes Müller, den er folgendermaßen zitiert:

> „Die microscopische [...] Analyse soll daher nimmer das Mittel der ärztlichen Diagnostik werden [...]. Die angewandte Diagnostik der Geschwülste kann nicht auf so subtile Hilfsmittel sich gründen [...]. Für das innerlich Verschiedene müssen dann leicht in die Sinne fallende äussere Charactere zur practischen Diagnostik aufgesucht werden."[46]

Heyfelder sah das anders:

> „Der mikroskopischen Untersuchung allein verdanken wir die Kenntniss, dass diejenigen Geschwülste, welche gewöhnlich Steatomata genannt werden, durchaus nicht eine und dieselbe, sondern eine sehr verschiedene innere Beschaffenheit haben [...]. Diese [...] Varietäten lassen sich aber nur mit Hülfe des Mikroskopes, mithin erst nach geschehener Exstirpation der Geschwülste bestimmen, welche in ihrer Form, in der Beschaffenheit, Consistenz und Farbe ihrer Substanz und rücksichtlich ihres Sitzes kaum ein in die Sinne fallendes Unterscheidungsmerkmal bieten dürften. [...] In practischer Beziehung sind die mikroskopischen Untersuchungen insofern von einem entschiedenen Werthe, als sie uns zeigen, dass einige dieser Geschwülste zeitlebens fortbestehen können, ohne eine bösartige Degeneration zu erfahren, dass es aber irrig seyn würde, alle sehnigen Fasergeschwülste als gutartig bezeichnen zu wollen, die höchstens durch ihren Umfang beschwerlich, aber niemals lebensgefährlich werden. Heilung ist nur durch Exstirpation möglich, welche vorgenommen werden muss, wenn die Geschwülste dem Wundarzte zugänglich sind. Auch ist es räthlich, dass die Exstirpation möglichst gleich geschehe, bevor eine krebsige Beimischung sich kund gethan, welche den Erfolg der Operation trüben könnten."[47]

Die Mikroskopie ermöglichte also eine genauere Analyse der Geschwülste, sowie eine Klassifikation und genauere Beobachtung von Geweben. Der Grund zur mikroskopischen Anatomie, der Histologie, heutzutage fester Bestandteil jeder Sektion und jeder anatomischen Untersuchung, wurde in dieser Zeit gelegt. Die pathologische Anatomie mit der Frage nach dem Sitz der Krankheiten als ihrem pathognomonischen Zeichen, entwickelte sich erst seit Beginn des 19. Jahrhunderts zu einer eigenständigen Disziplin. Sektionen wurden, wie bereits erwähnt, möglichst bei jedem Todesfall durchgeführt, um das Verständnis der Krankheit zu fördern. Allerdings hatte sich das Mikroskop auch bis 1848 – zumindest anhand der Artikel in den Annalen – noch nicht routinemäßig bei jeder Sektion oder bei jedem Opera-

---

45 Heyfelder, MA 9 (1843), S. 386.
46 Ebd.
47 Ders., S. 387 ff.

tionspräparat durchgesetzt. Aber es wurde, gerade in der Diagnostik von Tumoren, immer häufiger eingesetzt. Geschwülste, die mit dem bloßen Auge als gleichartig erschienen, zeigten bei einer Vergrößerung durchaus unterschiedliche Strukturen und ließen sich daher als unterschiedliche Gewebe klassifizieren. Somit ermöglichte auch dieses Hilfsmittel andere und präzisere Diagnosen. Dies ist ein weiterer Punkt, der einen Wandel innerhalb der Medizin anzeigt und sich auch anhand dieser Zeitschrift nachvollziehen läßt.

Neben der Untersuchung von Geschwülsten wurde das Mikroskop auch zur Untersuchung anderer Gewebe herangezogen. Die Möglichkeiten, das Mikroskop einzusetzen, waren äußerst vielfältig geworden. In den Annalen finden sich Beiträge über mikroskopische Untersuchungen von Kallusbildung[48], von Bronchialgerinnsel[49], postmenstrueller Uterusschleimhaut[50], von Menstrualblut und Vaginalschleim[51], von „phosphatischen Krystallen in den faeces"[52] oder auch von locker aufliegenden schwärzlichen Stellen auf der Schleimhaut des Dickdarmes[53]. Tuberkulöse Substanzen wurden ebenso untersucht wie krebsartige Geschwüre. Helmbrecht benutzte das Mikroskop, um bei der Sektion im After eines neugeborenen Kindes abgerissene Gefäße nachzuweisen und so die Diagnose bei einer unklaren Blutung zu stellen.[54]

Heutzutage sind diese Ergebnisse nichts Neues und seit langem geläufig. Aber die Ärzte des 19. Jahrhunderts mußten diese Dinge erst entdecken. So ergab sich ein Sammelsurium verschiedenster Beiträge. Jeder, der etwas untersucht oder beobachtet hatte, veröffentlichte sein Ergebnis.

Einige der Autoren machten genauere Angaben über die Art der Vergrößerung. So benutzten einige, z.B. Rampold (1843), einfache Lupen. Bereits 1840 erwähnt Bischoff, daß er eine „stärkste Vergrößerung von 800 Mal im Durchmesser" zustande bringen könne.[55] Auch Roeser benutzte 1843 neben der Lupenuntersuchung Mikroskope mit 4–800facher Vergrößerung. 1845 schreibt Hoefle, daß er zur Mikroskopie ein Instrument von Oberhäuser mit 360–510facher Vergrößerung benutze. Auch Heyfelder benutzte für seine Untersuchungen ein Oberhäuser-Mikroskop.

Kaiser sah 1846, daß die Mikroskopie noch nicht allen Ansprüchen genügte:

> „Es dürften wenigstens die Unterscheidungen der krankhaften Gewebe durch das Mikroscop bis jetzt wenigstens den Anforderungen der ausübenden Heilkunst noch

48   Ritter, MA 12 (1846), S. 321 ff.
49   Weber, Fr., MA 13 (1847/48), S. 537.
50   Janzer, MA 13 (1847/48), S. 603.
51   Frick, MA 13 (1847/48), S. 615.
52   Hoefle, MA 8 (1842), S. 575.
53   Ders., S. 590.
54   Helmbrecht, MA 9 (1843), S. 167.
55   Bischoff, MA 6 (1840), S. 240.

nicht entsprechen, wenn es wahr ist, [...] wie Albers in seiner Recension der Frerichs'schen Abhandlung neulichst ausrief: Noch gibt es keine auf solche mikroskopische Merkmale gegründete Diagnose des Krebses, der Tuberkeln, des Osteosarkoms, der Polypen, oder irgend einer anderen Bildung."[56]

Die meisten Beiträge, die mikroskopische Untersuchungen beinhalten, zeigen, daß die Autoren diese Untersuchungen für wichtig und sinnvoll hielten, daß sie nach exakten, naturwissenschaftlichen Methoden arbeiten wollten. Daß die Annalen Beiträge aus unterschiedlichen medizintheoretischen Richtungen bei gleichen diagnostischen Methoden veröffentlichten, zeigt z.B. der Artikel von Küster 1845:

„Der Grund unserer bis jetzt noch mangelhaften Kenntniss der Krankheiten des Spinalsystems liegt [...] in unserer so unvollständigen Kenntniss des eigentlichen agens in dem ganzen Nervensysteme; wir kennen es nur in seinem anatomischen Bau, also todt. Die neuern Entdeckungen der centripetalen und fugalen Wirkungen sind höchst wichtig, aber auch kaum mehr, als die ersten Schritte; was hier vermittelt und wie es geschieht, das wissen wir nicht. Die iatrochemische Schule, die nur als wahr erkennt, was sich im Schmelztiegel derselben unter dem Mikroskope erkennen lässt, verwirft die Lebenskraft als mystischen Unsinn; sie hat uns aber noch nicht belehrt, wie die Nerven auf den übrigen Organismus einwirken. Wir kennen sie als ein Gemisch von Fetten, Salzen, von Albumin und Wasser; damit wissen wir aber noch weiter nichts, als was uns für die Blutcirculation eine chemische Analyse der Adern lehrt."[57]

Wie das Zitat zeigt, vermißten manche Ärzte hinter aller modernen Diagnostik Rücksicht auf die „Seele" oder das „Wesen" der Krankheit. Auch solche kritischen Aussagen wurden in den Annalen veröffentlicht und lassen damalige Diskussionspunkte erkennen, denn nicht alle Ärzte standen den neuen Entwicklungen uneingeschränkt positiv gegenüber.

4.1.3 Sonstiges

Kurz sei auch noch von anderen Untersuchungsmethoden, die in den Annalen erwähnt werden, berichtet.

Die allgemeine naturwissenschaftliche Entwicklung im 19. Jahrhundert führte auch dazu, daß genaue Analysen von Harn, Sekreten oder der Galle nach chemischen Bestandteilen durchgeführt wurden. Zum Beispiel wurde der Urin nach Eiweiß untersucht, als Zeichen für eine organische Nierenerkrankung. Auch das spezifische Gewicht, der Harnsäure- und Harnstoffgehalt, seit 1841 auch der Zuckergehalt des Urins wurden bestimmt, ebenso der Harnstoffgehalt und die Fettarten des Blutes. Ferner wurden Albumin und Pepsin, Hämatin und Globuline, Fibrin und die Blutsalze entdeckt. Für

---

56 Kaiser, E., MA 12 (1846), S. 306 f.
57 Küster, MA 11 (1845), S. 81.

praktische Ärzte allerdings waren diese chemischen Untersuchungen hauptsächlich aus wirtschaftlichen Gründen weniger praktikabel.

Eine Möglichkeit auch für praktische Ärzte war aber die Untersuchung des abgelassenen Blutes, um eine „Crusta phlogistica" oder auch die Farbe des Blutes bzw. des Serums zu bestimmen. Auch den Urin oder die Galle konnte man sich einfach nach Farbe und Geruch ansehen, um dadurch erste Anhaltspunkte für mögliche Erkrankungen zu erhalten.

Es fällt bei Durchsicht aller Jahrgänge der Zeitschrift auf, daß bei den meisten Falldarstellungen eine genaue, detaillierte Untersuchung der Patienten durchgeführt wurde. Zwar meist ohne Hilfsmittel, wurde doch sehr genau beobachtet und jedes Detail, jede Veränderung exakt wiedergegeben. Man fing mit der Anamnese an, oft auch der Familienanamnese. Dann wurde der Patient allgemein auf seine „Constitution", sein „Temperament" eingeordnet. Es folgte eine Beurteilung von Gesichtsfarbe, Hautwärme, Sensorium, Appetit, Stuhlgang und Schwitzen. Danach wurde der Patient gründlich untersucht: Puls, Atmung, Abdomen, Leber, Zunge, Mandeln, Augen, Nase, Knoten, Drüsen, Exantheme (Ausbreitung, Form, Größe etc.), Schmerzen, Fieber, Delirien, Periodizität von Anfällen, Urin, Speichel, Sputum; gegebenenfalls erfolgte auch eine rektal-digitale Untersuchung.

Vielen Autoren war es auch wichtig, minutiös den Verlauf der Erkrankung zu beschreiben. Man achtete auf prädisponierende Faktoren, Komplikationen, Schutzmittel und Krisen. Falls der Patient verstorben war, wurde nach Möglichkeit eine Leichenschau durchgeführt.

Es war bekannt, daß bei bestimmten Krankheiten bestimmte Symptome auftreten, auf die man besonders achten sollte. So wurde bei Verdacht auf Wasserkopf (Hydrocephalus), dem „gefährlichsten Kinderfeind"[58], der Kopf genau auf typische Zeichen wie übermäßige Wärme, Erschrecken, Aufschreien, Lichtscheu, empfindliches Gehör, abnormer Kopfumfang und auffällige Augen hin untersucht. Am wichtigsten für die Ärzte aber war die Kombination bestimmter Symptome, die nur zusammen zu einer Diagnose führen können. So klagt z.B. Heyfelder:

> „Überhaupt kann ich es nur als einen klinischen Fehlgriff betrachten, wenn man die Diagnose an ein Symptom knüpfen und nach diesem das Nomen morbi einrichten will. Das Ensemble aller Symptome kann und darf nur die Diagnose bestimmen, da Individualität des Kranken, Alter und mancherlei ursächliche Momente und Nebenumstände einzelne Symptome im concreten Falle verwischen, andere greller bezeichnen und stärker hervorheben."[59]

Leider war trotz verbesserter Diagnostika weiterhin oft die endgültige Diagnose nur über die Leichenschau möglich. Falls einmal die Sektion nicht durchgeführt werden konnte, erklärten die Ärzte die Gründe dafür. Meist la-

---

58   Vezin, HKA 5 (1829), S. 48.
59   Heyfelder, HKA 10 (1834), S. 620.

gen sie in der Ablehnung der Angehörigen. Auch die praktischen Ärzte auf dem Lande führten Sektionen durch, nicht nur die Kliniker. Bis Mitte des 19. Jahrhunderts gab es noch keine eigenen Pathologen. Die Leichenschauen wurden von den Klinikern oder praktischen Ärzten selbst durchgeführt.

Zusammenfassend kann festgestellt werden, daß sich die Entwicklung der diagnostischen Methoden in den Annalen sehr lebhaft widerspiegelt. Die vielfältigen Anwendungsmöglichkeiten, aber auch die ethischen Probleme, die mit den neuen Untersuchungstechniken verbunden waren, werden offen und ausführlich diskutiert. Dabei zeigt sich, daß man gerade in Heidelberg schon sehr frühzeitig den großen Wert speziell von Perkussion, Auskultation und Mikroskopie erkannte und propagierte. Die gewonnenen Aussagen geben trotz ihrer relativ geringen Anzahl insofern ein gültiges Bild der damaligen Verhältnisse, als die Ärzte, die in der Zeitschrift geschrieben haben, aus unterschiedlichen Gegenden und unterschiedlichen beruflichen Positionen stammten, sich auch aus unterschiedlichen beruflichen Interessen geäußert haben und somit durchaus die Gesamtheit der Mediziner repräsentieren können. Die Allgemeingültigkeit wird allerdings dadurch eingeschränkt, daß die in den Annalen veröffentlichenden Autoren vorwiegend der naturwissenschaftlichen Medizin und nicht der romantischen Medizin nahestanden. Diese andere Gruppe kommt daher in dieser Arbeit nicht zu Wort.

4.2 Therapeutische Maßnahmen

In der Übersichtsliteratur zur Medizin des 19. Jahrhundert lassen sich auch im therapeutischen Bereich typische Tendenzen und Entwicklungen erkennen. Im Folgenden soll also nicht auf spezielle Therapiemethoden bei bestimmten Krankheiten eingegangen werden. Es soll vielmehr an drei Beispielen untersucht werden, inwieweit sich bestimmte Tendenzen, die für die Medizin bis 1848 charakteristisch waren, in dieser Fachzeitschrift wiederfinden.

Zum einen wurde die medizinische Diskussion zu Beginn des 19. Jahrhunderts ganz wesentlich vom Streit um die sogenannte „antiphlogistische Schule" bestimmt: Einen breiten Raum in der Theorie der Krankheitsentstehung nahm nämlich die Vorstellung ein, daß Krankheiten entzündlicher Natur, also antiphlogistisch seien.

Zum anderen kam durch den aufsteigenden Wert der naturwissenschaftlichen Methode der Glaube an die bisher als erfolgreich geltenden rein empirischen Behandlungsmethoden gehörig ins Wanken. Zahlreiche neue Theorien zur Krankheitsentstehung wurden entwickelt und führten zu je eigenen therapeutischen Maßnahmen. In letzter Konsequenz entstand bei vielen Ärzten ein therapeutischer Skeptizismus oder gar Nihilismus.

Schließlich werden die beiden Artikel behandelt, die sich mit der Einführung der neuen Narkosemethoden auseinandersetzen.

4.2.1 Streit um die antiphlogistische Schule

Wie schon mehrfach erwähnt, bestand in Deutschland zu Beginn des 19. Jahrhunderts eine Vielfalt verschiedener medizinischer Strömungen vor. Auch in der Therapie war dies spürbar, es gab so unterschiedliche Konzepte wie Brownianismus, Elektrotherapie, Galvanismus, Magnetismus, Hydrotherapie, Naturheilkunde, Humoralpathologie oder Homöopathie. Damit verbunden war, daß es eine Vielfalt von Heilmitteln gab, die jedoch meist pflanzlichen Ursprungs waren, abgesehen von Quecksilber, Antimon, Phosphor, Arsen und Eisen. Nur wenige Medikamente hatten nach heutigem Wissen tatsächlich eine spezifische Wirkung, wie zum Beispiel Quecksilber bei Syphilis, Eisen bei Bleichsucht, Chinarinde (seit 1820) bei Wechselfieber oder Digitalis (seit 1785) bei Herzerkrankungen.

Lammel unterscheidet in der Arzneimittellehre des frühen 19. Jahrhunderts drei Haupttheorien: 1. Die Wirksamkeit der Medikamente bzw. Heilmethoden wurde rein chemisch erklärt, nicht mechanisch oder physikalisch. 2. Die Wirkung verschiedener Medikamente wurde erklärt, indem man von der angenommenen Erregbarkeit des Nervensystems ausging. Diese Theorie fußte sehr stark auf den Erfahrungen am Krankenbett. 3. Diese Theorie war naturphilosophisch. Sie basierte auf der empirischen Grundlage der chemischen und erregungstheoretischen Richtungen.[60] Vorherrschend bei der großen Zahl verschiedener Richtungen war noch zu Beginn des 19. Jahrhunderts die Humoralpathologie. Sie sah als Ursache einer Erkrankung eine schlechte Zusammensetzung der Körpersäfte. Es war also immer der gesamte Körper betroffen. Insofern sah die Humoralpathologie auch eine Therapie des Allgemeinzustandes vor mit heroischen, d.h. eingreifenden Methoden wie Aderlaß bei Blutfülle oder Entzündung, Purgieren (d.h. künstlich erzeugtes Erbrechen), Abführmaßnahmen (Laxantien und Diuretika), Hautreizungen oder Schwitzkuren. Viele Krankheiten wurden als Entzündung des Blutes gedeutet. Entzündungen wurden vor allem mit z.T. massiver Blutentziehung (allgemein mittels Aderlaß oder lokal mit Blutegeln), Säuren, Mittelsalzen, Kalomel, Mercur, Senega, Kampfer, Belladonna, Opium, Nitrum, Salmiac oder Moschus behandelt. Für die Patienten waren diese antientzündlichen, antiphlogistischen Behandlungsmethoden – schmerzhafte Haarseile, blasenziehende Pflaster oder künstlich hervorgerufene ableitende Eiterungen, neben Aderlaß, Purgieren oder Schwitzen – meist sehr quälend. Diese Techniken waren aber allgemein üblich und wurden besonders in Paris und damit überhaupt in Frankreich in großem Umfange ausgeübt. Vor allem Broussais war schon bei seinen Zeitgenossen für den exzessiven Gebrauch von Aderlaß und Blutegeln bekannt. Es wurde sogar vom „Vampirismus" von Broussais und von Blutverschwendung gesprochen.[61] Im Jahre 1824 wurden ca. 100.000 Blutegel nach Frankreich importiert, 1827 waren es bereits 33 Millionen. Das war der absolute Höhepunkt, denn schon ein Jahr später wurden „nur" noch 25 Millionen Blutegel eingeführt. Das zeigt ein leichtes Abflauen der Begeisterung.[62] Viele der ohnehin durch ihre Krankheit geschwächten Patienten verstarben bei diesen anstrengenden und kräftezehrenden Therapien.

Zunehmend kam es zu Kritik an diesen Methoden. Da aber trotz aller Erkenntnisse der Naturwissenschaften keine geeigneten neuen Therapien geschaffen wurden, entwickelte sich der sogenannte therapeutische Skeptizismus. Aus Enttäuschung über die mangelnden Erfolge der herkömmlichen Heilmethoden wurde verstärktes Vertrauen auf die Heilkräfte der Natur gesetzt. Therapeutische Erfolge waren dabei eher zufällig, da spezifische Wirkungen unbekannt waren. Die Pathomechanismen der verschiedenen Krankheiten waren ja zum größten Teil noch gänzlich unerforscht. „Die herrschende allgemeine Unsicherheit über die jeweils angemessene Behandlung drückte sich einerseits in der raschen Aufeinanderfolge verschiedener Therapieformen aus, die für wenige Jahre jeweils zu einer Art Mode und dann

---

60 Lammel (1990), S. 116 ff.
61 Diepgen (1959), S. 153.
62 Ders., S. 42.

bei fast allen Krankheiten angewendet wurden, andererseits in der Anwendung verschiedenster, oft gegensätzlicher Kuren bei ein und derselben Krankheit."[63] Für Huerkamp, von der das eben genannte Zitat stammt, hatte jeder Arzt gewissermaßen seine eigene Heilmethode. Auch Loetz schließt sich dieser Meinung an. Die „bunte Vielfalt von Heilmitteln" verwirrte die Ärzte so sehr, daß sie sich gezwungen sahen, dennoch die herkömmlichen, ihnen selbst vertrauten Heilverfahren weiter zu verwenden, auch wenn sie zum Teil schon erkannt hatten, daß diese Methoden eigentlich völlig nutzlos waren.[64] Viele, auch bekannte Mediziner wandten sich gegen den „Mißbrauch" von Aderlaß und damit gegen die antiphlogistische Schule. Louis aus Paris, der vor allem durch die Einführung der Statistik in die Medizin bekannt geworden ist, schrieb in einer Abhandlung über den Aderlaß, daß dieser wenig nützlich, oft sogar richtiggehend schädlich sei. Die Stimmen gegen die antiphlogistische Schule mehrten sich. Hufeland setzte sich gegen die in seinen Augen unsinnige Anwendung von Aderlaß, Brechmitteln und Abführmitteln ein. In dieser Beziehung war er ausnahmsweise einer Meinung mit Brown, der ebenfalls diese Methoden drastisch einschränkte.[65]

Auch in den Annalen findet sich die Diskussion über Sinn oder Sinnlosigkeit der antiphlogistischen Schule wieder. Es wird die Frage aufgeworfen, ob denn bei bestimmten Krankheiten immer gleich ein Aderlaß erfolgen solle.

Bei der Lektüre der Annalen fällt auf, daß die Therapien im Verlauf der Behandlung eines Patienten oft wechselten. Änderten sich die Symptome, wurde entsprechend auch die Therapie umgestellt. Die Therapien waren also rein symptomorientiert. Spezifische Mittel bei bestimmten Krankheiten waren selten. Diese Beobachtung deckt sich mit den Beschreibungen der Sekundärliteratur.

Bereits im ersten Artikel von Puchelt, 1825, über die klinischen Institute an der Universität Heidelberg gewinnt man einen Überblick über die Vielfalt der üblichen Therapieverfahren: Diät, Brechmittel, Salmiak, schleimige Mittel, Blutegel, Althee decoct, Mandeln, Mohnsamen, Senfteig, Blasenpflaster, Opium, Laudanum, Nitrosum, Kalomel, Digitalis und Klystiere. Bei Blutfülle wurden Aderlaß oder Blutegel angeordnet, bei einem Abszeß aufweichende Umschläge oder Erbrechen. Auf schmerzhafte Stellen setzte man Blutegel, Digitalis wurde bei „Wasseransammlung" gegeben.

Die Blutentziehung mittels Aderlaß oder Blutegel war, wie gesagt, eine der üblichsten Therapiemaßnahmen, was sich auch in den Annalen widerspiegelt. Doch bereits 1826 erscheinen in der Zeitschrift erste Stimmen, die Zweifel an der Blutentziehung äußern. Von da ab finden sich entsprechende

---

63   Huerkamp (1985), S. 23.
64   Loetz (1993), S. 93.
65   Schwanitz (1979), S. 61.

Äußerungen gegen die Blutentziehung recht kontinuierlich über die Bände verteilt, allerdings sind es insgesamt nicht sehr viele. Überhaupt enthalten nur 32 Artikel explizite Stellungnahmen hinsichtlich der Anwendung von Blutentziehung, d.h. entweder für ihre Anwendung oder gegen eine ungezielte Blutentziehung. Das entspricht einem Durchschnitt von 1,34 Beiträgen pro Jahr. Daneben findet man in der gesamten Zeitschrift aber immer wieder Fallbeschreibungen, bei denen die Autoren ganz selbstverständlich Aderlaß oder Blutegel angewendet haben, wenn die Indikation dafür gegeben war. Vor allem die praktischen Ärzte übten dieses Therapeutikum weiterhin aus, weil sie empirisch gute Erfahrungen damit gemacht hatten. Sie selbst betraf die Diskussion innerhalb der Fachwelt eher weniger. Schweig schreibt 1848, also im letzten Jahrgang der Annalen, daß die Anwendung von Blutegeln auf schmerzende Stellen immer noch das übliche Mittel sei trotz der Diskussion auf „wissenschaftlicher Ebene".[66] Auch Puchelt benutzte diese Methode, und im selben Jahr wie Schweig, 1848, schreibt sein Sohn, daß z.B die Blutentziehung ein geeignetes Mittel bei Bronchitis sei, einerseits wegen der antiphlogistischen Wirkung, andererseits weil nach seinem Verständnis eine Blutentziehung die Lunge von Blut entlaste. Daran erkennt man, daß die Heidelberger Medizinische Fakultät weiterhin diese traditionelle Heilmethode anwandte, sich also auch in diesem Punkte an der französischen bzw. der Pariser Schule orientierte.

Andererseits wurde heftig darüber nachgedacht, ob der Aderlaß nicht vielleicht auch sinnlos sei und weggelassen werden könne. Es wurden sogar Stimmen laut, ob die Blutentziehung nicht sogar eher schade als nütze. Dietl aus Wien veröffentlichte 1849 eine Studie über den Aderlaß bei Pneumonie. Er kam eindeutig zu dem Ergebnis, daß diese Therapie überhaupt keinen Nutzen hat, daß aber viele Patienten dadurch einen Schaden davontragen. Im selben Jahr wie Schweig schreibt Richter 1848 in den Annalen, daß in letzter Zeit oft „die Blutentziehung [...] in ihrer Nothwendigkeit und Zweckmässigkeit sehr stark bezweifelt" worden sei. Sie

> „wird [...] nicht bloss ohne Schaden in dieser Krankheit unterlassen, sondern ohne [sie] sogar eine schnellere, leichtere Genesung herbeigeführt."[67]

An diesen beiden Meinungsäußerungen von Schweig und Richter wird die ganze Spannbreite des Problems deutlich. Sie zeigen, daß das Thema zu heftigen Diskussionen geführt hat, daß diese aber vorwiegend auf wissenschaftlicher Ebene ausgetragen wurden und die praktischen Ärzte davon kaum berührt wurden. Diese änderten daher an ihrer bisherigen Therapie hinsichtlich Blutentziehung nichts. Für den Praktiker Schweig ist trotz aller Zweifel die eigene Erfahrung mit dem Heilmittel ausschlaggebender als alle

---

66 Schweig, MA 13 (1848), S. 367.
67 Richter, MA 13 (1848), S. 592 f.

wissenschaftliche Begründung, die er kennt. Er hält weiter an der traditionellen Therapie fest, während sich Richter von den Argumenten gegen den Aderlaß hat überzeugen lassen. Dieses Nebeneinander läßt sich im Verlauf der gesamten Annalen verfolgen. Immer gibt es Autoren, die den Aderlaß oder die Blutentziehung anwenden. Ebenso finden sich immer wieder Ärzte, die dagegen argumentieren. Genaue Zahlen lassen sich auf diese Art nicht feststellen. In den Fällen, in denen gegen den Aderlaß argumentiert wurde, wandten sich die Autoren oft gar nicht gegen den Aderlaß an sich, sondern gegen dessen blinde Anwendung in jedem Fall. So fordert Rau 1826, den Aderlaß nur anzuwenden bei

> „Gegenwart lebensgefährlicher Congestionen und Entzündungen, welche durch andere Mittel nicht so schnell gehoben werden können, als der Drang der Gefahr es fordert."[68]

Weiter schreibt er:

> „Auf jeden Fall ist es immer rathsamer, das Blut zu sparen, als es ohne Noth fließen zu lassen, zumal da wir den Grad der allgemeinen Schwäche in dem unausbleiblich nachkommenden nervösen Zeitraume gar nicht voraussehen, und nicht wissen können, ob eine Entkräftung eintreten wird, die uns wünschen läßt, das verlorne Blut wieder herbeischaffen zu können."[69]

Insgesamt gab es zwei große Kritikpunkte gegen die Blutentziehung. Zum einen sei sie wie übermäßiges „Purgiren" ein sehr schwächendes Verfahren und solle bei Erkrankungen, die dem Kranken an sich schon Kräfte entziehen, wie z.B. bei Typhus oder Cholera, nicht angewandt werden. So finden sich auch in den Annalen eine Reihe von Artikeln, die sich gegen den Einsatz von Aderlaß speziell bei bestimmten Erkrankungen richten: Balling etwa spricht sich 1830 gegen Aderlaß bei Typhus aus, ein anonymer Autor 1831 für Aderlaß bei Cholera nur in Ausnahmefällen:

> „Wie konnte man bei einer so schnell erschöpfenden Krankheit die allgemeine Vorschrift ertheilen: Man lasse jeden Kranken zuerst zur Ader?"[70]

Fuchs schreibt 1833, daß die Blutentleerung der „minder wesentliche Theil dieser Behandlung" des Tetanus traumaticus sei.[71]

Schwarz propagiert 1833, daß auch bei Masern der Aderlaß nur bei sehr schweren Lokalentzündungen ausgeübt werden sollte. Besser seien „gelinde Unterstützungsmittel", wie Diät, geeignete Zimmertemperatur, Ruhe, abgedunkeltes Licht, Reinlichkeit oder leichte Kost.[72]

---

68 Rau, G.L., HKA 2 (1826), S. 422.
69 Ders., S. 423.
70 Anonym, HKA 7 (1831), S. 347.
71 Fuchs, HKA 9 (1833), S. 60.
72 Schwarz, HKA 9 (1833), S. 127.

Zeroni geht in seinem Urteil, im Falle von Gesichtsrose, noch weiter:

„Bedenkt man aber, daß man kaum einen tödtlichen Fall dieser Krankheit aufzufinden vermag, wo sich nicht dieser unglückliche Ausgang einem Übermaaße an Kunsthülfe zuschreiben ließ, so könnte man sich sogar geneigt fühlen, die Erklärung des Nutzlosen der Blutentziehung bis zu deren Verwerflichkeit zu steigern."[73]

Auch bei der Influenza ist nach der Meinung von Pfeufer

„der antiphlogistische Apparat in der Form von Blutentziehung [nicht] nothwendig."[74]

Pauli schreibt 1838:

„Daher kommt es aber denn auch, daß die Kranken, zumal bei gleichzeitiger Blutentziehung, in noch so geringfügigen Krankheiten, nach wenigen Tagen so herunter gekommen, daß man Mühe hat, sie wieder zu erkennen, und wenn sie auch dem Tode entrinnen, ihnen oft doch ein sieches Alter dadurch vorbereitet wird."[75]

Dieselben Argumente bringt Rampold 1843 vor, wenn er schreibt:

„Der Verfasser [gemeint ist Most] hat schon mehrere Male die Erfahrung gemacht, dass Krebskranke und an Markschwamm Leidende bei etwas Wein und nicht allzu schwächender Diät sich weit besser befanden als bei einer zu strengen oder bei der Anwendung von antiphlogistischen Mitteln."[76]

Alle diese Zitate belegen, daß man anfing, sich ernsthaft Gedanken darüber zu machen, ob der Aderlaß wirklich bei allen Krankheiten der Golden Standard sei. Zunehmend erkannten die Ärzte, zunächst jeder bei seiner eigenen Therapie einzelner Krankheiten, daß es eine Reihe von Erkrankungen gibt, bei denen ein Aderlaß nicht sinnvoll ist. Durch die Zusammenfassung der Beiträge in einer Zeitschrift konnten die Ärzte ihre Erfahrungen austauschen und sehen, daß ihre Kollegen gleichartige Erfahrungen gemacht haben. So wurde die Skepsis dieser Therapiemethode gegenüber immer stärker und erreichte zunehmend auch die praktischen Ärzte.

Der andere Kritikpunkt richtete sich gegen die unüberlegte, blinde Anwendung der Methode. Wichtig sei, immer genau die Indikation einer Maßnahme zu überprüfen. Das gelte für die Blutentziehung genauso wie für andere Arzneien. Schon 1825 wird diese Thematik angesprochen. Pfeufer schreibt:

„Zudem kommt es bei der Behandlung einer Entzündung wohl vorzüglich auf die qualitative Verschiedenheit des organischen Gewebes an, in welchem sich der Entzündungsprozeß entwickelt hat, und nach welcher qualitativen Verschiedenheit die therapeutische Behandlung mannichfaltig modificirt, und bald das Nitrum, der Salmiac und das Calomel, bald der Moschus, die Belladonna und das Opium in An-

---

73 Zeroni, MA 2 (1836), S. 326 f.
74 Pfeufer, MA 2 (1836), S. 245.
75 Pauli, Fr., MA 4 (1838), S. 279.
76 Rampold, MA 9 (1843), S. 445.

wendung gebracht werden müssen; ein Grundsatz, den sich der blinde Anhänger der antiphlogistischen Schule bei der unbedingten Anwendung des antiphlogistischen Apparats durch Aderlaß und Nitrum ebenso zu Gemüthe führen darf, wie früher der Brownianer bei Anwendung des Poims, der Naphthen und dergleichen."[77]

Auch allgemein wandten sich manche Autoren gegen „blinde Nachbeter" jeder Lehre:

„Nicht Brown, nicht Broussais, selbst nicht einmal Hahnemann sind die gefährlichsten, wohl aber ihre blinden Nachbeter, deren es immer in Menge gibt; denn was ist Bequemeres in der Welt, als Andere für sich denken zu lassen, und nachzubeten?"[78]

Der Aderlaß sollte also nicht gedankenlos in jedem Fall vorgenommen werden, sondern nur bei einer exakten Indikationsstellung. Darin sind sich die meisten dieser Autoren einig. Gefährlich sei es, wie oben dargelegt, bei jeder Erkrankung dieses schwächende Mittel anzuwenden, unabhängig vom Zustand des Kranken, und somit eventuell dem Patienten eher noch zu schaden. Auch die Menge des entzogenen Blutes sollte angemessen sein. So werden von den Gegnern des Aderlasses neben dem unkritischen Einsatz des Verfahrens vor allem die zum Teil riesigen Blutmengen, die dabei abgelassen wurden, angeprangert. Ein anonymer Autor schreibt 1844:

„Aber wir machen nur eine Blutentziehung, [...] da wir die Krankheit vor irgend einer gefährlichen Ausartung bewahren wollen. Die Krankheit setzt nichts destoweniger ihren charakteristischen Verlauf fort, und um diesen überstehen zu können, hat der Organismus sowohl sein Blut wie seine Kräfte nöthig. Hat man daher nur das rechte Maass getroffen, so darf man im Uebrigen ruhig seyn."[79]

Cramer schreibt 1835:

„Der Aderlaß selbst darf dem Arzte nur durch zu große Heftigkeit der Kopf- und Brustsymptome abgenöthigt werden; ihn für absolut hilfreich zu erklären, ist sicher ein verderblicher Wahn, da eine jede unnöthige Schwächung dem zweiten Stadium der Krankheit [= Typhus] einen bösartigeren Charakter zurückläßt, der durch Nichts wieder gut gemacht werden kann."[80]

Zwei Jahre später, 1837, meint Zeroni:

„Wer in den Rheumatismen pfundweise das Blut entzieht, wird eine reichliche Sammlung interessanter Herz- und Lungenleiden zusammentragen, denn er schafft sich die Fälle selbst."[81]

---

77   Pfeufer, HKA 1 (1825), S. 363 f.
78   Pauli, Fr., MA 4 (1838), S. 280.
79   Anonym, MA 10 (1844), S. 523.
80   Cramer, F., MA 1 (1835), S. 247.
81   Zeroni, MA 3 (1837), S. 60.

Und im selben Jahrgang an anderer Stelle:

> „Nur die reiflichste Ueberlegung dürfte hier einen Aderlaß wählen. Denn dieser zur
> Unzeit oder im ungeeigneten Moment angebracht, kann Folgen herbeiführen, die gar
> nicht zu berechnen sind."[82]

Damit distanzieren sich die Autoren von der französischen Art der Anwendung. Frankreich war damals, wie oben bereits ausgeführt, bekannt als ein
Land, in dem der Aderlaß in extenso bis hin zur Blutverschwendung angewandt wurde, was natürlich damit zusammenhing, daß dort die Idee der
Entzündung eine noch größere Rolle spielte als in Deutschland. Diese Erfahrung machte auch Cless auf seiner Studienreise nach Frankreich, die er
1839 in den Annalen veröffentlichte. Seine Reise führte ihn anschließend
auch nach England, und auch dort stellte er eine Vorliebe für Aderlässe und
Opium, also antiphlogistische Therapiemethoden fest.[83]

Die Blutentziehung wurde nicht nur durch Aderlaß durchgeführt, sondern
es gab noch andere Methoden, so z.B. die Behandlung mit Blutegeln. Vor
allem bei der sogenannten lokalen Blutentziehung kamen sie zum Einsatz,
d.h. bei angenommenen lokalen Entzündungen oder lokaler Blutfülle. Je
nach Alter des Patienten und Intensität der Krankheitssymptome setzte man
unterschiedlich viele Egel auf die betroffenen Stellen. Kinder wurden mit
wesentlich weniger Egeln behandelt. 1840 beschreibt Bruner in den Annalen eine der Möglichkeiten, wie die Blutegel beschafft werden konnten:

> „Blutegel, dieser heilige Anker der heutigen französischen Therapeutik, finden sich
> in den Sümpfen Senegambiens in solchem Ueberfluß, daß, um sie zu fangen, man
> nackte Neger in denselben herumwaten läßt, die an ihrer weichen, sammtartigen
> Haut angesogenen Thiere abliest und in ganzen Schiffsladungen nach den französi-
> schen Antillen überschifft."[84]

Wie wichtig die Diskussion um die Blutentziehung angesehen wurde, zeigt
der Beitrag von Harless, der in vier Fortsetzungen (in den Jahren 1828,
1829, 1831) erschien: „Die Blutentziehung in ihren nothwendigen Schranken, als Heilmittel, im Vergleich mit der Blutverschwendung, als Zerstö-
rungsmittel." Schon im Titel wird der entscheidende Konflikt genannt.
Harless selbst, so wie auch Puchelt, hält die Blutentziehung bzw. den Aderlaß grundsätzlich für eines der wichtigsten Heilmittel. Daß es darüber immer
wieder heftige Streitereien gibt, kann er kaum verstehen. In seinem Artikel
beschreibt Harless zunächst die Geschichte des Aderlasses, die bis zu Hippokrates zurückreiche. Seit dem Ende des 17. Jahrhunderts habe es immer
wieder heftige Gegner der „Blutverschwendung" gegeben, vor allem sei an
dieser Stelle Johann Baptist van Helmont (1579–1644) zu nennen. Harless

---

82 Ders., S. 522.
83 Cless, MA 5 (1839), S. 17 ff. Zu diesem Bericht ausführlich in Kapitel 4.5.
84 Bruner, MA 6 (1840), S. 212.

beschreibt ausführlich die verschiedenen Meinungen und Lehren zur Blutentziehung durch die Geschichte. Er erkennt, daß im 19. Jahrhundert zunehmend Stimmen gegen den Aderlaß laut werden, was seiner Meinung nach schon vor der Brownschen Periode begonnen hat. Brown selber war ein heftiger Gegner der Blutentziehung. Als ein Beispiel eines anderen vehementen Gegners nennt Harless Johann Gottlieb Wolstein (1738–1820) in Wien. Dieser sei überhaupt gegen jedes Blutentziehen, vor allem aber gegen Aderlässe. Nur in wenigen Ausnahmen stimme Wolstein einem Aderlaß zu. Harless selbst hält sowohl zu wenig Aderlaß für schädlich, als andererseits auch eine zu große Menge. Neuerdings sei seiner Meinung nach geradezu eine Entzündungs- und Aderlaßsucht mit Blutverschwendung zu verzeichnen. Harless vertritt also im Grunde die Meinung der meisten Autoren der Annalen. Der Aderlaß an sich sei nicht nur schädlich, wie manche Ärzte glauben, sondern er könne sehr wohl einen Nutzen haben. Voraussetzung dafür aber sei, daß man ihn richtig anwende, d.h. maßvoll und zur rechten Zeit. Bis auf wenige Stimmen in dieser Zeitschrift, die den Aderlaß als eher schädlich ansehen, wird Harless' Meinung von den meisten anderen Autoren geteilt. Wichtig ist auch ihnen eine maßvolle Anwendung.

In den Artikeln der Annalen zeigt sich deutlich, daß die Frage „Aderlaß – natürliches Heilmittel oder schädliche Blutverschwendung?" lange Zeit Diskussionsthema in der Wissenschaft war. Besonders die praktischen Ärzte behielten bis 1848 meist die traditionelle Methode bei, aber sie waren doch sensibilisiert und überdachten zunehmend speziell das Problem der Indikationsstellung. Auch wenn es insgesamt nur bei Einzelfällen bleibt, bieten die Annalen doch einen guten und in gewisser Weise repräsentativen Überblick über die Diskussion um die antiphlogistische Praxis.

4.2.2 Therapeutischer Skeptizismus

In Anlehnung an die Humoralpathologie wurde bis in die Mitte des 19. Jahrhunderts meist noch der Allgemeinzustand des Patienten behandelt. Nur langsam vollzog sich der Wandel von der allgemeinen zur lokalen Therapie. Im Gegensatz zu den vielfältigen Theorien, die in dieser Zeit häufig wechselten, war die Therapie lange Zeit relativ konstant. Das lag gewiß nicht zuletzt daran, daß sie sich mit ihren Aderlässen, Emetika und Schwitzkuren bis auf Hippokrates zurückführen ließ.

Andererseits erkannten die Ärzte durch den Aufschwung der Naturwissenschaften und die Möglichkeiten der Statistik, daß ihre herkömmlichen Behandlungsmethoden und Arzneimittel nur unzureichend waren. Die Entwicklung der therapeutischen Medizin blieb deutlich hinter derjenigen der Grundlagenforschung und Diagnostik zurück. Die Erkenntnisse der Naturwissenschaften und der dadurch verbesserten diagnostischen Möglichkeiten konnten zunächst lange nicht auf die Therapiemöglichkeiten umgesetzt werden. Die Ärzte wurden zunehmend enttäuscht von den gängigen Heilverfahren. Sie erkannten, daß die hilfreich scheinenden Methoden einer genaueren, z.B. statistischen Prüfung nicht standhalten konnten, und erwarteten nun auch für die Therapie einen gleichen Fortschritt wie in der Diagnostik. So ist zu verstehen, daß sie sich aus lauter Enttäuschung über die mangelnde Entwicklung erst einmal gänzlich von den herkömmlichen Therapiemethoden abwenden wollten. Viele Ärzte wurden zu therapeutischen Skeptikern, d.h. sie lehnten die aktiv eingreifenden therapeutischen Maßnahmen ab und reduzierten die Therapie auf die Anwendung von natürlichen Heilverfahren. Diese Phase begann in den 40er Jahren des 19. Jahrhunderts und reichte bis in das 20. Jahrhundert hinein. Manche Medizinhistoriker sehen das Ende dieser Phase erst mit der Entdeckung der ersten Antibiotika in den 20er Jahren des 20. Jahrhunderts (1935 kam das erste Sulfonamid auf den Markt).[85] Erst durch diese spezifisch wirksamen Medikamente fanden die Ärzte ihren Glauben an die Therapeutika wieder.

Die anfängliche Skepsis führte bei einigen Ärzten zur gänzlichen Ablehnung aller Therapiemöglichkeiten, dem sog. „therapeutischen Nihilismus", als dessen Hauptvertreter Dietl in Wien gilt. Dietl veröffentlichte 1849 seine Studie: „Der Aderlass in der Lungenentzündung. Klinisch und physiologisch erörtert." Er erkannte, daß der Verzicht auf Aderlaß und Brechweinstein die Sterblichkeit bei Pneumonie von mehr als 20% auf weniger als 10% reduzierte.[86] Für Dietl mußte sich die Medizin als Naturwissenschaft verstehen und von dort ihre Begriffe und Methoden entleihen. 1845/46 propagierte er die naturwissenschaftliche Methode als Methode der Medizin. Er hielt Forschung und Diagnostik für wichtiger als Therapie. Er ging mit diesem „therapeutischen Nihilismus" über den „therapeutischen Skeptizismus" seiner Pariser und Wiener Kollegen hinaus. In Frankreich und Deutschland galt vor allem die skeptische Haltung. Die Therapie war für Dietl nie das wichtigste Ziel des Arztes, so konnte er ohne große Probleme die Therapie auch völlig aufgeben. Der Arzt solle als Naturforscher die Natur beobachten, aber nicht verändern. Nicht die Behandlung durch den Arzt, sondern Naturgesetze bestimmen seiner Meinung nach den Ausgang einer Erkrankung. Als Grundgesetz der Medizin galt für ihn: „Nur die Natur kann heilen."[87] Schon vor Dietl gab es in Wien Ärzte, die an die Heilkraft der Natur glaubten und somit auch eine skeptische Haltung gegenüber jeglicher Therapie einnahmen. Dietls Nihilismus ist als Fortsetzung dieses Denkens zu sehen. In Deutschland gelten vor allem Wunderlich und seine Tübinger Schule als die Verfechter dieser Lehre.

---

85 Lichtenthaeler (1987), S. 513.
86 Wiesemann (1991), S. 14.
87 Zitat nach ders., S. 26.

Der Glaube an die Fähigkeit des Organismus zur Selbstheilung und den Nutzen einer vorsichtigen, abwartenden Therapie, die sog. exspektative Methode, geht bereits auf Hippokrates und seine „vis medicatrix naturae"[88] zurück. Im Laufe der Geschichte fand sie immer wieder Anhänger, z.B. Thomas Sydenham, Friedrich Hoffmann (1660–1742), Georg Ernst Stahl und Philippe Pinel (1745–1826). Auch für Gmelin war „Nichtsthun immerhin besser [...] als dreistes Eingreifen in die Wirksamkeit der Natur."[89] Wie schon bei Hippokrates wurden äußere Umstände zur Heilung einer Erkrankung wieder wichtig, so z.B. günstige hygienische Verhältnisse, Krankenpflege, Wärme, Ruhe, Bewegung, Luft, Wasser oder eine bestimmte Diät. Wenn man im Krankheitsverlauf auf diese Dinge achte, unterstütze man damit die Selbstheilungskräfte der Natur. Wunderlich nannte diese Form der Therapie auch „exspektativ", d.h. daß die Therapie dem natürlichen Entwicklungsgang der Krankheit abwartend folgt, ohne stark einzugreifen. Der Krankheitsverlauf sollte genau beobachtet werden, um die richtigen unterstützenden Maßnahmen, die für diese Krankheit geeignet sind, zu finden. Man überwachte den Kranken und versuchte, Komplikationen zu verhindern, gleichzeitig auch Beschwerden zu lindern. Im Gegensatz dazu stand die direkt heilende Therapie. Diese hatte zum Ziel, die Krankheit möglichst schnell, unter Umständen auch gewaltsam, zu unterdrücken und aufzuheben. Ihre Erfolge aber waren zweifelhaft. Zum Teil wurden recht gefährliche Mittel eingesetzt und nicht selten führten die Methoden nicht zu einer dauerhaften Heilung.

Die Ärzte, die den gängigen Heilverfahren skeptisch gegenüberstanden, hielten die Erfolgsmöglichkeiten der medikamentösen Therapie bis auf wenige Ausnahmen für sehr gering. Zu den Ausnahmen zählten sie z.B. Chinin bei Wechselfieber und Quecksilber bei Syphilis. Zu einer erfolgreichen Therapie ist es nötig, daß man die Wirkungsweise eines Medikamentes kennt. Von den meisten der bis dahin gebräuchlichen Heilverfahren war dies jedoch nicht bekannt, deshalb zögerten immer mehr Ärzte, sie einzusetzen. Stattdessen betonten diese Ärzte die Wichtigkeit von Diät, Hygiene und auch die Prophylaxe von Krankheiten. Die Skeptiker forderten für die Medizin und eben auch für die Therapie eine streng wissenschaftliche Basis. Man dürfe sich nicht nur nach Krankheitserscheinungen richten, sondern man müsse auch versuchen, die Krankheit mit ihren Symptomen zu erklären. Das ärztliche Handeln dürfe nicht länger auf Glauben und empirischer Erfahrung beruhen, sondern müsse sich auf exaktes Wissen stützen. Dietl

---

88   Die Lehre der gesunden Lebensführung (= Diätetik) beinhaltet sechs Kriterien, auf die der Mensch achten muß: 1. Licht / Luft; 2. Speise / Trank; 3. Arbeit / Ruhe; 4. Schlaf / Wachen; 5. Absonderungen / Ausscheidungen; 6. Anregung des Gemüts. Die Diätetik unterstützt die Heilkraft der Natur im Menschen. Sie wurde eingeführt von Hippokrates und erlebte dann einen neuen Höhepunkt um 1800 v.a. durch Hufeland.
89   Zitat nach Rettich (1968), S. 15.

forderte von einer exakten, naturwissenschaftlichen Therapie, daß sie immer gleichartig wirksam sein müsse, da sie bestimmten chemischen oder physikalischen Gesetzen gehorche, die für den einzelnen Patienten keine Ausnahme machen. Ein Medikament müsse eine Krankheit immer heilen, wenn es einmal als wirksam erkannt worden sei.

Die Ärzte begannen, ihre Behandlungsergebnisse durch statistische Verfahren zu überprüfen. Dabei stellte sich rasch heraus, daß die alten kurativen Methoden wie Aderlaß, Purgieren oder Schwitzen kaum einen Einfluß auf den Krankheitsverlauf hatten. Das führte dazu, daß viele Ärzte die zur Verfügung stehenden Heilmethoden ablehnten und ihre Therapie darauf reduzierten, den Heilprozeß der Natur zu unterstützen und alle störenden Hindernisse aus dem Weg zu räumen. Auch vor den Richtmaßen der experimentellen Pharmakopoe erwiesen sich die meisten herkömmlichen Medikamente als wirkungslos.

Dazu kamen die Erfahrungen der Choleraepidemie, die mit ihren Mißerfolgen in der Therapie den therapeutischen Nihilismus förderten.[90] Da jede versuchte Methode erfolglos blieb, verzichtete man schließlich lieber ganz auf eine Therapie bei dieser Krankheit (s. dazu auch Kap. 4.4).

Um 1840 war also die Therapie wie schon zu Beginn des 19. Jahrhunderts uneinheitlich. Es standen sich drei große Gruppen gegenüber: therapeutisch konservative Ärzte, Empiriker und Nihilisten. Im Gegensatz zu Dietl und auch Wunderlich war übrigens Virchow eher ein therapeutischer Optimist. Er glaubte an spezifische Therapien und hielt auch das Erfahrungselement für wichtig.[91]

Viele Medizinhistoriker teilen die Medizin im 19. Jahrhundert in drei Phasen ein. Zunächst gab es die sog. Krankenbettmedizin, dann folgte die Hospitalmedizin, die sich vor allem in Frankreich etablierte und zuletzt die Labormedizin, die sich hauptsächlich ab der Jahrhundertmitte entwickelte. In der Hospitalmedizin wurden die physikalischen Untersuchungsmethoden eingeführt, erste Skepsis gegenüber der althergebrachten Therapie kam auf. In der Labormedizin wurden das naturwissenschaftliche Experiment und die mikroskopische und chemische Untersuchung wichtig. Die Therapie wurde im Extremfall sogar gänzlich abgelehnt. Damit verlagerte sich auch der Schwerpunkt des Interesses. Galt das ärztliche Interesse während der sog. Krankenbettmedizin noch vorwiegend der Prognose und der Therapie, rückte in der Hospitalmedizin, nicht zuletzt infolge der Zweifel an herkömmlichen Therapieverfahren, die Relevanz der Therapie in den Hintergrund. Dafür wurde die Diagnostik wichtiger. In diesen Bereichen wurde eine sehr intensive Forschung betrieben, auch naturwissenschaftliche Grundlagenforschung. Doch obwohl man die großen Mängel im therapeutischen Bereich

---

90 Henkelmann (1985), S. 50.
91 Diepgen (1959), S. 163.

erkannte, konnten die Erkenntnisse der Grundlagenforschung, wie bereits gesagt, lange Zeit nicht auf die Therapie angewandt werden. Solange dies so war, rückte die Therapie in den Hintergrund und war nicht mehr vorrangiges Ziel der Ärzte. Andererseits wollte und konnte man mit den bisherigen Methoden aber auch nicht mehr weiterarbeiten.

Eine Folge der ganzen therapeutischen Resignation war, daß die Patienten oftmals vernachlässigt wurden und nicht mehr im Mittelpunkt der ärztlichen Aufmerksamkeit standen. Denn in der Regel stand nun die Diagnosestellung im Vordergrund, und nur noch wenige Ärzte kümmerten sich weiterhin um die diätetische, medikamentöse und physikalische Behandlung ihrer Patienten. In vielen Fällen aber wird diese „Vernachlässigung" für die Kranken allerdings von Vorteil gewesen sein, da sie nicht mehr den quälenden, kräftezehrenden und meist doch wirkungslosen Therapien unterworfen wurden.

Trotz aller Skepsis wurde jedoch die medizinische Forschung gerade auf dem Gebiete der Heilkunde kräftig vorangetrieben. Viele neue Medikamente wurden entwickelt oder entdeckt, viele Versuche, z.T. auch an Menschen, wurden durchgeführt. Es entstand dabei der Wunsch, die Pharmakopoe zu vereinheitlichen. Bisher hatte jede Region ihre eigenen pharmazeutischen Richtlinien und Regeln und ihre eigenen Medikamente. Anfang des 19. Jahrhunderts erschien die erste allgemeine deutsche Pharmakopoe. Dies war ein Werk, in dem alle gültigen Medikamente aufgelistet waren hinsichtlich ihrer Zubereitung, Inhaltsstoffe, Indikationen etc. So bot das Buch schließlich einen einheitlichen Standard, der für ganz Deutschland gültig wurde.

Auch in den Annalen läßt sich diese ganze Thematik verfolgen. Das bedeutet, daß es schon vor Dietl und dem Wiener therapeutischen Nihilismus, der in den vierziger Jahren des 19. Jahrhunderts aufkam, und auch außerhalb der französischen diagnoseorientierten Praxis, die die Therapie vernachlässigte, Ärzte gegeben hat, die die gängigen Heilverfahren hinterfragten und reduzierten.

Bereits 1826 finden sich dazu Ansätze, z.B. in einem Beitrag von Rau, der dafür plädiert, möglichst einfache Mittel zu gebrauchen, in diesem Fall bei Typhus, und berichtet, daß viele der an Typhus Erkrankten auch ohne jeden Gebrauch von Arzneimitteln gesund geworden sind.[92] In diesem Zusammenhang gibt Rau eine recht genaue Darstellung möglicher diätetischer Behandlungen: frische, kühle Luft, aktive Bewegung und auch Ruhezeiten, möglichst ein großes, helles Zimmer für den Patienten und kühle, säuerliche Speisen. Diese diätetischen Maßnahmen sind seiner Meinung

---

92   Rau, G.L., HKA 2 (1826), S. 444.

nach gut geeignet, um die Krankheit zu behandeln.[93] Im selben Jahr schreibt auch Simon:

> „Ich erinnere blos an das jedem rationellen Arzt höchst widerliche Unwesen, das die Empiriker [...] mit der Jodine, der Blausäure, mit dem Tart. emet., mit der Hungerkur, mit dem Blutlassen, mit den kalten Uebergießungen treiben."[94]

Beide Autoren kritisierten die bisherigen Therapiemöglichkeiten. Rau tat das indirekt, indem er es vorzog, wenig aktiv zu behandeln, und statt dessen die vis medicatrix naturae arbeiten ließ. Somit bewegte er sich auf demselben Weg, den später auch Dietl und Wunderlich einschlagen sollten. Wunderlich war ja der Überzeugung, daß die bessere Methode die der exspektativen Therapie sei.

Obwohl Puchelt zwar noch den Aderlaß anwandte und auch verteidigte, läßt sich doch auch bei ihm eine skeptische Haltung gegenüber den Therapien erkennen. 1827 schreibt er:

> „Sonst befanden sich die Kranken desto besser, je weniger sie in dieser Periode mit Medicamenten bestürmt, je einfacher sie behandelt wurden."[95]

Er kenne kein Arzneimittel und kein Heilverfahren,

> „wodurch das im Ursprunge der Krankheit schon begründete nervöse Stadium auf positive Weise hätte verhindert werden können; leider muß ich hinzusetzen, daß ich auch sogar darüber Bedenken habe, ob durch die gepriesensten nervina oder andere Mittel der Verlauf des Nervenfiebers aufgehalten, abgebrochen, bedeutend verkürzt werden möchte."[96]

Dennoch geht er nicht so weit, wie später Dietl, jegliches Heilverfahren als schädlich abzutun und überhaupt nicht mehr therapieren zu wollen. Er orientiert sich am Pariser Skeptizismus, sieht aber trotzdem einen Nutzen in der Anwendung von Heilverfahren bei bestimmten Krankheiten. Er stellt die Therapie nicht gänzlich in den Hintergrund, erkennt aber, daß nicht immer jede Methode anwendbar ist:

> „Ich würde jedoch in der Skepsis zu weit zu gehen glauben, wenn ich den Heilmitteln in dieser Krankheit allen Werth absprechen und behaupten wollte, daß sie gar nichts zur Heilung derselben beitrügen."[97]

Es zeichnet sich also auch in Heidelberg früh schon eine skeptische Haltung gegenüber Therapeutika ab. Insgesamt finden sich in den Annalen 24 Artikel von 20 Autoren, die direkt auf diese Thematik Bezug nehmen. 10 Artikel entstammen den HKA und 14 den MA. Die Verteilung ist ziemlich konstant während der gesamten Laufzeit bis 1848 und ergibt folgendes Bild:

---

93 Ders., S. 527.
94 Simon, HKA 2 (1826), S. 492 f.
95 Puchelt, F.A.B., HKA 3 (1827), S. 185.
96 Ders., S. 229.
97 Ebd.

Tabelle 4: Therapeutischer Skeptizismus in den Annalen

Jahr	Artikelanzahl	Jahr	Artikelanzahl	Jahr	Artikelanzahl
1825	0	1833	1	1841	1
1826	3	1834	0	1842	1
1827	2	1835	2	1843	3
1828	2	1836	1	1844	2
1829	1	1837	3	1845	0
1830	1	1838	0	1846	0
1831	0	1839	0	1847/48	1
1832	0	1840	0		

In den meisten Beiträgen geht es um die grundsätzliche Erwägung, daß die Ärzte lieber die „Naturheilkraft" unterstützen sollten, anstatt selber aktiv zu viel einzugreifen. So schreibt z.B. Bird 1829:

> „Alles in der Natur, daher auch jede Krankheit (doch es gibt Ausnahmen [...]) muß einen bestimmten Kreis durchlaufen. Krankheiten, welche diesen Cyclus nicht durchlaufen können, indem ein derbes Einschreiten des Arztes dies hindert, können nicht geheilt werden; wohl aber werden sie ihren Charakter ändern und demnach in einer andern Form auftreten."[98]

Und Hopf schreibt 1828:

> „Es gehört meines Erachtens mehr Resignation und Beurtheilungskraft dazu, solche Krankheitsfälle zu beurtheilen, und die Natur nicht zu stören, als Dutzende von Recepten zu hinterlassen."[99] „Solche Erklärungen [...] sind höchst belehrend, indem sie unwiderlegbar beweisen, daß es wahre Wissenschaft und Kunsth verrathe, bei solchen Krankheiten, so wie bei den meisten hitziger Art mehr negativ als positiv zu verfahren, und daß [...] die ungeheuren Apotheker-Rechnungen unserer Zeit gerade ein trauriger Beweis für die tief gesunkene wissenschaftliche Bildung solcher Aerzte sind."[100]

Heute noch haben viele Ärzte das Gefühl, sie müßten unbedingt Rezepte schreiben, als würde gerade dies von ihnen erwartet.

Bei der Lektüre der Annalen fällt auf, daß – auch in Heidelberg – eine Menge an vielfältigen Therapien ausprobiert wurde. Bei jeder kleinen Änderung der Symptome folgte eine Veränderung in der Therapie. Nicht nur heutigen Ärzten fällt das auf, auch die damaligen Ärzte erkannten diesen Mißstand. Es gab noch wenig spezifisch wirkende Arzneien, da man viele Krankheiten von ihrer Pathophysiologie her noch nicht verstanden hatte. Aber immer mehr Ärzte kamen zu dem Ergebnis, lieber gar nicht zu behandeln als unspezifisch nur eine rein symptomorientierte Therapie durchzuführen.

---

98 Bird, HKA 5 (1829), S. 160.
99 Hopf, HKA 4 (1828), S. 424.
100 Ders., S. 441.

Meist wird noch, zunächst bei bestimmten Erkrankungen, dafür plädiert, lieber den Verlauf der Erkrankung zu beobachten und nicht einzugreifen, aber dem Patienten durch bestimmte Maßnahmen wie Ruhe, kühle Temperaturen, frische Luft oder leichte Kost Linderung zu verschaffen und den natürlichen Heilungsprozeß zu unterstützen. So wird dies für verschiedene Krankheiten wie Scharlach, Keuchhusten, Typhus oder Influenza propagiert. Wichtig sei aber, immer zuerst eine exakte Diagnose zu stellen, bevor man überhaupt mit der Therapie beginne. Das zeigt, daß der Wunsch nach spezifischen Behandlungsmöglichkeiten wuchs. Die „Allheilmittel" wie Aderlaß oder Schwitzkuren galten nicht mehr. Für jede Erkrankung gab es eine eigene Behandlungsmethode. Solange aber eine Krankheit nicht richtig bekannt ist, kann sie auch nicht adäquat therapiert werden. Auch dafür finden sich in den Annalen Beispiele; so schreibt z.B. Bluff 1835:

> „So wurden einstweilen alle Heilversuche eingestellt, da bei mangelnder Diagnose keine feste Indication zu stellen war, und jeder Eingriff sonach verwerflich schien. Um durch Regulirung der Diät die Kräfte zu heben und vielleicht von der Naturheilkraft auf ein einzuschlagendes Verfahren hingewiesen zu werden, blieb die Kranke in andauernder Beobachtung, ohne Arzneien zu erhalten."[101]

Im Prinzip wird heute nicht anders verfahren. Wenn die Diagnose unbekannt ist oder trotz Diagnostik unbekannt bleibt, bleibt keine andere Wahl, als den Kranken regelmäßig zu beobachten und die Krankheitssymptome zu lindern.

Im Jahre 1841, immer noch einige Jahre vor Dietls Ausführungen, schreibt Roeser vom „Nichts-Thun" bei Erkrankungen.[102] Zum ersten Mal wird dieser Begriff in den Annalen verwendet. Roeser berichtet, daß er sein eigenes Kind, aber auch andere Patienten, durch „Nichts-Thun" von der Ruhr geheilt habe. Er habe dabei nur eine bestimmte Art von Diät verwendet, jedoch keine Arzneimittel gebraucht.[103] Auch Hoefle schreibt 1842 vom „Nichts-Thun":

> „Wenigstens seh'n wir in unserem Hospitale zu manchen Zeiten bei rein exspektativem Verfahren in Dutzenden von Fällen Heilung erfolgen, – wo also das Nichtsthun geholfen hat! Nichtsthun nennen es wenigstens diejenigen, die unter ärztlichem Handeln ‚Rezepte schreiben' verstehn!"[104]

Von Roeser erscheinen 1843 noch drei weitere Artikel zu diesem Thema. War in den Annalen eine skeptische Haltung gegenüber den traditionellen Therapien bisher nur bei der Beschreibung bestimmter Fallbeispiele deutlich

---

101 Bluff, MA 1 (1835), S. 475 f.
102 Roeser, MA 7 (1841), S. 576-614. Er selbst gibt an, daß er diese Gedanken bereits 1836 im „Württembergischen medicinischen Correspondenzblatt" veröffentlicht hat. Roeser, MA 9 (1843), S. 519 f.
103 Roeser, MA 7 (1841), S. 584.
104 Hoefle, MA 8 (1842), S. 573.

geworden, so zeigt Roeser nun bei einem dieser Artikel schon im Titel, daß er sich mit der Thematik grundsätzlich auseinandersetzen will: „Einige Andeutungen in Bezug auf das Nichtsthun oder das Nichtarzneien in Krankheiten." Das zeigt den immer größer werdenden Unmut der Ärzte und ihre wachsende skeptische Haltung. Immer intensiver wird das Thema diskutiert. Auch das neue Wort „Nichtsthun" macht das deutlich. Die Schriften von Dietl, in denen er sein Konzept von der Medizin als Naturwissenschaft und seine Vorstellungen von einer nichtaktiven Therapie – Denkansätze, die in der Geschichtsforschung als „therapeutischer Nihilismus" bekannt geworden sind – vorlegte, erschienen erst im Jahre 1845, so daß diese Gedanken der Öffentlichkeit zu dem Zeitpunkt, als Roeser seine Artikel in den Annalen veröffentlichte, noch nicht bekannt waren. Die Tatsache, daß auch in einer eher regionalen, vorwiegend süddeutschen Zeitschrift ähnliche Thesen aufgestellt werden, macht deutlich, daß nicht nur von Dietl in Wien diese Gedanken ausgegangen sind, sondern daß viele Ärzte unabhängig voneinander zu ähnlichen Ergebnissen gekommen sind, weil sie die Unzulänglichkeit der bisherigen therapeutischen Möglichkeiten erfahren haben.

Bereits 1829 war in Wien von Dietl die Schrift „Einige Worte über die Zuverlässigkeit der Heilwissenschaften zur besonderen Beherzigung für Nichtärzte" erschienen. Darin hatte Dietl zum ersten Mal seine Leitidee ausgesprochen: „Aufgabe der Medizin sei es zu überprüfen, was die Heilkraft der Natur bewirke, wo die Medizin durch Zurückhaltung mehr erreiche als durch Eingreifen."[105] Das entspricht der therapeutisch-skeptischen Tradition in Wien. Für die Medizin sollen auch die Naturgesetze gelten, und überlieferte Heilmittel sollen klinisch überprüft werden. Die Ergebnisse dieser Studie stellte Dietl 1849 in seiner Arbeit „Der Aderlaß in der Lungenentzündung" vor. Er propagiert darin, daß Forschung die vorrangige ärztliche Aufgabe sei. „Alles wissen, nicht alles heilen, sei oberstes ärztliches Gebot."[106] Demgegenüber beschränkt Roeser sich in seinem Artikel auf praktische Äußerungen. Er verlangt zwar nicht wie Dietl die klinische Überprüfung der bisherigen Heilverfahren, fordert aber auch, „die Selbstheilung der Natur auf leitende Grundsätze zurückzuführen."[107] Auch er will also die Naturwissenschaften mit ihren festen, gesetzmäßigen Regeln auf die Medizin angewendet wissen. Ohne erkennbare Leitlinien kann auch keine erfolgreiche Therapie erfolgen. Bisher wurden Krankheiten ohne geeignetes Konzept, ohne grundlegende Regeln behandelt.

„Eine grosse Zahl der acuten Krankheiten von bestimmten Verlauf an Zeiten gebunden, möchte, sich selbst überlassen, viel günstigere Resultate liefern, als beim ärztlichen arzneilichen Eingreifen, wenn man besonders aus dieser Klasse die

---

105 Zitat nach Wiesemann (1991), S. 12.
106 Zitat nach dies., S. 14.
107 Roeser, MA 9 (1843), S. 525.

Krankheiten betrachtet, wider welche noch gar nach den verschiedenen Schulen die entgegengesetztesten arzneilichen Verfahrensweisen existiren, deren physiologisch-pathologisch innerer Hergang noch gar nicht erhellet ist. Würde ich z.B. die Cholera zu bekommen das Unglück gehabt haben, so würde bei den von den verschiedensten Autoren in Anwendung gebrachten Behandlungsweisen, die sich häufig wie a und non a gegenüberstehen und womit jeder glücklich gewesen seyn wollte, meine Cholera vielleicht am allerglücklichsten verlaufen seyn."[108]

Dietls extremer Ansatzpunkt findet sich bei Roeser zwar noch nicht, doch in allen seinen Äußerungen, die sich mit dieser Thematik auseinandersetzen, wird seine herbe Kritik an den bisherigen Heilverfahren deutlich. 1844 nimmt Cless in einem eigenen Beitrag in den Annalen zu Roesers Artikel Stellung. Er findet die Meinung von Roeser sehr gut:

„Möchten unter unseren Collegen recht Viele seyn, welche die trefflichen und muthigen über dieses Thema gesprochenen Worte aus dem Munde eines gereiften und gefeierten Praktikers aus innigster Ueberzeugung unterschreiben, und bei der Ausübung ihrer Kunst stets vor Augen zu haben sich bestreben, – in einer Zeit, wo fast jeder Tag ein neues Specificum gegen diese oder jene Krankheit bringt, und wo die Massen der Aerzte, und mit ihr auch die Masse, der Drang und das Ungestüm ihres Handeln wächst, in welchem sie oft zu vergessen scheinen, dass so viel Geschick dazu gehört, zu wissen, wo man nichts zu thun hat, als eingreifend zu handeln, wo es nöthig ist!"[109]

Schließlich melden sich in den Annalen auch Ärzte zu Wort, die eine Prüfung von Medikamenten fordern. Sebregondi etwa verlangt 1841 bestimmte Faktoren, die bei einer Arzneimittelprüfung beachtet werden sollten. Zum einen müsse die Wirkung des Mittels auf den gesunden Organismus untersucht werden. Ebenso wichtig sei die Frage, ob das Arzneimittel besondere Wechselbeziehungen mit bestimmten Organen eingehe. Weiter solle bestimmt werden, wie ein Medikament auf den ganzen „Lebensfaktor" einwirke. Sebregondi unterscheidet dabei „Narcotica", die die Sensibilität herabstimmen, und „Irritantia", die sie heraufstimmen. Ganz wichtig ist ihm schließlich, daß der pathologische Prozeß, der einer Erkrankung zugrunde liegt, erkannt werden müsse, sonst sei eine Beurteilung der Wirksamkeit des Medikamentes nicht möglich. Diese Meinung teilt er mit vielen anderen Ärzten, wie bereits weiter oben angeführt wurde. Damit spricht Sebregondi auch Meinungen an, die Dietl später in Wien vertritt.[110] Zwei Jahre später berichtet Martius in einem Artikel, daß Chelius bereits 1825 der erste gewesen ist, der chemische Versuche mit einem Medikament, in diesem Fall mit dem sogenannten „Zittmannschen Decoct" bei Syphilis, angestellt hat.[111] Chelius wollte herausfinden, ob Quecksilber als Sublimat in diesem Arz-

---

108 Ders., S. 527.
109 Cless, MA 10 (1844), S. 234.
110 Sebregondi, MA 7 (1841), S. 49 ff.
111 Martius, MA 9 (1843), S. 421.

neimittel enthalten ist. Es handelte sich also um eine Studie, in der die Wirksamkeit eines Medikaments bzw. seine wirksamen Bestandteile untersucht werden sollten. Solche Untersuchungen zeigen, daß die Frage bereits wichtig geworden ist, auf welche Weise Arzneimittelwirkungen zustande kommen. Man wollte sich nicht mehr auf empirisch gewonnene Erfahrungswerte verlassen, sondern die bisherigen Therapien wissenschaftlich begründen. Nichts anderes forderte Dietl etliche Jahre später.

Chelius war 1825 bereits in Heidelberg. Das zeigt, daß an dieser Universität schon früh der Wunsch nach Fortschritt, nach Wissenschaftlichkeit in der Medizin herrschte. Wie schon oben erwähnt, finden sich in den Annalen auch von Puchelt deutlich skeptische Äußerungen gegenüber den bisherigen Medikamenten, auch wenn von ihm an dieser Stelle keine wissenschaftliche Studie über Arzneimittelwirkungen veröffentlicht wurde. Auch Hoefle, der sich in den Annalen zu diesem Thema geäußert hat, war Assistent an der Universität Heidelberg. Das zeigt die Fortschrittlichkeit der Heidelberger Universität nicht nur in diagnostischer, sondern auch in therapeutischer Hinsicht. Die Annalen, in gewisser Weise ein Organ der Medizinischen Fakultät, erweisen sich als Forum dieser Haltung, auch wenn andere Meinungen durchaus zugelassen und in großer Zahl veröffentlicht werden. Die Annalen sind zwar keinesfalls als Kampfblatt zu verstehen, stellen aber bewußt neue Ideen und Richtlinien vor.

In diesem Zusammenhang ist auch der Wunsch nach einer einheitlichen Pharmakopoe zu nennen. 1833 veröffentlicht Harless in den Annalen einen Vortrag von Schuster aus Pesth, der schreibt, wie wichtig einheitliche Pharmakopoen seien. Er fordert darin einheitliche Mengenangaben für Medikamente und die Zusammenfassung der bisherigen regional unterschiedlichen Listen. Die verwirrende Vielfalt an verschiedenen Medikamenten solle reduziert werden, so daß nur noch ein Mittel jeder Substanzklasse zur Verfügung stehe und auch die Zubereitungsart einheitlich gehandhabt werde.[112] Die Erstellung einheitlicher Pharmakopoen war ein notwendiger weiterer Schritt zur Verbesserung der Therapien, da ohne eine einheitliche Medikamentendosierung und -zubereitung klinische Untersuchungen nicht durchgeführt werden können. Es braucht dazu standardisierte Versuchsaufbauten. Das geht am besten mit einheitlichen Medikamenten. Auf der anderen Seite kann man darin einen weiteren Versuch sehen, die verwirrende Vielfalt an vorherrschenden Heilverfahren zu reduzieren und eine Systematik zu bekommen. Und eben diese Entwicklung wird auch in den Annalen nachvollziehbar. Das zeigt die Artikelserie über Materia medica von Dierbach, die 1833 beginnt. Dierbach erkennt, daß es bei der verwirrenden Vielfalt neuer Medikamente, neu erkannter Wirkungen und neuer

---

112 Harless/Schuster, HKA 9 (1833), S. 224-251.

Artikel in den vielen verschiedenen Zeitschriften kaum möglich sei, sich einen Überblick zu verschaffen. Er kündigt deshalb an, daß er immer wieder

„die Bereicherungen der Pharmakologie systematisch geordnet und mit den nöthigen literarischen Nachweisungen versehen" mitteilen wolle.[113]

In insgesamt acht Artikeln führt er diese Ankündigung aus. Er bringt tatsächlich eine systematische Übersicht über die verschiedenen Medikamente, nach Wirkstoffen und Substanzklassen geordnet, mit jeweiliger Indikation und Wirkung. Seine Literaturlisten bezeugen seine unermüdliche Lektüre einer riesigen Anzahl von Zeitschriften, auch ausländischer Periodika.

Lange also bevor Dietl mit seinem „therapeutischen Nihilismus" hervortrat, erkannte man den Mißstand innerhalb der Therapie und versuchte auf verschiedene Weise, eine Lösung oder einen Fortschritt zu erzielen. Die wenigen Beispiele aus den Annalen belegen dies und spiegeln somit die aktuellen Tendenzen innerhalb der Medizin wider. Indem dort aber auch andere Meinungen zugelassen waren, vermitteln sie ein recht gutes Abbild der Medizin ihrer Zeit, die ja gerade geprägt war von einem Durch- und Nebeneinander verschiedener Strömungen und Meinungen.

Es zeigt sich, daß die Ärzte nicht bei ihrer Skepsis stehenblieben, sondern Ansatzpunkte suchten, um an den therapeutischen Mißständen etwas zu ändern.

4.2.3 Narkoseverfahren

Die Aktualität der Annalen beweist noch ein weiteres Thema aus dem Bereich der Therapie: die Einführung der Narkose mit Lachgas, Chloroform und Äther.

Ehe mit diesen Mitteln endlich eine effektive Schmerzfreiheit bei Operationen erreicht werden konnte, hatte es kaum geeignete Methoden gegeben. Man hatte einiges ausprobiert, z.B. Alkohol, Carbon-Dioxid oder auch den Mesmerismus. Aber alle diese Methoden waren wenig erfolgreich. Zum Teil hatte unter den Chirurgen sogar die Meinung geherrscht, daß der Schmerz ein wesentlicher Reiz zur Gesundung sei.[114]

Die ersten Anfänge der Narkose- und Anästhesieverfahren finden sich schon relativ früh. Dabei kam es zwischen mehreren Ärzten zu heftigen Prioritätsstreitereien und zu einem Wettlauf, der schließlich dazu führte, daß wirklich brauchbare Anästhesiemethoden zur Verfügung standen. Bynum betont, daß von keinem einzelnen gesagt werden könne, daß er als erster die Anästhesie „entdeckt" habe.

---

113 Dierbach, HKA 9 (1833), S. 283.
114 Bynum (1994), S.121.

Ende des 18. Jahrhunderts versuchte man z.B. Gasinhalationen mit Sauerstoff. Im Jahre 1799 wurden erste Versuche mit dem von Joseph Priestley (1733–1804) 1772 entdeckten Lachgas (= Stickoxydul) an Tieren durchgeführt. Der Chemiker Humphrey Davy (1778–1829) hielt bereits 1800 nach Versuchen mit Lachgas eine schmerzfreie Operation für möglich. Schließlich bewies Henry Hill Hickman (1800–1829) im Tierversuch 1824[115], daß mit Kohlensäure schmerzlose Operationen möglich waren. Seine Ergebnisse wurden von den Chirurgen jedoch lange nicht anerkannt. 1842 führte Crawford Long (1815–1878) in Dansville erste Versuche mit Äther an Menschen durch. Er machte jedoch seine Ergebnisse erst 1849 bekannt. Im Jahre 1844 berichtete der Zahnarzt Horace Wells (1815–1848) erstmals von der Durchführung einer Lachgasbetäubung. Der Chemiker Charles T. Jackson (1805–1880) wurde in dieser Zeit auf Schwefeläther als Anästhetikum aufmerksam und führte damit verschiedene Experimente durch. Sein Schüler Thomas William Green Morton (1819–1868) wandte den Äther daraufhin demonstrativ in seiner Zahnarztpraxis an: Am 16. Oktober 1846 fand in Boston das Ereignis statt, bei dem Morton bei einer Kieferoperation, nämlich einer Angiomentfernung durch den Chirurgen John Collin Warren (1778–1856), eine Allgemeinanästhesie mit Schwefeläther durchzuführen wagte. Dieser Versuch gelang, es wurde ein großer Erfolg und führte zum Durchbruch der Narkose. Die Nachricht gelangte sofort nach Europa. Im Dezember 1846, nur zwei Monate später, fand in Edinburgh durch James Young Simpson (1811–1870) die erste Äthernarkose statt. Und nur ein weiterer Monat verging, bis im Januar 1847 auch in Deutschland diese Methode bei Operationen angewandt wurde. Johann Friedrich Dieffenbach (1794–1847) z.B. benutzte Äther zur Anästhesie bei plastischen Operationen. Ebenfalls 1847 erprobte Simpson auch Chloroform als Anästhetikum. Chloroform war erstmals 1832 von Justus von Liebig (1803–1873) in Gießen hergestellt worden. Chloroform wurde sehr beliebt und verdrängte zeitweilig beinahe die Äthernarkose. Im Jahre 1848 bemühte sich Johann Ferdinand Heyfelder (1798–1869) in Erlangen, Schwefeläther und Chloroform für die Narkose durchzusetzen.[116] Der Name „Anästhesie" wurde 1849 von Oliver Wendell Holmes (1809–1894) geprägt.

Doch auch nach Einführung der Betäubungsmethoden wurden die Anästhetika, wie neuere Studien zeigen, nicht sofort und überall verwendet, und das trotz des rasch fortschreitenden Wissens. So wurde z.B. der Gebrauch beim Militär beschränkt, mittellose Personen konnten sich die teuren Mittel nicht leisten, und in der Geburtshilfe wurde die Anwendung aus moralischen Gründen in Frage gestellt. Es herrschte verbreitet die Ansicht, daß der Geburtsschmerz gottgewollt sei, die Aufhebung der Geburtsschmerzen sei

---

115 Chronik der Medizin (2000), S. 158.
116 Ackerknecht (1992), S. 134 ff.

somit eine Art von Gotteslästerung. Noch zwischen 1853 und 1862 wurde nur ein Drittel aller Amputationen bei Männern am Pennsylvania Hospital unter Anästhesie durchgeführt.[117]

Auch in den Annalen wird diese einschneidend wichtige Errungenschaft schnell bekannt gemacht. Bereits im Jahrgang 1847/48 erscheinen zwei Beiträge von Ritter über die Narkoseverfahren, sowohl mit Schwefeläther als auch mit Chloroform.

Bis zu diesem Zeitpunkt wird nur in einigen wenigen Artikeln ein Kommentar zur Schmerzlinderung bei Operationen, bzw. überhaupt zu Fragen der Schmerzhaftigkeit von Operationen abgegeben. 1827 schreibt z.B. Beck, daß er dem Patienten vor einer Rhinoplastik 20 Tropfen TR.opii verabreicht habe.[118] Opium als schmerzlinderndes Mittel war bereits in der Antike bekannt. Nicht nur bei operationsbedingten Schmerzen konnte es benutzt werden, sondern auch bei Schmerzen, die durch Krankheiten verursacht werden, z.B. wurde, wie Wendt im selben Jahr berichtet, bei Tetanusschmerzen „eine durch Blausäure, oder Opium erzeugte Narcose" angewandt.[119]

Allerdings hält Wendt diese Methode, obwohl „in der neuesten Zeit behauptet" werde, daß sie hilfreich werden könne, nicht für sinnvoll.

Nicht bei allen Operationen kamen Schmerzmittel zur Anwendung, und wenn doch, war ihr Erfolg nicht sicher. Immer wieder wird in den Berichten die Schmerzhaftigkeit von Operationen erwähnt, allerdings haben nicht viele Ärzte dieser Tatsache Beachtung geschenkt bzw. sich dazu geäußert. Wichtiger war ihnen die Beschreibung der Operation an sich. Über die subjektive Empfindung der Kranken dabei findet man nur selten einen Kommentar.

Dorfmüller beschreibt 1831 die Operationsvorbereitungen bei einem Kind mit Hasenscharte:

> „Dem Kind wird ein Handtuch um die an die Brust herabgestreckten Arme und Hände gewickelt, so daß sie am Leibe festliegen. [...] Eine starke Frauensperson nimmt das Kind auf den Schooß und hält mit den Knieen die Beine desselben fest. [...] Ein starker Mann hält den Kopf, nachdem die Mütze mit den Blechen aufgesetzt worden. [...] Dem Kind wird öfters von einem beruhigenden Safte aus aqua foenuculi und syrupo Diacodii gereicht, um das gewöhnlich sonst eintretende Schreien und Zusammenfahren zu besänftigen."[120]

Ein anderer Beitrag erscheint 1835 von Chelius:

---

117 Ders., S. 122.
118 Beck, HKA 3 (1827), S. 254.
119 Wendt, HKA 3 (1827), S. 238.
120 Dorfmüller, HKA 8 (1832), S. 612 f.

„Die Operation [= Steinschnitt] dauerte indessen kaum eine Minute, und die heldenmüthige Kranke ertrug sie, ohne den geringsten Laut des Schmerzes von sich zu geben."[121]

Hauff schreibt 1840:

„Auch erklären diese Schriftsteller alle die Operationen [= Blasenstiche] für eine schmerzlose, während ich sie, wenigstens nach dem gewaltigen Schreien meiner Kranken während des Einstechens zu urtheilen, für sehr schmerzhaft erklären muß."[122]

Diese drei Beispiele zeigen plastisch, wie schmerzhaft Operationen trotz eventueller Gabe von Schmerzmitteln, meist Opium, bis zur Einführung der Narkose waren. So ist auch zu erklären, daß viele Patienten sagten, „daß sie lieber sterben, als sich schneiden lassen wollen", wie Diez 1835 berichtet.[123] In den Annalen findet sich noch eine Reihe weiterer Kommentare zu Schmerzen während Operationen, z.B.:

„Die Kreissende hatte die ganze Operation [= Kaiserschnitt] mit vieler Standhaftigkeit ertragen und war nicht ohnmächtig geworden."[124] „Die Schmerzhaftigkeit der Operation und die Blutung war nicht erheblich."[125] „Die Operation war zwar in wenig Augenblicken vollendet, aber mit den heftigsten Schmerzäusserungen verbunden, was um so höher angeschlagen werden musste, als die Person, von torpider Nervenstimmung, kleine Schmerzen nicht achtete."[126] „Die Operation war äusserst schmerzhaft; die Person schrie, besonders bei der Section der Clitoris, dass man es eine Gasse weit hören konnte."[127] „Die Operation [= Laparotomie] sammt dem Verbande mochte etwa ½ Stunde gedauert haben und wurde von dem Kranken mit grösster Standhaftigkeit ausgehalten."[128] „Beim Durchschneiden der Haut [= Laparotomie] schrie die Frau aus Leibeskräften und bäumte sich so, dass sie mit Gewalt festgehalten werden musste."[129]

Insgesamt neun Artikel von fünf verschiedenen Autoren (Chelius, Diez, Hauff, Nöthig, Osius) erwähnen, welche Empfindungen die Patienten während der Operation von sich gaben. Meist äußerte der Patient Anzeichen von starken Schmerzen. Im übrigen ertrug er die Operation „heldenmüthig" und „mit vieler Standhaftigkeit". Man ging also auch in diesen Fällen von einer starken Schmerzhaftigkeit aus, die der Patient jedoch nicht äußerte. Das belegt anschaulich, daß es bis in die vierziger Jahre des 19. Jahrhunderts tatsächlich kein effektives Anästhetikum gegeben hatte. Es gab zwar Schmerzmittel, die aber für Operationen nicht ausreichend waren, und die Patienten

---

121 Chelius, MA 1 (1835), S. 51.
122 Hauff, MA 6 (1840), S. 524.
123 Diez, MA 1 (1835), S. 152.
124 Nöthig, MA 7 (1841), S. 248.
125 Osius, MA 7 (1841), S. 302.
126 Ders., S. 306.
127 Ders., S. 310.
128 Hauff, MA 8 (1842), S. 435.
129 Ders., S. 443.

fürchteten sich aus diesem Grund, neben der hohen Letalitätsrate, vor Operationen. Es ist heute kaum mehr vorstellbar, auch nur den kleinsten Hautschnitt ohne ausreichende Analgesie auszuführen. Wie dringend damals auch die Ärzte eine Verbesserung herbeisehnten, kann man daran erkennen, daß, wie oben bereits erwähnt, nach der „Entdeckung" und Einführung der Narkose in Amerika innerhalb kürzester Zeit auch in Europa Operationen in Narkose durchgeführt wurden und selbst eher regionale Zeitschriften davon berichteten. Für die rasche Verbreitung waren natürlich sicher auch die inzwischen deutlich verbesserten Verkehrsverbindungen ausschlaggebend.

Ritter veröffentlichte im dreizehnten Band der „Medicinischen Annalen", 1847/48, zwei Artikel, die sich mit diesem Thema auseinandersetzen. Zunächst berichtet er über den Schwefeläther:

> „Wie alles Neue, durch den Reiz des bisher Ungewohnten, aller Augen begierig auf sich zieht, und jedem zu Betrachtungen und tiefgreifenden Reflexionen reichlichen Stoff darbietet, so erging es auch bei dem Schwefeläther bei seiner Empfehlung als schmerztilgendes Mittel bei Operationen."[130]

Gleich nach der Entdeckung sei eine Flut von „lobenden Artikeln", Beschreibungen und Versuchen erschienen. Ritter will in seinem Artikel einen Überblick über diese Literatur geben, um sich ein richtiges Urteil bilden zu können. Zunächst beschreibt er ausführlich die geschichtlichen Hintergründe des Medikaments. Vor der Möglichkeit der Äthernarkose sei auch der tierische Magnetismus zur Schmerzlinderung bei Operationen herangezogen worden. 1846 sei dann in Boston von dem Zahnarzt Morton beobachtet worden, daß

> „durch Inhalation von Schwefelätherdämpfen [...] Zähne extrahirt werden können, ohne dass die Kranken etwas davon wüssten."[131]

Dagegen behaupte Wells in Herford, schon 1845 in Massachusetts damit Versuche angestellt zu haben und diese Morton und Jackson mitgeteilt zu haben,

> „welche letzteren sich nun ungerechterweise diese Entdeckung angeeignet hätten."[132]

Auch Ducros in Paris habe 1846 Ergebnisse seiner physiologischen Versuche mit Schwefeläther veröffentlicht. Doch schon lange zuvor sei die betäubende und schmerzlindernde Wirkung bekannt gewesen, und man habe bei bestimmten Krankheiten schon seit langem Inhalationen mit Schwefeläther durchgeführt. Auch die Respiration oder Inhalation von Gasen und Dämpfen sei schon lange bekannt gewesen. Das Verdienst von Morton und Jackson war also für Ritter nur,

---

130 Ritter, MA 13 (1847/48), S. 199.
131 Ders., S. 201.
132 Ders., S. 203.

„dass sie dieser Wirkungsweise des Schwefeläthers eine ausgedehntere praktische Seite abzugewinnen und dessen Anwendung als schmerzstillendes Mittel bei Operationen einzuführen und weiter zu verbreiten wussten."[133]

Weiter beschreibt Ritter in seinem Artikel verschiedene Inhalationsapparate und bestimmte Indikationen für den Einsatz von Schwefeläther. Ritter plädiert trotz allem Nutzen dafür, den Schwefeläther mit großer Vorsicht anzuwenden, weil noch Todesfälle auftreten können, und dies solange, wie

„wir die In- und Extensität der Wirkung dieses Mittels nicht in unserer Gewalt haben."[134]

Ein großer Mangel besteht seiner Meinung nach darin,

„dass wir bis heute noch keine Inhalationsmaschine besitzen, welche uns in den Stand setzte stets und nach Willkühr ein bestimmtes Volumen athmosphärischer Luft mit einem bestimmten Volumen Aetherdunst vermischt zum Einathmen darzubieten."[135]

Bisher sei die Konzentration immer noch vom Zufall abhängig. Dieser Artikel macht die Aktualität deutlich und versetzt uns mitten in den Entwicklungsprozeß der Narkoseverfahren hinein.

Ebenfalls im Jahrgang 1847/48 berichtet Ritter in den Annalen auch über das Chloroform, das 1831 von Eugène Soubeiran (1793–1858) und Liebig fast gleichzeitig entwickelt worden war. 1835 wurde die chemische Zusammensetzung vollständig ermittelt. In seinem Artikel beschreibt Ritter zunächst die Zubereitungsmethoden, Eigenschaften und Wirkungen. Im Vergleich zum Schwefeläther seien das Einatmen und die Wirkung des Chloroforms und sein Geruch wesentlich angenehmer, außerdem sei es billiger. Es sei dafür auch kein spezieller Apparat zur Anwendung nötig, es sei weniger stechend, die Wirkung setze rascher ein und man brauche nur eine geringere Dosis. Der Nachteil sei, daß man stärker auf mögliche Nebenwirkungen achten müsse, daß also größere Vorsicht bei der Anwendung geboten sei, weil der Wirkungseintritt rascher erfolge.[136] Schließlich bringt Ritter noch einige Fallbeispiele. Auch heute werden beim Vergleich verschiedener Narkosemedikamente die gleichen Kriterien angewendet. So sind Geschmack, Wirkdauer und Wirkungseintritt wichtige Punkte. Auch die Frage des Preises eines Medikamentes ist heute aktueller denn je.

Alle diese Beiträge belegen eindrucksvoll das tatsächlich brennende Interesse an Narkosemitteln. Und sie zeigen die Aktualität der Annalen, die in vielen Punkten neue Ideen und Erkenntnisse bekannt machten und weitervermittelten.

---

133 Ders., S. 205.
134 Ders., S. 279.
135 Ebd.
136 Ders., S. 569 ff.

4.2.4 Exkurs zum Thema Volksmedizin

Eine große Anzahl an Autoren fordert, wie gezeigt, in den Annalen wissenschaftliche Untersuchungen und die Darstellung kausaler Zusammenhänge sowie eine wissenschaftliche Grundlage für Therapeutika. Reuss schreibt 1828, eine effektive Therapie sei erst möglich, wenn die Krankheit richtig bekannt bzw. erkannt sei. Erst dann habe sie Anspruch auf „wissenschaftliche Würde".[137] Wie weit man 1840 noch von diesem Ziel entfernt war, zeigt anschaulich der Bericht von Ritter in den „Medicinischen Annalen": Ritter betont, wie wichtig es sei, die Verbindung zu möglichen Ursachen herzustellen und die Therapie entsprechend einzuleiten. Früher habe es nur empirische Mittel gegeben. In seinem speziellen Fall berichtet er über volkstümliche Therapeutika bei nächtlichem Harnträufeln und demonstriert damit die große Spannbreite zwischen wissenschaftlich-kausaler Therapie und der – zu seiner Zeit in bestimmten Gegenden noch immer üblichen – Volksmedizin:

> „So wurden nicht nur unter dem gemeinen Volke, sondern sogar auch von Aerzten, als gegen dieses Uebel wirksam früher empfohlen: das Umhängen von in Leinwand genäheter Asche einer lebendig verbrannten Kröte, nach Art eines Amulettes, die gedörrte Kehle eines Hahnen oder Kapaunen, die abgelöste und eingeäscherte innere Haut von Hühneraugen, die verbrannten Hoden eines Hasen – sämmtlich in rothem Wein oder sonst auf eine Weise verschlungen. Ferner Igelasche mit Steinmark, die Asche einer lebendig verbrannten Maus oder Mäusefleisch oder eine Maus sammt Haut und Haaren lebendig gebraten, oder sammt und sonders zerhackt oder sonst zubereitet dem Kranken auf irgend eine Weise beigebracht – ein Mittel, welches so ekelhaft es auch ist, noch heutigen Tages unter dem gemeinen Volke nicht selten Anwendung findet. Ferner Genuß einer sammt dem Urin eingeäscherten Blase eines Wildschweins; oder eine aus der Mutterscheide eines Schweins vertilgte Wurst, welche man entweder als solche, oder gedörrt und gepulvert, oder zu Asche verbrannt genießen soll, Ziegenkoth und noch eine lange Reihe anderer absurder und ekelhafter Dinge. Man lese und urtheile!"[138]

Die Annalen sind also in jeder Hinsicht eine wahre Fundgrube.

---

137 Reuss, HKA 4 (1828), S. 46.
138 Ritter, MA 6 (1840), S. 297 f.

4.3 Alternative Heilmethoden

Neben der klassischen, schulmedizinischen Methode gibt es die sogenannte alternative Medizin. Die beiden Lehren haben nur wenig gemeinsam und akzeptieren sich gegenseitig meist nicht. Dennoch erfreuen sich die alternativen Heilmethoden bei der Bevölkerung großer Beliebtheit.

Auch im 19. Jahrhundert gab es neben der Entwicklung hin zu einer naturwissenschaftlich orientierten Medizin noch andere Bestrebungen, die heute durchaus zum Bereich der alternativen Heilmethoden gezählt werden. Da die Diskussion um diese Bereiche zur Zeit der Annalen unter Medizinern heftig geführt wurde, die in Frage stehenden Probleme also für die damalige Medizin bezeichnend und von grundsätzlicher Wichtigkeit waren, soll die Zeitschrift, die in ihrer Tendenz der modernen, wissenschaftlichen Medizin nahestand, auch auf die Rezeption sog. alternativer Heilmethoden hin untersucht werden. Allerdings kann im 19. Jahrhundert von einer „alternativen Medizin" im heutigen Sinn noch keine Rede sein. Es gab keine gültige „Schulmedizin", zu viele verschiedene Strömungen herrschten vor. Es gab auch keinen „allgemein anerkannten Stand der medizinischen Erkenntnisse."[139] Neben Jütte, der meint, daß es im 19. Jahrhundert noch keine Schulmedizin gegeben habe, spricht Rothschuh durchaus immer wieder von Schulmedizin. Obwohl sich also die Medizingeschichtsschreibung in dieser Frage nicht einig ist, sollen hier Homöopathie und Hydrotherapie dennoch unter dem Oberbegriff „alternative Heilmethoden" zusammengefaßt werden, wobei „alternativ" bedeuten soll, daß sich diese Methoden neben den verschiedenen Strömungen der „klassischen" Medizin entwickelt haben. Heute jedenfalls werden sie zu den „alternativen Heilmethoden" gezählt. Und auch damals waren sie Therapieformen, die nicht von der Mehrzahl der Ärzte angewandt wurden.

In der Therapie gab es am Ende des 18. bzw. Anfang des 19. Jahrhunderts nach Diepgen als wesentliche Neuerungen nur die Homöopathie und die Förderung der Hydrotherapie.[140] Während die Homöopathie, die Hahnemann Anfang des 19. Jahrhunderts begründet hatte, weitgehend auf Ablehnung stieß, erfuhr die Hydrotherapie seit dem 18. Jahrhundert zunehmende Beliebtheit. An diesen beiden verschiedenen Methoden kann also die unterschiedliche Reaktion der Ärzteschaft auf alternative Medizin studiert werden.[141]

---

139 Nach Sozialgesetzbuch BRD §2 Abs. 1. Jütte (1996), S. 20 f.
140 Diepgen (1959), S. 37. Dazu kam noch die Anwendung von Elektrizität als Heilmittel, die aber hier nicht weiter behandelt wird.
141 Auch Rothschuh und Jütte zählen Homöopathie und Hydrotherapie zu den sog. alternativen Heilmethoden. Rothschuh (1983), S. 19; Jütte (1996), S. 11 ff.

4.3.1 Homöopathie

Die Homöopathie wurde von dem sächsischen Arzt Samuel Hahnemann begründet. Sein Verständnis von Krankheit besagte, daß Krankheit eine Verstimmung der Lebenskraft sei. Das entspricht einem vitalistischen Krankheitsverständnis. Der Arzt könne nur Symptome erkennen und auch nur Symptome behandeln. Wenn die Symptome geheilt seien, sei auch die Krankheit geheilt.

Zu seinen Erkenntnissen gelangte Hahnemann, indem er die Wirkungen verschiedener Medikamente an gesunden Menschen in kleinsten Mengen testete. Dabei beobachtete er, daß Symptome auftraten, die sich sonst bei bestimmten Krankheiten zeigten. Er erkannte, daß die Medikamente bei Gesunden genau dieselbe Symptome hervorrufen, die für Krankheiten typisch sind, bei denen die Medikamente üblicherweise angewandt werden. So beobachtete er z.B., daß Chinarinde, die spezifisch bei Fiebererkrankungen eingesetzt wird, bei Gesunden Fieber hervorruft. Auf diese Entdeckung gründete er sein therapeutisches Konzept, welches besagt, daß eine Erkrankung mit eben den Mitteln behandelt werden solle, die bei Gesunden dieselben Symptome, d.h. eine möglichst ähnliche künstliche Krankheit, verursachen. Fiebererkrankungen beispielsweise sollten also mit Medikamenten behandelt werden, die bei Gesunden zu Fieber führen. Er nannte sein Konzept deshalb Homöopathie („Similia similibus curentur"). Es war gerade entgegengesetzt dem lange Zeit vorherrschenden Ansatz „Contraria contrariis curentur", demzufolge Krankheiten durch Mittel behandelt werden sollten, die gerade entgegengesetzt wirken („Contraria"), und nur Gesunde ihre „natürliche Integrität des Körpers" mit „Similia", also mit Diät und Medikamenten, die die Heilkräfte der Natur stärken, unterstützen sollten.[142]

Neben dem „Simile-Prinzip" war für die Lehre Hahnemanns weiter charakteristisch, daß er seine Medikamente in vielfacher Verdünnung verabreichte, da seiner Erfahrung nach Substanzen, die in hoher Konzentration z.T. toxisch sind, um so wirksamer werden, je geringer ihre Dosis ist. Außerdem erkannte er, daß sich die Wirkung durch die gleichmäßige Verbindung des Arzneimittels mit einer Mischung aus Alkohol und Wasser, z.B. infolge von Schütteln, erhöht.[143]

Seine Theorien veröffentlichte er 1810 in seinem Hauptwerk „Organon der Heilkunst". Die Hauptinhalte waren folgende: Eine Krankheit entsteht durch Fehlfunktion des gesamten Organismus. Eine Erkrankung läßt sich an ihren äußeren Zeichen, ihren Symptomen, erkennen. Nach genauer Beobachtung der Symptome muß der Arzt die Substanz finden, die bei einem Gesunden ähnliche Symptome verursacht. Wichtig ist die „Potenzierung" der Arzneien, es entsteht dadurch eine dynamische Wirkung. Zugleich gab er

---

142 Diepgen (1959), S. 38.
143 Jütte (1996), S. 181.

Anweisungen zur Herstellung und Aufbewahrung des individuell gefunde-
nen Arzneimittels. Für Hahnemann war ein echter homöopathischer Arzt
der, der das Simile-Prinzip konsequent bei der Arzneimittelfindung anwandte und nicht nur auf vorübergehende Schmerzlinderung oder das Heilen von Symptomen Wert legte. Außerdem propagierte er den Verzicht auf
die schwächenden Mittel.[144]

Viele Ärzte waren von seinen Ideen angetan und lernten von ihm. Aber
er stieß auch zunehmend auf Gegner, so daß es zu heftigsten Diskussionen
um seine Lehre kam. Es gab immer wieder erbitterte Auseinandersetzungen
voller Polemik, „die in der Geschichte der Medizin kaum Parallelen hat."[145]
Die Diskussion ging weniger um das Simile-Prinzip, sondern vor allem um
die stufenweise Verdünnung der Medikamente. Die meisten Ärzte glaubten
nicht, daß ein Heilmittel in einer so geringen Dosierung noch eine Wirkung
haben könne. Andererseits konnten selbst die Gegner nicht leugnen, daß die
Homöopathie durchaus große Heilerfolge hatte, und sahen die Wirkung eher
in Placebo-Effekt, Autosuggestion oder Selbstheilungskräften des Körpers.
So gab es auch Versuche, die Homöopathie wissenschaftlich zu widerlegen.

Zunächst gab es nur geringe Resonanz auf seine Thesen, obwohl Hahnemann eine radikale Umkehr der bisherigen therapeutischen Prinzipien forderte. Es erschienen nur wenige Besprechungen seines „Organon", auch aus
den Reihen der Universitätsprofessoren hörte man zunächst kaum ein Echo.
Man war gewöhnt, daß sich die Ärzte in Lager spalteten. Alle hielten
Hahnemanns Homöopathie zuerst für nicht mehr als eine weitere neue
Theorie unter den vielen anderen, die ständig entwickelt wurden, die sich
jedoch nicht lange hielten. Kaum jemand glaubte an eine große Wirkung.
Doch die Zahl der Anhänger wuchs in allen Bevölkerungsschichten bemer-
kenswert rasch. Zunächst waren die Auseinandersetzungen nur publizistisch, im weiteren Verlauf verlagerten sie sich jedoch immer mehr auf die
standespolitische Ebene.[146] Bereits 1819 hatte Puchelt eine kritische Abhandlung in „Hufelands Journal" veröffentlicht, in der auch schon Hahnemann publiziert hatte. Puchelt sah die Notwendigkeit einer kritischen Auseinandersetzung, weil vor allem jüngere Kollegen und Laien immer mehr zu
Anhängern der Lehre wurden. Puchelt kritisierte in dieser Schrift einzelne
Aspekte, sah aber auch lohnende Ansätze zur Reform. Vor allem störte er
sich an der unversöhnlichen Haltung von Hahnemann gegenüber anderen
therapeutischen Verfahren und an seiner radikalen Denkweise. Puchelt selber bekannte sich ausdrücklich zu einem Pluralismus in der Heilkunde, zu
einer therapeutischen Meinungs- und Methodenvielfalt.[147]

---

144 Ders., S. 181 ff.
145 Ders., S. 187.
146 Ders., S. 185 f.
147 Ders., S. 186.

Die ersten Schriften, die sich mit Hahnemann auseinandersetzten, waren sowohl wohlwollend als auch kritisch. Nach 1820 wurde der Ton ihm gegenüber zunehmend schärfer. In rascher Abfolge erschienen z.T. regelrecht polemische Streitschriften. Hahnemann selber reagierte kaum auf diese Vorwürfe, ließ seine Schüler für sich antworten. Auch nach seinem Tod im Jahre 1843 hörten diese Auseinandersetzungen um seine Lehre nicht auf und dauern bis heute fort. Es gab (und gibt) nicht nur erbitterte Feinde, sondern auch gemäßigte Gegner, die einzelne Punkte durchaus anerkennen. Dazu zählte Hufeland, der das Werk Hahnemanns in seiner Zeitschrift bekannt machte, dort aber auch kritische Besprechungen des Organon publizierte. Das zeigt seinen wissenschaftlichen Standpunkt, der auch bei Puchelts Abhandlung zu erkennen ist. Beide versuchten, alle Punkte abzuwägen und sich nicht von Vorurteilen leiten zu lassen.

Auch in Puchelts Zeitschrift, den Annalen, kommt das Thema „Homöopathie" zu Wort. Es finden sich verstreute Äußerungen, auch ein paar spezielle Artikel, die einen Einblick in die Diskussion gewähren. Doch ist die Anzahl der Stellungnahmen nicht groß. Insgesamt stehen die meisten Autoren der Homöopathie ablehnend gegenüber, positive Aussagen gibt es nur wenige. Aber auch in Beiträgen, die vorrangig eine andere Fragestellung behandeln, taucht Hahnemann auf, insgesamt sind dies 23 Beiträge: in den ersten zehn Jahrgängen (1825–1834) 15 Artikel, danach bis 1843 noch acht weitere. Nach 1843, dem Todesjahr Hahnemanns, erscheint keine weitere Äußerung mehr zu ihm. Das Interesse der wissenschaftlich orientierten Ärzte scheint abzuflauen, auch wenn außerhalb der Zeitschrift durchaus weitere Streitschriften erscheinen.

Insgesamt vier Artikel zeigen bereits im Titel, daß sie sich speziell mit diesem Thema auseinandersetzen werden: „Geschichte eines gleichzeitigen Doppelfieber-Ausschlags, als Beweis gegen den bestehenden Grundsatz: daß nur Ein Fieber-Exanthem auf der Haut entstehen könne"[148]; „Fortgesetzte Bemerkungen über die Unzulänglichkeit des II. Satzes des Herrn Dr. Hahnemann in Betreff eines Doppelfieber-Ausschlags"[149]; „Ein Wort über Hahnemann"[150]; „Die Einführung, das Aufkommen und der Untergang der Hahnemannischen Lehre zu Neapel. Sendschreiben an den Hrn. Staatsrath Dr. C.W. Hufeland von einem reisenden Arzt."[151]

Die meisten Artikel in den Annalen, die die Thematik aufgreifen, richten sich, wie gesagt, gegen die Homöopathie. Meist enthalten sie nur eine kleine Bemerkung, die die Einstellung des Autors erkennen läßt:

---

148 Rumpelt, HKA 5 (1829), S. 16-44.
149 Ders., S. 360-388.
150 Anonym, HKA 5 (1829), S. 610-631.
151 Anonym, HKA 8 (1832), S. 325-374.

„Nicht Brown, nicht Broussais, selbst nicht einmal Hahnemann sind die gefährlich-sten, wohl aber ihre blinden Nachahmer."[152] „Man muß offenbar gut hahnemannisch gesinnt seyn, und in den Schüttelbewegungen des Schiffs eine Potenzierung, eine Höherstimmung des Jod's hoffen, will man den minutiösen Gehalt desselben für den das Leberöl charakterisierenden Bestandtheil ausgeben."[153]

Manche Artikel sind stark polemisierend. Man spricht von: „Hirngespenst der Homöopathik"[154], „Hahnemann und seine [...] Apostel"[155], „jenes lächer-liche System"[156], „Sophismen und Schein-Argumente"[157], „Hahnemann'sche Salbaderei"[158], „absurd paradoxe Schule Sam. Hahnemann's"[159].

Das zeigt, daß viele Ärzte schockiert waren über die Lehre Hahnemanns und sie in keiner Weise akzeptieren wollten. Beim Aufstieg der wissen-schaftlichen Methoden erfuhr natürlich eine alternative Methode wie die Homöopathie starke Kritik, da auf sie die Kriterien der Naturwissenschaften nicht anwendbar sind.

Daneben finden sich in den Annalen jedoch auch Stimmen, die an der homöopathischen Methode trotz prinzipieller Ablehnung auch gute Seiten sehen. Sie warnen davor, eine Therapieform grundsätzlich abzulehnen, ohne sie genauer zu untersuchen.

Wie schon in Hufelands Journal warnt Puchelt auch in seiner eigenen Zeitschrift davor, alles, was Hahnemann je von sich gebe, gleich abzuleh-nen. Er verdeutlicht das an einem speziellen Beispiel: Hahnemann habe bei seinen Versuchen entdeckt, daß Belladonna bei Scharlach hervorragend wirke und ebenfalls eine gute prophylaktische Wirkung habe. Fast alle Ärzte lehnten dieses Verfahren jedoch ab, freilich ohne es nachzuprüfen, allein weil es von Hahnemann stamme.

„Man meinte, die kleinen Dosen, welche empfohlen werden, müßten indifferent seyn, und doch hat noch Niemand die Kleinheit der Dosen zu bestimmen vermocht, wo ein Mittel sich vollkommen indifferent gegen das Leben verhält. [...] Da man sich aber von der Wahrheit und Richtigkeit des homöopathischen Heilungsprincips nicht überzeugen konnte, so schloß man, daß auch diese Entdeckung auf Täuschung beruhen müsse. Ein Fehlschluß! Denn wenn auch die Theorie irrig und mindestens einseitig seyn sollte, so können die Versuche, welche sie veranlaßt, nichts destowe-niger zu wichtigen Entdeckungen führen."[160]

Die Wirkung der Homöopathie lasse sich nicht beweisen, sie beruhe auf Er-fahrungen. Genau diese Haltung wurde aber von den Ärzten zunehmend ab-

---

152 Pauli, Fr., MA 4 (1838), S. 280.
153 Osius, MA 6 (1840), S. 584.
154 Simon, HKA 2 (1826), S. 569.
155 Harless, HKA 5 (1829), S. 210.
156 Valentin, HKA 4/Suppl. (1828), S. 184.
157 Harless, HKA 5 (1829), S. 210.
158 Krebs, HKA 9 (1833), S. 417.
159 Hergt, MA 2 (1836), S. 479.
160 Puchelt, F.A.B., HKA 1 (1825), S. 243 f.

gelehnt. Puchelt war eigentlich auch ein Vertreter jener Ärzte, die fortschrittlich die naturwissenschaftlichen Methoden forderten und förderten. Seine echt wissenschaftliche Grundhaltung läßt sich gerade an solchen Beispielen gut erkennen: Er ließ auch Theorien gelten, die mit seinen eigenen nicht übereinstimmten, nahm sie ernst und gewährte ihnen das Recht, überprüft zu werden. So verurteilte er die Homöopathie nicht blindlings. Er fand vielmehr sogar gute Aspekte an ihr, obwohl er ihr grundsätzlich nicht zustimmte. Er anerkannte, daß auch eine „unglaubwürdige" Methode zu nachvollziehbaren, richtigen Ergebnissen führen könne. Das Vorurteil der ärztlichen Kollegen gegenüber Hahnemann wurde besonders deutlich, als sie ihre Meinung änderten und die allgemeine Schutzkraft von Belladonna vor Scharlach anerkannten, nachdem 1820 auch Hufeland den Einsatz dieses Mittels propagiert hatte. Puchelt hat dies Phänomen klar erkannt und angeprangert. Wissenschaftlichkeit hieß für ihn in der Praxis, jede Lehre erst zu überprüfen, ehe man sie verurteilt.[161]

Einige Jahre später, 1832, sprach Kaiser genau dieses Thema erneut an. Aus seinem Beitrag läßt sich ablesen, daß die Anwendung von Belladonna bei Scharlach weiterhin kaum Verbreitung gefunden hatte. Auch er sah den Grund dafür darin, daß ursprünglich Hahnemann diese Entdeckung gemacht hatte.[162] Wie Puchelt war Kaiser der Meinung, daß solche Vorurteile bei wichtigen und nützlichen Ideen nicht zum Hindernis werden sollten. Es sollte darum gehen, den Patienten zu helfen, auch wenn der Entdecker einer Therapie bei den Kollegen nicht anerkannt sei.

Im Jahre 1829 veröffentlichte Rumpelt zwei Artikel, die sich mit Hahnemanns Lehrsätzen über das Doppelfieber beschäftigen. In seinem „Organon" hatte Hahnemann das Auftreten von Doppelfieber für eine unmögliche Komplikation gehalten und erklärt, daß nur ein Fieberexanthem entstehen könne, weil von zwei ungleichen Krankheiten, wenn sie gleichzeitig vorkommen sollten, eine stärker sei und die andere unterdrücke. Somit könnten nicht zwei Fieber gleichzeitig während einer Erkrankung vorkommen, sondern nur eine Art von Exanthem. Rumpelt gesteht Hahnemann zu, daß es tatsächlich sehr selten sei, daß zwei verschiedene Fieberexantheme auftreten, aber nicht unmöglich. Als Argument führt er ein konkretes Beispiel an. Rumpelt verurteilt also Hahnemann nicht generell, sondern versucht eine wissenschaftlichen Gegendarstellung zu einem Teilaspekt seiner Lehre.

Interessant ist auch ein Sendschreiben an Hufeland eines anonymen reisenden Arztes über die homöopathische Lehre in Neapel, das 1832 in den Annalen erschien. Sehr drastisch und anschaulich beschreibt der Autor die Zustände in Neapel. Ein homöopathischer Arzt trieb dort seiner Meinung nach richtiggehend sein Unwesen. Der Autor hatte vor Ort Anhänger und

---

161 Ders., S. 245.
162 Kaiser, C.L., HKA 8 (1832), S. 311.

Gegner der Homöopathie befragt, „sachkundige und unpartheiische Männer in Italien". Die besten italienischen Ärzte waren

> „recht innig auf die Homöopathie ergrimmt; auch ist es ihnen unbegreiflich, wie diese Irrlehre so lange und noch immer Anhänger [...] hat finden können."[163]

Italiener wollten mit diesem System nichts zu tun haben, „da sie erfuhren, daß es Menschenleben kostet."[164] Immerhin positiv bewertete der Arzt, daß Hahnemann inzwischen selber erkannt habe, daß seine Lehre oft nicht zutreffe:

> „Nun ist aber schon das Irrige des Hahnemannischen Systems von theoretischer Seite zu Genüge dargethan. [...] Aber Hahnemann, der scharfsinnig genug ist, um einzusehen, daß er in seinen theoretischen Ansichten ebenso viele falsche Schlüsse aus richtigen Prämissen, als richtige Schlüsse aus falschen Prämissen gemacht hat, gibt gewissermaßen seine ganze Theorie auf, indem er bekennt, daß er selbst nicht Viel darauf hält, worin wir ihm von ganzem Herzen beistimmen, dagegen dringt er auf eine ernstliche Prüfung der richtigeren, der praktischen Seite seiner Lehre."[165]

Die Homöopathie war erst 1820, als die Diskussion um die Theorie Hahnemanns gerade richtig entfacht war, in Italien bekannt geworden. Es wurde daraufhin ein homöopathischer Arzt, „ein Hahnemannianer, [...] Landchirurg"[166], von Anhängern der Homöopathie nach Neapel gesandt, um dort nach dieser Lehre zu arbeiten und sie in Italien publik zu machen. Die einheimischen Ärzte waren skeptisch und wollten selbst nicht nach dieser Methode arbeiten. Der deutsche Arzt konnte jedoch der Homöopathie in Italien kaum zu einem günstigen Einfluß verhelfen,

> „denn er zeigte sich sogleich [...] als ein von allen Talenten und Kenntnissen entblößter Landchirurg, der in seiner Unwissenheit so weit ging, daß er [...] nicht allein keine andere Sprache, todte oder lebendige, sondern nicht einmal seine Muttersprache konnte; wovon wir einen schriftlichen Beweis gesehen haben."[167]

Die Kritik an seiner Praxis betraf vor allem den Arzt persönlich, weniger die Homöopathie als solche. Er schien den Patienten kaum zuzuhören, unterbrach sie oft, stellte immer eine günstige Prognose. Er habe nie ein „gründliches Krankenexamen" vorgenommen, obwohl Hahnemann selber empfohlen hatte, „das Krankenexamen und den Krankheitsbericht niederzuschreiben."[168] Nur scheinbar hatte der Arzt großen Zulauf:

---

163 Anonym, HKA 8 (1832), S. 327.
164 Ders., S. 326 f.
165 Ders., S. 329 f.
166 Ders., S. 336.
167 Ebd.
168 Ders., S. 339.

„Ich habe selbst in Neapel mit Leuten gesprochen, welche aus Nachgiebigkeit diesen Landchirurgen kommen ließen, ihn bezahlten, seine Pülverchen aber wegwarfen, und sich von einem andern Arzte behandeln ließen."[169]

Um die Wirksamkeit der Homöopathie zu untersuchen, hatte der anonyme reisende Autor Kontakt zu Personen, die auf homöopathische Weise behandelt worden waren. Auffällig schien ihm, was auch in anderen Artikeln der Annalen anklingt, daß die Homöopathie nur dann zu einer Heilung einer Krankheit führte, wenn die Krankheit harmlos war und

„ebenso gut ohne die homöopathische Behandlung [geheilt] geworden wäre: durch Ruhe, Diät, vermehrte Hautausdünstungen u.s.w., kurz: durch die Hülfe der Natur."[170]

Zwar kritisierte der Autor hauptsächlich die Inkompetenz des homöopathisch arbeitenden Arztes, doch sprach er sich auch grundsätzlich eindeutig gegen die homöopathische Lehre aus:

„Aber gleichviel: den Unsinn der homöopathischen Auflösungen haben Sie, verehrter Herr Staatsrath! schon hinlänglich bewiesen!"[171]

Er fügte einige Beispiele an, in denen homöopathisch behandelte Patienten verstorben waren, während andere überlebten und gesund wurden, die die homöopathischen Mittel weggeworfen hatten. Da nicht ersichtlich wird, ob es sich um dieselbe Krankheit oder um verschiedene Erkrankungen handelte, ist eine solche Argumentation natürlich nicht hilfreich. Dennoch zeigt sie, wie vehement die Ärzte sich gegen die Homöopathie aussprachen. Der Patient

„verlangte von dem Homöopathen eine Berathung mit wirklichen Ärzten. Diese fand Statt und soll wundervoll anzuhören gewesen seyn! Der Hahnemannianer hatte wenig oder nichts zu sagen; er erzählte blos in der Consultation: Er hätte dem Kranken sehr kleine Gaben Nitrum, Digitalis u.s.w. gegeben. Nach der Consultation hatte er aber die Dreistigkeit, der Gemahlin des Kranken zu sagen: „Meinen Sie, ich habe diesen Herren die Wahrheit gesagt? Bewahre! Ich habe dem Kranken ganz andere Mittel gereicht, die diese Herren nicht kennen und folglich nicht beurtheilen können."[172]

Der Patient ist sechs Wochen nach der homöopathischen Kur verstorben. Dieser Bericht illustriert anschaulich, welche Meinung über die Homöopathen herrschte: Vor allem galten sie nicht als wirkliche Ärzte, wie die Wortwahl des Berichterstatters zeigt. Sie wurden von den Ärzten nicht akzeptiert, galten eher als Scharlatane und Quacksalber. Das wird an anderer Stelle sogar wörtlich ausgesprochen: „Der homöopathische Arzt aber zeigte

---

169 Ders., S. 340.
170 Ders., S. 348.
171 Ders., S. 346.
172 Ders., S. 355.

sich [...] als Charlatan."[173] Bis heute ist das Lager der Ärzte in dieser Frage, die schon damals eine standespolitische Bedeutung hatte, gespalten. Es erfolgte schließlich eine deutliche Abgrenzung von den homöopathisch arbeitenden Ärzten. Zusätzlich zu seinen unglaubwürdigen Medikamenten und Dosierungen sagte der sog. homöopathische Arzt in Neapel auch noch die Unwahrheit. Es handelte sich bei ihm zwar um einen Einzelfall, doch darf davon ausgegangen werden, daß man auch sonst der Meinung war, daß die Homöopathen lügen. Mit Lügnern aber wollten sich die standesbewußten Ärzte nicht vergleichen lassen, so daß sich die Kluft zwischen ihnen weiter verstärkte.

Der anonyme Autor bewahrt sich seine eigene Wissenschaftlichkeit, indem er zugibt, nicht genau beurteilen zu können, ob der Mißerfolg der Homöopathie in Neapel an der Person des Arztes, der kaum eine allgemeine Bildung hatte, log und selber seine eigene Lehre nicht richtig ausführte, oder an der homöopathischen Lehre an sich gelegen habe:

> „Würde vielleicht eine strenge Befolgung von Hahnemanns Vorschriften andere Resultate geliefert haben?"[174]

Im Ganzen sprach er sich jedoch gegen Hahnemann aus:

> „Ich für meinen Theil bin daher fest überzeugt, daß die Homöopathie weder für die Symptomatologie, die Nosologie, noch für die Therapie von dem allergeringsten Nutzen sey; sondern durch Nichtsthun, wo ernstliche Hülfe erforderlich ist, der Menschheit gefährlich wird."[175]

Noch ein weiterer Artikel beschäftigt sich mit einem Teilaspekt der Hahnemannschen Lehre. 1838 veröffentlichte Pauli einen Aufsatz, in dem er sich gegen eine These Hahnemanns wandte:

> „Hahnemann will die erste Wirkung seiner Mittel homöopathische Verschlimmerung genannt wissen, und es liegt etwas Wahres in dieser Bezeichnung; es ist aber diese homöopathische Verschlimmerung durchaus nichts anderes, als die dem Organismus in wohnende Reaction. [...] Aber gerade hiebei geräth man mit den kleinen Hahnemann'schen Dosen in Conflict, die durchaus in den Decillonteln nichts vermögen; denn ein wahres Specificum oder homöopathisches Mittel muß immer in angemessen grosser Gabe gereicht werden, wenn es Reaction und Heilung zu Stande bringen soll."[176]

Pauli äußert sich sonst nicht weiter zu den Hauptaussagen des Organon. Er polemisiert auch nicht, aber mit seiner Kritik entspricht er der Meinung der meisten seiner Zeitgenossen, die, jedenfalls nach Jütte, an der Homöopathie hauptsächlich die Dosierung bemängelten, weniger die Theorie an sich.

---

173 Hauff, MA 3 (1837), S. 8.
174 Anonym, HKA 8 (1832), S. 368.
175 Ders., S. 373.
176 Pauli, Fr., MA 4 (1838), S. 290.

In den Annalen finden sich, wie gezeigt, nur bruchstückhafte Aussagen zu Hahnemann, eine einheitliche Linie ist nicht erkennbar. Einzelne seiner Thesen werden kritisiert, verschiedene Argumente werden aufgeführt. Gemeinsam ist jedoch allen diesen Aussagen, daß sie der homöopathischen Lehre widersprechen, mal heftig und polemisch, dann auch wieder mit dem Versuch, vorurteilsfrei die Lehrsätze selbst zu bewerten. Die Annalen waren kein Organ, in dem man sich zur Aufgabe gemacht hatte, Hahnemann zu widerlegen. Vielmehr versuchten gerade die Herausgeber, vor allem Puchelt als hauptsächlich betroffener Internist, die Homöopathie als eine neue Art der Therapie zu behandeln und mit korrekter Beweisführung zu analysieren, sie somit wissenschaftlich und vorurteilsfrei zu bewerten. Zudem versuchte Puchelt, seine Leser aufzurufen, Hahnemann fair zu begegnen. Obwohl also die Homöopathie für Puchelt gewiß keine geeignete Therapieform darstellte, sollten seiner Meinung nach nicht alle Ergebnisse von Hahnemanns Versuchen vorschnell verurteilt werden. Puchelt sah, daß Hahnemann bei seinen Versuchen durchaus brauchbare, praktisch relevante Ergebnisse erzielte. Auch der anonyme reisende Arzt hielt gerade bei den praktischen Aspekten der Homöopathie manches für brauchbar.

Neben diesen zu Fairneß aufrufenden Artikeln gab es auch die anderen, die polemisch der Homöopathie jegliche positiven Aspekte absprachen und sie nur als Hirngespinst und lächerliches System abtaten.

In den Annalen, die vorrangig naturwissenschaftliche Methoden propagierten und moderne medizinische Denkansätze hatten, spielte die Diskussion um die Homöopathie, in der sich solche Ziele nicht verwirklichen ließen, naturgemäß eine untergeordnete Rolle. Sie war für die naturwissenschaftlich orientierten Ärzte keine eigentliche Konkurrenz und daher nur wenig diskussionswürdig. Insofern spiegelt sich die damals wirklich geführte Diskussion um die Homöopathie in den Annalen kaum wider, doch bieten die wenigen entsprechenden Beiträge ein repräsentatives Meinungsbild, wie es damals unter den deutschen Ärzte bestand. Insofern können auch bei diesem Thema die Annalen als Spiegel der Medizin ihrer Zeit gelten.

Nach Hahnemanns Tod 1843 erschienen zwar weiterhin, z.T. noch immer polemisierende Schriften, doch die Hauptzeit der Auseinandersetzung mit seinen Thesen war vorüber. Auch dies läßt sich anhand der Annalen nachvollziehen: Nach 1843 wird Hahnemann in keinem Beitrag mehr erwähnt.

4.3.2 Hydrotherapie

Ab der ersten Hälfte des 19. Jahrhunderts erfuhr auch die Wasserheilkunde in Deutschland und Österreich einen starken Aufschwung. Es war der Beginn der Naturheilbewegung, die als Gegengewicht zur aufkommenden naturwissenschaftlich orientierten Medizin entstand.[177] Die traditionelle Wasserheilkunde, die auch von der sogenannten „Schulmedizin" angewandt wurde, ist die Hydrotherapie. Sie ist die physikalische Anwendung von Wasser (z.B. Waschungen, Güsse, Dusche, feuchte Wickel), die theoretisch an jedem Ort möglich ist. Daneben steht die Balneologie, bei der es sich um ortsgebundene Kurmittel handelt: Sie ist die Form der eigentlichen Trink- oder Badekuren in Heilbädern.[178]

Eine heilkräftige Wirkung vor allem bei akuten fieberhaften Erkrankungen wurde dem Wasser bereits in der Antike zugesprochen und von vielen Ärzten immer wieder therapeutisch genutzt.[179] Ursprünglich war das Bad ein rituelles Bad oder ein Reinigungsbad gewesen. Die Blütezeit des mittelalterlichen Badewesens lag im 14. und 15. Jahrhundert. Danach flaute das Interesse zunächst ab. In der Renaissance kam es zu einem neuen Aufleben der Badekur und des Badevergnügens. Zwar wurden zu Beginn des 16. Jahrhunderts aufgrund von Seuchen wie Pest, Syphilis oder Lepra viele Badestuben geschlossen (private Bäder gab es zu dieser Zeit noch sehr selten), doch kam es zu einer verstärkten Neigung, in der freien Natur natürliche Gewässer aufzusuchen. Beliebt wurden die sog. „Wildbäder", d.h. natürliche warme Quellen im Freien.

Zum Teil wurde das Baden exzessiv betrieben. Man badete manchmal bis zu acht Stunden am Tag, es wurden auch Badekuren von insgesamt 100 bis 200 Stunden verordnet, um eine wirksame Heilung zu erzielen. Die Patienten nahmen oft sogar ihre Mahlzeiten im Wasser ein. Ärmere Patienten übernachteten auch im Wasser, um Übernachtungskosten zu sparen.[180] Die Badeanlagen waren nach Art und Qualität recht unterschiedlich. Es gab primitive Anlagen neben luxuriös gepflegten Badeorten. Und es gab für die verschiedensten Krankheiten eigene Bäder. Neben den reinen Badekuren gab es auch Trinkkuren. Im Laufe der Zeit hatte sich das einstige Reinigungsbad zum Heilbad entwickelt.[181] Für das steigende Interesse an der Bädermedizin bzw. Wasserheilkunde im 16. Jahrhunderts gab es verschiedene Gründe. Zum einen war es eine Modeerscheinung, zum anderen hatte sich der Glaube von Ärzten und Patienten an nichtarzneiliche, physikalisch-diätetische Heilkräfte der Natur verstärkt. Zudem verstärkte sich das Vertrauen auf die eigene Beobachtung und auf die Selbstheilungskräfte.[182]

Zu den Badegästen zählten nicht nur Kranke, die meist aus der Unterschicht kamen, sondern auch Gäste, die aus „gesellschaftlicher Notwendigkeit" und zu ihrem Vergnügen anreisten und meist mit den Kranken nichts

---

177 Křížek (1990), S.110.
178 Jütte (1996), S. 115.
179 Křížek (1990), S. 108; Jütte (1996), S. 115.
180 Křížek (1990), S. 79.
181 Rothschuh (1983), S. 53 f.
182 Ders., S. 58 f.

zu tun haben wollten. Dies war bis ins 19. Jahrhundert hinein üblich.[183] Die Kurorte dienten z.T. auch als Heiratsbörsen, so fuhren viele Mädchen im heiratsfähigen Alter in Begleitung ihrer Mütter während der Hochsaison zur Kur.[184] In den Kurorten herrschte oft Platznot, man mußte die Zimmer schon Monate im voraus bestellen, viele der Gäste mußten in ihrem Wagen schlafen. Manchmal lagen zwei Kurgäste in einem Bett. Eine Badeordnung von 1688 besagt, daß die Betten mindestens einmal im Jahr ausgelüftet werden sollten. Oft waren die Zimmer nicht ausreichend möbliert, so daß die Gäste ihre Bettwäsche und zum Teil den gesamten Hausrat von zu Hause mitbringen mußten.[185]

Bis etwa zum 17. Jahrhundert gab es in den Kurorten oder nahe bei den Heilquellen keine ansässigen Ärzte. Erste Nachrichten über Badeärzte in gut besuchten Orten stammen aus dem 16. Jahrhundert. Dennoch war es bis zum Anfang des 19. Jahrhunderts üblich, daß z.B. ein Arzt aus Zürich nach Baden am Limmat gerufen werden mußte, falls Patienten dort krank wurden. In Bad Gastein gab es 1804 den ersten angestellten Arzt.[186]

Schon früh führte man Wasseranalysen durch, zunächst nur nach Sinneswahrnehmungen wie Geschmack, Geruch oder Trübung. Seit dem 16. Jahrhundert gab es erste einfache qualitative Analysen.[187] Qualitativ und quantitativ zuverlässige chemische Analysen waren naturgemäß erst ab der zweiten Hälfte des 19. Jahrhunderts möglich. Trotzdem unterschied man auch schon vorher die Wasser nach unterschiedlichen Inhalts- und Wirkstoffen. Man trennte in mineralsalzhaltige „Stahlbäder" und in „Säuerlinge", die Kohlensäure enthielten. Die Mineralwasser unterschied man noch einmal z.B. in Jodwasser, Bitterwasser, Glaubersalzwasser. Zum Teil wurden die Mineralwasser auch künstlich hergestellt, indem man dem Wasser z.B. Antimon oder aus Schlacken gewonnene Mineralsalze zusetzte. „Stahlbäder" wurden eher für Badekuren genutzt, während die „Säuerlinge" mehr für Trinkkuren geeignet schienen.[188] Zudem kannte man seit der Antike die heilende Wirkung von natürlichen Erdgasen. Das erste Gasbad entstand in Deutschland 1720 in Pyrmont. Und Anfang des 19. Jahrhunderts entstanden in Deutschland die ersten Solebäder (1803 in Elmen bei Magdeburg).[189] Auch Seereisen wurden bereits seit der Antike empfohlen, besonders heilsam, hieß es, sei die Mischung von Meerluft, Meerwassergüssen und dem Trinken von Meerwasser. Im 18. Jahrhundert wurde die therapeutische Wirkung von Seereisen wiederentdeckt. Eigene Seebäder entstanden in

---

183 Ders., S. 66.
184 Křižek (1990), S. 165.
185 Ders., S. 166.
186 Ders., S. 177.
187 Ders., S. 118.
188 Ders., S. 101.
189 Ebd.

Deutschland Ende des 18. Jahrhunderts (1794 Heiligendamm, 1797 Norderney).[190] Auch zusätzliche Anwendungsformen im Heilbad wie Umschläge, Packungen, Massagen, Moorbäder oder Badetorfe waren seit der Antike bekannt.[191]

Als das Badewesen wegen des massenhaften Auftretens der Syphilis mehr oder weniger einging, wurde die Wassertherapie lange Zeit vor allem in Form von Trinkkuren durchgeführt.[192] Ziel der Trinkkuren war, mit Hilfe von Durchfällen und Harnflut eine Reinigung des Organismus zu bewirken. Man sollte so viel trinken, bis die Farbe des Urins der des getrunkenen Wassers ähnlich war, bis zu fünf Liter am Tag, in Einzelfällen sogar bis zu 30 Liter am Tag.[193]

Die Wirkung der Wasser stellte man sich so vor, daß ihre Eigenschaften auf die Badenden übertragen würden. Neben den oben erwähnten Analysen gab es viele verschiedene Theorien über das Entstehen und die Wirkung von Heilquellen. Lange noch glaubte man an die Anwesenheit von „Brunnengeistern", die für die Wirkung verantwortlich seien.[194]

Im 19. Jahrhundert kam es zu einem neuen Aufschwung der Balneologie. Zuvor hatte es bereits einige Bestrebungen dazu gegeben. Ende des 17. Jahrhunderts hatte John Floyer (1649–1734) in England auf den Nutzen verschiedener therapeutischer Bäder und auf die Heilkräfte der Wasserbehandlung aufmerksam gemacht. In Deutschland war es im 18. Jahrhundert die Familie Hahn, vor allem Johann Siegmund Hahn (1696–1773), der viele fieberhafte Krankheiten mit kalten Umschlägen oder anderen Wasseranwendungen therapierte.[195] Als Erneuerer im 19. Jahrhundert gelten hauptsächlich Eucharius Ferdinand Oertel (1765–1850) und Vincenz Prießnitz. Oertel unterrichtete klassische Philologie an einem Gymnasium in Ansbach. Nebenbei beschäftigte er sich mit den Wasseranwendungen der Antike. Nach der Lektüre der Schrift von Hahn über die Heilkräfte des Wassers wandte er diese Methode erfolgreich bei sich und in seinem Bekanntenkreis an. Er veröffentlichte eine große Anzahl an Schriften über die Heilkräfte des Wassers. 1832 gründete er den „Hydropathischen Gesundheitsverein für ganz Deutschland". 1836 besuchte er Prießnitz und wies nachdrücklich auf diesen hin.[196]

Auch Prießnitz war kein Mediziner, nicht einmal ein Akademiker, sondern Bauer. Er wurde 1799 auf dem Gräfenberg (heute Lazne Jesenik) geboren und gilt heute als der eigentliche Begründer der modernen Naturheil-

---

190 Ders., S. 113, 117.
191 Ders., S. 101 f.
192 Ders., S. 124.
193 Ders., S. 141.
194 Ders., S. 119.
195 Diepgen (1959), S. 38 f.
196 Jütte (1996), S. 116.

kunde.[197] Schon vor ihm war die Anwendung von kaltem oder warmem Wasser bekannt. Sein Verdienst war die Systematisierung der Kaltwasserbehandlung.[198] 1829 gründete er auf dem Gräfenberg seine erste Wasserheilanstalt mit stationärer Behandlung. Er ging von dem Grundsatz aus, daß jede Krankheit durch Anhäufung schädlicher Stoffe im Körper entstehe. Diese krankmachenden Stoffe müßten aus dem Körper entfernt werden. Heilung sei möglich zum einen durch bestimmte Kaltwasseranwendungen wie Bäder, Umschläge oder Trinkkuren, zum anderen durch eine bestimmte Lebensweise mit häufigen Spaziergängen bei jedem Wetter, Arbeitstherapie (z.B. Holzsägen), Luftbäder, Schlafen bei geöffnetem Fenster etc. Dadurch komme es zu einer Stärkung der körpereigenen Abwehrstoffe. Er war entschiedener Gegner von Medikamenten und auch von Impfungen.[199]

Prießnitz befürwortete eine langandauernde Applikation von kaltem Wasser bis zum Eintritt von sogenannten „Krisen", die sich vor allem als Hautaffektionen äußerten. Die vom Wasser mazerierte Haut wurde dabei häufig infiziert, es entwickelten sich Geschwüre oder Abszesse, was als günstige Voraussetzung für einen Heilerfolg angesehen wurde. Trotz seiner komplizierten und anspruchsvollen Behandlung hatte Prießnitz mit seiner Methode oft Erfolg. Es kamen Patienten aus aller Welt zu ihm. 1839, also erst zehn Jahre nach der Gründung seiner Wasserheilanstalt, kamen bereits 1500 Kurgäste, 1837 waren es nur 500 gewesen.[200] Auch viele, z.T. bekannte Mediziner machten sich auf, selbst von weit her, um sich entweder selber behandeln zu lassen oder um sein System zu studieren. 1839 waren wohl 120 Ärzte auf dem Gräfenberg gewesen. Auch verschiedene Regierungen, z.B. die von Österreich, Bayern, Preußen und Frankreich, schickten offizielle Beobachter aus der Ärzteschaft nach Gräfenberg, um in ihren Ländern ähnliche Anstalten einrichten zu können.[201] Die meisten Ärzte standen Prießnitz skeptisch gegenüber.[202] So berichtet Carl Munde (1804–1887) in seinen „Memoiren eines Wasserarztes" (1844), daß von 12 aufgenommenen Kranken 11 ungeheilt entlassen und schwerkranke Patienten erst gar nicht aufgenommen wurden.[203] Martin schreibt:

> „Statt Abhärtung erhielten die Patienten beim Priessnitzschen Frostregiment eine größere Empfänglichkeit gegen Infektionskrankheiten. Manche konnten sich noch ein halbes Jahr nach der Kur selbst in der Hundstagshitze in der Sonne und obendrein im Pelz nicht erwärmen, die Leute hatten, statt ihre Blutgefäße zu üben, sie bis zur dauernden Lähmung überanstrengt. Das Endergebnis einer vernünftigen Wasserkur, der prompte Eintritt der sogenannten Reaktion, eines wohligen Wärmege-

---

197 Ebd.
198 Ders., S. 117.
199 Dieckhöfer (1985), S. 41; Křižek (1990), S. 110.
200 Rothschuh (1983), S. 68.
201 Křižek (1990), S. 110.
202 Jütte (1996), S. 120 f.
203 Martin, A. (1906), S. 394.

fühls auf Kältereize, war verloren gegangen. Das betraf Patienten, die wohl Priessnitz' Verordnungen wörtlich durchgeführt hatten. Verwundern darf man sich über den ungünstigen Ausgang nicht. So mußte ein Mann in heftigster Winterkälte duschen (im Freien) und nach der Dusche eine halbe Stunde lang nackt Holz hauen. Zum Glück für die Patienten befolgten viele die Anordnungen von Priessnitz nicht. Auf dem Gräfenberg ging ein Sprichwort um: ,Wer die Kur am schlechtesten macht, der macht die beste Kur.'"[204]

Die heilsame Wirkung von Wasser hatte Prießnitz zufällig entdeckt, als er einen nur sehr schwer heilenden Rippenbruch mit feuchtkalten Brustpackungen kurierte.[205] Rothschuh berichtet, daß Prießnitz ein verletztes Reh beobachtet hatte, das seine Wunden im Wasser eines Tümpels kühlte und heilte.[206] Sicher ist, daß Prießnitz, der nur eine minimale Schulbildung besaß, sein Wissen nicht aus Büchern hatte, sondern aus eigener Erfahrung. Seine Beobachtungen testete er in Selbstversuchen und durch Tierbeobachtungen. Seit 1818 behandelte er Kranke in der Nachbarschaft und galt als guter „Wasserdoktor". Er diktierte selbst nur eine einzige Schrift, das „Vinzenz Prießnitz'sche Familienwasserbuch" (1847), die nie veröffentlicht wurde. Doch gibt es zahlreiche Schriften seiner Schüler, die ihn zum Teil geradezu verherrlichten.[207] Die Unzufriedenheit von Schülern und auch Patienten kam erst später.[208]

Auf dem Gräfenberg herrschte ein äußerst streng geregelter Tageslauf, den Jütte ausführlich beschreibt: Bereits morgens um 4 Uhr waren die ersten Anwendungen. Über den Tag verteilt folgten mehrere Schwitzkuren und Kaltwasseranwendungen wie Trinken, Sturzdusche, Sitzbad oder kalter Einlauf. Dazwischen waren immer wieder lange Spaziergänge oder körperliche Arbeit im Freien. Das Essen dagegen war sehr karg: Zum Frühstück und Abendessen gab es Schwarzbrot mit Butter, dazu kalte Vollmilch. Auch mittags war das Essen karg.[209]

Die Unterschiede zwischen Prießnitz und Sebastian Kneipp (1821–1897), dem Pfarrer und „Wasserdoktor" aus Bad Wörishofen, der erst später tätig war, waren nur minimal. Die Wasserkur von Kneipp war aber kürzer und milder, außerdem war eine Selbstbehandlung zu Hause möglich.[210]

Die meisten Ärzte belächelten die Wasserkuren von Oertel und Prießnitz nur. Aber einige begannen sich doch dafür zu interessieren und besuchten Prießnitz' Heilanstalt. Im Gegensatz zu Kneipp hielt Prießnitz jedoch nichts von den ihn besuchenden Ärzten. Er schrieb 1837: „Es ist schade, daß die Besuche der Herren Aerzte nicht aus bessrer Absicht stattfinden. Sie sind

---

204　Ders., S. 387.
205　Jütte (1996), S. 117.
206　Rothschuh (1983), S. 68.
207　Křížek (1990), S. 111.
208　Martin, A. (1906), S. 387.
209　Jütte (1996), S. 117 f.
210　Ders., S. 120.

von ihren eingefleischten Vorurtheilen so wenig frei zu machen, als Mohren weiß gewaschen werden. Es thut mir nur um die Zeit leid, die sie mir oft rauben."[211] Nach und nach entstanden jedoch immer mehr Wasserheilanstalten, die vor allem von Ärzten geleitet wurden, die bei Prießnitz gelernt hatten. 1845 gab es in Deutschland bereits 70 bis 80 solcher Wasserheilanstalten. Noch mehr Ärzte aber übernahmen einzelne Maßnahmen für ihre eigene Praxis.[212]

Anfangs wurde diese Therapieform, vor allem weil sie ursprünglich von einem Laien geleitet worden war, von Ärzten und Behörden abgelehnt. Es gab schon früh Anklagen gegen Prießnitz wegen Kurpfuscherei. Aus diesem Grund ließ er sich seit Beginn der 1820er Jahre von seinen Patienten Zeugnisse ausstellen. 1829 war eine dieser Anklagen erfolgreich und er wurde wegen „schwerer Übertretung gegen die Sicherheit des Lebens, wegen verübter Kurpfuscherei" zu vier Tagen verschärften Arrests verurteilt. Zwei Jahre später, 1831, erhielt er mit strengen Auflagen die Genehmigung zur Errichtung einer Badeanstalt, anfangs jedoch nur zu Reinigungszwecken.[213] Erst nachdem sich eine ärztliche Untersuchungskommission 1837 von der Wirksamkeit der Gräfenberger Kur überzeugt hatte, erhielt Prießnitz die Erlaubnis, neben der Badeanstalt auch einen Kurbetrieb zu führen.[214]

Für Rothschuh begann mit Prießnitz eine neue Ära der Wasserheilkunde. Zum einen war eine Badereise nun endgültig keine Vergnügungsreise mehr, sondern nur noch wirklich Kranke besuchten die Bäder und nahmen die teilweise „recht rigorosen Anwendungen" auf sich. Zum anderen brachte Prießnitz Methode und System in die Kaltwasseranwendung. Er unterschied und gebrauchte schließlich 56 verschiedene Kaltwasseranwendungen. Damit ging die neue Naturheilbewegung des 19. Jahrhunderts von der Hydrotherapie als einer Alternativmethode zur wissenschaftlichen Medizin aus.[215] Der Begriff „Naturheilkunde" wurde um 1830 geprägt. Die Naturheilkunde begann mit der Wasseranwendung, wurde aber bald um weitere Heilverfahren ergänzt. Die meisten dieser Methoden waren bereits von der „Schulmedizin" praktiziert und wieder verworfen worden. Durch die „Argumente der Naturheiler" erhielten sie einen weltanschaulichen Charakter: Man nannte sie „natürlich" oder „naturgemäß" und sprach ihnen eine „irgendwie höhere Dignität" zu.[216] Von den meisten Vertretern der Naturheilkunde wurde die Homöopathie aber abgelehnt.[217]

---

211 Ders., S. 120 f.
212 Ders., S. 121.
213 Dieckhöfer (1985), S. 41.
214 Jütte (1996), S. 123.
215 Rothschuh (1983), S. 72.
216 Ders., S. 105.
217 Ders., S. 100.

Die wissenschaftliche Balneologie im 19. Jahrhundert geriet demgegenüber zunächst in eine Außenseiterrolle. Ihre Methoden waren hauptsächlich empirisch und stützten sich auf die jahrhundertelange Erfahrung. Wie die anderen damaligen Therapieverfahren konnte auch sie zunächst nicht mit dem Aufstieg von Chemie und Physik mithalten. Oft wurde weiterhin der „Brunnengeist" als Erklärung für die Wirkung einer Quelle angenommen. Andererseits glaubten viele nicht mehr so recht an eine Wirkung, da man sie nicht beweisen konnte. Der Stellenwert der wissenschaftlichen Balneologie verbesserte sich erst, nachdem durch Langzeitstudien und exakte Laborergebnisse die Kurerfolge belegbar wurden.[218]

Insgesamt sieht Steudel die Entwicklung der Mineralbäder im 19. Jahrhundert durch drei Phasen gekennzeichnet. Zunächst stand die Bäderheilkunde noch in der alten Tradition. Es herrschte ein unreflektiertes, romantisches Vertrauen in die Quellen. Man unterschied verschiedene Bäder, die für bestimmte Indikationen geeignet waren. Dies Erfahrungswissen wurde von Generation zu Generation weitergereicht.[219] Hufeland, ein starker Befürworter der Bädertherapie, hielt die chemischen Analysen zwar für wertvoll für die Einteilung, sie konnten ihm aber die „wundervolle Kraft" nicht erklären. Das wirksame Prinzip der Quellen war für ihn nicht erkennbar, er hielt es für „höhere Physik."[220]

Das führte wie in den anderen therapeutischen Disziplinen auch in der Hydrotherapie zu einer ausgeprägten Skepsis. Die Badeärzte hatten es besonders schwer, dem Zug zum Exakten zu folgen. Die Wirkung ihrer Kurmittel war einer experimentellen Forschung nur schwer zugänglich.[221] Die Badeärzte konnten mit der universitären Forschung nicht mithalten. Sie hatten kaum die Möglichkeit, die neuen naturwissenschaftlich-experimentellen Methoden auf ihre eigenen Fragestellungen hin anzuwenden. Andererseits war eine Erklärung mit „Brunnengeist" oder „höherer Physik" nicht mehr zeitgemäß.[222] Dietl, als Vertreter des therapeutischen Nihilismus, leugnete die Erfolge einer sorgfältig geleiteten Badekur nicht, erkannte aber auch, daß die Wirkungsweise der Heilquellen mit ihrer jeweiligen Indikation noch weitgehend unbekannt war. Sowohl die Beobachtung der Kurgäste als auch chemische Analysen als die einzigen damals zur Verfügung stehenden objektiven Daten seien nicht ausreichend zur Begründung bestimmter Indikationen. Die chemische Wirkung der meisten anorganischen Stoffe sei außerdem noch nicht genügend bekannt. Zu wenig sei ferner bekannt, welche Wirkung die Mineralien im menschlichen Organismus auslösen, auch über chemische Wechselwirkungen wisse man noch viel zu we-

---

218 Ebd.
219 Steudel (1967), S. 83.
220 Ders., S. 84.
221 Ders., S. 86.
222 Ebd.

nig.[223] Trotzdem stiegen die Besucherzahlen in den Heilbädern stetig an. Weiterhin wurden viele Indikationen zu einer Badekur gestellt, für viele Kranke war diese die letzte Hoffnung, vor allem bei schwer heilbaren Krankheiten wie Tuberkulose oder Syphilis.[224]

Die dritte Phase war nach Steudel dadurch gekennzeichnet, daß die Bäderheilkunde allmählich auf eine naturwissenschaftlich-physiologische Basis gestellt wurde. Die Badeärzte selber sahen es als dringlichste Aufgabe an, „den alten Schlendrian auszurotten."[225] Allerdings fehlte es weiterhin an Möglichkeiten, dieses Ziel, das man schon seit dem zweiten Drittel des 19. Jahrhunderts vor Augen hatte, zu verwirklichen. Erst im 20. Jahrhundert wurde das möglich. Bisher gab es für die verschiedenen Heilquellen eine riesige Liste möglicher Indikationen. Eines der wichtigsten Anliegen der Ärzte war es daher, diese endlosen Indikationslisten zu überprüfen und sinnvolle und begrenzte Anzeigen für den Gebrauch jeder einzelnen Quelle herauszufiltern.[226] Noch um die Mitte des 19. Jahrhunderts rühmten sich viele Badeorte, nahezu jede Krankheit behandeln zu können. In den letzten Jahrzehnten des 19. Jahrhunderts gelang eine zunehmende Spezialisierung auf bestimmte Krankheitsgruppen. Erst ab der zweiten Hälfte des 19. Jahrhunderts entstanden eigene Institute für balneologische Forschung und somit die Möglichkeit, einheitliche Richtlinien und Ziele zu erarbeiten.[227]

In dieser Zeit kam als Generalthema bei den wissenschaftlich interessierten Badeärzten die Frage auf, ob Inhaltsstoffe der Mineralquellen durch die intakte Haut in den Körper aufgenommen werden können. Wichtig war vor allem die Frage der Eisenresorption, denn gerade den eisenhaltigen Quellen wurde ein großer therapeutischer Wert zugesprochen. Physiologen, sowie Ärzte, die der chemisch-physiologischen Richtung nahestanden, hielten die Eisenresorption durch die Darmwand und die Aufnahme gelöster Stoffe durch die Haut für unwahrscheinlich.[228]

Die Entwicklung der Bäderheilkunde im 19. Jahrhundert verlief in ihren drei Phasen also parallel zur allgemeinen Therapie.

Das Thema der Bäderkuren wird auch in den Annalen aufgegriffen. Vor allem in den „Medicinischen Annalen" wird diese Therapieform in eigenen Artikeln behandelt. Das ist sicher auf den Einfluß der Großherzoglich-badischen Sanitätskommission zurückzuführen, die für das Bäderthema bereits in ihrer älteren Zeitschrift „Annalen für die gesammte Heilkunde" eine eigene Rubrik eingerichtet hatte.

---

223 Ders., S. 87.
224 Ders., S. 90.
225 Ders., S. 92.
226 Ebd.
227 Ders., S. 93.
228 Ders., S. 93 f.

Insgesamt finden sich in den Annalen 23 Artikel von 16 Autoren, die gezielt dem Thema der Hydrotherapie bzw. einzelnen Badeorten und Bademethoden gewidmet sind. Die Autoren, z.T. Brunnen- oder Badeärzte, sind: Engelmann (4x), Hergt, Kathriner (3x), Krämer, Küster, Osius, Peez, Prieger, Rees, Ruef, anonymes Mitglied der Sanitäts-Commission, Sauerbeck, Schneider, Seither, Welsch (3x), sowie ein anonymer Autor. Sie stellen zehn verschiedene Badeorte vor: Cronthal, Gräfenberg, Homburg, Kissingen (2x), Kreuznach (4x), Langenbrücken (3x), Renchthal (3x), Rippoldsau, Rothenfels (3x).

23 weitere Artikel von 19 Autoren berichten im Rahmen anderer Thematik von Patienten, die während ihrer Heilbehandlung zu einer Kur geschickt worden sind. Es sind dies die Aufsätze folgender Autoren: Chelius, Cless, Dierbach, Faber (2x), Hahn, Hauff, Heyfelder, Hoefle, Reuss, Röcker, Rösch (2x), Schmidt, Schmitt, Schneider (2x), Schwarz (2x), Simeons, Szerlecki, Vanotti, R. Volz. Schließlich gibt es in den „Medizinischen Annalen" zwei Beiträge, die sich speziell mit Prießnitz und seinen Kaltwasserkuren auseinandersetzen.

Die Häufigkeit der Artikel, über die Jahrgänge verteilt, stellt sich folgendermaßen dar:

Tabelle 5: Hydrotherapie in den Annalen

Jahr	Artikelanzahl	Jahr	Artikelanzahl	Jahr	Artikelanzahl
1825	0	1833	0	1841	4
1826	0	1834	1	1842	2
1827	1	1835	0	1843	3
1828	0	1836	1	1844	4
1829	1	1837	4	1845	4
1830	0	1838	3	1846	2
1831	1	1839	5	1847/48	4
1832	2	1840	4		

Die Beschreibungen der zehn Heilquellen bzw. Badeorte sind teilweise sehr detailliert, mit genauen chemischen Analysen, mit Angaben zu Temperatur, Geschmack, Inhaltsstoffen und Aussehen des Wassers, zur Geschichte der Einrichtungen und zur Zahl der Badegäste. Immerhin bei sechs der zehn Quellen erfolgen genaue chemische Analysen. Aus diesen chemischen Analysen wurden die Wirkungen der Quellen abgeleitet und daraus wiederum ergab sich das Spektrum möglicher Indikationen und Kontraindikationen.

Wichtig war den meisten Autoren, daß für jede Quelle ein bestimmtes Indikationsspektrum aufgestellt wurde. Nicht jede Quelle sei für jede Krankheit sinnvoll. Damit sind die hier veröffentlichenden Badeärzte fortschrittlich. Sie glauben nicht mehr an die Wirkung von Brunnengeistern, sondern versuchen auf die ihnen zur Verfügung stehende Weise, die Wirkung der Wasser zu erklären. Zum einen gehört dazu eine genaue chemische Analyse und die Zuordnung der Quelle zu bestimmten Klassen von Heilwassern: z.B. Säuerlingen, Glaubersalz- oder Bittersalzwasser. Differenziertere Analysen waren zu dieser Zeit noch nicht möglich. Zum anderen gehörte dazu die genaue Beschreibung der Wasser nach ihren sonstigen Eigenschaften wie Temperatur, Geschmack, Farbe, sowie ihre Wirkung auf Patienten. Auf möglichst vielfältige Weise versuchte man, eine Quelle zu charakterisieren. Um die Mitte des 19. Jahrhunderts bemängelte Dietl, daß chemische Analysen und Beobachtungen alleine nicht ausreichend seien[229], aber es gab eben noch keine anderen Möglichkeiten. Somit zeigt sich hier erneut, daß die meisten Autoren der Annalen eher fortschrittlich, d.h. naturwissenschaftlich orientiert waren.

Auch der vermehrt aufkommende Wunsch, die Liste der Indikationen für die therapeutische Nutzung einer Quelle bedeutend einzuschränken, spiegelt sich in den Annalen wider. Denn noch immer wurden für eine Quelle viele verschiedene Indikationsmöglichkeiten genannt. Dagegen nahm die Auffassung zu, daß man durch genauere Kenntnis der Wassereigenschaften und ihrer Wirkungen die Indikationen einschränken könne. Auch dazu finden sich Stimmen in den Annalen: So ist z.B. für Hergt die Kenntnis der „Eigenthümlichkeiten der Heilquelle" von grundlegender Bedeutung, er fordert daher, daß ähnliche Heilquellen zusammengestellt und ihre arzneilichen Differenzen bestimmt werden.[230] Und Engelmann ist der Überzeugung, daß erst nach einer Wasseranalyse die Wirkung der Quellen wirklich beschreibbar sei.[231] Auch Osius fordert, man müsse, um die Wirkung von Mineralquellen zu bestimmen, deren chemische „Constitution" beurteilen, z.B. ob sie stoffarm oder stoffreich seien.[232] Nach Krämer verdient die analytische Chemie alle Beachtung, sie solle dennoch nur bestrebt sein, einer Heilquelle ihren Rang anzuordnen, „wohin sie gestellt ist in naturhistorischer Beziehung."[233] Eine ähnliche Auffassung vertritt Rees: Wichtig sei die genaue Kenntnis der Wirkung der Quellen, denn über die Wirkungen der Hauptbestandteile sei die Indikationsstellung möglich.[234] Über die bisherigen Meinungen hinaus geht Sauerbeck, der feststellt, daß man sich vor der Nutzung einer Quelle als Therapeutikum auch die Pathogenese der Krankheit klarmachen müsse. Denn nur dann sei der Vorwurf „einseitig empirischen Handelns" nicht möglich. Und außerdem sei so die Quelle als Heilmittel auf „rationeller Basis" begründet.[235]

---

229 Ders., S. 87.
230 Hergt, MA 2 (1836), S. 208 f.
231 Engelmann, MA 4 (1838), S. 201.
232 Osius, MA 6 (1840), S. 392.
233 Krämer, MA 8 (1842), S. 6.
234 Rees, MA 8 (1842), S. 82.
235 Sauerbeck, MA 12 (1846), S. 66.

Wie auch sonst in den Annalen üblich, enthalten viele dieser Artikel sehr detaillierte und anschauliche Fallbeispiele.

Viele Badeärzte versuchten also damals, die Wasserheilkunde auf eine wissenschaftliche Basis zu stellen, um sie als echtes Heilmittel mit Wirkungen und Nebenwirkungen zu verstehen und anwenden zu können.

Insgesamt ist in der gesamten Medizin eine Abwendung von der Humoralpathologie zu verzeichnen, wie es weiter oben bereits dargestellt wurde. Aber in Ermangelung wirklich greifbarer Wirkmechanismen erklärten manche Badeärzte die heilsame Wirkung des Wasser humoralpathologisch. So war z.B. für Prießnitz, wenn auch als Laien, die Humoralpathologie Grundlage seiner Tätigkeit. In den Annalen versuchen einige Autoren, die Heilkraft des Wassers als Wechselwirkung zwischen den Inhaltsstoffen des Wassers und den Eigenschaften des Organismus zu erklären. Welsch beschreibt ohne chemische Analysen die Wirkung noch hauptsächlich aus der Sicht der Humoralpathologie. Nach seinem Verständnis reinigen die Wasser die Säftemasse, heben „Assimilation" und „Reproduktion". Dadurch komme es zu einer besseren, gesünderen „Metamorphose" und einem kräftigeren Stoffwechsel. Trotzdem sieht auch er die spezifische Wirksamkeit der Wasser in ihren Bestandteilen.[236] Noch heute kann man die Meinung hören, daß Schwitz- oder Entschlackungskuren den Körper von „giftigen" Stoffen befreien. Auch die Sanitäts-Kommission erklärte die Wirkung der Wasser als die Ableitung von Krankheiten und Stoffen. Das Wasser wirke

> „erregend auf die Nerventhätigkeit der äussern Haut, wird deren Ton erhöhen, einen stärkern Trieb des Blutes nach der Peripherie, eine regere Circulation in dem Gefässnetz der Cutis veranlassen."[237]

Außerdem werden dadurch „krankhafte Stoffe wieder nach außen" abgeleitet und durch die wieder „hergestellte Thätigkeit der Haut" entfernt.

In etlichen Artikeln finden sich z.T. umfangreiche Literaturhinweise zu Schriften über die jeweiligen Badebrunnen. Auch dies kann als Zeichen für Wissenschaftlichkeit gelten.

Bei Durchsicht der Artikel zeigt sich, daß doch etliche Ärzte eine „Brunnenkur" als hilfreiche Alternative zu den übrigen Therapieverfahren ansahen. Nicht nur „alternativ" eingestellte Ärzte, sondern auch Ärzte mit wissenschaftlich orientiertem Standpunkt, darunter auch Chelius, schickten ihre Patienten zur Kur, wenn sonst nichts Heilung zu bringen schien. Die Ärzte, die angaben, daß sie ihre Patienten zur Kur geschickt haben, berichten durchweg positiv darüber. Sie lassen nicht erkennen, daß Badeärzte damals nicht sehr angesehen waren. Dagegen zeigt sich deren mangelndes Ansehen in Heinrich Hoffmanns (1809–1894)[238] Satire „Der Badeort Salzloch, seine

---

236 Welsch, MA 6 (1840), S. 283.
237 Mitglied der Sanitäts-Commission, MA 7 (1841), S. 218 f.
238 Heinrich Hoffmann, der Autor des „Struwwelpeter", war Arzt in Frankfurt.

Jod-, Brom-, Eisen- und salzhaltige Schwefelquellen und die tanninsauren animalischen Luftbäder, nebst einer Apologie des Hasardspiels. Dargestellt von Dr. Polykarpus Gastfenger" (1860).

Insgesamt finden sich in den Annalen freilich nur wenige Berichte von Ärzten, die Patienten zu einer Badekur geschickt haben, doch auch diese wenigen machen deutlich, daß Badekuren als Heilmöglichkeit damals durchaus im Bewußtsein waren.

Daß es im 19. Jahrhundert zu einem starken Anstieg des Interesses an Bäderkuren gekommen ist, läßt sich anhand der Annalen gut verfolgen. Kathriner z.B. berichtet in seinen drei Beiträgen (in den Jahrgängen 1843 und 1848) über die vier Bäder des Renchtales: Antigast, Freiersbach, Griessbach und Petersthal. Dabei führt er an, ähnlich wie dies auch andere Autoren für andere Badeorte taten, wieviele Gäste in den Jahren 1842, 1843 und 1847 die Quellen besucht haben.[239] Ein Vergleich der Anzahl der Gäste in den vier Badeanstalten zeigt folgendes Bild:

Tabelle 6: Anzahl der Gäste in den Badeanstalten im Renchtal

	1842 Gästezahl	1843 Gästezahl	1847 Gästezahl
Antigast	98	86	117
Freiersbach	116	150	163
Griessbach	352	236	489
Petersthal	522	632	1093

Diese Zahlen belegen, daß die Heilquellen im Renchthal immer mehr anerkannt wurden. Die Badesaison wurde entsprechend länger und immer mehr Kurgäste kamen, wie Kathriner angibt, auch aus dem Ausland.

Schon vorher hatte Osius 1840 in einem Artikel über den Elisabethenbrunnen und die Mineralquellen von Homburg vor der Höhe eine Badeliste veröffentlicht[240]:

Tabelle 7: Badeliste aus Homburg von der Höhe

Jahr	1834	1835	1836	1837	1838	1839
Kurgäste	115	188	294	805	773	829

Insgesamt erhält man in den Artikeln nicht nur Auskünfte über die rein medizinischen Aspekte solcher Bäder, sondern erfährt aufgrund der genauen Beschreibungen von Fallbeispielen sehr viel auch über das Leben in den Badeanstalten.

---

239 Kathriner, MA 9 (1843), S. 113, 117, 120, 124; MA 13 (1848), S. 119, 122, 127, 132, 374, 377, 386, 393.
240 Osius, MA 6 (1840), S. 421.

Angesichts der großen Zahl an Beiträgen über die verschiedenen Bäder und ihre Wasser kann im Rahmen dieser Arbeit eine genaue Analyse der einzelnen Artikel nicht erfolgen. Doch sei wenigstens angemerkt, daß sich die Annalen für eine entsprechende Untersuchung speziell zu (süd-)deutschen Brunnen als lohnende Quelle erweisen würden.

Ein weit verbreiteter Satz der damaligen Zeit war: „Auch wenn die Wässer nicht viel bringen, schaden sie wenigstens nicht!"[241] Ärzte, die in der Wassertherapie eine echte Therapieform sahen, lehnten diesen Satz natürlich ab. So schreibt Engelmann 1841 in den Annalen:

> „Entweder nützt das Bad, oder es schadet. Indifferent ist es nie, es sey denn bei vollkommen gesunden und kräftigen Consitutionen, wo die Naturkraft so manche Schädlichkeit ausgleicht."[242]

Für ihn ist das ein wichtiges Argument dafür, wirklich die Indikation für einen bestimmten Ort zu prüfen.

> „Jene Fälle aber von verfehlten Curen oder geradezu schädlicher Einwirkung des Bades werden bei der häufigen Sucht von Laien, in der Wahl einer Badecur und in Bezug auf ihre Gebrauchsweise ihre eigene Eingebung als Richtschnur zu nehmen, in keinem Jahre fehlen, und nur von geringem Gewichte werden selbst die dringendsten Abmahnungen von ärztlicher Seite seyn. Auch mancher Arzt lässt sich leider bei unvollkommenem Bekanntsein mit der Wirkungsphäre eines Bades, seinen klimatischen Verhältnissen u.s.w. zu einer Wahl bestimmen, die der Kranke später nur zu bereuen hat."[243]

Kathriner zitiert 1848 Koelreuters Aussage über Antigast:

> „Die Anstalt und deren Einrichtung ist ganz einfach und durchaus ländlich; nirgends findet man auch nur einigen Prunk, aber überall eine vorherrschende Reinlichkeit; das Leben daselbst ist ein eigentliches Stilleben, welches gerade desshalb Manchen anzieht, dem es ernstlich um Erholung zu thun ist und der fern von beengendem Druck einer lärmenden Stadt, an Genügsamkeit gewöhnt, sein Vergnügen in der Natur sucht und findet."[244]

Ein besonderes Diskussionsthema der Zeit war Prießnitz mit seinen Kaltwasseranwendungen auf dem Gräfenberg. Zwei Artikel der Annalen beschäftigen sich ausführlich mit seiner Therapie. Im älteren der beiden beschreibt und kommentiert Ruef 1841 wesentliche Teile der Prießnitzschen Kaltwasserkur. Seinem Grundsatz folgend, „sich von Allem, was die Zeit uns bringt, [...] selbst zu überzeugen", reiste er nach Marienberg und richtete dann selber „eine kleine Wasseranstalt ein für sechs bis zwölf Patienten."[245]

---

241 Křížek (1990), S. 179.
242 Engelmann, MA 7 (1841), S. 99.
243 Ebd.
244 Kathriner, MA 13 (1848), S. 119.
245 Ruef, MA 7 (1841), S. 233.

Er kritisiert, daß „wirklich viel über die Wassercuren gesprochen und geschrieben, aber wenig darüber gedacht" würde.[246] Einzelne Elemente erscheinen Ruef zwar durchaus sinnvoll, doch äußert er harsche Kritik an allen blinden Nachahmern von Prießnitz:

> „In meinen Augen machen sich die Ärzte, die nach geschehener Ansicht des Gräfenberger Treibens sich ausschließliche Wasseranstalten bildeten, einer doppelten Sünde schuldig, erstens gegen die Wissenschaft, und zweitens gegen ihre Patienten. [...] Wer mag plötzlich die Früchte seines Fleisses, seines Talents, seiner Erfahrung dahingeben, sie sogar lächerlich machen, um einer neuen Methode zu huldigen, die noch so vielen Forschens bedarf, um nur als einzelne Section der grossen Wissenschaft dazustehen. [...] Wenn die Herren aber glauben, [...] alle Krankheiten und alle Kranken auf eine und dieselbe Weise curiren zu können, wenn sie wirklich von Gräfenberg die Ueberzeugung mitgebracht, dass das Wasser und nur das Wasser alle bisherige Wissenschaft unnöthig mache, dann haben sie noch nie ihre Wahrheiten gefühlt, und sie sind Laien, oberflächliche Laien, trotz ihrer Diplome, und das ist die zweite Sünde, und die trifft ihre Patienten am schwersten."[247]

Er selber sei kein blinder Nachahmer und behandle nicht alle seine Badegäste auf dieselbe Weise. Anschließend zählt Ruef verschiedene Elemente der Gräfenberger Wasserkur auf und bewertet sie. Angetan ist er von der Schwitzkur:

> „Ich rathe diese Transpirationsmethode jedem Arzte an, auch wenn er kein Freund der Wassercuren ist, sie wird ihm eine in manchen Fällen sehr werthe Bereicherung seiner Kunsthülfe seyn."[248]

Ebenso wertvoll und sinnvoll, vor allem bei chronischen Erkrankungen, ist seiner Meinung nach das kalte Bad nach dem Schwitzen.[249] Weitere Erläuterungen und Indikationen folgen zu einzelnen von Prießnitz durchgeführten Methoden wie Sitzbad, Fußbad und „Douche":

> „Die Douche erfordert grösste Vorsicht, weil sie die grösste Reactionskraft des Körpers erfordert."[250]

Sie enthalte große Heilkraft, sei ein allgemeines Stärkungsmittel von Haut, Nerven-, Gefäß- und Muskelsystem. Ruef spricht ihr tatsächlich eine starke Wirkung zu:

> „Vor Allem schone man dabei den Kopf und lasse ja nie, wie ich es in Baden gesehen, auf die Nasenspitze douchen, dass momentaner Wahnsinn daraus entsteht."[251]

Auch feuchte Umschläge und das Trinken von Wasser seien geeignete Mittel. Mit letzterem würde jedoch viel Mißbrauch getrieben, z.T. müßten die

---

246 Ders., S. 232.
247 Ders., S. 233 f.
248 Ders., S. 235.
249 Ders., S. 236.
250 Ders., S. 237.
251 Ders., S. 238.

Patienten 20–30 Flaschen am Tag trinken. „6–8 Flaschen mag man billig erlauben", zuviel aber schwäche, so wie auch zu viele Bäder schwächen.[252]

Obwohl Ruef in einigen Punkten also durchaus mit Prießnitz einverstanden ist, schreibt er:

> „Und ich werde mir daher erlauben, wohl manchem Gläubigen religiösen Schrecken einflössend, über einzelne Hauptsachen anderer Meinung zu seyn. [...] Priessnitz gebührt die Ehre einer, wenn schon überschätzten, doch immerhin genialen Erfindung."[253]

Für Ruef besteht „das Gesammte der Wirkung der Wassercuren" nicht in einer Ausscheidung „giftiger Stoffe", sondern

> „in vermehrter Ausdehnung und Kraft der Blutcirculation im Hautsysteme und der wohlthätigen Rückwirkung derselben auf sämmtliche Systeme und Organe des Körpers. Die Functionsfähigkeit der festen Theile wird erhöht und also auch die ihnen entspringenden organischen Flüssigkeiten. Es ist die einfachste und normalste Unterstützung der Naturheilkraft. Diese Naturheilkraft ist aber noch lange nicht genug bekannt, und die Wassercuren werden hierin unsre Kenntnisse erweitern und uns noch einige Krankheiten mehr kennen lehren, welche ohne Arzneien geheilt werden können."[254]

Ruef steht der Wasserkur bzw. Naturheilkraft als sinnvollem und effektivem Therapeutikum also durchaus positiv gegenüber, er mißbilligt jedoch Kollegen, die sie ohne eigene Überprüfung übernehmen und überschwenglich loben. Ruefs Haltung deckt sich mit der allgemeinen Ansicht der Zeit, jede Theorie zu überprüfen, ehe man sie anerkennt. Es sollten genaue Untersuchungen vorgenommen werden. Damit hat er einen wissenschaftlich orientierten Ansatz. Auch die Wasserkuren sollen auf wissenschaftliches Niveau gehoben und in ihrer Wirkung objektiv überprüfbar gemacht werden. Blindes Nachahmen, wie man es in früheren Jahrhunderten und bei zeitgenössischen Anhängern der Homöopathie oder Naturheilkunde häufig findet, lehnt er strikt ab.

Ruef hat die Prießnitz`sche Praxis freilich nur aus zweiter Hand, in Marienberg, kennengelernt. Wie oben erwähnt, reisten aber viele Ärzte auch direkt nach Gräfenberg, um Prießnitz und seine Kurmethode an Ort und Stelle zu beobachten. Schneider, der Autor des zweiten Artikels in den Annalen, der sich speziell mit Prießnitz und seiner Therapie beschäftigt, war einer dieser Ärzte. Sein Artikel von 1848 ist das Ergebnis einer solchen Reise. Schneider möchte keine „wissenschaftliche Abhandlung" liefern, sondern Tatsachen und eigene Beobachtungen mitteilen, die er bei dieser Reise 1846 gesammelt hat.[255] Der Artikel ist ein spannendes, unterhaltsam zu lesendes

---

252 Ebd.
253 Ders., S. 239.
254 Ders., S. 244.
255 Schneider, MA 13 (1848), S. 539.

und gleichzeitig sehr informatives Schriftstück über das Treiben auf dem Gräfenberg.

Gleich bei der Ankunft auf dem Gräfenberg im November, schreibt Schneider,

> „fallen dem Fremden schon einzelne leicht gekleidete Menschen auf, die mit einem Trinkglase versehen hastig einherlaufen und sich die eiskalten Hände reiben. Dass dies Kurgäste sind, wird dem Wanderer klarer, wenn er seinen Weg nach dem Gräfenberg selbst antritt. Hier kommen Einige mit entblöstem Halse und ohne Weste; dort hinkt Einer in Sommerhosen und einem Sommerhemde [...] mit entblössten Füssen auf dem eisigen Boden einher; hier läuft ein anderer mit einem kupferrothen Gesicht chapeaubas – er hat gar keine Kopfbedeckung bei sich, sein Regenschirm schützt ihn ebenso vor Schnee und Regen, wie im Sommer vor den Strahlen der scheinenden Mittagssonne. Die Damen sind weniger auffallend gekleidet. Wo nicht mit fliegenden Haaren, so hupfen sie wenigstens alle mit entblösstem Haupte einher. Hals und Nacken sind frei. Die ganze Haltung zeigt, dass man dem natürlichen Wuchs hier keinen Zwang anthut."[256]

Viele Autoren, berichtet Schneider, würden Prießnitz als „wortkargen, abstossenden Charakter"[257] bezeichnen. Er aber habe ihn anders erlebt:

> „Er war gesprächig, eingehend auf alle vorzüglich in Wasserheilanstalten vorkommende Krankheitsverhältnisse, und seine Ansichten nach seiner Weise und [...] frei aussprechend. [...] Während unserer Gespräche vermied ich absichtlich alle technischen Ausdrücke, um Herrn Priessnitz nicht aus dem Geleise zu bringen, denn alles, was nach einem ‚Medicindoktor‘ nur im geringsten riecht, ist dem guten Manne, der nur mit Mühe seinen eigenen Namen schreiben kann, zuwider."[258]

Schneider sieht die große Wirkung von Prießnitz darin, daß er einen alten Grundsatz der Medizin vollkommen umstülpte. Bisher galt, daß man die meisten Krankheiten mit Wärme behandeln solle, und nun preist Prießnitz „Kälte, Nässe, freie Luft und viel Bewegung" an. „Das Publikum, das gern an Abentheuerliches glaubt, sieht den Wasserdoktor für einen Wunderdoktor an!"[259]

Natürlich war auch bisher schon bekannt, daß vor allem akute Krankheiten mit kaltem Wasser geheilt werden können. Das Verdienst von Prießnitz war aber nun, die verschiedenen Anwendungsarten und Indikationen zusammenzustellen:

> „Und so werden nun die in einzelnen Stadien von Krankheiten applicirten kalten Bäder mit mannigfachen Modificationen, im Verlaufe von verschiedenen Krankheitsgruppen angewandt unter dem Namen der Wasserkur."[260]

---

256 Ders., S. 541 f.
257 Ders., S. 543.
258 Ebd.
259 Ders., S. 544 f.
260 Ders., S. 545.

Schneider spricht auch das Problem der „Krise" an: Für Prießnitz sei der Eintritt der Krise wichtig, ohne die Krise sei eine Heilung nicht möglich. Er begründe das damit, daß jeder Krankheit ein „Säfteverderbnis" zugrunde liege, welches durch die Wasserkur erst mobilisiert und ausgestoßen werde.[261] Auch Ruef kommt in seinem oben genannten Artikel auf das Thema der Krise zu sprechen: Er schreibt davon, daß die „Priessnitzer" glauben, „daß durchaus Krankheitsstoffe aus dem Körper entfernt werden müssen, um gesund zu werden."[262] Sie sehen z.B. Furunkel, Durchfall, Ausschläge oder vermehrte Urinsekretion als diese sogenannten Krisen an, d.h. als intermittierende Verschlechterung, nach der dann erst die Besserung eintritt. In diesem Fall ist Ruef ganz anderer Meinung. Er erkennt bei diesen Erscheinungen keine Besserung:

> „Es ist ganz dasselbe Verhältnis, wie bei den in allen Bädern bekannten Badausschlägen, für deren Werth ich keine Bohne gebe, und die nur eine unregelmässige Reaction der Haut gegen die Einwirkung des Wassers sind. [...] Das ganze Geheimnis dieser Krisen ist das, dass man über neue Leiden die alten vergisst und dass man ein Krähenauge am kleinen Zehen nicht mehr spürt, wenn der grosse Zehe exarticulirt wird."[263]

Auch Schneider hält nicht viel von der Krise:

> „Jedes Uebelbefinden, [...] durch [...] Erkältungen, [...] Spröderwerden der Haut bei zu langer Anwendung des kalten Wassers [...], jede Diarrhoe, jeder [...] Hautausschlag, jede Unterbrechung einer eingetretenen Besserung, ja die meisten Verschlimmerungen eines Uebels werden mit dem Namen ‚Krise' beehrt."[264]

Solche Sensationen seien bei Kuren durchaus häufig, aber sicher, wie Schneider meint, nicht zur Heilung nötig.

Als weiterer Kritikpunkt führt Schneider an, daß Prießnitz die Schwitzkur nicht mehr so oft anwende wie zu Anfang:

> „Beiseitesetzen eines heroischen Mittels scheint mir Ursache, dass die Kur-Resultate auf dem Gräfenberg jetzt im allgemeinen ungünstiger lauten, als dies früher der Fall war."[265]

Schneider selbst hält das Schwitzen bei bestimmten Indikationen durchaus für sinnvoll, z.T. leiste die Schwitzkur „wirklich Aussergewöhnliches", dennoch wandte sich Prießnitz langsam von dieser Methode mit der Begründung ab, das Schwitzen schwäche den Körper zu sehr.[266] Prießnitz schien also nicht zu sehen,

---

261 Ders., S. 547.
262 Ruef, MA 7 (1841), S. 241.
263 Ebd.
264 Schneider, MA 13 (1848), S. 548.
265 Ders., S. 553.
266 Ders., S. 552.

„dass ein mässig getriebenes Schwitzen [...] in Verbindung mit den übrigen Proce-
duren, welche das kalte Wasser bietet, in den meisten Fällen stärke.“[267]

Schneider glaubt eher, daß andere Gründe dafür vorlägen: Es kommen so
viele Gäste auf den Gräfenberg, daß

„Priessnitz, der sich in der ärztlichen Beaufsichtigung seiner Patienten von Nie-
mandem unterstützen lässt, nicht allen Schwitzenden, [...] die nöthige Aufmerksamkeit schenken kann.“[268]

Neben seiner gegen die einzelnen therapeutischen Verfahren auf dem Gräfenberg gerichteten Kritik bemängelt Schneider auch allgemeinere Punkte,
so z.B. die Diät und die Badeeinrichtungen selbst. „Ganz im Argen liegt die
Diät.“[269] In der Bäderkur werde vor allem schwer verdauliches Essen gereicht: z.B. ein sogenanntes schwarzes Brot, „unausgebackenes, schweres,
ungesundes Brod, wie ich solches als menschliche Nahrung bis jetzt noch
nirgends gesehen“, oder ein sog. Halbweißbrot, „so schwarz und ordinär,
wie man es bei unsern ärmsten Rheinländern nicht schlechter trifft.“ Die
ganze Ernährung auf dem Gräfenberg ist für Schneider „wohl Ursache, dass
so viele Unterleibsleidende dort ihre Uebel nicht los werden.“[270]

Auch die Anstalt weist seiner Meinung nach Mängel auf: Es heiße, sagt
er, „die Mittel zur Ausführung der in Rede stehenden Naturkuren [...] seien
einfach, aber zweckmässig,“ und fährt fort:

„Bezüglich der Einfachheit lässt sich gegen die Gräfenberger Apparate Nichts sagen. [...] Mit der Zweckmäßigkeit dagegen sieht es nicht so gut aus.“[271] „In der Einfachheit der männlichen Kleidung war man soweit gegangen, dass bei Priessnitz öfters Klagen gegen Sittenverletzung in diesem Betreffe einliefen. Ein desshalb an ihn
und seine Badgesellschaft gerichtetes von Seiten der Polizei ausgegangenes Schreiben behauptete, es hätten sich in der Nähe der Herrendouche schon mehrmals Ada-
miten sehen lassen. Man warne hiermit das Gesammtpublikum vor diesen Erscheinungen, indem solche ungebetenen Gäste hinfuhro festgenommen und genauer Untersuchung unterworfen werden sollten. [...] Es ist nämlich zum Theil jetzt noch üblich, dass nach den Douchbädern öfters Luftbäder genommen werden. Die Herren
laufen unmittelbar nach der Douche bisweilen ein Viertelstündchen ganz nackt im
Freien herum, und trocknen sich an der Luft und an den Strahlen der allgütigen Son-
ne! In diesem Zustande wurden solche Naturkinder öfters vom anderen Geschlechte
auf Spaziergängen ertappt, und – Feigenblätter wachsen auf dem Gräfenberg nicht –
der Scandal ward der Behörde angezeigt.“[272]

Man merkt den Ausführungen Schneiders an, daß er sich an der Art und
Weise stört, wie Prießnitz seine Behandlung durchführt. Eigentlich wendet

---

267 Ebd.
268 Ebd.
269 Ders., 554.
270 Ebd.
271 Ders., S. 555 f.
272 Ders., S. 558.

er nichts gegen die Methode selbst ein, sieht in ihr sogar viele gute Eigenschaften. Aber so, wie Prießnitz alles handhabt, ist es ihm zu übertrieben und ohne Fundament.

Er fragt sich selber, warum viele Menschen

> „gerade da ihr Heil suchen, wo Alles auf die äusserste Spitze getrieben wird, wo unberechenbare Nachtheile aus Unvorsichtigkeit entstehen können?"[273]

Eine Erklärung sieht Schneider darin, daß Prießnitz die Heilkraft des Wassers zufällig an sich selbst entdeckt und bei sich und Verwandten ausprobiert habe. Andere, auch Ausländer, interessierten sich dafür, probierten es auch erfolgreich aus und machten mit ihren Berichten Prießnitz weit bekannt. Interessant war Prießnitz auch dadurch geworden, daß er wenig Bildung besaß und seine Methode so einfach war:

> „Der Mangel an jedweder Bildung des Mannes, die Einfachheit des Heilmittels selbst und das Eigenthümliche der Anwendungsart desselben zog nach Gräfenberg Hilfesuchende und Neugierige in Masse. [...] In der Ausübung dieser Praxis war er unbeschränkt; kein Kollegium sprach ein Veto über sein Schalten und Walten aus; jeder der Wasserhelden, die ihn umgaben, theilte ihm neue und grössere Wasserkunststücke mit. Priessnitz bewegte sich von nun an im Extrem; er [... [machte]] die Erfahrung, dass das kalte Wasser, sogar wenn man es missbraucht, nicht selten noch einen günstigen Einfluss auf den menschlichen Körper ausüben kann, dass also letzterer mehr ertragen kann, als man bis jetzt wusste."[274] „‚Das muss Alles Eingebung von Oben sein' sagt der Laie, ‚wie könnte Herr Priessnitz sonst so ernst und streng mit mir verfahren!' Er glaubt und bleibt."[275]

Dies alles sind für Schneider Gründe, warum so viele Menschen zu Prießnitz kommen. Wissenschaftlich belegen aber könne man die Methode nicht, hier spürt man Schneiders Kritik. Auch die Patienten können nur glauben. Mit einer Wissenschaft habe das nichts zu tun. Schneider betont wiederholt, daß seine Kritik, daß der ganze Artikel aus reiner Beobachtung, aus Tatsachen und aus Gesprächen mit Prießnitz entstanden sei.

Abschließend aber schreibt er:

> „Die Perle der Wasserheilkunde, die Bereicherung, welche der Medizin durch dieselbe geworden, bleibt Nichts desto weniger wahr, und kann durch keinerlei Kritik mehr in das Nichts zurückfallen. Diese Heilmethode ist nunmehr in die Hände rationeller Aerzte übergegangen, und es braucht deshalb kaum hier erwähnt zu werden, dass die oben angeführten Missbräuche und Uebertreibungen sich in den übrigen Wasserheilanstalten nicht oder nur selten vorfinden."[276]

---

273 Ders., S. 559.
274 Ebd.
275 Ders., S. 560.
276 Ebd.

Auch Schneider sieht das Verdienst von Prießnitz darin, daß er die Kaltwasserkur etabliert habe. Sie werde nun auch von „rationellen Aerzten" aufgegriffen und damit zunehmend auf ein gutes Niveau gehoben.

Der Beitrag von Schneider verdient auch über die hier behandelte Fragestellung hinaus, vor allem bei Untersuchungen zur Wasserheilkunde im 19. Jahrhundert, aufmerksame Beachtung.

Zusammenfassend ergeben die verschiedenen Artikel über Hydrotherapie, über einzelne Badeorte und deren Indikationen, sowie speziell über Prießnitz, ein buntes Bild vom Stellenwert dieser Methode zu jener Zeit. So belegen auch die Annalen, daß diese Methoden damals nicht nur bekannt waren, sondern diskutiert und zunehmend auch von „normalen" Ärzten, nicht nur von Badeärzten, empfohlen und angewendet wurden. Dabei liefern die entsprechenden Artikel durchaus auch manches bisher unbekannte Detail. Für das Gesamtbild der Medizin der Zeit ergeben sich zwar hieraus keine bahnbrechenden neuen Erkenntnisse, doch sie beleben und illustrieren das bekannte Bild und bestätigen es als eigenständige Quelle.

4.4 Cholera

Einen breiten Raum in den Annalen nimmt die Darstellung der heute sog. Infektionskrankheiten ein, insbesondere der Cholera. Wie oben bereits kurz erwähnt, beschäftigt sich gut ein Viertel aller Aufsätze mit dieser Krankheit, die eine der gefürchtetsten Infektionskrankheiten des 19. Jahrhunderts war.

Infektionskrankheiten sind zu allen Zeiten für Ärzte eine bedrückende und schwer zu bewältigende Aufgabe. Bis heute hat das Thema nichts von seiner Aktualität verloren. Auch wenn die Erreger von Cholera und Typhus inzwischen längst bekannt sind und eine Reihe geeigneter Behandlungsmethoden zur Verfügung stehen und eingesetzt werden können, werden gerade diese beiden Krankheiten in Krisen- und Katastrophengebieten immer wieder zu gefährlichen Problemen. Dazu kommt, daß nicht selten auch heute noch neue, bislang unbekannte Infektionskrankheiten auftreten, bei denen man nach intensiver Suche zwar vielleicht den Erreger isolieren und bestimmen kann, aber deshalb noch lange nicht in der Lage ist, eine wirksame Therapie dagegen zu entwickeln. So können sich diese Krankheiten ggf. ungehindert epi- oder sogar pandemisch ausbreiten, wie z.B. AIDS seit den 80er Jahren des 20. Jahrhunderts oder ganz aktuell SARS im Jahre 2003. Auch wir haben heute in der Konfrontation mit derart bedrohlichen Krankheiten viele Ideen, ähnlich unspezifische Vorstellungen zur Prophylaxe und wenig wirklich wirksame Mittel und unterscheiden uns insofern kaum von den Ärzten des 19. Jahrhunderts. Selbst die gesellschaftlichen Reaktionen auf das plötzliche Ausbrechen von Epidemien ähneln durchaus denen auf die Cholera in den 30er Jahren des 19. Jahrhunderts.[277]

Schon immer konnten sich Infektionskrankheiten epidemieartig ausbreiten, ohne daß es einen wirklichen Schutz dagegen gab. Man kannte die Übertragungswege von Infektionskrankheiten noch nicht, Bakterien waren noch nicht entdeckt, so daß ganz unterschiedliche Thesen über die Art der Verbreitung aufgestellt wurden. Gerade in Bezug auf die Cholera herrschte eine erhebliche Meinungsvielfalt. Unter dem Namen „asiatische Cholera" war sie in Europa schon länger bekannt als eine Erkrankung, die mit plötzlichen starken Durchfällen und Erbrechen nicht selten innerhalb weniger Stunden zum Tode führte. Bisher war sie allerdings nur in Indien und anderen warmen Gegenden Asiens aufgetreten. 1817 entstand in Indien eine neue Cholerawelle, die sich diesmal nicht an die bisherigen Grenzen hielt, sondern rasch nach Westen ausbreitete. Damit hatte niemand gerechnet. Da man Klima und Lebensweise als die entscheidenden Einflußfaktoren für Entstehung und Verbreitung von Volkskrankheiten ansah, war man der festen Überzeugung gewesen, daß die Cholera nur bei der eingeborenen, unzivilisierten, in schmutzigen und ungesunden Wohnverhältnissen lebenden

---

277 Stolberg (1993), S. 109.

Bevölkerung ferner Länder auftrete. Es schien völlig ausgeschlossen, daß sie auch im kalten und zivilisierten Europa gedeihen könne.[278] Doch 1830 erreichte die Seuche trotz aller Absperrungsmaßnahmen Rußland und schließlich 1831 Deutschland. Erst sieben Jahre später, 1838, kam sie dort wieder zum Erliegen. Im Laufe des 19. Jahrhunderts folgten dann noch fünf weitere Cholerawellen in Europa.

Durch das unerwartete Auftreten der Cholera in Europa waren die Ärzte plötzlich vor ein riesiges Problem gestellt, das sie nicht zu lösen vermochten. Der Glaube an die Medizin geriet ins Wanken. Angesichts der sich rapide ausbreitenden Epidemie wurde man sich wieder einmal der sehr beschränkten Möglichkeiten der Medizin bewußt, man erkannte, daß „die alten Fundamente der Medicin [...] durch und durch morsch werden."[279] Die Ärzte waren machtlos, sie wußten nicht, wie diese Krankheit entsteht, und kannten keine wirkungsvolle Therapie. Alle möglichen Methoden, altbewährte und neue, Quarantäne- und Isolierungsmaßnahmen, wurden versucht. Eine Flut von Fachliteratur über die Cholera erschien, und auch in den meisten Zeitschriften wurden Artikel zu diesem Thema abgedruckt. Es entstanden sogar eigene Cholerazeitschriften und Ratgeberbroschüren für Ärzte und Laien. Die Regierungen sandten Ärzte zur Beobachtung in betroffene Gebiete, und Kommissionen wurden gebildet, die sich speziell mit den Fragen der Cholera beschäftigen sollten.[280]

Zurecht erwartete die beunruhigte Öffentlichkeit gerade von der medizinischen Wissenschaft Hilfe und kompetente Auskunft, die diese aber nicht zu geben vermochte, da sie selber ohne ausreichende Kenntnisse war. Desto engagierter arbeitete sie daran, den Charakter der Seuche zu ergründen. Sehr komplexe Theorien wurden aufgestellt. Man suchte nach Analogien zu anderen Krankheiten, nach pathophysiologischen Erklärungen für einzelne Symptome und nach der Möglichkeit, die Cholera in die jeweils vertretenen Therapiegebäude einzuordnen. Damit wollte man die Seuche faßbar und anderen Krankheiten vergleichbar machen. Man bemühte sich auch, von der Wirksamkeit bestimmter Therapien auf das Wesen und die primäre Lokalisation der Krankheit zurückzuschließen.[281] Besonders heftig wurde um die Frage einer möglichen Ansteckungsfähigkeit und Übertragbarkeit und dementsprechend um die Ursache der Krankheit gestritten. Solche Diskussionen hatten nicht zuletzt praktische Konsequenzen für eventuelle Präventiv- und Abwehrmaßnahmen wie z.B. Isolation, Quarantäne oder Grenzsperren.

Die vielfältigen Theorien zur Entstehung der sog. „Fieber-Krankheiten" lassen sich drei Hauptströmen zuordnen: der Kontagienlehre, der Miasmenlehre und schließlich der Lehre vom Genius epidemicus.

---

278 Ders., S. 87.
279 Zitat nach Frevert (1984), S. 129.
280 Stolberg (1993), S. 88.
281 Ders., S. 99.

Die Anhänger der Kontagienlehre waren überzeugt, daß bei epidemischen Krankheiten eine Ansteckung durch Kontagien, also spezifische Keime, entweder durch direkten Kontakt von Mensch zu Mensch oder über die Luft erfolge. Sie glaubten, daß diese Keime auf rein chemischem Wege, z.B. durch Einwirkung der Atmosphäre, entstünden oder mittels übertragbarer Ansteckung aus einem Organismus, der mit demselben Kontagium bereits behaftet war. Das Kontagium selbst habe sich ursprünglich spontan entwickelt und sei dann sozusagen permanent geworden. Diese Meinung vertrat Hufeland. Nach seiner Seuchenpathologie waren Infektionskrankheiten Vergiftungen durch Kontagien.[282] Die Entstehung eines Kontagiums sei von äußeren Einflüssen abhängig, z.B. der Constitutio epidemica, verminderter Luftelektrizität, erhöhter Luftfeuchtigkeit oder Hitze. Gerade Epidemien nähmen ihren Ursprung aus solcher Konstitution der Luft. Sie seien nicht kontagiös, könnten es aber werden.[283] Girolamo Fracastoro (1478–1533) hatte diese Theorie, die den Beginn der Bakteriologie markiert, 1546 erstmalig aufgestellt. Sie war dann in Vergessenheit geraten und erst von Jakob Henle im 19. Jahrhundert wieder aufgegriffen worden.

Im Jahre 1762 behauptete Marcus Antonius Plinčič (1707–1786), Krankheitskontagien seien sehr kleine „Tierchen", also auf spezifische Art lebende Erreger spezifischer Krankheiten. Er glaubte an pathogene und unpathogene Tierchen und hielt eine Therapie auf dieser Grundlage für möglich. Allerdings wurde die Bedeutung dieser Theorie damals noch nicht erkannt.[284] Erst Mitte der 30er Jahren des 19. Jahrhunderts begann eine neue experimentelle Epoche der Infektionsforschung und -lehre durch den Nachweis lebender Parasiten (Pilze) als Erreger der Seidenraupenkrankheit durch Bassi. Doch auch ihm wurde zunächst wenig Beachtung geschenkt, obwohl Bassi bereits grundsätzlich erkannt hatte, daß viele Krankheiten von Pflanzen und Tieren durch animalische oder pflanzliche Parasiten verursacht sind. Weitere ähnliche Entdeckungen folgten. Man begann die althergebrachten Theorien anzuzweifeln. Auch die mikroskopisch nachgewiesenen kleinen Lebewesen in Krankheitsherden gaben zu denken. 1840 propagierte Henle, daß ein „Contagium vivum" miasmatisch-kontagiöse Krankheiten verursache.[285]

Die Antikontagionisten glaubten dagegen nicht an eine Ansteckung. Sie begründeten dies damit, daß viele Kontaktpersonen gesund blieben, Übertragungsversuche oft scheiterten und auch der Nachweis einer Einschleppung oft nicht möglich sei. Unter den Antikontagionisten gab es zwei hauptsächliche Richtungen: die Verfechter der epidemischen Konstitution und die Verfechter der Miasmenlehre. Die epidemische Konstitution war das Basis-

---

282 Steiner (1992), S. 33.
283 Zitat nach Diepgen (1959), S. 192 f.; Steiner (1992), S.33.
284 Diepgen (1959), S. 191.
285 Zitat nach ders., S. 194 f.

konzept der traditionellen Epidemiologie. Man war der Meinung, sie entstehe durch das Zusammenwirken vielfältiger klimatischer, meteorologischer, tellurischer und kosmischer Faktoren. Aus diesen Komponenten entwickele sich dann der vorherrschende Krankheitstypus, und bei Zunahme des Einflusses der dominierenden Konstitution komme es zu einer Epidemie, zum Teil auch zur Entwicklung eines Kontagiums. Dagegen glaubten die Miasmatiker, daß epidemische Krankheiten durch diffuse Einwirkung krankmachender Bestandteile der Luft oder der Atmosphäre, sowie durch schlechte Ausdünstungen des Bodens oder des Wassers, z.B. feuchter Sumpfgebiete, verursacht und verbreitet würden. Diese krankmachenden Bestandteile, die sogenannten Miasmen, entstünden vor allem aufgrund organischer Verunreinigungen, etwa infolge großer Menschenansammlungen oder bei Faulungsprozessen, aber auch bei Mangel an Ozon, Ammoniak oder Schwefel. Miasmen sagte man überdies eine größere Ausbreitungsfähigkeit als Kontagien nach. Für ihre Ausbreitung sei nicht einmal die Anwesenheit von Kranken notwendig. Quarantäne oder Sperren seien daher sinnlos. Die Miasmentheorie löste die alte Kontagienlehre von Fracastoro ab und bestimmte lange Zeit die Theorie der Entstehung der großen Krankheitsseuchen bis zur Einführung der Bakteriologie.[286] Sie gab Anstoß zu entscheidenden Verbesserungen in den hygienischen Lebensverhältnissen, selbst wenn dabei weder von Kontagien noch gar von Bakterien die Rede war.[287]

Obwohl die Trennung zwischen Kontagionisten und Antikontagionisten nicht scharf verlief, kam es zwischen den verschiedenen Gruppen immer wieder zum Streit.[288]

Bei der Cholera dachte man anfänglich wie bei der Pest an eine Übertragung durch Berührung von Kranken oder durch Kontakt mit kontaminierten Kleidern und anderen Gegenständen. Der Gesundheitsrat in St. Petersburg erklärte 1830 die Cholera zur ansteckenden Krankheit. Auch die preußische Regierung akzeptierte zunächst die kontagionistische Theorie. Die daraufhin durchgeführten Maßnahmen wie Quarantäne, Unterbrechung der Handelswege, Besetzung der Grenzen mit Militär blieben jedoch erfolglos, so daß die Gegner der Ansteckungslehre, bzw. die Anhänger der Miasmentheorie die Oberhand gewannen.

Manche Ärzte sahen die Krankheitsursache auch in moralischen und psychischen Verfehlungen, da diese zur Überreizung des Gangliensystems führen könnten. Dadurch werde das konstitutionelle Gleichgewicht empfindlich gestört und es komme so zur Erkrankung.

Die Cholera von 1831 galt als „ausländische Krankheit". Sie erschien als etwas, was nicht der Zivilisation entsprungen war, doch mit deren Hilfe gebannt werden könne. Als ihre Ursachen wurden vielfältige Einflüsse ange-

---

286 Steiner (1992), S. 33.
287 Eckart (1994), S. 230.
288 Steiner (1992), S. 34.

nommen. Man dachte an gewisse stimulierende klimatische Bedingungen, etwa das feuchtwarme asiatische Klima oder die hohe Bodenfeuchtigkeit, oder an die oben beschriebene epidemische Konstitution. Auch Rassenmerkmale, der „Volkscharakter", wurden als ursächlich angesehen, ebenso die damit zusammenhängenden vermeintlich hygienischen Mißstände (Geistesschwäche, Sexualität, Unreinlichkeit etc.). Man war überzeugt, daß die Zugehörigkeit zu bestimmten Nationen die Anfälligkeit für Seuchen begünstige, während dort, wo das deutsche Element vertreten sei, die Sterblichkeit im Allgemeinen viel geringer sei. Zu den besonders anfälligen Nationen zählte man Asiaten, Slawen und Franzosen.[289]

Die Cholera verschärfte auch den Antisemitismus. Vielerorts nämlich wurden speziell die Juden für die Seuche verantwortlich gemacht, indem man sie beschuldigte, die Brunnen vergiftet zu haben. Man sagte, der Jude sei ein „wandelndes Miasma", also ein lebender Krankheitserreger.[290]

Die Erfahrungen mit der Cholera machten deutlich, daß man ihr mit allen bisherigen Vorstellungen nicht gerecht wurde und immer wieder gezwungen war, Kompromißvorstellungen einzugehen. Selbst bei der Frage, warum viele Personen trotz engen Kontaktes mit Kranken nicht krank wurden, mußte man auf Hilfshypothesen zurückgreifen und konnte das Phänomen nur mit individuell unterschiedlicher Krankheitsbereitschaft erklären. Dies bot dann allerdings einen Ansatz zu prophylaktischem Handeln. Den Präventivmaßnahmen wurde überhaupt großes Augenmerk geschenkt, da man einerseits gegen den Einfluß der epidemischen Konstitution ohnmächtig war und andererseits keine wirklich brauchbaren Therapien kannte und die speziellen Abwehrmaßnahmen sich als unwirksam erwiesen. Je nach geltender Theorie wurden unterschiedliche offizielle Verhaltensweisen verordnet: wie Desinfektion,Quarantäne, Isolation, Militärpräsenz.

Die Unterschichten waren über die behördlichen Maßnahmen verärgert. Sie konnten der Epidemie sowieso nicht entgehen und empfanden zusätzliche Maßnahmen, wie z.B. die Unterbindung des Handelsverkehrs, als Regression, da dies zu Verteuerung und Verringerung der ohnehin für sie knappen Nahrungsmittel führte.

Teilweise herrschte in der Bevölkerung sogar die Meinung, daß die Reichen und der Staat sich der Armen mithilfe der Cholera entledigen wollten. Die Unzufriedenheit der Leute stieg noch, weil die Maßnahmen der Regierung erfolglos blieben.[291] Bei vielen Menschen schlug die Angst in Unmut und Unruhen um, gelegentlich wurden sie sogar handgreiflich in ihrem Widerstand gegen Polizei, Militär und auch gegen Ärzte. Es ging das Gerücht, daß die Ärzte selber die Cholera gemacht hätten, um damit Geld zu verdie-

---

289 Briese (1998), S. 122 f.
290 Zitat nach ders., S. 124.
291 Steiner (1992), S. 35 f.

nen und die große Zahl der Armen zu vermindern.[292] Andererseits sorgten gerade die Ärzte dafür, daß der Zusammenhang zwischen Armut und Cholera einer breiteren Öffentlichkeit bekannt wurde. Zunehmend fiel der Blick auf die Tatsache, daß Armut eine Ursache für Krankheit sein kann.[293] Man erkannte, daß z.B. schon ausreichende Nahrung, gute Kleidung und saubere Wohnverhältnisse helfen können, um Krankheiten zu verhüten und zu heilen, vielleicht sogar besser, als Ärzte und Arzneien es können.[294] In preußischen Städten entstanden damals, seit den 30er Jahren, Initiativen und Vereine zur Bekämpfung der Cholera, die für konkrete Hilfeleistungen wie Geld-, Kleider- oder Nahrungsmittelspenden zugunsten der schwächeren Gesellschaftsschichten sorgten.

Ganz allgemein erstarkte im 19. Jahrhundert infolge der Cholera die hygienische Idee. Man erkannte, daß umfassend nur eine gesamtstädtische Hygiene schützen könne, keine Einzeltherapien oder -diäten und auch keine lokalen Räucherungen, Amulette, Klistiere oder gar Aderlässe.[295] Eine grundlegende Änderung der sanitären Infrastruktur kam jedoch erst viel später zustande, obwohl die Ärzte immer wieder auf die extreme Wasserverunreinigung in den Städten als mögliche Ursache für die Epidemie hingewiesen hatten.[296] Edwin Chadwick (1800–1890) machte in diesem Zusammenhang auf die verheerenden Lebensbedingungen der Unterschichten in England und Wales aufmerksam. Das führte zu einer neuen englischen Hygienebewegung. John Snow (1813–1858) entdeckte 1849, daß der Choleraerreger selbst über das (offiziell saubere) Trinkwasser übertragen werden kann.[297] Mit Nachdruck drang seit den 30er Jahren angesichts der katastrophalen Choleraepidemie die besondere Krankheitsanfälligkeit der ärmeren Menschen ins Bewußtsein der Öffentlichkeit, speziell der Bürger, die sich schließlich von „diesem Krankheitsherd in ihrer Mitte physisch bedroht" fühlten.[298]

Das Gefühl der Bedrohung nahm in der Tat außerordentliche Dimensionen an und erreichte verschiedene Schichten und Ebenen, wie bei kaum einem anderen vergleichbaren Ereignis. Das kann man auch an der Flut der entstehenden „Cholera-Zeitungen" und „Cholera-Archive" mit ihren ständig neuen Informationen, Erklärungsversuchen und Theorien ablesen. Frevert schreibt dazu: „Die publizistisch erzeugte Furcht vor der Epidemie [hatte] geradezu paranoide Formen angenommen."[299] Die Bevölkerung reagierte auf

---

292 Frevert (1984), S. 129, 131.
293 Dies., S. 84.
294 Dies., S. 103.
295 Fischer-Homberger (1975), S. 170.
296 Frevert (1984), S. 132 ff.
297 Ackerknecht (1992), S. 153 f.
298 Frevert (1984), S. 117, 125.
299 Dies., S. 129.

die Situation einerseits mit Unglaube und Skepsis, andererseits mit beinahe hysterischer Angst. Die Seuche war nicht nur ein Schock, „sie war ein Skandal", durch sie rückte der tabuisierte Tod wieder ins Blickfeld.[300] Viele Zeitgenossen hielten die Angst vor der Cholera für fast schlimmer als die Krankheit selbst.[301] Und viele Ärzte kamen unter dem Eindruck der um sich greifenden Verunsicherung zu der Überzeugung, daß psychische Abwehrkräfte wichtig seien zum Schutz vor der Cholera. Auch Harless empfahl ein gesundes Affektleben: „Furchtlosigkeit und immer frischer Muth ist, wie überall im Leben, ein tüchtiger Helfer, so auch unbestreitbar eines der ersten und kräftigsten Schutzmittel gegen die Cholera."[302]

Daneben gewann das „Selbstschuld"-Paradigma an Bedeutung: Indem man einen Erklärungsansatz auch in „sittlichen Ursachen"[303] suchte, unterstellte man, daß die Empfänglichkeit gegenüber der Cholera vom eigenen gesundheitlichen Verhalten abhänge, und vermied daher jede unnötige Schwächung des Organismus.[304]

Erst 1883, anläßlich der fünften Cholerapandemie, gelang es Robert Koch (1843–1910), das Vibrio cholerae zu isolieren und in ihm die wirkliche Ursache der Cholera zu erkennen. Jetzt endlich waren effektive Schutzmaßnahmen möglich. Allerdings hatte Filippo Pacini (1812–1883) den Choleraerreger bereits 1854 entdeckt, war damit jedoch auf einhellige Ablehnung gestoßen.[305]

Mehrere Faktoren führten nach Meinung der Medizinhistoriker dazu, daß es vor 1883 zu einer einheitlichen Vorstellung vom Wesen der Cholera nicht gekommen ist. So habe man etwa, um die Problemlösung zu vereinfachen, die neuauftretende Krankheit mit einer der alten, schon von Aulus Cornelius Celsus (25 v.Chr.–50 n.Chr.) und Thomas Sydenham erlebten und beschriebenen Epidemien identifiziert und in ihr z.B. eine schwerere Form der Ruhr oder eine Abart der Malaria gesehen. Blindlings sei man dann den entsprechenden therapeutischen Anweisungen der älteren Kollegen gefolgt. Und auch weiterhin schrieben die Ärzte voneinander ab, manche von ihnen hatten selber noch nie einen Cholerakranken zu Gesicht bekommen. Zum anderen lag das Problem im Erscheinungsbild der Krankheit selbst, die zu wenig konstante Merkmale aufwies. Außerdem gab es eine auffällige Diskrepanz zwischen den unspektakulären Sektionsergebnissen und dem heftigen Krankheitsverlauf.[306] Eine umfassende pathogenetische Hypothese, die alle vorhandenen Symptome hätte erklären können, war 1830 noch nicht mög-

---

300 Stolberg (1993), S. 92 f.
301 Diepgen (1959), S. 190.
302 Zitat nach Schott (1993), S. 32.
303 Frevert (1984), S. 135.
304 Stolberg (1993), S. 102 ff.
305 Briese (1998), S. 130.
306 Goltz (1998), S. 213.

lich. Viele Symptome wie Durst, Muskelkrämpfe, peripher schwacher Puls und Blutmasse brachte man generell nicht in Verbindung mit einem Flüssigkeitsmangel, und ein Durchfall wurde zwar registriert, doch nicht als etwas Schädliches wahrgenommen, im Gegenteil eher noch verstärkt. Überhaupt wurde exzessiver Verlust von Flüssigkeit nicht als letaler Faktor erkannt. Auch Muskelkrämpfe galten nicht als Folge der Dehydratation, sondern als Folge einer Affektion des Nervensystems.[307]

Wie Goltz darstellt, wurden verschiedene pathogenetische Konzepte entwickelt. Dabei spielte die oben beschriebene Frage der Kontagiosität keine Rolle. Während der ersten Choleraepidemie in Deutschland hielt man die Cholera für eine „Nervenaffektion". Man glaubte, daß durch die Cholera primär das Nervensystem geschädigt werde. Alle anderen Symptome könnten darauf zurückgeführt werden.[308] Zuerst komme es zu einer Schädigung des „sympathischen oder Ganglien-Systems der Nerven", sodann als Folge davon zu einer Schädigung des Blutsystems und der Verdauungsorgane."[309] Meist traf man keine nähere Unterscheidung in Bezug auf Art und Weise der Nerven- oder Gangliensystemschädigung. Gelegentlich ist allerdings von „Verstimmung", „Reizung" oder „Erregung" die Rede.[310] Andere Erklärungsvorschläge waren seltener zu hören, etwa jene, daß das primär betroffene Organ die Galle oder die Leber sei. In diesem Falle komme es zu einem „Insult der Leber", zu einem Krampf der Gallenwege oder zu einer primären Reizung von Magen und Dünndarm, und schließlich werde, durch die vermehrte Absonderung der Säfte, auch das Nervensystem in Mitleidenschaft gezogen. Insgesamt sah man eine Beteiligung des Nervengeflechts immer als unabdingbar an, entweder als primäre und direkte Ursache der Erkrankung oder als unmittelbare Folge einer anderen Lokalisation.[311]

Die extremen Flüssigkeitsverluste wurden bezüglich der Pathogenese kaum diskutiert. Man sah in ihnen entweder eine Angelegenheit des Gastrointestinal-Traktes, vergleichbar anderen Durchfällen, oder man erklärte sie als Heilungsbestrebungen des Körpers, die zu unterstützen seien. Auch den immensen Durst als ein konstantes Symptom brachte man nicht mit dem Wasserverlust in Verbindung, sondern wunderte sich nur darüber. So kam z.B. Karl Ludwig Elsässer (1813–1874) zu dem Ergebnis, daß die „Ausleerungen" nichts als ein notwendiges Übel und weder Ursache der „gefahrdrohenden Zufälle noch des schnellen Todes" seien.[312] Es herrschte allgemein die Vorstellung einer materia peccans, die man unbedingt aus dem Körper entfernen müsse.

---

307 Dies., S. 214.
308 Dies., S. 215.
309 Zitat nach dies., S. 215.
310 Zitat nach dies., S. 216.
311 Dies., S. 217.
312 Zitat nach dies., S. 218 f.

Der Chemiker Rudolf Hermann aus Dresden, zur Zeit der ersten Choleraepidemie Angestellter der Moskauer Anstalt zur Bereitung künstlicher
Mineralwässer, untersuchte Blut und Exkremente von Cholerakranken. Er
erkannte die Gefahr der starken Flüssigkeitsverluste. Seine Ergebnisse wurden zwar oft zitiert, doch blieben sie ohne Konsequenzen, beispielsweise
erfolgte bei der Behandlung von Kranken weiterhin keine Substitution von
Wasser und Salzen.[313]

Bei der Suche nach der Pathogenität war man entsprechend der allgemein
in der Medizin vorherrschenden Entzündungstheorie daran interessiert, auch
im Magen-Darm-Trakt Entzündungszeichen zu entdecken, um die Krankheit näher definieren und damit in den Griff bekommen zu können, denn
man glaubte sich im Besitz wirksamer Heilmittel gegen diese Art von Leiden. Doch fanden sich bei den Sektionen keinerlei Hinweise auf Entzündungen. Man beobachtete nur Flecken in der Magen-Darm-Schleimhaut, die
allerdings häufig mit Entzündungszeichen verwechselt wurden. Vor dieser
Verwechslung warnte Harless. Er betonte die starke Analogie der Flecken
mit Exanthemen bzw. Petechien bei Typhus. Viele Ärzte berichteten von
den Flecken, ohne eine Erklärung für sie zu haben. Einig war man sich nur,
daß es eben keine speziellen Entzündungszeichen seien.[314]

Es wurden also um 1830 die äußerlichen Symptome der Cholera durchaus registriert, doch ihre pathologische Relevanz nicht erkannt. Auffallend
selten erklärte man die Cholera humoralpathologisch und suchte nur selten
ihre Ursache im Blut bzw. in den Körpersäften. Vielmehr schlossen sich die
meisten Ärzte an die „moderne" Erregungstheorie an, welche die Säftelehre
ablehnte.[315]

Aufgrund der verschiedenen Theorien gab es vielfältigste Therapieversuche, über die man in den zahlreichen Cholerazeitschriften oder -artikeln ab
1831 einen guten Überblick gewinnt. Stolberg unterscheidet dabei zwischen
traditionellen Mitteln wie Aderlaß, Laxantien und Brechmitteln, durch die
eine Abschwächung der Übererregung des Körpers erzielt und die gesunke-
ne Lebenstätigkeit angeregt werden sollte, und heroischen Mitteln wie Aus-
peitschen mit Brennesseln, heißen Bädern, kalten Sturzbädern, Glüheisen,
Verbrennen von Pülverchen auf der Haut, womit man versuchte, die
Lebenskräfte zu stärken. Viele Hoffnungen setzte man auf Mittel wie Wismuth, Kupfer, Quecksilber oder Chinin.[316] Weitere häufig eingesetzte Therapeutika waren Kalomel, Opium, Schwitzkuren oder heiße Getränke. Unter
solchen Therapien kam es allerdings häufig zum Kollaps der Patienten.[317]
Teilweise wurden auch Kaltwasserkuren angewandt. Die Patienten durften

---

313 Dies., S. 219.
314 Dies., S. 220 f.
315 Dies., S. 221 f.
316 Stolberg (1993), S. 100 ff.
317 Steiner (1992), S. 37.

unbegrenzt trinken, sie erhielten Umschläge, Übergießungen oder Klistiere. Diese Methoden waren zwar erfolgreicher, konnten sich aber nicht durchsetzen.[318]

Im Dezember 1831 wurde im Lancet, einer schon damals angesehenen medizinischen Fachzeitschrift, als vorläufiges Ergebnis einer Untersuchung der Blutzusammensetzung von an Cholera Verstorbenen veröffentlicht, daß in allen Fällen ein Defizit an Wasser und Salzen vorherrschte. Diesen Ansatz verfolgte der schottische Arzt Thomas Latta weiter und machte erfolgreiche Versuche mit intravenösen Flüssigkeitsgaben. Im Jahre 1832 wurde auch in Deutschland durch Zimmermann ein „glücklicher Erfolg der Einspritzung einer Salzlösung in die Vene einer Cholerakranken" bekannt gegeben.[319] Allerdings wurde dieses Mittel nur bei sonst hoffnungslosen Fällen angewandt, da dieser Therapieansatz ganz im Gegensatz zur gängigen Meinung stand. Zudem waren damals die Probleme der bakteriellen Kontamination und der Luftembolie noch nicht beherrschbar. Somit waren solche Therapieversuche ihrer Zeit weit voraus und konnten sich nicht durchsetzen.[320] Erste Ansätze einer intravenösen Therapie hatte es 1829/30 in Moskau gegeben. 1831 schrieb der dort tätige Arzt Alexander Friedrich Jähnisch (1790–1858), „daß das Wesen der Cholera in eigenthümlicher, directer Zersetzung des Blutes begründet ist, in Trennung seiner flüssigen von seinen festen Bestandtheilen, mit starker Tendenz der ersten zur Transsudation durch die Intestinaloberfläche."[321] Er zog daraus eine therapeutische Schlußfolgerung, die „vielleicht noch nie erfüllt wurde, und am schwierigsten zu erfüllen sein dürfte", nämlich: Man solle, um diesen Mangel auszugleichen, dem Blut durch Einspritzen in eine Vene ein Äquivalent aus Wasser und Essigsäure zuführen. Er war sich „theoretisch des Gelingens sicher", doch schien ihm für eine praktische Umsetzung die Verantwortlichkeit zu groß. Auch sonst gab es eine Reihe Hindernisse bei der Entwicklung dieser Applikationsform. Die Methode an sich war ja nicht unbekannt, allerdings fast ausschließlich aus experimentellen Studien, bei denen nur selten Medikamente in die Blutbahn befördert wurden. Dabei war es immer wieder zu tödlichen Zwischenfällen gekommen. Auch hatten zunächst alle auf die Idee von Jähnisch zurückgehenden Versuche nur die Arterialisation des Blutes zum Ziel, beispielsweise mithilfe einer Injektion von Salzlösungen oder einer Bluttransfusion, z.T. auch mit Eigenblut, und nicht das Ersetzen der fehlenden Körperflüssigkeit. Erst Ende 1832 wurde die Dehydratation des Patienten mit in die Überlegungen einbezogen. Schließlich war trotz aller Bemühungen eine intravenöse Substitutionstherapie mit einer Elektrolytlö-

---

318 Ders., S. 37.
319 Ebd.
320 Ders., S. 37 f.
321 Zitat nach Goltz (1998), S. 236 f.

sung um 1830 noch nicht durchführbar. Selbst 1892 war sie nur in Ausnahmefällen möglich.[322]

Wegen des Mangels an erfolgreichen und anerkannten Therapien griff man wieder auf altbewährte, diätetische Lebensregeln zurück, z.B. regelmäßige Lebensführung, leichte Speisen, Sauberkeit, Alkoholkarenz. Doch auch so blieben die Ärzte machtlos. Trotz aller ihrer Bemühungen starben durchschnittlich zwei von drei Infizierten.[323] Hahnemann und seiner Schule freilich verhalf die Choleraepidemie zu Erfolgen. Da die übliche schulmedizinische Therapie ganz offensichtlich versagte, eher sogar schadete, setzten sich die meisten homöopathisch orientierten Ärzte desto leichter von ihr ab und propagierten die Gabe von frischem Quellwasser und verschrieben nur die weniger aggressiven homöopathischen Arzneien, z.B. Kampfer.[324]

Zu den wichtigsten Methoden innerhalb der Cholera-Therapie zählte der Aderlaß als antiphlogistisches Mittel. Er galt lange Zeit als erstes und „unentbehrliches Hauptmittel" bei der Bekämpfung der Epidemie. Man erhoffte sich von ihm die Befreiung der „überfüllten" Organe von der Krankheit und gleichzeitig eine Belebung der Blutzirkulation. Doch auch hier fanden sich vehemente Gegner. Sie argumentierten, daß auf diesem Wege zu viel Blut entzogen werde und die Cholera außerdem keine entzündliche Krankheit sei. Zudem seien die Patienten schon allein durch die Krankheit viel zu sehr entkräftet, ein Aderlaß würde sie nur noch weiter schwächen. Viele konnten in der Prozedur überhaupt keinen Vorteil erkennen und wollten deshalb darauf verzichten. Insgesamt kam es so zu einem langsamen Rückgang in der Anwendung des Aderlasses. Zu keiner Zeit jedoch wurde das Argument angeführt, daß es bei der Cholera zu einem hohen Flüssigkeitsverlust komme, so daß eine zusätzliche Blutentziehung nur schaden könne.[325]

Eine andere wichtige Therapiemethode war die Verabreichung von Opium und Kalomel. Opium galt als reiz- und krampfstillendes Mittel. Es sollte die erhöhte Reizung des Nervensystems im Magen-Darm-Trakt reduzieren und krankhaftes Erbrechen und Durchfälle abschwächen, daneben die Muskelkrämpfe und die Koliken lindern. Vor allem in Deutschland war man für eine vorsichtige Dosierung.[326] Und Kalomel bzw. Silberchlorid, auch „versüßtes Quecksilber" genannt, wurde besonders als „relativ antiphlogistisches Mittel" geschätzt.[327] Man sagte ihm bei niedriger Dosierung die Eigenschaft nach, die Absonderungsfähigkeit im Lymph- und Venensystem zu reizen und zu vermehren. In hoher Dosierung gehe seine antiphlogistische Kraft allerdings zurück, dann reize es die Schleimhaut im Magen-Darm-

---

322 Dies., S. 237 f.
323 Diepgen (1959), S. 189 f.; Frevert (1984), S. 129.
324 Jütte (1996), S. 217.
325 Goltz (1998), S. 226 ff.
326 Dies., S. 229 ff.
327 Dies., S. 232.

Trakt bis hin zu Koliken und Erbrechen und schwächenden Durchfällen, so daß es schließlich zu einem gleichen Erscheinungsbild wie bei der Cholera komme. Kalomel sollte daher in hoher Dosierung bei der Cholera vermieden werden. Aber auch hier waren den Ärzten untereinander uneins, ob Kalomel sinnvoll oder schädlich sei.[328]

Es war den Ärzten vollkommen bewußt, daß sie über keine spezifische Therapie gegen die Cholera verfügten. Es gab nur eine komplexe symptomatische Therapie, die verschiedene Ziele verfolgte: In erster Linie sollten das Miasma und das „virulente Produkt" aus dem Körper entfernt werden. Des weiteren sollte die „Krankheitsmaterie" abgeändert und unwirksam gemacht werden. Diese Ziele waren mit den zur Verfügung stehenden Therapiemaßnahmen jedoch nicht zu erreichen.[329] Man stand der Erkrankung machtlos gegenüber.[330] Trotzdem probierte man alle hilfreich scheinenden Mittel aus und diskutierte leidenschaftlich über deren Nutzen. Zu jedem von ihnen gab es ganz konträre Meinungen. Beim Pro und Contra im Falle des Aderlasses beispielsweise stand es gewissermaßen 7:9, bei der Radix Ipecacuanha 4:4 und beim Kalomel 5:11.[331]

Vor allem die eingeschränkte Blutzirkulation sollte wieder belebt werden. Dazu bediente man sich bewährter Mittel wie Aderlaß, Wärmezuführung, Frottierungen und Bäder, besonders Dampfbäder. Man glaubte, daß Wärme als Reizmittel den Gefäßkrampf, der die Blutzirkulation behindere, lösen könne. Auf der anderen Seite versuchte man, die Affektion des Nervensystems zu normalisieren mit dem Ziel, das Gleichgewicht im Nervensystem wiederherzustellen. Dazu bediente man sich milder, beruhigender Mittel, die die Nerventätigkeit reduzieren sollten, z.B. Opium, oder aber solcher Mittel, die die Nerventätigkeit beleben sollten, z.B. Reizmittel wie Kampfer.

Zusätzlich benutzte man Mittel, die den „Chemismus" des Blutes verändern oder die „Congestionen" verhüten sollten. „Congestionen" waren Blutansammlungen im Sinne eines Ödems oder einer Hyperämie, die vor allem im Zentralen Nervensystem lokalisiert waren. Um dies zu erreichen, wurde Blut entzogen. Weitere Indikationen dafür waren Stimulieren oder Sistieren der Ausleerungen.[332]

Der extreme Flüssigkeitsverlust bei der Cholera wurde, wie bereits geschildert, nur selten erwähnt und auch dann nicht als bedrohlich erachtet. Teilweise erklärte man den Durst sogar als psychisches Symptom. Man bot den Patienten meist viel zu wenig Getränke an oder verweigerte sie ihnen ganz. Die positive Wirkung von sauren Getränken erkannte man zwar mit-

---

328 Dies., S. 232 ff.
329 Dies., S. 223.
330 Dies., S. 226.
331 Ebd.
332 Dies., S. 224 f.

unter und gab den Kranken, die von sich aus oft nach sauren Getränken verlangten, z.B. Zitronen- oder Weinsäure (Wein), Salpeter- oder Schwefelsäure, doch oftmals reichte man die Säure in zu hohen Konzentrationen, was zu erheblichen Komplikationen führte.[333]

Aufgrund der Bedingungen und Kenntnisse der damaligen Medizin gab es in der Tat keine anderen Möglichkeiten für eine Therapie. Viele Ärzte handelten dennoch nicht gedankenlos oder kritiklos, sondern versuchten, rational vorzugehen. Und man war, soweit das während einer Epidemie überhaupt möglich ist, vorbildlich und verantwortungsbewußt um die Kranken bemüht, selbst wenn dies häufig deren Untergang eher noch beschleunigte. Die Cholera war eine neuartige Krankheit, die man nach den Konzepten der Erregungstheorie zu erklären und zu heilen suchte. Doch im Umgang mit ihr, bei der Deutung und Behandlung ihrer Symptome ging man notgedrungen von bereits bekannten Bildern und Erfahrungen aus. Und weil es eine neue und unbekannte Krankheit war, gab auch der vorhandene Arzneimittelschatz keine Medikamente gegen sie her. Es war eine sehr schwere Krankheit. Man glaubte daher, sie mit besonders stark wirksamen Medikamenten behandeln zu müssen.

Zusammenfassend läßt sich also sagen, daß die Cholera, obwohl man sie erregungstheoretisch erklärte und alle humoralpathologischen Begriffe dabei vermied, letztendlich auf humoralpathologische Weise therapiert wurde. Das war so, weil zum einen die ursprüngliche Therapie von englischen Ärzten, die mehr humoralpathologisch orientiert waren, entwickelt wurde, zum anderen weil die Erregungslehre außer Reizmitteln insgesamt weniger Medikamente anbieten konnte als die Humoralpathologie.

So gab es seit dem Ende des 18. Jahrhunderts wohl viele Cholera-Theorien, doch das seit jeher eher konservative therapeutische Denken blieb bei der Mehrzahl der Ärzte unreflektiert und verharrte in traditionellen Bahnen: Denn ob ein Kontagium oder ein Miasma oder was auch immer vorlag – erste und wichtigste Aufgabe einer Behandlung mußte sein, das schädigende Agens aus dem Körper zu entfernen.[334] Dieses seit Jahrhunderten geltende Prinzip bestimmte die tägliche Arbeit der Ärzte, und auch die Wissenschaft vermochte sich lange Zeit nicht davon zu lösen. Hier brachte erst der naturwissenschaftliche Neuansatz in der zweiten Hälfte des 19. Jahrhunderts den Durchbruch.

Auch in den Annalen lassen sich die Diskussionen um die Cholera nachvollziehen. Die wichtigsten Fragen werden auch hier erörtert. Es finden sich die damals üblichen Meinungen und Streitfragen.

Insgesamt 17 Artikel in den Jahrgängen von 1828 bis 1838, vor allem von 1831 bis 1834, der Hauptzeit der Epidemie, behandeln das Thema

---

333 Dies., S. 234 ff.
334 Dies., S. 239 f.

Cholera. Autoren sind: Bittner, Bluff, Graff, Harless, Heyfelder, Martini, Schnackenberg, Sibergundi, Vogel, Wedekind, Wernery; vier Artikel stammen von Ärzten, die anonym bleiben.

Im Folgenden werden fünf der wichtigsten Problemkreise genauer beleuchtet: Ätiologie, Kontagiosität (Miasma, Kontagium oder Genius epidemicus), Prävention, Hygiene und schließlich Therapie.

Zur Ätiologie: Entsprechend der allgemeinen Auffassung zur Zeit der ersten Choleraepidemie in Deutschland wird auch in den Annalen vorwiegend davon gesprochen, daß es bei der Cholera zunächst und primär zu einer Affektion des Nervensystems komme. Wernery schreibt 1831, daß die Krankheit durch eine deprimierte Tätigkeit des Nerven- und Blutgefäßsystems entstehe.[335] Graff stellt im selben Jahr fest, daß die Krankheit das Gangliensystem lähme.[336] Martini und Vogel lokalisieren den Sitz der Erkrankung im Plexus solaris (Abdominalplexus)[337]; dies führt nach Martini zur Entmischung des Blutes. Vogel dagegen erklärt, daß es zu einer Schwäche und Absenkung und schließlich zur gänzlichen Lähmung der Nerventätigkeit und Nervenkraft komme.[338] Er erhofft sich durch die Erforschung der Cholera Aufschlüsse darüber, welchen Anteil das sympathische und das Gefäßnervengeflecht am Blutkreislauf, an der Erzeugung tierischer Wärme und am „Acte der Secretion" habe und welchen Anteil es an der Entstehung von Fieber habe. Das Gangliensystem sei bisher noch nicht ausreichend bekannt.[339]

Ein anonymer Arzt hat die Idee, daß die Cholera eine sogenannte Jahreskrankheit sei. Es bestünde eine ursächliche Verbindung mit der Jahreskonstitution. Konstante Bedingungen für die Entstehung seien hohe Temperaturen und schnelle Temperaturwechsel. Daher breite sich die Cholera auch strahlenförmig entsprechend Hitze und Wärme aus. Große Temperaturschwankungen führten zu einer indirekten Schwächung des Organismus.[340] Durch die Atmosphärenänderung komme es zu einer Abänderung der organischen Tätigkeit des Verdauungssystems, was zur Entmischung der Körpersäfte, vor allem des Blutes führe.[341] Bei der Cholera, ebenso wie in heißen Klimaten und Jahreszeiten, verlören die Eingeweide des Unterleibes an Energie und seien am anfälligsten. Die starken Wechsel von Kühle und Hitze führten dann zur Entmischung des Blutes. Die Cholera gehöre somit zu den sogenannten Galle-Krankheiten.[342] Es seien nicht immer hohe Tempe-

---

335 Wernery, HKA 7 (1831), S. 528.
336 Graff, HKA 7 (1831), S. 579.
337 Martini, HKA 8 (1832), S. 93; Vogel, MA 4 (1838), S. 168.
338 Vogel, MA 4 (1838), S. 170, 177.
339 Ders., S. 184.
340 Anonym, HKA 7 (1831), S. 334.
341 Ders., S. 337.
342 Ders., S. 336 f.

raturen erforderlich, sondern es reichten häufige Temperaturwechsel. Schon auf hohen Bergen sei wegen der gleichförmigen Temperatur die Bildung von Cholera nicht möglich.[343]

Martini dagegen bestreitet, daß Jahreszeit und Witterung die Cholera bedingen, sie könnten jedoch die Entstehung eines Miasma begünstigen. Er findet recht harsche und deutliche Worte dafür, daß immer wieder die Witterung als Ursache für Erkrankungen angesehen wird:

> „Es geht den Ärzten, die daran glauben, wie schlechten Gesellschaften; wenn sie nichts Besseres zu reden wissen, muß die Witterung herhalten."[344]

Einige Autoren glauben, daß die Krankheit von äußeren Umständen abhängt, z.B. von äußerer Elektrizität und bestimmten bioelektrischen Verhältnissen. Auch Bittner teilt diese Meinung. Die Symptome sind seiner Meinung nach durch einen elektrischen Prozeß verursacht.[345] Es komme dann zu einer Umwandlung von arteriösem in venöses Blut.[346]

Auch Sibergundi sieht die Ursache der Cholera in einer Veränderung des „electrischen Fluidums" durch verschiedene kosmische und tellurische Ereignisse, bestimmte Naturerscheinungen wie veränderte Sonnenwärme oder Vulkanausbrüche. Dadurch ändere sich das Elektrizitätsverhältnis, es komme zu einer Verringerung der Elektrizität der Atmosphäre und in deren Folge zu einer Änderung der Lebensäußerungen des Organismus.[347] Das veränderte Fluidum führe zu einer Störung mancher Individuen und schließlich zur Erkrankung.[348] Ein Schutz vor diesen Einwirkungen seien die Haare als „elektrischer Nichtleiter". Der Mensch sei damit jedoch nur dürftig versehen. Wenn er sich nicht künstlich damit umgebe, könne ihm bei entsprechender Änderung der Naturerscheinungen das elektrische Fluidum entzogen werden.[349] Es brauche ihm nur eine geringe Menge des elektrischen Fluidums zu fehlen, dann genüge bereits eine sogenannte „Gelegenheitsursache" wie heftiger Schreck oder plötzliche Erkältung, um die Cholera hervorzurufen.[350] Sibergundi zitiert auch die Meinung anderer Autoren, die sich mit seiner und der allgemeinen Meinung decken: Die Cholera sei das Erzeugnis eines negativen elektrischen Zustandes. Die Disposition sei durch kurzes Verschneiden der Haare erhöht. Es komme zu einem gestörten Verhältnis zwischen arteriösem und venösem Blut zugunsten erhöhter Venosität. Als Hauptgrund sei eine Lähmung der Haut anzusehen, dadurch werde

---

343 Ders., S. 338.
344 Martini, HKA 8 (1832), S. 85.
345 Bittner, HKA 9 (1833), S. 22.
346 Ders., S. 32.
347 Sibergundi, HKA 10 (1834), S. 208.
348 Ders., S. 214 f.
349 Ders., S. 216.
350 Ders., S. 217.

die Nerventätigkeit reduziert, es komme zu einer Affektion des Sonnenge-
flechts mit Lähmung der Nerven und Congestion der inneren Ganglien.[351]
Hier geht dieses Thema beinahe nahtlos in die Frage nach der Anstek-
kungsfähigkeit über. Wie auch sonst unter den Ärzten werden in den Annalen entgegengesetzte Meinungen vertreten. Es finden sich Anhänger der
Kontagienlehre, Anhänger der Miasmentheorie und Anhänger der Lehre
vom Genius epidemicus. Insgesamt wird in 12 Artikeln Bezug auf Anstek-
kung oder Nichtansteckung genommen. Überwiegend, nämlich in sechs
Artikeln, wird eine mögliche Kontagiosität eindeutig abgelehnt, statt dessen
sieht man einen atmosphärischen Ursprung: Die Atmosphäre diene als Verbreitungsmedium, die Ursache für die Verbreitung liege in der Einwirkung
der atmosphärischen Temperatur.[352] Wo diese erscheine, entstehe die Cholera, sie werde nicht von anderen Kranken eingeschleppt. Es sei jedoch möglich, daß sich bei Entwicklung eines „faulichten Zustands" ein Kontagium
bilde, das ansteckende Krankheiten erzeuge, die man dann fälschlicherweise
für Cholera halte. Als Verbreitungsmedium der Cholera diene die Atmosphäre, denn anders sei eine so rasante Verbreitungsgeschwindigkeit über
riesige Gebiete nicht möglich.[353]

„Man halte den Gedanken fest, daß die Cholera nicht ansteckend und die Nähe der
kranken Mitmenschen nicht zu fürchten ist."[354]

Auch Wernery und Bittner sehen die Ursache ausschließlich in der Atmosphäre, die Cholera sei nicht kontagiös. Wernery schreibt 1831, daß die
Cholera zweifellos nicht animalisch und auch nicht kontagiös sei, sondern
ein atmosphärisches Gift.[355]
Bittner begründet seine Meinung damit, daß bei verschiedenen Personen
oft nur Teilsymptome aufträten und selten mehrere Familienmitglieder betroffen seien; auch Ärzte erkrankten nur selten, obwohl sie direkten Kontakt
mit Erkrankten und auch deren Exkrementen haben, und auch der Krankheitsverlauf spreche gegen eine ansteckende Krankheit, weil er zuerst heftig,
dann abnehmend sei. Kontagiöse Krankheiten würden aber eher wellenförmig verlaufen, der Höhepunkt sei etwa mittig.[356]
Auch Sibergundi wendet sich 1833 gegen die Kontagiosität – freilich
ebenso gegen die Entwicklung eines Miasma – und begründet seine ablehnende Haltung mit Fällen, in denen niemand in unmittelbarer Umgebung
von Erkrankten krank wurde. Würde eine Ansteckungsfähigkeit zugrunde
liegen, müßte die Krankheit gleichmäßig auf ihrem Weg ausbrechen und

---

351 Ders., S. 233 f.
352 Anonym, HKA 7 (1831), S. 345.
353 Ders., S. 339.
354 Ders., S. 344.
355 Wernery, HKA 7 (1831), S. 542.
356 Bittner, HKA 9 (1833), S. 20.

nicht manche Gegenden verschonen, gewissermaßen Sprünge machen. Zudem verlaufe die Krankheit nicht wellenförmig.[357] Wie bereits erwähnt, sieht Sibergundi die Ursache in der Atmosphäre, im veränderten Fluten des elektrischen Fluidums.[358]

Bluff schreibt im selben Jahrgang:

> „An eine Ansteckung konnte übrigens ebenso wenig gedacht werden, als 1832 [...] die Mehrheit der hiesigen Ärzte dieselbe [Ansicht] theilte."[359]

Den sechs Autoren, die sich gegen eine Ansteckungsfähigkeit aussprechen, stehen nur zwei Autoren gegenüber, die eindeutig für Ansteckung plädieren: Graff im Jahre 1831 und Martini im Jahre 1832.

Graff ist überzeugt, daß eine unmittelbare Ansteckung möglich sei, setzt für die Ausbreitung der Cholera also eine kontagiöse Ursache voraus. Doch hält er auch eine mittelbare, miasmatische Ursache für möglich.[360]

Auch Martini geht davon aus, daß man Cholera nur über Ansteckung bekommen könne, daß also Ansteckung die alleinige Ursache für eine Erkrankung sei.[361]

Die vier restlichen Artikel beziehen keine eindeutige Stellung. Ein anonymer Autor schreibt 1832, das auslösende Agens werde mit „unsicherem Grad" einem Kontagium zugeschrieben.

> „Was außerdem eine mephistische Luft in engen überfüllten Wohnungen zur Entwicklung dieser Krankheit ohne Spur eines Contagiums beigetragen hat, und welchen Einfluß dieselbe [...] als Accidens der merkwürdigen constitutio annua dieser Jahre auf unsere Krankheit gehabt hat, ist bekannt genug."[362]

Sektionen ergäben mehr Gründe für Nichtkontagiosität. Bisher sei bei der Beweisführung für Kontagiosität nie Rücksicht auf psychische Konflikte und etwaige „mephistische" Luft genommen worden. Früher habe man geglaubt, die Cholera trete nur sporadisch auf, jetzt sei durch ihre Einschleppung aus Indien die Lage eine andere, dadurch habe man jetzt den Eindruck eines Kontagiums.[363] Trotz allen Forschens sei aber noch kein Kontagium nachgewiesen worden. Der Autor nimmt ein

> „leichtes, höchst bedingtes Contagium [an], das sich unter Begünstigung mephistischer Luft oder im fauligten nur seltnen Ausgange der Krankheit bei der paralytischen Form entwickeln könnte."[364]

Er selber sieht sich als Anhänger der Kontagienlehre, doch

---

357 Sibergundi, HKA 10 (1834), S. 206, 211.
358 Ders., S. 213.
359 Bluff, HKA 10 (1834), S. 605.
360 Graff, HKA 7 (1831), S. 579.
361 Martini, HKA 8 (1832), S. 85, 91.
362 Anonym, HKA 8 (1832), S. 120.
363 Ders., S. 133 f.
364 Ders., S. 151.

„mit der asiatischen Cholera, als einer ganz neuen ansteckenden oder pestartigen Krankheit verfolgt uns ein Gespenst, das uns phantastisch in unsern Aufopferungen und Verlusten schon unendlichen Schaden zugefügt hat."[365]

Auch Schnackenberg hält eine Ansteckung „unter Umständen unzweifelhaft" für möglich und auch schon für sicher beobachtet. Zwar glaubten viele Ärzte an eine miasmatische Krankheitsnatur, doch sei ebenso eine epidemische Prävalenz auf die Inclinierten denkbar. Denn selbst aus dem Umstand, daß Ärzte, Totenfrauen oder Leichenträger trotz ihres Kontakts mit Kranken oder deren Kleidung selber nicht erkrankten, dürfe nicht zwangsläufig auf Nichtansteckbarkeit geschlossen werden.[366] Schnackenberg läßt also gerade das Hauptargument, auf welches sich die Gegenpartei immer wieder beruft, nicht gelten.

Harless konstatiert 1832 eine „relative Contagiosität": Die indische Cholera verbinde Verhältnisse und kommunikative Eigenschaften einer ursprünglich epidemisch-atmosphärischen Infektionskrankheit mit denen einer ansteckenden. Eine Übertragung von Mensch zu Mensch sei möglich, die Hauptinfektionsquelle sei jedoch die Atmosphäre.[367] Er wundert sich, daß trotz „faktischer Beweise" für die tatsächlichen Verhältnisse der Cholera noch immer Meinungsverschiedenheiten herrschten:

„Entfernt man nur die unglaubliche Idee von einer absoluten Verschiedenheit zwischen Miasma und Contagium, zwischen epidemischer und ansteckender Krankheit, so wird aller Streit und aller Gegensatz zwischen Contagionisten und Anticontagionisten in dieser Choleraangelegenheit von selbst aufhören."[368]

Die Cholera könne, müsse aber nicht anstecken. Die Ärzteschaft habe sich in absolute Anhänger der Nichtansteckungskraft und absolute Kontagionisten gespalten. Zunehmend gewönnen jedoch die Antikontagionisten die Oberhand. Der Streit sei nicht nur ein theoretischer, sondern habe auch erhebliche praktische Auswirkungen und Konsequenzen. Die Nichtkontagionisten haben zudem die Mehrheit der Bevölkerung hinter sich. Das Volk wolle nichts mehr von der Ansteckung der Cholera wissen.[369] Harless sieht seine Pflicht darin, diese Meinungen streng unparteilich zu prüfen. Ihm ist Wissenschaftlichkeit wichtig. Die Meinung, daß die Cholera nicht ansteckend sei, verbreite sich weiter, erwecke immer mehr den Schein der Zuverlässigkeit. Dies habe unfehlbar bestimmenden Einfluß auf das Handeln der Regierungs- und Sanitätsbehörden. Für Harless sprechen die Krankheitsausbrüche in einzelnen Häusern und ganzen Städten für direkte Übertragung

---

365 Ders., S. 118.
366 Schnackenberg, HKA 9 (1833), S. 253 f.
367 Harless, HKA 8 (1832), S. 153.
368 Ders., S. 154.
369 Ders., S. 154 f.

eines Miasma.[370] Er hat kaum Zweifel an der Ansteckung. Die Verbreitung erfolgt für ihn durch direkten Kontakt, während Isolation die Verbreitung verhindere. Im Vergleich zu anderen ansteckenden Krankheiten sei jedoch bei der Cholera die Kontagiosität beschränkt.[371]

Auch zu Fragen der Prävention wird in den Annalen explizit und vielfältig Stellung genommen. In diesem Zusammenhang berichten die Autoren dann auch, je nach ihrer persönlichen Haltung in der Frage der Kontagiosität oder Nichtkontagiosität mit unterschiedlicher Bewertung, über gesundheitspolizeiliche Anordnungen und prophylaktische Maßnahmen.

Der bereits erwähnte anonyme Autor von 1831 meint, daß es für die Cholera kein spezifisches „Präservativmittel" gebe. Wegen der Abhängigkeit von Temperaturschwankungen empfiehlt er, möglichst einen hochgelegenen Ort zu beziehen, im Fluß nur kurz zu baden, zwei- bis dreimal täglich Ganzkörperabwaschungen vorzunehmen, sich am Abend nicht im Freien aufzuhalten, ferner abends warme Kleidung anzuziehen. Außerdem empfiehlt er Diät, Weinessig, ordnungsgemäße Lebensart und Mut:

> „Je mehr Krankheit und Tod gefürchtet werden, desto gewisser, ihres Sieges voraus versichert, werden sie eintreffen."[372]

Im selben Jahr schreibt auch Wernery, die „Präservative" seien nicht choleraspezifisch, und empfiehlt so allgemeine Vorkehrungen wie Mäßigkeit, Beschäftigung, der Witterung angepaßte Kleidung, häufige kleine Mahlzeiten, warme Speisen, keine Getränke während des Essens, keine unreifen Früchte, kein Gefrorenes, kein kaltes Getränk, vor dem Schlafengehen eine Tasse heißen Tee, angemessene Bedeckung. Man solle nicht in einer heißen oder feuchten Stube schlafen oder sich aufhalten, nicht auf dem Fußboden schlafen, für Reinlichkeit und Erneuerung der Luft sorgen und dieselbe durch Weinessigdämpfe verbessern, dies sei besser als Chlorgas, und schließlich solle man Unterleib und Füße in Wolle kleiden.[373]

Bittner sieht 1833 die Prophylaxe in der Vermeidung von allem, was auf die Verunreinigung der Atmosphäre einen schädlichen Einfluß ausübe: Daher solle man überfüllte Wohnungen leeren, Zimmer lüften, mit Wacholder oder Essig räuchern, Haustiere aus der Wohnung entfernen, die Wäsche häufig waschen, Höfe und Ställe reinigen, Straßen und Plätze auf Verunreinigungen und faulendes, stinkendes Wasser hin überwachen, nur gute Nahrungsmittel verwenden. Erkrankte sollten gut gepflegt und von Gesunden getrennt werden. Jeder Krankheitsfall solle angezeigt werden, die Wohnung eines Erkrankten müsse desinfiziert und gereinigt werden.[374]

---

370 Ders., S. 156.
371 Ders., S. 158.
372 Anonym, HKA 7 (1831), S. 341 ff.
373 Wernery, HKA 7 (1831), S. 543 f.
374 Bittner, HKA 9 (1833), S. 38.

Heyfelder sieht ebenfalls mögliche Verhütungsmaßnahmen in angemessener Lebensweise, Diät und Kleidung.[375]
Mehr Konsequenzen hatten die von Regierung und Sanitätsbehörden empfohlenen bzw. verordneten Isolierungs- oder Quarantänemaßnahmen. Doch auch hierbei gingen die Meinungen um Sinn oder Unsinn weit auseinander, was sich in den Annalen verfolgen läßt. Ein anonymer Autor schreibt 1831: Da die Cholera nicht ansteckend sei, seien Quarantänemaßnahmen vergeblich, z.T. sogar schädlich.[376] Der allgemein gängige Satz: „Wenn die Sperre nichts nützt, so schadet sie doch nicht" sei gänzlich falsch. Die Quarantäne steigere die Angst der Menschen, dadurch würden ansteckende Krankheiten bösartig, zuletzt könne sich daraus der ansteckende Typhus entwickeln, die Anstalten würden zur „Fabrik ansteckender Gifte."[377] Durch Sperranstalten könnten sich viele ansteckende Krankheiten ausbilden, aber Cholera und Influenza ließen sich dadurch nicht zurückdrängen.[378]
Im selben Jahr vertritt Graff eine andere Position. Er meint, Sperren an Landesgrenzen seien recht nützlich: Sie reduzierten die unmittelbare Ansteckung und Ausbreitung, verhüteten den Kontakt mit Erkrankten und verlangsamten die Ausbreitung. In großen Staaten habe ein Cordon jedoch keine durchgreifende Schutzkraft und für kleinere Staaten sei er zu kostspielig und deshalb nicht durchführbar.[379]
Bittner wiederum hält Sperren für nicht effektiv, sie würden den Zustand eher verschlimmern.[380]
Vogel schreibt 1838, die Sanitätsbehörde gehe eindeutig von Nichtansteckbarkeit aus und empfehle deshalb entsprechende Maßregeln. Sie sei überzeugt, daß durch Absperrungen unendliches Elend herbeigeführt werde. Für Vogel selber besteht allerdings kein Zweifel an der Ansteckungsgefahr, so daß er Absperrungen befürwortet.[381] Inwieweit natürlich auch finanzielle Überlegungen die Regierungen in ihrer Ablehnung von Absperrungen beeinflußten, sei dahin gestellt.
Harless stellt, wie schon berichtet, 1832 grundlegende Überlegungen zur Frage der Kontagiosität an, die für ihn auch starke praktische Konsequenzen hat, da davon die sanitätspolizeilichen Maßnahmen abhängen. Bei Annahme von Kontagiosität seien angemessene Sicherungs- und Abwehrmaßnahmen nötig. Militärische Cordons hält Harless für unzureichend und daher überflüssig. Absperrungen ganzer Städte oder Ortschaften seien nicht sinnvoll. Sie führten nur zu schwerer Bedrückung, hätten aber ansonsten keinen Nut-

---

375 Heyfelder, MA 2 (1836), S. 127.
376 Anonym, HKA 7 (1831), S. 341.
377 Ders., S. 551.
378 Ders., S. 359.
379 Graff, HKA 7 (1831), S. 580 f.
380 Bittner, HKA 9 (1833), S. 20.
381 Vogel, MA 4 (1838), S. 346.

zen. Wirklich Erkrankte sollten dagegen streng isoliert und von Gesunden abgeschirmt werden, z.B. in Cholerahospitälern oder zu Hause in ihren Wohnungen und Zimmern. Absperrungen ganzer Straßen- oder Stadtquartiere seien unnütz und nur höchst beschwerend und grausam.[382] In den meisten Fällen werde die Krankheit ja nicht durch Ansteckung, sondern durch atmosphärische Verbreitungs- und Infektionswege ausgebreitet, so daß Cordons oder Quarantäne keinen Nutzen brächten.

Auch von Hygienemaßnahmen ist in den Annalen mehrfach die Rede, freilich ohne daß uns dazu die tatsächlichen Verhältnisse und Hintergründe genauer bekannt sind.

So erklärt ein anonymer Arzt bereits 1832, daß die Erkrankung durch verdorbenes Wasser, z.B. Nilwasser, entstehe. Es sei besser, klares Bergwasser zu trinken. Wenn man jedoch verdorbenes Wasser abkoche, schade es nicht mehr.[383] Wie recht er damit hatte, sollte sich jedoch erst Jahrzehnte später erweisen. Trotz falscher Theorie und Herleitung, denn auch dieser Arzt kannte natürlich den eigentlichen Erreger noch nicht, ist seine Beobachtung also eine wichtige Feststellung, die noch heute Gültigkeit hat.

Heyfelder schreibt 1836, die städtischen Behörden hätten inzwischen viel für die Hygiena publica getan. So sei z.B. das Pflaster verbessert worden, es sei für einen schnelleren Abfluß des Wassers in Rinnsteinen gesorgt worden, Armenwohnungen, Kasernen, Schulen, Arresthäuser und Hospitien seien renoviert worden. Abtritte in der Nähe öffentlicher Plätze habe man mit Chlor bestreut, Soldaten und Gefangene erhielten gesundes und gutes Essen, die Soldaten zusätzlich guten Wein, um sie so vor Trinkexzessen zu bewahren. Zudem würden Zimmer von Erkrankten mit Chlor desinfiziert.[384] Heyfelder berichtet auch von seiner Beobachtung, daß in manchen Städten die „schlechte Beschaffenheit der durch die Straßen fließenden Kloake" für die Ausbreitung der Seuche verantwortlich sei. Dagegen sei es in Städten mit entsprechenden guten Verhältnissen zu keinem Ausbruch gekommen.[385]

Wie bereits erwähnt, hatte Bittner schon 1833 gefordert, daß man alles vermeiden müsse, was auf die Verunreinigung der Atmosphäre einen schädlichen Einfluß ausübe: So solle man z.B. überfüllte Wohnungen leeren, Zimmer lüften und dergleichen mehr.[386]

Alle diese hygienischen Vorkehrungen sind in ihrer Wirkung durchaus sinnvoll, sie wurden allerdings in Unkenntnis der wirklichen Zusammenhänge vor allem aufgrund der Miasmentheorie durchgeführt.

Schließlich kommen in den Annalen auch die damals üblichen Therapiemethoden zur Sprache. Ihre Ziele waren meist ähnlich: Herabstimmen

---

382 Harless, HKA 8 (1832), S. 161 ff.
383 Anonym, HKA 8 (1832), S. 150.
384 Heyfelder, MA 2 (1836), S. 107.
385 Ders., S. 108.
386 Bittner, HKA 9 (1833), S. 38.

der erhöhten Reizbarkeit der Organe, Förderung der natürlichen Ausscheidungen und Abstumpfung ihrer Schärfe[387]; Leitung und Mäßigung von abnormen Ausleerungen von Magen und Darm, Hebung, Unterstützung und Vorbeugung der deprimierten Tätigkeit des Nerven- und Blutgefäßsystems[388]; Wiederherstellung des normalen Verhältnisses von arteriösem zu venösem Blut, sowie Reduktion und Aufhebung der Symptome[389]; Provokation der Ausleerungen, Förderung von erregender Wirkung auf das Gangliensystem[390]; Wiedereinleitung der stockenden Blutbewegung[391].

Die für diese Therapieziele benutzten Verfahren decken sich mit denen, die auch sonst im allgemeinen angewandt wurden. Sie werden in den Artikeln z.T. minutiös beschrieben.

Häufig wird dabei der Einsatz von Brech- und Purgiermitteln, z.B. von Ipecacuanha, Moschus, Kampfer oder Tamarinde, genannt. Zusätzlich förderte man die Ausleerungen mithilfe von Kamillentee und Klistieren aus Mittelsalz, Ölen oder Seife. Nach Ansicht eines anonymen Arztes sollten Brech- und Purgiermittel vor allem während des Prodromalstadiums verabreicht werden, sie hätten dort gute Erfolge. Nach Ausbruch der Krankheit seien sie dagegen eher kontraindiziert.[392]

Auch Wernery ist der Meinung, daß Ipecacuanha nur vorbeugend und nur bei strenger Indikationsstellung anzuwenden sei, da es sonst tödlich sein könne.[393]

Martini berichtet 1832 von seiner Beobachtung, daß Brechmittel besonders zuverlässig wirkten, wenn sie kurz nach Auftreten der ersten Symptome gegeben wurden[394]: Es käme dadurch zur Aufhebung der Infektion, Entleerung schädlicher Stoffe, Lösung von Krämpfen, Förderung des Ausbruchs des Exanthems, Mäßigung der Diarrhoe durch Erzeugung einer antiperistaltischen Bewegung des Darmkanals, sowie Begünstigung der Rückkehr der Hauttätigkeit.[395]

Ein anonymer Arzt schreibt im selben Jahr, Erbrechen lindere die Übelkeit, indem es die scharfe Materie ausleere.[396]

Einig waren sich die meisten Autoren darin, daß die Therapien möglichst frühzeitig erfolgen sollten.

Auch zum häufig angewandten Aderlaß bei Cholera finden sich in den Annalen mehrere Stimmen. So mahnt etwa der anonyme Arzt von 1831, ein

---

387 Anonym, HKA 7 (1831), S. 347.
388 Wernery, HKA 7 (1831), S. 528.
389 Bittner, HKA 9 (1833), S. 34 ff.
390 Vogel, MA 4 (1838), S. 334.
391 Ders., S. 328.
392 Anonym, HKA 7 (1831), S . 346 f.; Martini, HKA 8 (1832), S. 93.
393 Wernery, HKA 7 (1831), S. 539.
394 Martini, HKA 8 (1832), S. 100.
395 Ders., S. 108.
396 Anonym, HKA 8 (1832), S. 144.

Aderlaß sei nur ausnahmsweise einzusetzen, da die Krankheit an sich schon erschöpfend sei.[397] Im selben Jahr meint Wernery, daß außer bei der nervösen Form eine mäßige Blutentziehung meist nützlich sei.[398] Martini dagegen empfiehlt bei der „Nachkrankheit" neben anderen Mitteln die tägliche Blutentziehung mittels Aderlaß oder Blutegel.[399] Bittner ist dafür, möglichst frühzeitig neben Brechmitteln auch den Aderlaß einzusetzen[400], schränkt jedoch ein Jahr später ein, man müsse dabei sehr genau Zeitpunkt, Einsatz und Dauer des Aderlasses abwägen.[401] Für Schnackenberg ist der Aderlaß immerhin eine brauchbare Therapieoption.[402] Auch Heyfelder und Vogel berichten, daß sie den Aderlaß bei ihren Behandlungen benutzen.[403]

Der Aderlaß wird demnach in den Annalen zwar mehrheitlich noch als ein geeignetes therapeutisches Mittel angesehen, doch ist auch hier die Tendenz spürbar, zumindest vorsichtig und gezielt mit ihm umzugehen, da er auch Schaden anrichten könne.

Daneben nennen die Autoren weitere von ihnen angewandte Mittel. Innerlich kamen folgende Medikamente bzw. Maßnahmen zur Anwendung: Quecksilber, Kampfer, Kalomel, Opium, Chinin, Salicin, Arsenik, Mineralsäuren, Essigäther, Magnesium, Laudanum, Natrium tartaricum, Salepschleim, Fenchelwasser. Ferner verabreichte man krampfstillende Klistiere aus Wasser und Öl oder aus Eigelb und Kraftmehl, Kamille und Laudanum. Man gab süße Milch, Baldrian-Aufguß mit Schleim, Buttermilch, mildernde Getränke mit Kohlensäure, z.B. abgestandenes Bier oder Malzbier, oder Wasser mit süßer Milch gemischt, auch Brausepulver oder Säuren.[404]

In Bezug auf Opium finden sich einzelne vorsichtige Äußerungen. Bittner z.B. schreibt 1833, Opium sei weniger gut als sein Ruf, da es schwere Nebenwirkungen haben könne. Bei fehlendem Erfolg solle man es deshalb absetzen.[405]

Auch äußerliche Anwendungen bei Cholera kannte man: warme Bäder oder Fußbäder, z.B. mit Senf, Asche oder Salz. Man verabreichte gleichmäßige Wärme, Reibungen, Sinapismen, Frictionen, Cataplasmen. Körperräucherungen mit Essigdämpfen, evtl. auch Blasenpflaster auf die Magengegend, Quecksilbersalbe in der Lebergegend, Senfteig auf dem Magen, Trockenreibungen der Extremitäten mit Flanell, Abreibungen mit scharfen geistigen Mitteln oder heißem Essig, Massage, warme Wickel. Andere Autoren

---

397 Ders., S. 347.
398 Wernery, HKA 7 (1831), S. 544.
399 Martini, HKA 8 (1832), S. 98.
400 Bittner, HKA 9 (1833), S. 36.
401 Bittner, HKA 10 (1834), S. 273.
402 Schnackenberg, HKA 9 (1833), S. 263.
403 Heyfelder, MA 2 (1836), S. 128; Vogel, MA 4 (1838), S. 327.
404 Anonym, HKA 7 (1831), S. 347, 351 ff.; Wernery, HKA 7 (1831), S. 529 ff.; Graff, HKA 7 (1831), S. 578; Bittner, HKA 9 (1833), S. 36.
405 Bittner, HKA 9 (1833), S. 37.

behandelten eher mit Kälte. Man erhoffte sich dadurch eine Wirkung auf die ursächlich gestörte Hautfunktion. Die Nervenkapillare der Haut sollten belebt und angeregt werden.[406]
Ausführlich beschreibt Schnackenberg die unterschiedlichen Therapiemethoden bei den verschiedenen Symptomen. Effektiv findet er die Kasper'sche Methode der kalten Frictionen mit Erwärmung der Füsse, mit Eis-Genuß und anderen Reizmitteln. Sobald die linke Herzhälfte oder die Arterien betroffen seien, benötige man stärkere Medikamente. Opium und Aderlaß seien bei Durchfall sinnvoll. Er kennt das Hallersche Sauer, das arabische Gummi, Sinapismen, heiße Steine an Fußsohle oder Waden, trokkene Schröpfköpfe, Glüheisen, Moxen und warme Bäder in der Rekonvaleszenz. Er empfiehlt das Trinken von häufigen kleinen Portionen und fordert, daß die Patienten Getränke je nach Verlangen bekommen sollten. Gegen das Erbrechen setzt er Brausepulver, Ruhe oder Eispastillen ein, gegen Durchfall Anylenklistiere mit Opium oder Columbo, gegen Krämpfe der Extremitäten trockene Reibungen und Massage, gegen Oppression Schröpfköpfe auf die Herzgegend und Blutegel in Schnittwunden.[407]
Die Aufzählung der verschiedenartigen Therapien zeigt, daß die meisten Arzneien tatsächlich am ehesten als Reizstoffe eingesetzt wurden.
Wie auch schon in der Sekundärliteratur festgestellt, wurde bei den Behandlungen der massive Flüssigkeitsverlust kaum oder gar nicht beachtet. Man reichte Getränke, aber eher zur Beruhigung der Nerventätigkeit. Zum Ausgleich der Exsikkose wurden sie nicht eingesetzt. Von einer intravenösen Flüssigkeitsgabe ist auch in den Annalen nichts zu hören.
Auch Beispiele für Infusen, also Aufgüsse aus pflanzlichen Extrakten, finden sich in den Aufsätzen: Martini erwähnt ein Infusum valevianae mit liqueur c.c. succ., Camphor[408], Schnackenberg schwache Infusen der Brechwurzel mit oder ohne Kampfer.[409]
Wie aus diesem Sammelsurium an Therapiemethoden deutlich wird, waren die Ärzte macht- und hilflos gegenüber der Seuche. Sie probierten alle bekannten Therapien aus und modifizierten sie je nach Verlauf und Form. Zwar gab es einige Mittel oder Methoden, die von der Mehrzahl der Kollegen verabfolgt wurden, und auch die Ziele der Methoden waren ähnlich. Dennoch erkannten die meisten Ärzte, daß ihre Therapien nichts nützten. Dies führte, wie an anderer Stelle dieser Arbeit bereits dargelegt wurde, zu einer Verstärkung des therapeutischen Skeptizismus bis hin zum Nihilismus.
Wernery beschreibt die Lage im Jahre 1831 folgendermaßen: Ein einheitliches Heilverfahren für alle Cholerafälle sei nicht möglich. Jeder Kran-

---

406 Anonym, HKA 7 (1831), S. 349; Wernery, HKA 7 (1831), S. 529 ff.; Graff, HKA 7 (1831), S. 539, 578; Martini, HKA 8 (1832), S. 96.
407 Schnackenberg, HKA 9 (1833), S. 263, 265.
408 Martini, HKA 8 (1832), S. 99.
409 Schnackenberg, HKA 9 (1833), S. 263.

ke sollte aber feste Bettruhe, warme Bedeckung und Getränke erhalten. Auch sei eine Prophylaxe durch geregeltes Leben erfolgversprechender als jede Therapie.[410]

Und Martini stellt ein Jahr später resigniert fest, die Unzuverlässigkeit der Heilmethoden resultiere aus der Unkenntnis der Natur der Krankheit:

> „Das Haschen nach empirischen Mitteln und Methoden ist der Sache nach eher schädlich als nützlich."[411]

Ebenfalls 1832 schreibt ein anonymer Arzt, das Einfache sei oftmals das Beste. Gerade bei der Cholera könne man sehen, daß auch Spezifika keine Hilfe brächten, häufig sogar mehr schadeten als nützten:

> „Je mehr Mittel verschiedener Art in einer Krankheit angerühmt werden, desto schwerer ist sie zu besiegen."

Die Cholera habe nach seiner Meinung fast die ganze Materia medica erschöpft, ehe man endlich erkannt habe, daß „glückliche Resultate" als Erfolg der einfachsten Mittel zu gewinnen seien.[412]

In allen diesen Äußerungen spiegelt sich die beängstigende Vielschichtigkeit der Choleraproblematik lebhaft wider. Viele verschiedene Meinungen, Theorien und Maßnahmen prägten die damalige Diskussion. Die Cholera stellte die Medizin, aber auch die Gesellschaft insgesamt, vor ein großes Problem, welches man in den Griff zu bekommen suchte, aber nicht konnte. Die z.T. enorme Widersprüchlichkeit der Vorstellungen zeugt von der ganzen Hilflosigkeit gegenüber der Seuche. Gerade dafür sind die Annalen eine gute Quelle, und dies nicht nur für die unterschiedlichen Meinungen an sich, die in ihnen zu Wort kommen, sondern insbesondere auch für das grundsätzliche Phänomen einer konträren wissenschaftlichen Diskussion. Es werden in der Zeitschrift zwar keine bahnbrechenden Befunde oder Erkenntnisse vorgestellt, doch zeugen die Artikel deutlich von der durch die Cholera hervorgerufenen allgemeinen Verunsicherung in Medizin und Gesellschaft und geben uns damit einen, wenn auch natürlich eingeschränkten, Einblick in die notvolle Situation der Ärzte vor dem eigentlichen naturwissenschaftlichen Aufbruch.

---

410 Wernery, HKA 7 (1831), S. 544.
411 Martini, HKA 8 (1832), S. 92.
412 Anonym, HKA 8 (1832), S. 116, 144.

4.5 Reiseberichte

Fast jeder deutsche Arzt im 19. Jahrhundert machte nach Beendigung seines Studiums eine Studienreise ins Ausland, vor allem nach Paris, aber auch nach London, Edinburgh oder Wien.

Seit dem Aufkommen der Universitäten am Ende des Mittelalters wurden Auslandsreisen generell zu einem feststehenden Abschluß des Studiums. Im 16. Jahrhundert war das Reiseziel hauptsächlich Italien, später auch Frankreich. Doch nicht nur Gelehrte, also auch Ärzte und Wundärzte, reisten, sondern ebenso der Adel und das Bürgertum wollten fremde Länder und Kulturen kennenlernen, dabei ging es freilich weniger um die berufliche Weiterbildung, vielmehr herrschte zumeist noch der Charakter einer humanistischen Bildungsreise vor. Diese Entwicklung fand Ende des 18. und Anfang des 19. Jahrhunderts ihren Höhepunkt.

Das allgemeine Interesse an Reisen zeigt sich nicht zuletzt darin, daß um 1800 Reisebeschreibungen noch vor Autobiographien zur beliebtesten Lektüre gehörten.[413] So waren auch die ärztlichen Reiseberichte nicht nur für Kollegen, sondern ebenso für die große Zahl der „Liebhaber" bestimmt. Man reiste, um Neues kennenzulernen, noch nicht um im strengen Sinn eigene und fremde Methoden zu vergleichen. Man findet daher in den Berichten reisender Ärzte des 18. Jahrhunderts kaum kritische Vergleiche zwischen der ausländischen und der deutschen Medizin. Im Laufe des 19. Jahrhunderts änderte sich der Charakter der Reiseberichte, auch der der ärztlichen. Die Darstellung wurde sachlicher, der Inhalt war nicht mehr für Liebhaber, sondern speziell für Ärzte bestimmt. Aus der humanistischen Bildungsreise des 18. Jahrhunderts wurde die gezielte Studienreise.[414]

In der zweiten Hälfte des 19. Jahrhunderts kam es zu einem erneuten Wandel im Wesen der Arztreise, der parallel zur Entwicklung der medizinischen Spezialfächer verlief. Damals wurde endgültig aus der allgemeinen Bildungsreise eine Ausbildungsreise. Immer häufiger auch fanden nationale und internationale Kongresse statt. Durch verbesserte Verkehrsbedingungen wurde das Reisen wesentlich vereinfacht, somit verlor die bisher meist einmalige, umfassende Auslandsreise an Bedeutung. Auch das Interesse an der Veröffentlichung von Reiseberichten nahm ab.[415]

In der ersten Hälfte des 19. Jahrhunderts galten als Ziel der ärztlichen Studienreise hauptsächlich Frankreich und England. Manchmal wurden auf einer Fahrt auch mehrere Länder nacheinander besucht.[416] In den 20er und 30er Jahren des 19. Jahrhunderts nahm die Zahl der Reisen deutlich zu. Für einen deutschen Arzt war es beinahe eine Selbstverständlichkeit, Paris,

413 Bayer (1937), S. 9.
414 Ders., S. 12.
415 Geigenmüller (1985), S. 13 f.
416 Dies., S. 14.

London oder Edinburgh zu besuchen. Der preußische Militärarzt Gustav Adolph von Lauer (1808–1889) schreibt 1841, „daß es fast nicht einmal mehr eine Empfehlung ist, gereist zu haben, wohl aber eine nota turpitudinis, nicht in Paris, London oder Edinburgh gewesen zu sein."[417] Im gleichen Jahr erschien ein Reisetaschenbuch speziell für Ärzte, in dem die einzelnen Städte Europas mit ihren medizinischen Einrichtungen alphabetisch geordnet aufgelistet waren.[418]

Neben dieser allgemeinen Tendenz zur Studienreise gab es aber auch immer wieder kritische Stimmen. Davon nennt Bayer einige in seinem Buch: So wies bereits 1787 Christian Ludwig Mursinna (1744–1823), Professor an der Berliner Charité, in seiner Antrittsvorlesung darauf hin, daß man – wie er selber – auch ohne Auslandsreise Professor werden könne. Ebenfalls Ende des 18. Jahrhunderts meinte Christian Gottfried Gruner (1744–1815), daß mancher aus Paris so gelehrt zurückkehre wie die Gans vom Rhein. Und etwas später, schon im 19. Jahrhundert, vertrat Heinrich Walber die Auffassung, daß der Zeitpunkt der Reise ungeschickt sei. Statt unerfahren direkt nach Studienende zu reisen, sei es sicher besser, mit einer gewissen praktischen Erfahrung, z.B. nach ein bis zwei Jahren, die ausländische Medizin zu studieren.[419]

Im Gegensatz zu den mehr literarischen Reisebeschreibungen des 18. Jahrhunderts erwartete man im 19. Jahrhundert eine möglichst objektive Darstellung. Persönliche Erlebnisse oder Gefühle standen bei der Veröffentlichung nicht mehr im Vordergrund. Viele Ärzte beschränkten sich auf eine Anhäufung von Einzelheiten in ihren Berichten. So beschrieb der Arzt Wilhelm Horn seine Reise 1828–30 in 4 Bänden auf beinahe 2000 Seiten.[420]

Zunehmend entstanden aber auch kritische und vergleichende Reiseberichte, in denen die Besonderheiten der ausländischen Medizin im Vergleich zur deutschen herausgearbeitet wurden. Für Bayer ist der Professor für Staatsarzneikunde in Berlin Johann Ludwig Casper (1796–1864) der erste, der aus eigener Anschauung 1822 eine wirklich kritische und groß angelegte Darstellung der französischen Medizin gab. Er verzichtete auf die sonst üblichen Einzelheiten der Spitalbeschreibungen, dafür gab er einen Überblick über den „Geist der Pariser Schule".[421] Ein Jahr später veröffentlichte Friedrich August von Ammon seine Schrift „Parallele der französischen und deutschen Chirurgie. Nach Resultaten einer i.d. Jahren 1821 und 1822 gemachten Reise." Auch er legte dieser Arbeit einen wissenschaftlichen An-

---

417 Bayer (1937), S. 13.
418 Ebd.
419 Ders., S. 14 f.
420 Ders., S. 37.
421 Ders., S. 51.

satz zugrunde. Es kam hier zum ersten Mal deutlich zum Ausdruck, daß die deutsche Medizin der französischen durchaus ebenbürtig sei.[422]

Wenn man die Biographien der Autoren und Herausgeber der Annalen liest, stellt man fest, daß die meisten von ihnen nach dem Ende ihres Studiums eine wissenschaftliche Studienreise angetreten haben, meist für die Dauer von ein bis zwei Jahren. Auch die meisten der zeitgenössischen Zeitschriften erhielten Reiseberichte.

Die deutsche Medizin war zu dieser Zeit stark an Frankreich orientiert, was sich in den Reiserouten mit dem hauptsächlichen Ziel Paris (als Repräsentantin der französischen Medizin) widerspiegelt. Besonders beliebt war Paris wegen der großen Anzahl an Krankenhäusern mit entsprechend großen Patientenzahlen, so daß man dort gute klinische Erfahrungen machen konnte. Getadelt wurde von den deutschen Ärzten oft, daß in Paris zu wenig Wert auf die Therapie gelegt wurde und daß man den Patienten oft nicht mehr als Menschen, sondern nur noch als Krankheitsfall wahrnehme, mit dem man – auch riskante – Experimente durchführen dürfe und sogar müsse.

Positiv bewertet an der französischen Medizin wurden meist die Vielfalt von Spitälern und die Differenzierung in Spezialgebiete, sowie die Vorreiterrolle bei der physikalischen Diagnostik.

Auch in den Annalen haben mehrere Autoren von ihren Reisen berichtet. Auf einige von ihnen haben bereits Geigenmüller und Bayer bei ihren Darstellungen der medizinischen Reisen zurückgegriffen.[423] Die meisten Autoren stellen in ihren Berichten nur bestimmte einzelne Verfahren vor, die sie während ihrer Reisen kennengelernt haben: z.B. Harveng: „Über die von Dr. Civial zu Paris neu erfundene Methode, den Stein ohne Schnitt aus der Blase zu entfernen"[424]; Behre: „Etwas über den Mastdarmblasenschnitt, besonders in Bezug auf die von Dupuytren über diese Operationsweise im Hôtel-Dieu aufgestellten Versuche"[425]; Anonym: „Über den gegenwärtigen Stand der Vaccination und Revaccination in England"[426]; Anonymus („Rei-

---

422 Ders., S. 52.
423 Bei Bayer sind das folgende Autoren: Ammon, Behre, Cless, Harveng, Hasper, Heim und Heyfelder, von denen Behre, Cless, Harveng und Heim auch mit ihren Berichten aus den Annalen zitiert werden. Geigenmüller benutzt ebenfalls 7 Autoren: Ammon, Behre, Cless, Harveng, Hasper, Heyfelder, Pauli, davon Behre, Cless, Harveng mit ihren Berichten aus den Annalen. Ammon, Hasper, Heyfelder und Pauli haben ihre Reiseberichte in anderen Zeitschriften veröffentlicht; in den Annalen sind sie aber auch, allerdings mit anderen Artikeln, vertreten.
424 Harveng, HKA 1 (1825), S. 424-452. Harveng war zu dieser Zeit praktischer Arzt in Paris.
425 Behre, HKA 1 (1825), S. 453-465. Behre berichtet von seinem Aufenthalt im Sommer 1823.
426 „Aus einem Schreiben des I.M. die verwittwete Königin von Würtemberg auf Ihrer Reise nach England als Arzt begleitenden Regiments-Arztes Prof. Heim [...]." Anonym, HKA 4 (1828), S. 66.

sender Arzt"): „Die Einführung, das Aufkommen und der Untergang der Hahnemann'schen Lehre zu Neapel. Sendschreiben an den Hrn. Staatsrath Dr. C.W. Hufeland"[427]; Volz: „Mittheilungen über Ricord's syphilitische Klinik in Paris".[428]

Daneben gibt es in den Annalen aber auch einen kompletten Reisebericht, nämlich denjenigen von Cless über seine Reise nach Frankreich und England: „Reisebemerkungen aus Frankreich und England, als Beiträge zur Beurtheilung des gegenwärtigen Standpunkts der Medicin in den genannten Ländern." Der Bericht, der sehr ausführlich und unterhaltend zu lesen ist und eine Fülle von Informationen birgt, ist abgedruckt im 5. Band der „Medicinischen Annalen" 1839. Auch Bayer zitiert diesen Bericht, aber vor allem Geigenmüller zieht ihn in ihrer Arbeit immer wieder heran und vergleicht ihn mit anderen zeitgenössischen Berichten.

Cless besuchte auf seiner Reise Straßburg, Paris, London, Edinburgh, Glasgow und Dublin. Dabei bildete Paris „das erste und vornehmste Ziel."[429] Insofern ging Cless konform mit den meisten seiner zeitgenössischen Kollegen. Die Pariser Medizin, schreibt Cless, sei gleichzusetzen mit der französischen Medizin, hier halte sich die Wissenschaft jung, sei immer in Bewegung:

> „Gewiß gäbe es für den, der den Wunsch hat, selbst jung zu bleiben, sowohl im Leben, als in der Wissenschaft, kein besseres und sichereres Mittel zur Erreichung dieses Zwecks, als alle paar Jahre wieder einmal nach Paris zu gehen."[430]

Auffallend ist für Cless die große Anzahl an ausländischen Zuhörern, vor allem in den Spitalkliniken. Ohne Probleme werden die Gäste in den Lehrbetrieb mit aufgenommen, der Fremde genießt „die vollste freiste Benützung all der großen Bildungsanstalten"[431], kann an den Vorlesungen und klinischen Visiten teilnehmen wie die Einheimischen.

> „Wenn die öffentliche Gastfreiheit der Franzosen auf diese Weise in der That ihres Gleichen sucht, so steht dafür die individuelle Gastfreundschaft in demselben Maße, wie jene hervortritt, zurück."[432]

Allerdings ist der Wissensstand der Pariser Studenten, wie Cless feststellt, nicht höher als der der nichtfranzösischen. Das bedeutet für ihn, daß sich die deutsche Medizin vor der französischen nicht zu verstecken brauche trotz der Größe der dortigen Wissenschaftler.

Cless gibt nach allgemeinen, einführenden Sätzen eine Beschreibung „des ärztlichen Handelns in den Spitälern, und des Geistes überhaupt, in

---

427 Anonym, HKA 8 (1832), S. 325-374.
428 Volz, A., MA 7 (1841), S. 425.
429 Cless, MA 5 (1839), S. 3.
430 Ders., S. 4.
431 Ders., S. 12.
432 Ders., S. 13.

welchem die Medicin dort betrieben wird.“[433] In Übereinstimmung mit der seinerzeit allgemein üblichen Meinung über die französische Krankenhausmedizin fällt Cless auf, daß großer Wert auf ein gründliches „Krankenexamen" gelegt wird: „Hierin sind sie die Meister, die Unübertroffenen, die Lehrer der andern Nationen.“[434] Bei der Diagnosestellung stütze sich die französische Medizin fast ausschließlich auf die „objektiven, physikalischen Zeichen der Krankheiten.“[435] Cless beschreibt es als „Tendenz, die Medicin zu einer exakten Wissenschaft, gleich dem physikalischen Experiment, zu erheben.“[436] Dazu wird der Patient – anders als es zu dieser Zeit in Deutschland noch üblich war – entblößt und komplett untersucht. „Materialismus und Lokalisirung waren die Grundprincipien der französischen Schule.“[437] Cless beschreibt damit die auch nach heutigem Urteil für die damalige französische Medizin als typisch geltenden Charakteristika. Somit bietet der Artikel einen guten Überblick über die französische Medizin, gleichzeitig verrät er einiges über die Zustände in Deutschland.

Die Schwächen der französischen Medizin lagen nach Cless in der Therapie, sie war den Franzosen weniger wichtig. Für den deutschen Arzt aber war sie die Hauptsache. Der Franzose

> „stellt, dicht umringt von der horchenden Schaar seiner Zuhörer, mit allem Scharfsinn sein Krankenexamen an, keine Geduld reißt ihm, keine Zeit dauert ihn; und ist endlich nach halb – nach dreiviertelstündiger Arbeit Alles sicher constatirt, und auch kein Winkelchen am Körper vergessen, so wird mit der Sicherheit des Meisters die Diagnose ausgesprochen. Jetzt aber stürzt sich bereits die Schaar der Jünger dem nächsten Bette zu, auch der Professor kehrt sich ab, [...] und wirft noch flüchtig, meist unverständlich murmelnd und die Hälfte der Sylben verschlingend, die Verordnung hin, [...] die in zwei Drittheil der Fälle aus nichts als einer einfachen Tisane besteht.“[438]

Wichtigstes Therapeutikum ist nach der Erfahrung von Cless für die Franzosen eine strenge Diät, eine richtiggehende Hungerkur, außerdem, noch häufiger als in Deutschland, die Blutentziehung. Insgesamt wurden wohl mehr äußerlich als innerlich anzuwendende Medikamente verordnet.[439] Stärkste Kritik übt Cless am Schicksal der Patienten in Paris. Der Arzt

> „sieht eigentlich nie den Kranken vor sich, sondern nur die Krankheit; der Kranke ist ihm nur ein factum, ein Gegenstand der Beobachtung, eine Ziffer, und so tritt bei

---

433 Ders., S. 14.
434 Ebd.
435 Ders., S. 15.
436 Ebd.
437 Ders., S. 16.
438 Ders., S. 16 f.
439 Ders., S. 17.

ihm die schönste und wohlthätigste Seite der Medicin, die moralische und eigentlich menschliche, in den Hintergrund, oder fällt wohl auch ganz weg."[440]

Die Fortschritte der Medizin gingen oft auf Kosten der Patienten, die doch eigentlich davon profitieren sollten. Deutlich ist Cless die Zweischneidigkeit wissenschaftlich-medizinischer Forschung bewußt.

„Ich habe die Kranken in den Pariser Spitälern oft bedauert, und ich besaß noch deutsches Gemüth genug, um von der Gewissenlosigkeit, [...] Immoralität der französischen Aerzte mehr als einmal tief verletzt zu werden."[441] „Daß der Kranke vom Arzt zum Experiment benützt werden darf, gilt gleichsam als ausgemachte Voraussetzung."[442]

In kleineren Kliniken, in denen noch ältere Praktiker arbeiteten, denen es nicht um Entdeckungen gehe, herrsche noch ein menschlicherer Zug.[443]

Nach diesen allgemeinen Urteilen über Leistungen und Defizite der französischen Medizin folgt nun bei Cless eine Aufzählung seiner Begegnungen mit bekannten Pariser Ärzten, z.B. mit Andral, Chomel, Louis, Bouillaud oder Piorry. Dabei schreibt er auch über die Auskultation. Diese Methode war, wie oben ausführlich behandelt, in Frankreich weit verbreitet, aber auch in England übernommen worden. Cless bedauert, daß in Deutschland nur wenige Kliniker diese Methode benutzen, und er wundert sich, wie schon Puchelt 14 Jahre vor ihm, daß die Deutschen,

„die sonst immer zur Aufnahme und Ergründung fremder Entdeckungen so bereitwillig und so gelehrig sich gezeigt haben, gerade hier vor den Andern zurückgeblieben sind und eine Sache vernachläßigt, ja theilweise den Stab über sie gebrochen haben, ohne sie einer nähern Prüfung zu würdigen."[444]

Cless spricht sich nachdrücklich für den Einsatz des Stethoskops als Hilfsmittel aus.

Anschließend führt er die verschiedenen Spezialkliniken in Paris auf, z.B. die Klinik für Hautkrankheiten im Hôpital St. Louis, das Hôpital des Vénériens (Ricord'sche Klinik), das Hôspice des Enfans trouvés, das Hôpital des Enfans malades, die Anstalten Salpétrière, Bicêtre, Esquirol, Charenton sowie das orthopädisches Institut von Jules Guérin, die Augenklinik von Sichel und das Musée Dupuytren.

Nach siebenmonatigem Aufenthalt in Frankreich reiste Cless nach Großbritannien weiter, um auch dort die für ihre medizinischen Einrichtungen berühmten Städte Edinburgh, Dublin, Glasgow und London zu besuchen. Er trat diese Reise, wie er zugibt, mit gewissen Vorurteilen an, da er bis zu diesem Zeitpunkt nur unzureichende Vorstellungen von England hatte.

---

440 Ders., S. 19.
441 Ebd.
442 Ders., S. 20.
443 Ders., S. 21.
444 Ders., S. 29 f.

„Ich darf es wohl gestehen, daß ich nicht ohne eine gewisse Scheu und Aengstlich-
keit das fremde Inselreich betrat, dessen Land und Volk uns vom Continente aus
noch stets in einem, ich möchte sagen, fabelhaften Dunst und Nebel erscheint. [...]
Ueberdieß kam ich von Frankreich, wo die Leute Einem, der nach England geht,
höchstens ein mitleidiges ‚Gott steh' Dir bei!' nachrufen."[445]

Cless wurde jedoch angenehm überrascht, besonders erfreulich war ihm die
herzliche Gastfreundschaft.[446] Während es in Frankreich im privaten Bereich
kaum Gastlichkeit gab, dafür aber alle Einrichtungen dem Fremden offen
standen, war der Engländer ein guter privater Gastgeber, doch man bekam
als Fremder nur schwer, oft nur durch persönliche Verwendung und Refe-
renzen Zutritt zu den Anstalten, die man dann allerdings gerne und ausgiebig benutzen konnte.[447]

„Während also in Paris die Säle des Spitals mir frei und offen stehen, ich aber dann
darin auch so zu sagen nur geduldet werde, oder mitlaufen darf, stellt mich im englischen Spitale ein Freund dem Arzte selbst vor, und ich darf sicher seyn, von diesem
mit einer Auszeichnung und Aufmerksamkeit behandelt zu werden."[448]

Es folgt eine Übersicht über die Erfahrungen in Edinburgh. Cless besucht
z.B. die Innere Klinik von Christison. In England wurde wie in Deutschland
wieder viel mehr Wert auf die Therapie gelegt, „auch der moralischen, individuellen Behandlung der Kranken ist in den englischen Spitälern ihr gebührendes Recht eingeräumt."[449]

Wie schon in Paris schließt sich eine recht ausführliche Auflistung der
Krankenhäuser und Einrichtungen an, die er auf seiner Reise besucht hat.

Wie viele seiner zeitgenössischen Reiseberichterstatter listet Cless alle
seine Beobachtungen in den verschiedenen Hospitälern, seine Begegnungen
mit den berühmten Professoren auf. Er bleibt aber dabei nicht stehen, sondern beobachtet mit wachen Augen die verschiedenen Eigenheiten der jeweiligen Medizin und deren unterschiedliche Handhabung und Ausübung.
Er kommt dabei zu Urteilen, die auch heutige Historiker bei ihren Forschungen gewinnen. So erhält man ein recht ausführliches Bild von den
zeitgenössischen Gegebenheiten, das durch den direkten Vergleich mit der
deutschen Medizin natürlich subjektiv gefärbt ist.

Dem Bericht wurde hier, obwohl er bereits in die Studien von Geigenmüller und Bayer eingearbeitet worden ist, ziemlich viel Platz eingeräumt,
da er typisch für die damaligen Reiseberichte ist und sich in vielen Bereichen mit den Aussagen anderer deutscher Reisender deckt. Außerdem ist er
der einzige Bericht dieser Art in den Annalen und Zeichen dafür, daß die

---

445 Ders., S. 46.
446 Ders., S. 47.
447 Ders., S. 48.
448 Ders., S. 49.
449 Ders., S. 50 f.

Zeitschrift auch in dieser Hinsicht ein guter Spiegel der Medizin ihrer Zeit ist.

Ausländische Medizin erhält in den Annalen insgesamt recht viel Raum. Abgesehen von dem speziell fremdländischen Artikeln gewidmeten Supplementband von 1828 erschienen immer wieder Rezensionen ausländischer Berichte über das Auftreten bestimmter Krankheiten außerhalb Deutschlands, z.B. der Cholera in Wien oder einer Epidemie in Zaardam/Holland, und über bestimmte therapeutische Maßnahmen, die zuerst von ausländischen Ärzten entwickelt worden waren.

Bisher ist die Reiseliteratur in der medizinhistorischen Forschung eher vernachlässigt worden. Doch gerade das Beispiel der französischen Medizin, die zu Beginn des 19. Jahrhunderts einen wesentlichen Einfluß auf die deutsche Medizin hatte, zeigt, daß eine Beleuchtung entsprechender ärztlicher Berichte sehr lohnenswert wäre.

4.6 Medizinethische Fragen

Anfang des 19. Jahrhunderts erwachte erneut das Interesse an medizinethischen Fragestellungen. 1803 erschien von Thomas Percival (1740–1804) der „Code of Ethics". Bei einer stärker technisierten Diagnostik, bei der der Patient mehr und mehr in der Hintergrund gedrängt wurde, wurden ethische Fragen immer drängender. Die Grundlage unserer heutigen, modernen wissenschaftlichen Medizin wurde in dieser Zeit gelegt. In der heutigen Zeit, in der Arbeiten am menschlichen Erbgut, am genetischen Material, Klonen von Lebewesen, Forschung an Embryonen und die Frage nach aktiver Sterbehilfe möglich sind und diskutiert werden, sind ethisch-moralische Grundsatzdiskussionen wichtiger als je zuvor. Insofern ist es interessant, anhand einer Zeitschrift wie den Annalen zu untersuchen, welche Fragen praktische Ärzte und Kliniker vom Anfang des 19. Jahrhunderts aufwarfen und vor welche Probleme sie sich im Umgang mit ihren Patienten gestellt sahen. Zur Beurteilung, ob diese Aspekte sich mit den auch sonst verbreiteten Fragen des 19. Jahrhunderts deckten, wird hier die Arbeit von Brand „Ärztliche Ethik des 19. Jahrhunderts" zugrunde gelegt. Brand beleuchtet verschiedene Aspekte medizinethischer Fragestellungen und vergleicht Aussagen des frühen 19. mit denen des ausgehenden 19. Jahrhunderts und zeigt so die Entwicklung auf. Er basiert dabei auf schriftlichen Aussagen verschiedener Ärzte und kristallisiert für das 19. Jahrhundert einige charakteristische Problemkreise heraus: die Schweigepflicht, die Aufklärung des Patienten, die Sorgfaltspflicht, die Bereitschaft zur Hilfeleistung und das Feld der ärztlichen Aus- und Fortbildung.[450]

Bei der Lektüre der Annalen stellt man rasch fest, daß auch hier eben diese Themen angesprochen werden. Das bestätigt das Ergebnis von Brand, dem zufolge es sich dabei wirklich um relevante Probleme der Zeit gehandelt hat. Gezielte oder gar systematische Erörterungen ethischer Probleme innerhalb der Medizin finden sich allerdings in den Annalen nicht, doch gibt es in manchen Artikeln eindeutige Stellungnahmen zu bestimmten Fragen.

Eines der am häufigsten diskutierten Themen war die Aufklärung des schwerkranken Patienten. Auch zu Anfang des 19. Jahrhunderts waren sich die Ärzte nicht einig, ob sie den Kranken über seinen Zustand aufklären dürfen bzw. sogar sollen oder ob sie ihm denselben besser verschweigen. Ein Teil der Ärzte trat vehement dafür ein, daß dem Patienten unter keinen Umständen die Wahrheit über seinen kritischen Zustand gesagt werden dürfe. Er dürfe die Lebensgefahr nicht merken, weil sonst sein Lebenswille geschwächt und die Hoffnungslosigkeit verstärkt werde. Der Arzt dürfe dem Kranken nie die Hoffnung auf Wiedergenesung rauben. Hufeland begründete diese Meinung 1806 damit, „dass Furcht, besonders des Tods, Angst

---

450 Brand (1977), S. 9.

und Schrecken, die gefährlichsten Gifte sind, und die Lebenskraft unmittelbar lähmen, Hoffnung und Muth hingegen die grössten Belebungsmittel. [...] Den Tod verkündigen, heisst, den Tod geben, und das kann, darf nie ein Geschäft dessen seyn, der blos da ist, um Leben zu verbreiten.‟[451] Allerdings müßten die Angehörigen über die Wahrheit informiert werden – schon allein, damit später nicht der Vorwurf erhoben werden könne, der Arzt habe die bedrohliche Lage nicht erkannt.

Der Arzt steht somit in einem Interessenkonflikt. Entweder er sagt die Wahrheit oder er verschweigt sie „im Interesse des ärztlichen Heilungsauftrages". Viele Ärzte des 19. Jahrhunderts entschieden sich, laut Brand, für die „höher zu bewertende Pflicht", das Leben zu erhalten oder zu verlängern. Der Arzt sollte dann auch auf ausdrückliches Verlangen des Kranken nach Aufklärung ausweichend antworten, da der Eintritt des Todes beschleunigt würde, wenn dem Patienten die Hoffnung genommen werde. Manche Ärzte gingen noch weiter und wollten auch den Angehörigen nicht die volle Wahrheit sagen, da die Gefahr bestünde, daß sie es doch dem Patienten weiter erzählten. Im allgemeinen herrschte aber die Auffassung, daß der Arzt verpflichtet sei, die Angehörigen möglichst schonend über den baldigen Tod des Kranken aufzuklären. Dagegen glaubten andere Ärzte, daß der Patient in den Fällen, in denen es sinnvoll sei, z.B. um es ihm zu ermöglichen, noch seine Angelegenheiten zu regeln, „schonend und vorsichtig" über seinen Zustand aufgeklärt werden sollte. Auch dürfe das „Persönlichkeitsrecht des Patienten, der die Prognose seines Leidens erfahren möchte, nicht mißachtet werden."[452] Wieder andere Ärzte waren der Meinung, daß die Aufklärung des Patienten durch die Angehörigen erfolgen sollte, da der Arzt nicht die „Rolle des Todesboten" übernehmen dürfe.

Es gab also zu diesem Thema keine einheitliche Meinung, die den Ärzten als Richtlinie hätte gelten können. Einig war man sich nur, daß es eigentlich nicht die Aufgabe eines Arztes sein könne, den Eintritt des Todes möglicherweise zu beschleunigen. Der eigentliche Auftrag des Arztes bestehe im Gegenteil darin, Leben zu bewahren. Über alles andere war man sich nicht einig, und jeder versuchte, Argumente zu finden, um diese Fragen für sich beantworten zu können.

Das Problem der Patientenaufklärung wird während der langen Laufzeit der Annalen in nur wenigen Artikeln berührt. Dabei werden die beiden eben skizzierten Standpunkte vertreten. Doch kann man die vorgelegten Krankenfälle nicht eigentlich miteinander vergleichen, da es sich um verschiedene Patienten und verschiedene Krankheiten handelte. Dennoch wird auch aus diesen wenigen Äußerungen ersichtlich, daß sich manche Ärzte Gedanken zu dieser Frage gemacht haben. Auch heute noch ist sie eine der dringlich-

---

451 Ders., S. 147.
452 Ders., S. 149.

sten der medizinischen Ethik. Göbel zog es in seinem Fall vor, nur die Angehörigen des Kranken über „das Tödtliche seines Uebels" zu unterrichten, während er dem Patienten, der an Tetanus erkrankt war, nur „das Gefährliche" seiner Krankheit darlegte.[453] Auch Wendt hielt es für besser, nur den Angehörigen eines ebenfalls an Tetanus Erkrankten zu eröffnen, daß die Krankheit auch einen „unglücklichen Ausgang" haben könne, während der Kranke selber sich der Gefahr, in der er schwebte, nicht bewußt war.[454] Nägele war im Falle einer Schwangeren anderer Meinung,

> „weil ich es jetzt für höchst unrecht halte und der Sache selbst für sehr nachtheilig, wenn der Arzt einer solchen Schwangeren ihre wahre Lage nicht offen auseinander setzt."[455]

Chelius berichtet 1835 von der ersten Laparotomie, d.h. dem ersten Bauchschnitt, der in Heidelberg durchgeführt worden ist. Er stellt dabei ausdrücklich fest, daß die Kranke die Operation verlangt habe, weil ihre Beschwerden inzwischen unerträglich geworden seien.

> „Ungeachtet dieser Fall wegen der freien Beweglichkeit der Geschwulst und dem ungestörten Allgemeinbefinden der völlig gesunden Person zur Exstirpation sehr einladend war, so stellte ich der Kranken doch die große Gefahr einer solchen Operation vor und suchte sie zu bestimmen, lieber die durch die Geschwulst verursachten Beschwerden mit Geduld zu tragen, indem sie dabei lange leben könnte, als sich der gefährlichen Operation zu unterwerfen."[456]

Die Kranke beharrte jedoch auf der Operation, so daß Chelius sie durchführte. 17 Stunden nach der Operation verstarb die Kranke. Auch hier wird deutlich, daß Chelius eine gründliche Aufklärung sehr wichtig war, der Patient sollte wissen, was auf ihn zukommt, um dann wirklich entscheiden zu können. Die Operation war, wie Chelius zugab, „sehr einladend" für ihn, dennoch stand auch bei ihm das Operieren an sich nicht an erster Stelle. Vielleicht wollte er sich durch die genaue Schilderung der Aufklärung nachträglich auch absichern, da die Patientin nach diesem großen Eingriff verstorben war.

Eng verbunden mit der Frage der Aufklärung ist das Entscheidungsrecht des Patienten. Während des 19. Jahrhunderts hat sich, nach Brand, in dieser Frage ein Wandel vollzogen. Zu Beginn des Jahrhunderts war die Mehrheit der Ärzte der Überzeugung, daß die Meinung des Patienten bzw. seiner Angehörigen wichtig sei für die Entscheidung des Arztes. So schrieb etwa auch Hufeland, daß letztlich der Patient derjenige sei, der die Entscheidung über eine Operation oder eine bestimmte Behandlungsmethode mitfällen müs-

---

453 Göbel, HKA 5 (1829), S. 78 f.
454 Wendt, HKA 3 (1827), S. 242.
455 Nägele, F.C., HKA 6 (1830), S. 64.
456 Chelius, MA 1 (1835), S. 97 f.

se.[457] Der Patient habe für ihn das volle Entscheidungsrecht. Ob der behandelnde Arzt mit Hilfe der Patientenaufklärung auf die hier postulierte Entscheidungsfreiheit Einfluß nehmen konnte, muß dahin gestellt bleiben. Allerdings läßt sich an dem Beispiel von Chelius ablesen, daß zumindest dieser über die Gefahren der großen Bauchoperation sehr genau aufgeklärt hat. Dennoch entschied sich die Patientin, fast wie es scheint gegen den Rat des Operateurs, für die Operation. Chelius befand sich als Berichterstatter in dem schweren Gewissenskonflikt, die chirurgische Leistung ebenso zu würdigen wie das Schicksal der Patientin.

Seit der Mitte des 19. Jahrhunderts änderten sich allmählich in dieser Frage die Auffassungen, bis sich am Ende des Jahrhunderts das Gewicht völlig verlagert hatte. Die Ansicht des Kranken oder seiner Angehörigen zählte nun kaum noch, der Arzt mußte mit seinem Gewissen und seiner Kenntnis selber abwägen, ob z.B. eine lebenswichtige Operation notwendig sei.[458] Auch in den Annalen wird diese Entwicklung spürbar. Es ging um die Frage: Soll und kann ein Patient zu einer Operation, zu einer bestimmten Therapie gezwungen werden? Bestimmt letztendlich der Arzt oder der Patient darüber, ob und wenn ja welches Therapieverfahren angewendet wird? Erhardt schrieb dazu 1846 als einer der ersten:

> „Bisher wurde die Frage, so viel ich weiss, keiner näheren Erörterung unterworfen, und man nahm, durch ein in uns liegendes Rechtsgefühl bestimmt, an, dem Arzte stehe das Recht nicht zu, Jemanden auf dem Wege der Gewalt zu zwingen, dass er sich einer Operation unterwerfe."[459]

Im Weiteren folgt eine längere Abhandlung zu diesem Thema. Auch Erhardt selbst ist grundsätzlich davon überzeugt, daß man niemanden zu einer Operation zwingen könne. Dennoch gebe es Ausnahmen, die erörtert werden sollten. Vor allem müsse die Operation „lebensrettend" sein und durch keine andere Therapie ersetzbar, außerdem müsse man sicher sein, daß die Operation gelinge. Ein Patient, der klar bei Verstand sei, müsse vom Arzt genau aufgeklärt werden über „seine Lage, die Gefahr, in der er schwebt, den möglichen günstigen Ausgang der Operation, und ihren Zweck."[460] Wenn der Patient sich dann immer noch weigere, dürfe er nicht gezwungen werden. Bei Kindern und Geistesschwachen sehe alles anders aus. Bei Kindern müssen die Erziehungsberechtigten von der Notwendigkeit überzeugt werden:

> „Es hält nicht schwer sie durch Zureden und Versprechungen zu einer Operation zu überreden, deren Nutzen, Zweck und Nothwendigkeit und deren Schmerzhaftigkeit sie nur dunkel zu beurtheilen im Stande sind. [...] Sollten sie sich hartnäckig wei-

---

457 Brand (1977), S. 134.
458 Ebd.
459 Erhardt, MA 12 (1846), S. 426.
460 Ders., S. 427.

gern, so ist man befugt, in der Hoffnung, ihren [der Kinder] Zustand zu bessern, oder gar ihr Leben zu erhalten, sie mit Gewalt dazu zu bringen."[461]

Der Autor wollte hier seine Meinung veröffentlichen, um zur Diskussion über dies ihm wichtig erscheinende Thema beizutragen:

> „Es sind diese Fragen, deren Beantwortung ich erfahrenen Gerichtsärzten und Rechts-Gelehrten anheim stelle, ich habe sie hier [...] nur in Anregung bringen wollen, da sie mir wichtiger scheinen, als wofür sie bis jetzt gehalten wurden."[462]

Ein weiterer wichtiger Punkt war die Frage der Euthanasie.[463] Der Begriff hatte im 19. Jahrhundert eine völlig andere Bedeutung als heute. Unter Euthanasie verstand man im eigentlichen Sinne des Wortes (= gutes Sterben) nicht, daß das Leben des Patienten verkürzt, sondern daß dem Sterbenden sein Zustand erleichtert werde. Durch sorgfältige Bedienung, angemessene ärztliche Behandlung und Vermeidung von allem, was das Leiden steigern oder Schmerzen hervorrufen könne, solle dem Kranken eine Linderung verschafft werden, wenn man ihn schon nicht heilen könne. Der Patient solle Trost und Zuspruch erhalten, umfassende Pflege, Krankenkost und sich in einer ruhigen Umgebung befinden dürfen. Man solle auf sein Alter, sein Temperament und auch auf die Art der Krankheit Rücksicht nehmen. Wichtig schien auch, daß der Sterbende nicht mehr durch Operationen oder „widrige Arzneien" gequält werde. Er solle symptomatische Therapien erhalten und durch schmerzstillende oder betäubende Medikamente Schmerzfreiheit erhalten.

Lebenverkürzende Maßnahmen wurden im 19. Jahrhundert strikt abgelehnt – auch dann, wenn der Patient selber den Tod wünschte. Die ärztliche Aufgabe bestand nach einhelliger Sicht in der Lebensverlängerung und nicht darin, das Leben zu verkürzen. So schrieb der Arzt Jonathan Braun 1832: „Bis zum letzten Athemzuge des Lebens [des Kranken] unermüdet thätig zu bleiben, ist eine Aufgabe für den Arzt."[464] Der Arzt sei verpflichtet, dem Sterbenden die letzten Stunden seines Lebens zu erleichtern. Er dürfe ihn gerade dann nicht im Stich lassen, wenn es keine kurative Hilfe mehr gebe. Die Euthanasie war im 19. Jahrhundert eine Methode der Medizin, die von jedem Arzt beherrscht werden sollte.

Ab der Mitte des 19. Jahrhunderts erschienen kaum noch Publikationen zur Euthanasie. Das zeigt, daß in der Zeit, in der die naturwissenschaftliche Medizin aufstieg, die Bereitschaft nachließ, sich mit den ethischen Problemen des Lebensendes zu beschäftigen. Aber die Begriffsvorstellung blieb noch dieselbe. Unter Euthanasie wurde weiterhin eine „Methode zur Linde-

---

461 Ders., S. 428.
462 Ders., S. 425 ff.
463 Dazu Brand (1977), S. 150–155.
464 Zitat nach ders., S. 153.

rung des Todes ohne Lebensverkürzung" verstanden.[465] Erst im 20. Jahrhundert kam es zu einer Wandlung des Begriffsinhaltes. Seither versteht man unter Euthanasie, daß z.B. vom Arzt Maßnahmen ergriffen werden, die eine Verkürzung des Lebens zur Folge haben, sei es durch aktive oder durch passive Sterbehilfe, bis hin zur Vernichtung „lebensunwerten" Lebens wie etwa durch das NS-Regime.

Auch in den Annalen klingt diese Thematik an. Man erkennt deutlich, daß unter Euthanasie tatsächlich etwas anderes verstanden wurde als heute. Der Begriff wurde synonym mit der „palliativen Medizin" verwendet. So wurde, um Schmerzen oder andere Unannehmlichkeiten zu lindern, eine Operation auch dann durchgeführt, wenn die Krankheit selbst nicht mehr geheilt werden konnte. Maier schrieb 1839:

> „Es trat zumal höchste Angst und Erstickungsgefahr ein, so daß die Frau nun selbst sehnlichst – die Paracentese wünschte. War freilich von derselben, zumal bei dem schon bedeutend gesunkenen Kräftezustand der Frau, kein günstiger Erfolg zu erwarten, so gewährte sie doch palliative Hilfe; andererseits, im Unterlassungsfalle, war ein baldiger und schneller Tod durch Erstickung oder Ruptur des wassersüchtigen Ovariums vorauszusehen."[466]

Simon hatte bereits 1826 ähnliche Gedanken:

> „Es bleibt nur die Wahl zwischen einem schmerzvollen, unvermeidlichen Tode und einer doch noch möglichen, wenn gleich mißlichen und verzweifelten Hülfe."[467]

Auch Puchelt benutzte den Begriff der palliativen Medizin im letzten Band der Klinischen Annalen:

> „Wir hatten keine Hoffnung, diese Geschwulst, welche die Schmerzen im Magen und andern Theilen erregte, zertheilen zu können, und beschränkten uns daher bloß auf eine palliative Behandlung."[468]

Es bleibt also das Dilemma der praktischen Medizin, daß man helfen will und muß, aber keine Mittel für eine Heilung kennt. Es war den Ärzten des 19. Jahrhunderts bewußt, daß sie keine Allesheiler sein können und daß ihrem Tun Grenzen gesetzt sind, daß es aber andererseits ihre Aufgabe ist, den Patienten zu helfen und ihnen, wenn schon keine Heilung möglich ist, wenigstens Linderung zu verschaffen. Lenz schrieb 1828:

> „Sollte der Bleizucker auch nicht überall und allenthalben diese höchst erfreuliche Wirkung beurkunden, so ist er doch ein unübertreffliches Mittel, deren sich die Euthanasie bedient, um sowohl dem im hohen Alter seines Lebens sanft Hinüberschlummernden, als dem im Sturme der Krankheit unterliegenden lebensfröhlichen

---

465 Ders., S. 154.
466 Maier, MA 5 (1839), S. 576.
467 Simon, HKA 2 (1826), S. 645.
468 Puchelt, F.A.B., HKA 8 (1832), S. 538.

Jüngling die Schmerzen des Scheidens zu lindern, und die tiefe Wehmuth des Lebens zu versüßen.‟[469]

Das hat nichts mit unserem heutigen Verständnis von Euthanasie gleich Sterbehilfe zu tun. Es ist die Linderung von Schmerzen, die Erleichterung der letzten Tage oder Stunden. Deutlicher wird diese Absicht bei Dorfmüller:

> „Der tödtliche Ausgang [...] verleitet nicht selten die Aerzte [...] zur palliativen Methode, zur Euthanasie, sich zu wenden.‟[470]

Eine weitere wichtige ethische Frage wird gleich im ersten Band der HKA von Schmitt, einem bekannten Geburtshelfer aus Wien, angesprochen: Um welchen Preis darf eine Operation oder Therapie durchgeführt werden? Schmitt trifft dazu eine klare Aussage: „Nicht jede Operation ist statthaft, weil sie ausführbar ist.‟[471] Er fordert, daß sich der Arzt darüber klar werde, welchen Zweck die Operation erfüllen solle. In dem von ihm geschilderten Fall ging es um das Problem, ob bei einer Geburt, die auf normalem Weg, z.B. wegen Beckenenge, nicht durchführbar ist, das Leben des Kindes zu opfern sei, indem man den Kopf perforiert, oder ob das Kind mit der Zange gewaltsam herausgezogen werden muß, wobei es freilich meist stirbt und gleichzeitig auch das Leben der Mutter in Gefahr gebracht wird. Für ihn ist „Endzweck und höchster Preis des Operirens" die Erhaltung und Sicherstellung des Lebens von Mutter und Kind. Wenn das nicht möglich sei, solle wenigstens eins von beiden zu retten versucht werden.

> „Es ist freilich nicht erlaubt, eine lebende Frucht im Mutterleibe zu tödten, um die Mutter zu erhalten; aber es ist Pflicht, wo zwei Leben auf dem Spiel stehen, und beide nicht erhalten werden können, das Wichtigere sicher zu stellen und zu retten. [...] Der letztere greift dann zur Perforation, und rettet die Gebärende, der erstere entbindet triumphirend mit der Gewaltzange von einem todten Kinde, indeß die Entbundene stirbt.‟[472]

Schmitt ist mit seinen Fragen nach den Grenzen der Medizin auch heute noch aktuell. Immer wieder werden Ärzte vor schwierige Entscheidungen gestellt, in denen es auch um Leben oder Tod geht. Schmitt versuchte, hier Richtlinien aufzustellen, denn gerade in dieser Frage waren die Auffassungen der Geburtshelfer unterschiedlich. Der auch von ihm geteilten Forderung, wenigstens das Leben der Mutter zu erhalten, wenn das Kind bei der Geburt sterben müsse, standen die Auffassung und Praxis anderer gegenüber, die verlangten, daß das Kind in jedem Fall möglichst unversehrt aus dem Mutterleib geholt werden müsse. Letztendlich ging es ihm dabei um

---

469 Lenz, HKA 4 (1828), S. 383.
470 Dorfmüller, HKA 8 (1832), S. 575.
471 Schmitt, W.J., HKA 1 (1825), S. 65.
472 Ders., S. 64 ff., 84.

die ethische Grundentscheidung, wer das größere Lebensrecht habe, die Mutter oder das Kind.

Auch die Frage nach der Indikationsstellung von Operationen wird in den Annalen diskutiert. Klein schreibt dazu 1825:

> „Ich glaube, man sollte keine Operation aufschieben [...], sobald die Möglichkeit der Erscheinung schlimmer Folgen diejenige der Nichterscheinung überwiegt."[473]

Das heißt, daß auch Klein nicht Operationen um jeden Preis forderte, sondern nur bei eindeutiger Indikation. Eine Operation galt wie noch heute auch dann als ausreichend indiziert, wenn sie zwar nicht heilen, doch palliativ zu lindern vermochte.

Im 19. Jahrhundert kam es durch den allgemeinen Wandel in der Medizin auch zu einer Veränderung im Arzt-Patienten-Kontakt. Brand zeigt diesen Wandel in seiner Arbeit auf.[474] Im frühen 19. Jahrhundert herrschte eine freundschaftliche Stellung zwischen Arzt und Patient. Die Voraussetzung zum therapeutischen Arbeiten war die Vertrauenswürdigkeit des Arztes, die er z.B. durch absolute Verschwiegenheit bewies. Der Arzt begegnete dem Patienten nicht mit überschwenglichen Gefühlsäußerungen, ließ ihn aber dennoch eine „gewisse gefühlsbetonte Zuwendung" spüren.[475] Der Arzt kam nach Möglichkeit den individuellen Wünschen des Patienten entgegen und wahrte dessen körperliche Unversehrtheit. Dem ärztlichen Gespräch kam ein hoher Stellenwert zu. Gerade die menschliche Einwirkung auf den Patienten durch den Arzt war bis ca. 1830, wie sich durch Quellen belegen läßt, für den Heilungsprozeß sehr wichtig. Diese Beziehung änderte sich mit dem Wandel innerhalb der Medizin infolge der Einführung der naturwissenschaftlichen Grundlagenfächer. Der Patient wurde zum Objekt, seine Individualität und die Einmaligkeit seines Krankheitsgeschehens wurden nicht mehr wahrgenommen. Man suchte nur noch nach den objektiven Zeichen der Krankheitserkennung und nach einer objektiven Behandlung. Damit verlor das Gespräch zwischen Arzt und Patient an Bedeutung. Die Persönlichkeit des Kranken wurde unwichtig, oftmals auch sein Schamgefühl verletzt, und die Untersuchungen, denen er ausgesetzt war, wurden immer häufiger. Im Interesse der Forschung wurden „unzählige fragwürdige ärztliche Maßnahmen" durchgeführt.[476] Brand nennt das „bedenkenlose Mißachtung der Würde des Menschen."[477] Auch heute noch spricht man von Kranken- und Untersuchungsmaterial. Viele Ärzte standen dieser Entwicklung ablehnend gegenüber und unterschieden deutlich zwischen den naturwissenschaftlich orientierten „Medizinern", die nur Krankheiten behandeln, und den „Heil-

---

473 Klein, HKA 1 (1825), S. 97.
474 Brand (1977), S. 161 ff.
475 Ders., S. 161.
476 Ders., S. 162.
477 Ebd.

kundigen", die sich mit lebenden Menschen befassen."[478] Noch heute kennt man die Unterscheidung in Mediziner und Ärzte.

Bis zur Mitte des 19. Jahrhunderts erkannten die Ärzte die Grenzen ihres Handelns bescheiden an. In der Folgezeit „flüchteten" sich manche Ärzte, wie Brand feststellt, in eine „Überlegenheitsposition", die gelegentlich Formen ärztlicher Vollmacht annahm. Diese Überlegenheit konnte mit keinen Argumenten widerlegt werden. Es kam damit zu einer zunehmenden Entfremdung zwischen Arzt und Patient. Der Arzt gab sich einen auf sein Fachwissen gegründeten autoritären und emotional distanzierten Habitus. Die Verschwiegenheit des Arztes als notwendige Basis für ein vertrauensvolles Verhältnis wurde jedoch weiterhin nie in Frage gestellt.[479]

Die Ärzteschaft spaltete sich im 19. Jahrhundert zunehmend in zwei Lager über der Frage, ob man nun die Krankheit oder den Menschen behandele. So schrieb Georg Friedrich Christian Greiner (* 1776) 1809: „Der Gegenstand der ärztlichen Thätigkeit ist nicht die Krankheit in abstracto, sondern der kranke Mensch."[480] Auch Hufeland sah den kranken Menschen im Mittelpunkt des ärztlichen Bemühens. 1870 schrieb Robert Volz: „Der Arzt der alten Zeit [...] kurirte nach diesem oder jenem System, oder als Eklektiker nach seiner eigenen hippokratischen Beobachtung und Erfahrung [...]. Die Medizin war subjektiv, und so wirkte der Arzt mehr durch sich selbst als durch seine Wissenschaft. Alles hing an seiner Persönlichkeit [...]. Der alte Arzt kam seinen Kranken näher, um die Ursachen zu erforschen, mußte er Psychologe sein [...], er hatte es nicht mit dem Objekt einer Krankheit, sondern mehr mit der Person des Kranken zu thun [...]. Jetzt ist es anders. Die Medizin ist thatsächlich, ist objektiv geworden. Es ist gleichgültig, wer am Bette steht [...]. Er tritt vor ein Objekt, welches er ausforscht, ausklopft, aushorcht, ausspäht, und die rechts und links liegenden Familienverhältnisse ändern daran gar nichts: der Kranke wird zum Gegenstand."[481] Diese Entwicklung hatte sich aber schon zu Anfang des 19. Jahrhunderts abgezeichnet, und es fanden sich schon früh Ärzte, die davor warnten, im Patienten nur ein Objekt zu sehen. Man müsse ihn als Menschen wahrnehmen.

Diese Entwicklungen lassen sich auch in den Annalen nachvollziehen. Gerade in dieser Hinsicht interessant ist der bereits vorgestellte Artikel von Cless aus dem Jahre 1839, in dem er über seine Beobachtungen in französischen und englischen Krankenhäusern während einer Studienreise berichtet. Neben den rein medizinischen Beobachtungen vergleicht er die Art und Weise, wie die Ärzte dort mit ihren Patienten umgehen, und vergleicht dies dann mit deutschen Gebräuchen. Dadurch zeigt sich seine eigene Einstellung zum Umgang mit Patienten.

---

478 Ders., S. 163.
479 Ders., S. 164 f.
480 Zitat nach ders., S. 131.
481 Ders., S. 132.

„Er [der Franzose] sieht eigentlich nie den Kranken vor sich, sondern nur die Krankheit; der Kranke ist ihm nur ein factum, ein Gegenstand der Beobachtung, eine Ziffer und so tritt bei ihm die schönste und wohlthätigste Seite der Medicin, die moralische und eigentlich menschliche, in den Hintergrund, oder fällt wohl auch ganz weg. Alle die glänzenden Entdeckungen und Fortschritte der Wissenschaft, die aus den Pariser Spitälern hervorgegangen, sind in der Regel für diejenigen, auf die sie den unmittelbarsten Bezug haben sollten, von geringstem Vortheil, ja nur zu häufig auf ihre Kosten erkauft. [...] Daß der Kranke vom Arzt zum Experiment bemüht werden darf, gilt gleichsam als ausgemachte Voraussetzung."[482]

Im Gegensatz zu diesen deutlich kritischen Äußerungen hinsichtlich der französischen Art, mit Patienten umzugehen, klingt Clessens Urteil über England bedeutend positiver:

„Auch der moralischen, individuellen Behandlung der Kranken ist in den englischen Spitälern ihr gebührendes Recht eingeräumt."[483]

Hier wird ein typisches Problem der naturwissenschaftlich orientierten Medizin angesprochen, das auch heute noch, vielleicht sogar stärker, besteht. Mit Aufkommen der experimentellen Medizin, die immer technischer wird, immer schneller voranschreitet, besteht die Gefahr, daß der Patient unwichtig wird. Man vergißt, daß die Fortschritte der Medizin eigentlich zum Besten und Wohle des Kranken gedacht sind, um ihm zu helfen. Diese Entwicklung wurde schon zu Beginn der technisierten Medizin spürbar, noch vor der Mitte des 19. Jahrhunderts, als die wissenschaftliche Medizin endgültig zum Standard wurde, und es fanden sich immer wieder Ärzte, die dieses Problem erkannten und ansprachen. Frankreich war, was Fortschritte in der Medizin betraf, in der ersten Hälfte des 19. Jahrhunderts Deutschland weit voraus. Im Vergleich mit Frankreich oder England blühte Deutschland erst ab 1850 auf. Darum war in Paris schon sehr viel früher zu bemerken, daß im Zusammenhang mit naturwissenschaftlich-fortschrittlicher Medizin der Patient in den Hintergrund des Interesses gerät. Immer wieder traf die Medizin genau diese Kritik, das ist heute nicht anders. Und es ist spannend zu sehen, daß schon damals, also seit Beginn der Entwicklung, sich Ärzte verpflichtet fühlten, auf diese Mißstände hinzuweisen.

Bereits zu Beginn des 19. Jahrhunderts wurde beim Kontakt mit Patienten eine affektive Zuwendung des Arztes zum Patienten gefordert; mit eingeschlossen wurden dabei auch der „herzliche Händedruck" und eine „sympathische Stimme".[484] Das Vertrauen des Patienten könne durch eine emotional zwischenmenschliche Beziehung und intellektuelle Fähigkeiten, persönliche Integrität und gewissenhafte Erfüllung der beruflichen Pflichten gewonnen werden. Einig war man sich darüber, daß die ärztliche Diskussion

---

482 Cless, MA 5 (1839), S. 19 f.
483 Ders., S. 50 f.
484 Brand (1977), S. 126 f.

nur im Kollegenkreis stattfinden und nicht vor den Patienten ausgetragen werden sollte. Ein anderes Verhalten würde dem Ansehen des Standes und der ärztlichen Kunst schaden und zu einem Vertrauensschwund führen.[485] Puchelt äußert sich im ersten Band der Annalen darüber, wie man gegenüber Patienten auftreten sollte. Man sollte ihnen gegenüber sicher auftreten und eventuelle Zweifel nicht aussprechen:

> „Freilich kann am Krankenbette die Skepsis nicht frommen, hier gilt es entschiedenes, sicheres, oft auch schnelles Handeln, welches die Skepsis nur schwankend und unsicher machen müßte."[486]

Auch Simon ist der Meinung, daß man gegenüber dem Kranken immer sicher auftreten sollte, auch wenn man selber nicht immer diese Sicherheit haben könne:

> „Ich setzte dieser Todesangst vor dem Quecksilber und seiner [des Patienten] nochmaligen Einwendung, daß er viel zu schwach zu einer solchen Kur sey, nichts als die feste Versicherung entgegen, daß ihm nur so zu helfen sey; ich wüßte was ich zu thun und zu lassen, und für den Erfolg bürge ihm mein Wort. So halb überredet, halb überrascht durch die Festigkeit des Versprechens, das ich freilich mehr um den Muth des Kranken zu beleben gab, als im ganzen Umfange zu erfüllen hoffte, verstand er sich endlich zur Kur."[487]

Eine ähnliche Meinung vertritt auch Rau:

> „Wenn aber überhaupt der Kampf entgegengesetzter Meinungen und Ansichten der Aerzte keine erfreuliche Erscheinung ist, so wird es besonders bei Laien eine sehr ungünstige Idee von der Unsicherheit unserer Wissenschaft hervorbringen müssen, und ihnen leicht die Frage aufdringen, wie eine solche Differenz der Meinungen in Betreff einer so häufig vorkommenden Krankheit [= Typhus] überhaupt möglich sey?"[488]

Das heißt, daß möglichst wenig von der Unsicherheit des behandelnden Arztes, sei es in Bezug auf den Patienten oder in Bezug auf die Krankheit, dem Patienten oder Laien bekannt werden sollte. Die Patienten sollten, um nicht verunsichert zu werden, einen sicheren Arzt vor sich sehen, der alles weiß und auf alles eine Antwort hat. Erst zu dieser Zeit, Anfang des 19. Jahrhunderts, begann sich allmählich ein Standesdenken der Ärzte heraus zu kristallisieren. Mit dem Aufstieg der Naturwissenschaften auch in der Medizin entstand ein neues Selbstbild der Ärzte. Erst in dieser Zeit fing auch der Patient, der Laie, an, den Arzt als „Halbgott in Weiß" zu erleben, als ein mächtiges Wesen. Es erfolgte sehr deutlich eine Abgrenzung der Ärzte gegenüber Laien. Auch diese Bewegung fiel erst in den Beginn des 19. Jahrhunderts. Mit vordergründiger Sicherheit wurde der Kranke zu bestimmten

---

485 Ders., S. 89.
486 Puchelt, F.A.B., HKA 1 (1825), S. 242.
487 Simon, HKA 2 (1826), S. 650.
488 Rau, HKA 2 (1826), S. 265.

Therapien überredet, die er ansonsten wohl verweigern würde. Daß der Arzt, trotz aller vorgegebener Sicherheit, oftmals nicht weiß, ob das, was er tut, wirklich gut und richtig ist, bekennt Simon in dem eben genannten Zitat. Auf jeden Fall, da waren sich die meisten Kollegen einig, bleibt es unabdingbar, daß man sich bemüht, ein möglichst genaues Bild von der Erkrankung zu gewinnen. Ohne genaue Erkenntnis der Krankheit kann man nicht erfolgreich heilen.

In den Annalen klingt auch an, daß man das Gespräch mit Kollegen suchen solle und nicht meine, alles alleine entscheiden zu können. Auch heute entfachen sich über dieser Frage Diskussionen, da nicht alle Ärzte die Kollegialität wahren. Schmitt schreibt 1825, daß

> „gerade Fälle von solcher aussergewöhnlichen Art das Bedürfnis einer collegialischen Berathung und Beihülfe zu einem schmerzlichen Bedürfnisse machen, wenigstens für solche Kunstgenossen, die ihr eigenes Wissen und Können nicht für das Höchste der Kunst halten, sondern auch fremdem Rathe auf die Lösung einer Aufgabe von solcher Wichtigkeit den freiesten Einfluß gestatten zu müssen glauben [...]. Der Geist der ächten Kritik ist ein versöhnender, der belehrt, indem er tadelt: eine solche Kritik muß dem Praktiker, der ehrlich genug ist, seine Schwachheit der Öffentlichkeit Preis zu geben, willkommen seyn."[489]

Auch die Überheblichkeit mancher Kollegen wird kritisiert:

> „Denn so wie Großthuerei in der Wissenschaft etwas gar Jämmerliches ist, so ist dieses gewiß besonders der Fall in der Ausübung der Heilkunde. Derjenige, der sich Arzt nennt und dabei so anmaßend ist, von sich selbst zu wähnen, er sey allein Heilkünstler, von dem kann man wohl dreist behaupten: daß er noch gar keine Idee von seiner Bestimmung habe und somit sollte er lieber die Heilkunde verlassen, um eine andere nützliche Sache, z.B. das Schneiderhandwerk, zu betreiben; denn früher oder später wird seine Unwissenheit bekannt werden, und die schrecklichen Folgen der Ausübung werden sich deutlich und bestimmt zeigen."[490]

Der Autor zeigt harsche Kritik an Kollegen, die nicht nach bestimmten moralischen, ethischen Maßstäben handeln. Er beklagt, daß Ärzte versuchten, ihre Arbeit mit einem überhöhten Anspruch zu umgeben, um sich damit über andere Berufsgruppen zu erheben, die diese ethische Komponente nicht benötigen. Ärzte sollten sich bewußt sein, daß ihr Beruf einen sehr hohen Anspruch fordert, wenn sie gute Leistungen erbringen wollen, und sie sollten sich alle dieser Norm fügen, sonst seien sie keine guten Ärzte. Besonders deutlich werden jene Kollegen kritisiert, die sich anmaßen, allwissend zu sein, und Fehler nicht zugeben.

In den Annalen veröffentlichten Ärzte auch Artikel über mißglückte Therapien. Nur indem man Fehler zugebe, könne man beim nächsten Mal diese Fehler zu vermeiden suchen. Zugleich sollten durch die Veröffentlichung

---

489 Schmitt, W.J., HKA 1 (1825), S. 554 f., 601.
490 Anonym, HKA 8 (1832), S. 349.

Kollegen davor bewahrt werden, dieselben Fehler zu machen, außerdem könne man auf diese Weise bei unklaren Fällen die Meinung von Kollegen erfahren. Trotz der zunehmenden Überlegenheitsposition, die, wie oben bereits erwähnt, die Ärzte infolge der enormen wissenschaftlichen Fortschritte und der zunehmenden Spezialisierung seit der Mitte des 19. Jahrhunderts immer mehr annahmen, kam es doch auch weiterhin zu Fehldiagnosen oder zu Situationen, in denen die Ärzte nicht weiterwußten. Schon zu Beginn des 19. Jahrhunderts finden sich in diesem Sinne Stimmen, die ihre Kollegen davor warnen, sich allzu allmächtig zu fühlen. Sie meinen, daß ein Arzt durchaus zugeben solle, wenn er etwas nicht wisse. So schrieb Johann August Pitschaft (1783–1848) 1817: „Ein wissenschaftlicher Arzt darf sich nicht scheuen, da, wo es der Kunst noch nicht verliehen ist, zu sagen: ‚Ich weiß es nicht!' [...] Wo er Wissen affectirt, ist er immer ein Betrüger."[491] Und Johann Stieglitz (1767–1840) meinte 1825: „Ein Arzt, der, wenn die Umstände es erfordern, offen eingesteht, dass eine Krankheit dunkel, nicht zu heilen und selbst, wie sie zu behandeln wäre, nicht klar sey, macht gerade einen günstigen Eindruck und flösst ein grösseres Vertrauen ein."[492]

Auch in den Annalen finden sich entsprechende Äußerungen, so z.B. von Spaeth 1846:

> „Vom Menschen, er mag in seiner Art noch so ausgezeichnet seyn, ist ein für allemal etwas Vollkommenes nicht zu erwarten, darum wird mancher in manchem Falle sich irren. Wenn er die Wahrheit ernstlich gesucht, wenn er nach reiflicher Erwägung aller Umstände mit sich selbst ins Reine gekommen ist, und wenn er dann das, was er nach bestem Wissen und Gewissen als das Rechte und Zweckmässige erkannt hat, mit Festigkeit, Umsicht und practischer Fertigkeit durchgeführt hat, so wird ihm auch der Gegner seiner Ansichten die Ehrhaftigkeit der Gesinnung und die Gewissenhaftigkeit seines Strebens für das Wohl seiner Mitmenschen nicht absprechen können. Und auf dieser subjectiven Gesinnung des Arztes beruht eben das Vertrauen auf ihn, d.h. seine objective Geltung."[493]

Ein Arzt habe also die unbedingte Verpflichtung, seine Arbeit zu prüfen, sich fortzubilden, sich über die Krankheit und ihre Behandlung genau zu informieren, erst dann werde er gute Arbeit leisten können. Er müsse eine Entscheidung treffen und zu dieser dann auch stehen. Es bestehe dabei allerdings immer die Möglichkeit, daß er sich irre und eine Fehldiagnose treffe. Aber gerade deshalb solle er sich stets so verhalten, daß er sich selber hinterher keinen Vorwurf machen könne. Seine Arbeit sollte immer sorgfältig sein und erkannte Irrtümer sollten im Interesse der Medizin bekannt gemacht werden. Dazu sagt auch Schmitt:

> „Die Bekanntmachung diagnostischer Irrthümer [...] gewährt einen doppelten Nutzen, einmal dadurch, daß sie dem Mindererfahrenen Vorsicht einflößt, und zweitens,

---

491 Zitat nach Brand (1977), S. 86 f.
492 Ebd.
493 Spaeth, MA 10 (1844), S. 577 f.

daß sie auch den in der Erfahrung Ergrauten vor dem Stolz einer Unfehlbarkeit warnt. Wenn von einem Irrthum in der Diagnose die Rede ist, so versteht es sich von selbst, daß dieser Irrthum zur Evidenz gebracht seyn muß. [...] Wenn wir die Krankheitserscheinungen in die Zeichensprache bestimmter pathologischer Vorgänge der Natur übersetzen, muß uns immer die geheime Angst beschleichen, daß wir uns irren und den rechten Sinn verfehlen."[494]

Zum Thema Ethik gehört auch der sogenannte Placebo-Effekt. Schon im 19. Jahrhundert wurde er erkannt und benutzt. Sebastian beschrieb 1825 in den Annalen im Zusammenhang einer militärischen Notlage die Wirkung eines solchen „Medikamentes":

> „Man ließ bei dem Mangel an Arzneien bekannt machen, daß wenige Tropfen der überschickten Arznei zureichten, einem ganzen Fasse voll Wasser eine heilsame Kraft zu ertheilen. Selbst die commandirenden Officiere brachte man in diesen Wahn, und bestärkte sie darin; es wurden allerlei Zusammensetzungen gemacht, Farbe und Geschmack der Arzneien verändert, und man bestärkte dadurch den Glauben an ihre Wirksamkeit, und dieses mit dem glücklichen Erfolg, daß Zutrauen, Hoffnung und Freude die scorbutischen Kranken beseelte. Die Wirkung war nach dem Zeugniß dieses Arztes so schnell und auffallend, daß Kranke, welche kurz zuvor für verloren gehalten wurden, in kurzer Zeit gesund über die Straßen gingen und die Wunderarznei des Prinzen [von Oranien] segneten."[495]

Auch andere Beispiele für den Einsatz von Placebo finden sich in den Annalen. Vanotti schreibt 1841:

> „Ich schrieb vor ihren Augen das Recept [...], zeigte ihr dasselbe vor [...], schickte es in die Apotheke, wo ich aber schon Tags zuvor die Anordnung getroffen, statt der Morphiumpulver blos Milchzucker mit irgendeiner dem Morphium ähnlichen Geruch versehenen, sonst indifferenten Substanz abzureiben, und so die Kranke durch Täuschung zu beruhigen."[496]

In diesem Fall litt die Patientin an einer Hysterie. Bisher war sie mit betäubenden Mitteln behandelt worden. Vanotti wollte die Erkrankung jedoch auf psychischem Wege heilen und mußte dazu die Patientin erst einmal von allen Betäubungsmitteln entwöhnen. Von einem anderen Fall berichtet 1833 Schwarz:

> „In den gewöhnlichsten, einfachen Fällen des Masernfiebers war der Genuß von Zuckerwasser hinreichend, und wäre es nicht gleichsam der Sitte wegen, daß ein Kranker nicht ohne Arzneiflasche neben seinem Bette gedacht werden kann, so würde vielleicht die Hälfte der Kranken keinen Gran Arznei gesehen haben, deshalb wurde denn auch oft zur Beruhigung der Umgebung oder der Mode zu fröhnen, ein gleichgültiges Mittel, etwa Himbeerensyrup in Himbeerenwasser, als Medicament gereicht."[497]

---

494 Schmitt, W.J., HKA 1 (1825), S. 583 ff.
495 Sebastian, HKA 1 (1825), S. 535.
496 Vanotti, MA 7 (1841), S. 473.
497 Schwarz, HKA 9 (1833), S. 128.

Dasselbe Problem ist den Ärzten heute noch immer bekannt. Viele Patienten erwarten ein Rezept, wenn sie den Arzt aufgesucht haben, andererseits haben auch die Ärzte ein ungutes Gefühl, wenn sie nichts aufschreiben. An dieser Sitte hat sich bis heute nichts geändert, trotz aller Gesundheitsreformen und obwohl schon vor über 150 Jahren diese Situation als Problem erkannt worden ist. Die wenigen Beiträge zum Placebo-Effekt zeigen deutlich, daß schon damals solche Art der Behandlung bekannt und erfolgreich war und auch bei verschiedenen Indikationen eingesetzt wurde. Aber das waren, wie auch sonst in den Annalen, Einzelfälle ohne Einbindung in eine Fallstudie oder Statistik. Auch hier herrschte noch die empirische Erkenntnis vor.

Die Zeitschrift diente also auch auf dem Gebiet der Ethik als Forum, in dem die Ärzte ihre Beobachtungen und Meinungen austauschen konnten. Brennende Themen und Fragen der Zeit konnten in ihr angesprochen werden. Sie hatten damit Anteil an einer allgemeinen Diskussion, in der sich nicht zuletzt auch das besondere Rollenverständnis des ärztlichen Berufsstandes verfestigte.

5 Die Annalen und die Naturhistorische Schule

Da die „Heidelberger Klinischen Annalen" und die „Medicinischen Annalen" zeitlich ziemlich genau mit der sogenannten Naturhistorischen Schule zusammenfallen, soll untersucht werden, ob sich in der Zeitschrift Tendenzen in diese Richtung finden lassen.[1] Dabei kann und soll allerdings keine vergleichende Darstellung der Naturhistorischen Schule erfolgen. Bei ihrer Einordnung und Charakterisierung wird ausschließlich Sekundärliteratur verwendet, vorwiegend die Arbeit von Bleker.

Die Naturhistorische Schule, die freilich keine dogmatisch- methodologische „Schule" im engeren Sinne war[2], bestand nach Bleker in der Zeit von etwa 1825 bis etwa 1845. Dafür sprechen verschiedene Umstände. In den 20er Jahren des 19. Jahrhunderts verbreitete sich der Ruf von Johann Lukas Schönlein, der als Begründer der Schule gilt, in der deutschen Medizin. Viele seiner späteren Schüler stießen damals zu ihm, und mit seiner Wirkung stieg auch das Ansehen der Universität Würzburg, an der Schönlein tätig war. 1842 entflammte ein heftiger Streit zwischen der Naturhistorischen Schule und der naturwissenschaftlichen Medizin, der nach etwa drei Jahren mit der Erkenntnis endete, daß die beiden Richtungen zueinander nicht in Widerspruch standen, sondern sich vielmehr ergänzten. Damit endete die Naturhistorische Schule als selbständige Richtung und ging in der naturwissenschaftlichen Medizin auf.[3]

Trotz ihrer kurzen Dauer zählte diese Richtung zu den wichtigsten Strömungen in der sogenannten „Biedermeiermedizin", auch wenn sie schon seit dem ausgehenden 19. Jahrhundert kaum mehr Erwähnung findet. „Noch

---

1 Ob auch andere medizinische „Schulen" und Richtungen in den Annalen Platz finden, wäre ebenfalls eine interessante Fragestellung, die aber im Rahmen dieser Arbeit nicht weiter verfolgt werden kann.
2 Tripps (1989), S. 26.
3 Bleker (1981), S. 137.

heute kennt die Medizin für die wissenschaftliche Erfassung von Krankheiten unbekannter Ätiologie und unbekannter Pathogenese keine andere Methode als die der naturhistorischen Schule." Sie war eine eigenständige Richtung und weder Teil der naturphilosophischen Medizin noch Vorstufe der naturwissenschaftlichen Medizin. Ihre Anhänger verstanden sich als reine Empiriker. Es gibt keine einheitlichen Merkmale, kennzeichnend für die naturhistorische Betrachtungsweise ist allein die empirische Verfahrensweise.[5] Schönlein und Johannes Müller waren anfangs Anhänger der naturphilosophischen Medizin, später aber deren Gegner.[6]

Auffallenderweise gibt es über die Naturhistorische Schule nur wenig wissenschaftliches Quellenmaterial, und in medizinhistorischen Handbüchern finden sich widersprüchliche Angaben. Schon im 19. Jahrhundert war die Meinung über diese Richtung nicht einheitlich. Selbst die Kontrahenten bei ihrer genannten großen Auseinandersetzung hatten keine genauen Begriffsvorstellungen.

Insgesamt gab es innerhalb der Naturhistorischen Richtung zwei Strömungen. Zum einen die nach Schönlein benannte Schule, die streng empirisch arbeitete und eine exakte Krankenbeobachtung forderte. Für Schönlein war Krankheit ein Symptomenkomplex. Er erkannte Kontagien als mögliche Krankheitsursache an. Zugleich forderte er aber auch, die Humanphysiologie auf die Nosologie anzuwenden.[7] Seine Betrachtungsweise war rein deskriptiv. Die Symptome wurden nur beschrieben, aber nicht erklärt, auch wurden keine Folgerungen aus den Beobachtungen gezogen. Für notwendige Erklärungen benutzte man die Naturwissenschaften als Hilfswissenschaften.

Die andere Richtung war die von Karl Wilhelm Stark (1787–1845) und Ferdinand Jahn (1804–1859) begründete sogenannte „Parasitenlehre". Sie arbeitete deduktiv. Krankheit wurde als ein parasitischer Lebensprozeß angesehen und Krankheiten mit Tieren analog gesetzt.[8] Dementsprechend beobachtete Stark Krankheiten nicht nur, sondern verglich sie mit tierischen Lebensformen.[9] Damit verstieß er jedoch gegen die Methode der naturphilosophisch geprägten Naturgeschichte, da er das Prinzip der Unterordnung ignorierte – in der Naturgeschichte ist es methodisch unzulässig, von allgemein höher geordneten Ähnlichkeiten auf speziellere, tiefergeordnete Ähnlichkeiten zu schließen – und seine Analogieschlüsse nicht an wesentlichen Merkmalen orientierte.[10] Insofern nannte sich die Parasitentheorie zwar

---

4   Dies., S. 128.
5   Dies., S. 136.
6   Fischer-Homberger (1975), S. 97 f.
7   Nosologie: Abgrenzung der verschiedenen organischen Läsionen, der typischen Zeichen und Symptomkomplexe. Lichtenthaeler (1987), S. 516.
8   Bleker (1981), S. 80.
9   Dies., S. 36 f.
10   Dies., S. 79.

„naturhistorisch", ohne jedoch nach naturhistorischen Grundsätzen zu verfahren.

Bleker sieht die Schönleinsche Richtung als die eigentliche Naturhistorische Schule. Auch in den 30er Jahren des 19. Jahrhunderts wurde der Begriff vorwiegend mit der empirisch-nosologischen Arbeitsweise verbunden.[11] Zur selben Zeit erfolgte aber auch eine Verbindung zwischen den beiden Strömungen. Dadurch verlor die naturhistorische Methode ein wesentliches Element der Schönleinschen Lehre: „Schönleins ursprüngliche Krankheitsauffassung ermöglichte und forderte sogar die Anwendung der Humanphysiologie auf die Nosologie zur Erklärung der Symptome. Die parasiti-
sche Auffassung der Krankheit läßt jedoch eine solche Anwendung nicht
ohne weiteres zu. Damit war der Konflikt [...] zu Beginn der 40er Jahre [...]
bereits vorprogrammiert."[12] Damals kam es wie gesagt zu einer heftigen und
vielschichtigen Auseinandersetzung um den Wert der Naturhistorischen
Methode. Dabei ging es auf der einen Seite um Rolle und Bedeutung der
Naturhistorischen Schule insgesamt gegenüber der Naturwissenschaftlichen
Medizin, auf der anderen Seite innerhalb der Naturhistorischen Richtungen
um die Parasitenlehre von Stark und Jahn.[13] Zugleich ging es um das Re-
nommée Schönleins, der erst kurz zuvor nach Berlin berufen und als Repräsentant der modernen wissenschaftlichen Medizin „begeistert gefeiert" worden war[14], innerhalb der Naturhistorischen Schule.

Die Auseinandersetzung mit der naturwissenschaftlichen Medizin entfachte sich an der Frage, ob für die Lösung klinischer Probleme die naturhistorische oder die naturwissenschaftliche Methode besser geeignet sei. Die
Vertreter der naturwissenschaftlichen Medizin kritisierten an der Naturhistorischen Schule hauptsächlich, daß es unmöglich sei, allein auf empirischem
Weg zu Gesetzen zu gelangen. Es sei nötig, auch wissenschaftliche Hypo-
thesen und allgemeine Theorien zuzulassen, die man dann an der Empirie
überprüfen könne.[15] Die Vertreter der wissenschaftlichen Medizin forderten,
Krankheiten nicht phänomenal, sondern allein ätiologisch zu unterscheiden.
Sie lehnten die nosologische Krankheitseinheit als „Ontologie" ab.

Vehemente Gegner der naturhistorischen Schule waren vor allem Wunderlich und Roser. Wunderlich wollte wieder eine Theorie in die Medizin
einführen. Er meinte, daß auch der naturwissenschaftsfeindlichste Praktiker
irgendeine Theorie habe. Er nannte seine Medizin „physiologische Medizin". Im Gegensatz zur naturhistorischen Richtung sollten Naturgesetze ge-

---

11 Dies., S. 95.
12 Dies., S. 102.
13 So war z.B. Heinrich Haeser, Herausgeber der Naturhistorischen Zeitschrift „Haeser's
    Archiv", die ab 1841 erschien, der Meinung, daß der Parasitismus der naturhistori-
    schen Schule fremd sei. Bleker (1981), S. 103.
14 Ebd.
15 Tripps (1989), S. 30 f.

lehrt werden.[16] Wunderlich und seine Anhänger verzichteten – im Gegensatz zu Henle – auf Krankheitsbilder an sich, sie wollten nur Phänomene registrieren, die sich mit naturwissenschaftlicher Exaktheit auf organische Läsionen zurückführen und als Veränderungen erkannter physiologischer Vorgänge erfassen ließen.[17]

Auch Henle kritisierte die rein empirische Methode der naturhistorischen Medizin. Auch er forderte die Wiedereinführung einer Theorie, war dabei aber maßvoller als Wunderlich. Er lehnte die empirische Richtung nicht grundsätzlich ab. Seiner Meinung nach sollten sich die beiden Richtungen, die naturhistorisch-empirische und die von ihm so genannte „rationelle" Medizin, ergänzen, sogar verbinden. Mit Hilfe der empirischen Verfahrensweise ließen sich die Symptomenkomplexe erkennen. Sie seien Voraussetzung für die pathologisch-physiologische Forschung.[18] Die meisten zeitgenössischen Ärzte tendierten zu Henles Auffassung. Sie sahen in der naturhistorischen Medizin und in der physiologischen Medizin keine unversöhnlichen Gegensätze, sondern zwei verschiedene, sich einander ergänzende Betrachtungsweisen.[19]

Nicht nur die beteiligten Ärzte nahmen Anteil an dieser Diskussion, sondern auch „unparteiische" Ärzte waren erregt. Zu Gegnern der Naturhistorischen Schule zählten außer den genannten u.a.: Johann Nepomuk Ringseis, Joseph Görres, Karl August von Solbrig, Wilhelm Griesinger und Rudolf Hermann Lotze. Als Befürworter galten: J. Gottfried Eisenmann (gemäßigter Parasitismus), Robert Volz (Parasitenlehre), C.A.W. Richter und Salomon Friedrich Stiebel (beide Schönleinsche Schule) sowie August Friedrich Siebert.[20]

Die Naturhistorische Methode richtete sich nach den Methoden der Naturgeschichte. Kennzeichnend für sie war, daß durch Beobachtung von Symptomen Klassifikationen von Krankheiten hergestellt wurden, so wie auch Tiere oder Pflanzen nach bestimmten Merkmalen Familien oder Klassen zugeordnet werden können. Vor allem im frühen 19. Jahrhundert sah die Naturgeschichte ihre Aufgabe darin, die Naturphänomene zu klassifizieren und die Gesamtheit ihrer Merkmale zu beschreiben. Von dieser Gesamtheit wurden die Hauptmerkmale bestimmt und diese dann zur Gruppenbildung benutzt. Die Naturgeschichte war eine Wissenschaft der Beobachtung und der Bestimmung. Der geschichtliche Verlauf der wesentlichen Symptome wurde beobachtet. Dadurch unterschied sich die Naturgeschichte in Gegenstand und Methode grundlegend von den exakten Naturwissenschaften.[21]

16 Bleker (1981), S. 114 ff.
17 Tripps (1989), S. 30 f.
18 Bleker (1981), S. 123.
19 Dies., S. 124.
20 Dies., S. 106 f.
21 Dies., S. 24 ff.

Schönlein sah in der naturhistorischen Methode die einzige Möglichkeit, auch die praktische Medizin wissenschaftlich zu bearbeiten. Auch die praktische Medizin brauchte seiner Überzeugung nach eine wissenschaftliche Grundlage, um nicht zur Routine abzuflachen.[22]

Im Folgenden werden die Merkmale der Schönleinschen Methode genauer erläutert. Die Parasitenlehre von Stark wird hier dagegen nicht weiter ausgeführt, da sie selbst von Vertretern der Naturhistorischen Schule als nicht zugehörig betrachtet wurde und die Schönleinsche Richtung auch heute noch als die eigentliche Naturhistorische Schule gilt.

Wichtig war immer eine streng empirische Verfahrensweise. Am Anfang stand eine genaue Beobachtung einzelner Krankheitsfälle. Mit diesem Wissen wurden dann abstrakte Krankheitsbilder konstruiert, Krankheitsarten und -familien zusammengestellt. Auf diese Weise wurde ein „natürliches" System der Krankheiten erstellt und eine allgemeine Krankheitslehre eingerichtet. Man arbeitete am Krankenbett, nicht im Labor. Dennoch brauchte man die exakten Naturwissenschaften, um pathologische Zusammenhänge zu erklären und durch ihre Erkenntnisse die Möglichkeiten von Diagnostik und Therapie zu erweitern.

Schönlein brachte neue Aspekte in die Auffassung von Krankheit ein. Für ihn sind Krankheiten Komplexe von Symptomen und außerdem Prozesse. Das bedeutet, daß Krankheitsphänomene, die zeitlich aufeinander folgen, zusammenhängend beobachtet werden müssen. Es muß also immer der Verlauf einer Erkrankung verfolgt werden. Außerdem sind Krankheiten für Schönlein örtlich, d.h. Funktionsveränderungen basieren immer auf Strukturveränderungen. Er unterschied zwischen Phänomenen, die auf einzelne lokale Organ- oder Gewebeveränderungen bezogen werden können, und allgemeinen Körperreaktionen, die keine eigene Krankheit darstellen. Durch diese Überlegungen kam Schönlein zu der Auffassung, daß Fieber keine eigenständige Krankheit sei, sondern nur ein Symptom, also eine Reaktion des Gesamtorganismus gegen die Krankheitsursache, während eine eigenständige Krankheit grundsätzlich durch eine lokale Ursache gekennzeichnet sei. Dies war eine völlig neue Auffassung von Fieber. Um aber die Symptome besser werten zu können, bedarf es nach Schönlein der Anwendung von physikalischen und chemischen diagnostischen Verfahren. Mit ihrer Hilfe lassen sich materielle Veränderungen aufdecken.[23]

So war Schönlein einer der ersten, wenn nicht sogar der erste, der in Deutschland die Auskultation und Perkussion eingeführt hat. Neben Perkussion und Auskultation wandte er noch eine Reihe anderer diagnostischer Hilfsmittel an: z.B. Pulszählen, chemische und mikroskopische Stuhluntersuchung, Analyse von Sputum, Erbrochenem, Urin und Blut.[24] Schönlein

---

22 Dies., S. 49.
23 Dies., S. 134 f.
24 Dies., S. 113.

unterschied die Symptome nicht nach Häufigkeit, sondern nach Wichtigkeit. Symptome, die nicht organbezogen, sondern Allgemeinreaktionen des Organismus sind, zählten für ihn nicht zu den wesentlichen Symptomen. Auch Fieber z.B. sei kein wesentliches Symptom.[25] Um die Entscheidung, ob ein Symptom wesentlich oder unwesentlich ist, zu erleichtern, sollte eine große Anzahl von Individuen beobachtet werden. Sonst sei eine Aussage kaum möglich.[26] Auch die Durchführung von Sectionen, also Leichenschauen, war den Anhängern der Naturhistorischen Schule wichtig.

Virchow hielt die Erkenntnis, daß Fieber keine idiopathische Krankheit ist, für eine der wichtigsten Leistungen von Schönlein.[27] Eine andere besondere Leistung der Naturhistorischen Schule war für ihn die neue Sichtweise, Krankheit als Prozeß zu verstehen.[28]

Aber Schönlein beobachtete nicht nur die Krankheit, ihren Verlauf und ihre Symptome, sondern sammelte auch empirisches Material über die Entstehungsbedingungen von Krankheiten. Er beobachtete das jeweilige Klima, die Jahreszeiten, die geographische Lage (d.h. die constitutio epidemica). Mit diesen Daten hoffte er, Aufschluß in der Frage zu gewinnen, warum bestimmte Krankheiten an manchen Orten vermehrt auftreten oder warum epidemische Krankheiten an verschiedenen Orten und zu verschiedenen Zeiten anders verlaufen und welche Faktoren für ihre Entstehung verantwortlich sind.

Gleichzeitig versuchte er, die Geschichte einzelner Krankheiten in früheren Zeiten zu verfolgen. Dadurch erhoffte er sich eine Erweiterung der aktuellen Beobachtung und ermöglichte zugleich die Übertragung des genetischen Gesetzes der Naturgeschichte auf die Medizin.[29] Dennoch blieb er auch bei der historischen und epidemischen Analyse von Krankheiten nur bei der reinen Beschreibung. Rückschlüsse wurden äußerst selten gezogen. Die bisher gesammelten Daten befand er als nicht ausreichend, um daraus Kausalzusammenhänge abzuleiten.[30] Eine Erklärung mußte der Physiologie überlassen bleiben.

So war für Schönlein eine möglichst exakte Krankheitsbeschreibung Grundlage und Ausgangspunkt für alle weiteren Überlegungen über das Wesen der Krankheit, über Ätiologie und Pathogenese, sowie schließlich auch für eine rationelle Therapie, die nach seiner Überzeugung das eigentliche Ziel ärztlichen Handelns darstellte. Zur Krankheitsbeschreibung gehörten für Schönlein gleichermaßen die Diagnosestellung und die Beurteilung der Prognose. Diese wiederum war seiner Meinung nach abhängig vom

---

25 Dies., S. 138.
26 Dies., S. 26.
27 Dies., S. 77; Tripps (1989), S. 29 zitiert ebenfalls Virchow, der von einer „bahnbrechenden Neuerung" spricht.
28 Bleker (1981), S. 33.
29 Dies., S. 136.
30 Dies., S. 75 f.

Krankheitscharakter, dem Genius epidemicus, von den erkrankten Organen und von der Individualität des Patienten. Die Therapie hatte nach seinem Krankheitsverständnis vor allem zwei Ziele: Sie muß die Ursachen entfernen und den Verlauf mildern. Allerdings waren dafür damals noch kaum geeignete Mittel vorhanden. Man kannte nur wenige spezifisch wirkende Medikamente oder Heilmethoden. Insofern mußten zunächst weiterhin empirisch bewährte Mittel angewandt werden.[31]

Zusammenfassend kann hervorgehoben werden, daß Schönleins ganze Arbeit in besonderer Weise durch eine konsequente, strenge Methodik gekennzeichnet war. Er sammelte möglichst viele verschiedene objektive Daten durch sorgfältige Anamnese, durch Beobachtungen zu Geschlecht, Milieu, Boden- und Klimaverhältnissen, sowie durch chemische Analysen, z.B. der Wassereigenschaften. Er sammelte Krankheitsdaten, Symptome, Verläufe, verglich diese Daten miteinander und kam auf diesem Wege zu seinen Ergebnissen. Gerade in ihrer Bemühung um Objektivität war die Naturhistorische Schule speziell seiner Prägung eine Brücke zur modernen Wissenschaft.[32]

Inwieweit stehen nun die „Heidelberger Klinischen Annalen" und die „Medicinischen Annalen" in Verbindung mit der Naturhistorischen Schule?

In den Verlagsverträgen steht, daß beide Zeitschriften Artikel „aus dem Gebiete der gesammten Heilkunde" enthalten sollen. Ein bestimmtes Programm wird der Zeitschrift also nicht vorgegeben. Das bedeutet, daß alle Gebiete, Neuerungen usw. im Bereich der Medizin dargestellt werden können und sollen. Die Zeitschrift sollte auch nicht einer bestimmten Richtung oder Schule angehören. Auch die Herausgeber gelten nicht als Anhänger der Naturhistorischen Schule, sondern eher allgemein als „Wegbereiter" der modernen wissenschaftlichen Medizin. Es gibt aber mindestens zwei Autoren, die man heute zur Naturhistorischen Schule zählt: J. Gottfried Eisenmann und Robert Volz.

Andererseits findet man in den Beiträgen der Annalen viele Elemente, die gerade für die Naturhistorische Schule charakteristisch sind:

Ausführlich werden genaue, detaillierte Krankenbeobachtungen vorgestellt. Oft wird geradezu minutiös der Verlauf einer Erkrankung geschildert. Dazu werden in vielen Fällen und im Laufe der Jahre in zunehmendem Maße die neuen diagnostischen Verfahren angewandt. Physikalische Untersuchungsmethoden wie Perkussion und Auskultation, chemische Untersuchungen der verschiedenen Körperflüssigkeiten, mikroskopische Untersuchung, sowie Sektionen werden, wie in Kapitel 4.1 ausführlich dargelegt, von Anfang an in den Annalen propagiert und von den Herausgebern nicht

---

31 Dies., S. 51.
32 Tripps (1989), S. 35.

nur gefordert, sondern selbst durchgeführt. Hierin decken sich die Autoren mit wichtigen Forderungen der Naturhistorischen Schule.

Relativ breiter Raum wird den Berichten über die Consitutio epidemica bzw. den Genius epidemicus eingeräumt. Z.B. berichten einige Autoren aus Aachen, Aschaffenburg, Fulda und Lauterecken über die Witterungsverhältnisse und die epidemiologischen Charakteristika ihrer jeweiligen Heimat und setzen diese in Verbindung zu den zur gleichen Zeit dort herrschenden Krankheiten. Sie versuchen damit, die örtlichen Entstehungsbedingungen für Krankheiten aufzudecken und zu beschreiben, mit dem Ziel, die Krankheiten zu verstehen. Auch dies ist ein wesentlicher Aspekt in der Schönleinschen Lehre.

Viele Artikel lassen erkennen, daß die Autoren Krankheit nicht als einzelnes Symptom ansehen, sondern als Summe vieler verschiedener Symptome, als sogenannten Symptomenkomplex. Auch wird Krankheit oft als ein sich entwickelnder Prozeß verstanden, der allerdings bei jedem Patienten anders ablaufen kann, so daß eine Krankheit während ihres Verlaufs Veränderungen und Mutationen unterworfen sein kann. Auch in dieser Hinsicht stehen die entsprechenden Autoren in Einklang mit den Vorstellungen Schönleins, der der Auffassung war, daß eine Krankheit nur in der Beobachtung ihres Verlaufs verständlich sei. Virchow hatte dies als eine wesentliche Leistung von Schönlein hervorgehoben.[33] Die Annalen bezeugen, daß seit 1825, also noch weit vor dem Höhepunkt der Naturhistorischen Schule, Ärzte nach denselben Grundsätzen gearbeitet haben, allerdings ohne Schönlein dabei zu nennen. Schönlein vertrat zudem die Auffassung, daß Krankheiten örtlich seien, d.h. daß dem Funktionsverlust bei einer Erkrankung immer eine lokale Strukturveränderung zugrunde liegen müsse, ein Gedanke, der sich seit dem Ende des 18. Jahrhunderts entwickelt hatte. Wie bereits ausgeführt, begann man damals mit der Idee, daß Krankheiten immer eine lokale Ursache haben, sich von der Humoralpathologie abzuwenden. Diese lokalistische Medizin vertraten auch die Herausgeber der Annalen, sowie viele ihrer Autoren.

Auch die nach Virchow wichtigste Leistung von Schönlein, nämlich die Erkenntnis, daß Fieber keine eigenständige Krankheit, sondern nur ein unspezifisches Symptom einer Krankheit ist, findet in den Annalen ihren Niederschlag. Mehrere Autoren sind derselben Überzeugung. So schreibt z.B. Reuss bereits 1825, als Schönleins Ruhm sich gerade erst zu verbreiten begann, daß Fieber nur ein Symptom, aber keine eigenständige Erkrankung sei[34]:

„Die Ansicht, daß das Fieber nichts Selbständiges, sondern nur die Erscheinung einer Entzündung sey, ist für die practische Arzneikunde von der größten Wichtigkeit,

---

33 Bleker (1981), S. 77.
34 Reuss, HKA 1 (1825), S. 313.

und steht mit den seitherigen Ansichten der Aerzte nicht weniger im Widerspruche, als die angegebene Heilmethode mit der allgemeinen Meinung."[35]

Drei Jahre später, 1828, äußerte sich Reuss erneut zu dem Thema in einem Aufsatz in den Annalen, dem Puchelt eine Anmerkung beifügte, aus der hervorgeht, daß auch Puchelt Fieber weniger als eine eigenständige Krankheit ansah, sondern mehr als „ein wichtiges Element vieler Krankheiten [...], dem aber relative Selbständigkeit nicht abgesprochen werden kann"[36], sei es als Folge oder als Ursache von Krankheiten.

Aus diesen Beispielen wird ersichtlich, daß wesentliche Aspekte der Naturhistorischen Schule in den Annalen vorkommen. Ob dies ein direkter Einfluß Schönleins war oder doch eher nur Zeichen einer allgemeineren Entwicklung innerhalb der Medizin, läßt sich nicht mehr sicher beurteilen. Auf jeden Fall standen sich die Annalen und die Naturhistorische Schule nahe. Als deren „Organ" aber können sie nicht bezeichnet werden. Dazu fehlte ihnen die nötige Programmatik, die Herausgeber wollten im Gegenteil eine unabhängige, offene Zeitschrift. Der Name „Schönlein" bzw. „Naturhistorische Schule" fällt ebenfalls nur sehr selten. Außerdem finden sich in den Annalen viele Artikel, die gewiß nicht als „naturhistorisch" zu werten sind. Die Zeitschrift vertritt zwar wichtige Elemente dieser Schule, ist aber keineswegs auf diese beschränkt. Ein wesentlicher Unterschied ist z.B. folgender: Schönlein bleibt bei der reinen Beschreibung von Krankheiten stehen und zieht aus seinen Beobachtungen nur selten Rückschlüsse. Experimente und Laborversuche gehören nicht zu seiner Methodik. Erklärungen kann und will seine „Lehre" nicht liefern. Dem gegenüber finden sich in den Annalen viele Artikel, in denen Versuchsreihen, z.T. Tierversuche, z.T. sogar Versuche mit Menschen, durchgeführt werden. Der Grundtenor der Zeitschrift, vor allem natürlich in Aufsätzen von Klinikärzten oder Ärzten an Universitäten, ist der, daß man Erklärungen sucht und Ursachen von Krankheiten auffinden möchte. Gerade auch die Herausgeber der Annalen beschränken sich in ihrer Arbeit nicht nur auf reine Beobachtung und diagnostische Analyse, sondern auch ihr Anliegen ist letztlich die Erforschung der Krankheitsursachen, weil nur so eine Heilung überhaupt erreichbar sei.

Und noch in einer anderen wesentlichen Hinsicht unterscheiden sich die Annalen von der Naturhistorischen Schule. Die Naturhistorische Schule versuchte analog zur Naturhistorie die Krankheiten anhand bestimmter Merkmale und Charakteristika in bestimmte Arten, Gattungen, Familien und Klassen einzuteilen. Diese Bemühung fehlt in den Annalen. Die Beschreibung der Krankheiten führt dort regelmäßig nicht zu einer bestimmten Einteilung oder Klassifizierung. Das liegt natürlich wohl nicht zuletzt daran, daß von den Autoren nur einzelne Fallbeispiele vorgestellt werden. Doch

---

35   Ders., S. 350.
36   Puchelt bei Reuss, HKA 4 (1828), S. 26.

auch die Herausgeber lassen nicht erkennen, daß eine Klassifizierung der in ihrer Zeitschrift besprochenen Krankheiten in ihrem Interesse liegt.

Somit steht die Zeitschrift genau genommen zwischen Naturhistorischer Schule und naturwissenschaftlicher Medizin. Sie enthält wichtige Elemente der Naturhistorischen Schule, doch kaum noch naturphilosophisch geprägte Aufsätze. Dagegen bemühen sich die Herausgeber und viele Autoren um einen naturwissenschaftlichen Ansatz. Die Annalen stehen also Henle und seiner „rationellen Medizin" vielleicht näher, als diesem bewußt war. Wie viele seiner zeitgenössischen Kollegen sah Henle in der Naturhistorischen Medizin und der Physiologischen Medizin keine unversöhnlichen Gegensätze, sondern zwei verschiedene, sich ergänzende Betrachtungsweisen.[37] Er forderte die Wiedereinführung einer medizinischen Theorie, lehnte dabei aber die Empirie nicht gänzlich ab, denn Empirie sei die Voraussetzung jeder Forschung.[38]

In diesem Sinne ließen sich die Annalen mit ihrer Kombination aus einerseits empirisch-naturhistorischen und andererseits naturwissenschaftlichen Beiträgen vielleicht ungewollt, vielleicht aber auch durch die redaktionelle Auswahl der Artikel beabsichtigt – das läßt sich heute nicht mehr nachvollziehen – als ein frühes Zeugnis der beginnenden Verbindung dieser beiden Richtungen verstehen. Von beiden Seiten haben sie charakteristische Elemente übernommen, während jeweils andere wichtige Elemente fehlen. Sie bieten damit in Ansätzen genau das, was Henle später forderte. Andererseits merkt man natürlich anhand von Wortwahl und einzelnen Details deutlich, daß viele Autoren, wie auch die Herausgeber selbst, noch von der naturphilosophischen Richtung geprägt waren, auch wenn sich die meisten von ihnen nachdrücklich bemühten, diese zu überwinden.

Eine naturhistorische Zeitschrift sind die Annalen also nicht, sie lassen sich aber auch keiner anderen Richtung eindeutig zuordnen. Sie enthalten Elemente vieler verschiedener Richtungen und Strömungen, was für die Zeit typisch war.

---

37 Bleker (1981), S. 124.
38 Dies., S. 123.

6 Zusammenfassung

Die vorliegende Arbeit hat eine von Heidelberger Universitätsprofessoren herausgegebene medizinische Fachzeitschrift der ersten Hälfte des 19. Jahrhundert untersucht, die unter dem Titel „Heidelberger Klinische Annalen" und dem Folgetitel „Medicinische Annalen" von 1825 bis 1848 in Heidelberg bei J.C.B. Mohr erschienen ist.

Es zeigte sich, daß in ihr viele wesentliche und typische Aspekte der Medizin dieses Zeitraums behandelt wurden. Wichtige Strömungen und Neuerungen wurden ebenso bekannt gemacht wie vielfältige kleinere Aspekte. Kennzeichnend für die Medizin in der ersten Hälfte des 19. Jahrhunderts war, daß sich in ihr der Wandel von der traditionellen Medizin, der Humoralpathologie und Naturphilosophie, hin zur modernen, wissenschaftlich orientierten Medizin im heutigen Sinne vollzog. Entscheidende neue Erkenntnisse und weiterführende Entdeckungen finden sich gerade in dieser Epoche. Vielleicht der wichtigste Schritt war die sich schon seit Ende des 18. Jahrhunderts abzeichnende Erkenntnis, daß Krankheiten nicht unbedingt, wie die Humoralpathologie behauptete, den gesamten Körper betreffen müssen, sondern durchaus auch lokale Ursachen und entsprechende Symptome haben können. Dies veränderte das gesamte medizinische Denken und führte zu vielfältigen Neuerungen: Die physikalischen Untersuchungsmethoden wie Auskultation und Perkussion wurden dadurch erst möglich, Sektionen bekamen einen neuen Sinn, insgesamt wurde die Diagnose allmählich wichtiger als Therapie und Prognose, nicht zuletzt auch deswegen, weil die Therapie mit diesen raschen und vielfältigen Entwicklungen zunächst nicht Schritt halten konnte.

Immer stärker wurden naturwissenschaftliche Arbeitsweisen und Ergebnisse auf die Medizin angewendet und statistische und experimentelle Methoden eingeführt. Der Patient wurde „durchsichtig", seine Krankheiten und Heilprozesse wurden meßbar, objektivierbar und reproduzierbar. Durch die neuen Untersuchungsmethoden und aufgrund der neuen Sichtweise von Krankheit wurden neue Krankheiten erkannt und beschrieben bzw. differenziert. Auch in der Therapie kam es zu deutlichen Veränderungen.

Anhand der Sekundärliteratur wurden eine Reihe wichtiger und typischer Aspekte der Medizin der ersten Hälfte des 19. Jahrhunderts ausgewählt und die Zeitschrift auf deren Vorkommen hin untersucht. Es mußte natürlich bei einer begrenzten Zahl bleiben.

Dabei zeigte sich, daß die Herausgeber und mit ihr die gesamte Zeitschrift recht fortschrittlich eingestellt waren. Besonders deutlich wird dies am Beispiel der Einführung des Stethoskops. Im Gegensatz zur allgemeinen Einführung dieser Untersuchungsmethode in Deutschland, die nur sehr zögerlich vonstatten ging, propagierte Puchelt bereits 1825, also schon im ersten Band der Zeitschrift, den Einsatz dieses Diagnostikums. Sein Vorbild machte allerdings nicht sofort Schule: Am Anfang haben nur wenige Autoren diese Methode benutzt, doch läßt sich anhand der Kasuistiken sehr gut nachvollziehen, wie es während der 24 Jahre, in denen die Annalen erschienen, zu einer weiten Verbreitung dieses Hilfsmittels kam. Diese Tendenz entspricht durchaus der allgemeinen Entwicklung in Deutschland. In diesem Zusammenhang sei besonders hervorgehoben, daß die Autoren in ihren Kasuistiken den Verlauf einer Krankheit und ihre Gegenmaßnahmen zum Teil außerordentlich präzise beschreiben, so daß man auf die von ihnen verwendeten Methoden Rückschlüsse ziehen kann.

Die Ablösung von der humoralpathologischen Praxis führte nicht nur in der Diagnostik, sondern auch in der Therapie zu neuen Ansätzen. Lebhaft spiegelt sich in den Annalen die Diskussion um Sinn und Unsinn der bisher üblichen Therapiemethoden wider, insbesondere der antiphlogistischen Methode, die neben Emetika und Purgiermittel hauptsächlich durch die Praxis der Blutentziehung gekennzeichnet war. Darüber entbrannte ein heftiger Streit innerhalb der Ärzteschaft. Auch in den Annalen prangern immer mehr Autoren diese Methode als allzusehr schwächend an, zumal ihr Erfolg insgesamt zweifelhaft sei. Der allgemein herrschende Wunsch nach überprüfbaren Methoden wird deutlich sichtbar. Andererseits war man lange Zeit nicht in der Lage, die neuen naturwissenschaftlichen Erkenntnisse auf die Therapie anzuwenden, während die Ärzte die gewohnten therapeutischen Verfahren nur aufgrund ihrer empirischen Effektivität nicht mehr anwenden wollten. So entwickelte sich ab dem zweiten Viertel des 19. Jahrhunderts eine grundsätzliche therapeutische Resignation, die so weit ging, daß in den Annalen schon vor den Veröffentlichungen Josef Dietls in Wien um die Mitte des 19. Jahrhunderts einige Autoren das „Nichtsthun in Arzneien" als die einzige therapeutische Möglichkeit ansahen.

Doch auch ganz neue, bahnbrechende therapeutische Möglichkeiten wie die Einführung der Narkoseverfahren wurden in den Annalen sofort aufgegriffen.

Überhaupt wurde aktuellen Themen und brennenden Problemen Raum gegeben: So wurde beispielsweise die Choleraepidemie ausführlich diskutiert. Infektionskrankheiten spielten in dieser Zeit eine bedeutende Rolle, waren eine der größten Herausforderungen der Medizin: Ca. 25% aller internistischen Aufsätze behandeln Krankheiten, die heutzutage zu den Infektionskrankheiten zählen. Besonders aktuell waren diese Fragen, weil die Ätiologien der Infektionskrankheiten meist ungeklärt waren und somit keine effektiven Therapien zur Verfügung standen. Meist wurde sogar die Ansteckungsfähigkeit dieser Krankheiten angezweifelt, waren doch Bakterien noch nicht entdeckt. Viele verschiedene Meinungen und Theorien zu diesem ganzen Komplex epidemischer Krankheiten wurden in den Annalen veröffentlicht. Die Diskussionsbreite spannte sich von der Überzeugung, daß eine Ansteckung grundsätzlich möglich sei, bis hin zu deren völligen Ablehnung.

Auch das Bäderwesen und die Hydrotherapie erlebten im 19. Jahrhundert einen großen Aufschwung, der schließlich, Ende des Jahrhunderts, in die Naturheilbewegung mündete. Anfang des 19. Jahrhunderts wurden wichtige Badeorte gegründet, immer mehr Ärzte schickten ihre Patienten zur Kur. So finden sich auch in den Annalen viele Artikel, die speziell Badeorte vorstellen. Zwei Artikel sind in diesem Zusammenhang besonders interessant, da sie sich mit Vinzenz Prießnitz beschäftigen, der zu dieser Zeit eine weithin bekannte Wasserheilanstalt auf dem Gräfenberg betrieb. Heftige Diskussionen entfachten sich um seine spezielle Methode der Kaltwasserbehandlung, die sehr umstritten war.

In den ersten Jahrgängen der Annalen setzten sich einige Autoren mit Samuel Hahnemann und seiner Homöopathie auseinander, die sie durchweg ablehnten, z.T. mit starker Polemik. Doch gibt es auch anders lautende Stellungnahmen, z.B. von Puchelt, die besagen, daß man die Hahnemannsche Lehre nicht von vorneherein ablehnen, sondern sie überprüfen und etwaige sinnvolle Ansätze oder Ergebnisse auch anerkennen sollte. Auch darin zeigt sich der wissenschaftliche Anspruch der Annalen.

Großer Wert wird in den Annalen auf die Rezension ausländischer Arbeiten und Entdeckungen gelegt. Puchelt, der internistische Herausgeber, stand vor allem der französischen Medizin ausgesprochen interessiert und aufgeschlossen gegenüber. Der einzige Supplementband der Zeitschrift ist sogar ausschließlich der fremdländischen Medizin gewidmet. Aber auch in den regulären Bänden erkennt man immer wieder den Einfluß der internationalen Medizin auf die deutsche. Interessante therapeutische oder diagnostische Methoden, die im Ausland entwickelt wurden, werden bekannt gemacht.

Ein typisches Phänomen der Zeit waren wissenschaftliche Reisen ins Ausland, die vor allem nach Frankreich führten. Diese Reisen wurden meist in zum Teil umfangreichen Reiseberichten festgehalten und publiziert. Ein solcher Reisebericht ist komplett in den Annalen veröffentlicht. Spannend ist dabei der Vergleich, den der Autor zwischen der deutschen und der französischen und schließlich auch der englischen Medizin anstellt.

Auch ethische Fragen werden in den Annalen angesprochen. In mehreren Beiträgen nehmen die Autoren zu gerade damals wichtigen Problemen, wie z.B. der Aufklärung des Patienten und seiner Angehörigen oder auch der Frage der Euthanasie, dezidiert und sehr persönlich Stellung.

Insgesamt läßt sich feststellen, daß die Zeitschrift, die von Haus aus eher eine regionale Zeitschrift war, weit darüber hinaus allgemein bedeutende und aktuelle Themen aufgriff. Eben nicht nur lokal interessierende Fragen wurden behandelt. Aus der Flut der damals entstehenden medizinischen Fachzeitschriften hoben sich die Annalen allerdings nicht unbedingt charakteristisch ab. Bestimmten medizinischen Programmen oder Schulen lassen sie sich nicht zuordnen. Die unterschiedlichsten Ansichten waren zugelassen und wurden besprochen, z.T. fordern die Autoren eigens dazu auf, konträre Meinungen oder Erfahrungen vorzutragen. Die Zeitschrift sollte ein Diskussionsforum sein, denn nach offensichtlicher Überzeugung der Herausgeber ist nur durch eine breite Diskussionsbasis Wissenschaftlichkeit überhaupt erst zu gewinnen.

Herausgeber und Autoren lassen sich keiner bestimmten medizinischen Richtung zuordnen. So bietet die Zeitschrift einen guten und umfassenden Überblick über damals aktuelle Themen. Sie war vor allem für praktische Ärzte interessant sowie für Ärzte, die neben ihrem eigenen Spezialgebiet einen umfassenden Überblick über die neuesten Aspekte und Entwicklungen der Medizin erhalten wollten. Allerdings war die Zeitschrift nicht so geartet, daß gerade in ihr die wichtigen, bahnbrechenden Entdeckungen primär veröffentlicht wurden. Dazu standen andere Organe zur Verfügung, deren Namen z.T. noch heute bekannt sind. Trotzdem ist die Zeitschrift kein Organ für Sekundärveröffentlichungen, die meisten Artikel waren, wie es auch von den Herausgebern von Anfang an vorgesehen war, „Original- Abhandlungen", sehr häufig in Form von Kasuistiken und Fallbeschreibungen. Nur wenige Artikel sind Rezensionen oder Vorlagen fremder Veröffentlichungen.

Carl August Reinhold Wunderlich bemängelte 1844 an den zeitgenössischen Zeitschriften, daß sie eine „Sammelbüchse" vieler verschiedener Ärzte seien, von denen die meisten nur einen einzigen Artikel beitrügen. Zudem seien die Inhalte ungeordnet und unsystematisch und es ziehe sich kein zusammenhängender roter Faden durch die Zeitschriften. Das, was Wunderlich kritisierte, gilt auch für die Annalen. Auch in ihnen trifft sich eine sehr große Zahl verschiedener Autoren, in der Mehrheit praktische Ärzte, die eigene, interessante Fallbeispiele veröffentlichen, und die einzelnen Bände haben keine einheitliche, verbindende Thematik. Aber gerade das war auch nicht die Absicht der Herausgeber. Im Verlagsvertrag war bestimmt worden, daß die Zeitschrift „Aufsätze aus dem Gebiete der gesammten Heilkunst und Staatsarzneikunde" enthalten sollte. Dieser Absicht wurde die Zeitschrift zu jeder Zeit gerecht. Liest man zusammenfassende Darstellungen der Medizin der ersten Hälfte des 19. Jahrhunderts, kristallisieren sich die Hauptthemen der Zeit heraus. Viele davon finden sich in den Annalen wieder.

Eine weitreichende Entwicklung bahnte sich an, als sich die verschiedenen Spezialfächer von den großen Fächern ablösten und die Chirurgie, Gynäkologie, später auch die Augenheilkunde, Pädiatrie und Orthopädie als eigene Fächer entstanden. Auch diese Tendenz läßt sich anhand der Annalen beobachten. Die meisten der dort veröffentlichten Beiträge gehören zwar zum Gebiet der Inneren Medizin, doch auch die anderen Fächer sind erkennbar gleichberechtigt vertreten: neben der Chirurgie vor allem Geburtshilfe und Gynäkologie, dann Pädiatrie, Augenheilkunde, Orthopädie, sowie kleinere Fächer wie Rechtsmedizin und Medizingeschichte.

Die Herausgeber verpflichteten sich bei Vertragsabschluß, eigene kleinere Werke in den Annalen zu veröffentlichen. Dementsprechend erschienen in ihnen einige wichtige Schriften von Puchelt und Nägele. Puchelt stellte hier erste Untersuchungen und Theorien zu Herzerkrankungen vor. Er hatte, wie schon gesagt, das Stethoskop als einer der ersten deutschen Kliniker zur Diagnosefindung eingesetzt. Auch Nägele veröffentlichte in den Annalen grundlegende Schriften, wie z.B. „Die Inclination des weiblichen Beckens". Chelius machte hier interessante Operationsmethoden bekannt. Beispielsweise veröffentlichte er seine erstmalig in Heidelberg durchgeführte Laparotomie, die die Patientin jedoch nicht lange überlebte. Ferner veröffentlichte er einen ausführlichen Bericht über eine komplette Nasenplastik: Der Patient hatte durch eine Hiebverletzung seine Nase verloren und Chelius gelang es, sie durch Ton- und Hautplastiken wieder zu rekonstruieren.

Gerade durch diese Fülle breit gefächerter und bunt gemischter Aufsätze unterschiedlicher wissenschaftlicher Richtungen und Formen sowie unterschiedlicher Autoren mit unterschiedlicher Berufspraxis ergibt sich ein umfassendes Bild der damaligen Medizin. Eine Zeitschrift, die ein einheitliches Programm vertritt oder einer bestimmten Richtung angehört, kann das so nicht bieten. Dennoch ist sehr deutlich zu erkennen, daß die Annalen ihrem grundsätzlichen Anliegen nach der modernen naturwissenschaftlich orientierten Medizin nahestanden. In ihr spiegeln sich die zunehmende Abkehr von den traditionellen, humoralpathologischen und naturphilosophischen Denkweisen und die Hinwendung zur modernen Naturwissenschaft wider. Die Zeitschrift ist ganz in diesen Prozeß eingebunden. Eine rein naturwissenschaftlich-medizinische Zeitschrift konnten und wollten die Annalen dennoch nicht sein, da ihnen keine entsprechende Programmatik wie beispielsweise der „Zeitschrift für Rationelle Medizin" der Heidelberger Kollegen Jakob Henle und Karl von Pfeufer zugrunde lag.

Doch ihre fortschrittliche Tendenz ist spürbar. Dabei blieben aber viele Autoren kritisch und mahnten die neu entstehenden, vorwiegend moralisch-ethischen Probleme der modernen, diagnoseorientierten Medizin an.

Besonders in den ersten Jahrgängen finden sich einzelne Artikel, die eine Nähe auch zu anderen der damals gängigen medizinischen Strömungen spüren lassen, etwa zum Brownianismus. Sie sind aber in der Minderheit.

In der vorliegenden Arbeit wurde außerdem geprüft, ob die Annalen möglicherweise zur Naturhistorischen Schule, die gerade in der Zeit von 1825 bis 1848 ihre Blüte hatte, gehören. Es werden zwar in ihnen mehrere entscheidende Merkmale der naturhistorischen Richtung vertreten, doch insgesamt läßt sich ihr die Zeitschrift keineswegs zuordnen. Auch mit anderen medizinischen Schulen oder Strömungen läßt sie sich nicht verbinden. Gerade wegen ihrer programmatischen Offenheit kann man in den Annalen den Prozeß weg von der Humoralpathologie und Naturphilosophie hin zur naturwissenschaftlich orientierten Medizin besonders gut verfolgen.

Einerseits bleiben die Annalen in einzelnen Ausdrucksweisen und Denkansätzen noch durchaus der Humoralpathologie verhaftet, andererseits sehen Herausgeber und Autoren sehr deutlich die Schwächen dieses Systems und versuchen sie zu überwinden. Entscheidend sind für sie nun genaue diagnostische Methoden, Sektionen und wenn möglich Experimente. Damit geht die Zeitschrift in ihrem Anspruch über rein empirische Vorgehensweisen, wie sie z.B. die Naturhistorische Schule vertritt, weit hinaus. Es finden sich sogar erste Ansätze, Krankheiten ätiologisch zu erklären.

Über die damalige Bedeutung der Annalen läßt sich nur mutmaßen. Ihre relativ lange Laufzeit von 24 Jahren (ca. Dreiviertel aller damaligen Zeitschriften überlebten keine 20 Jahre) spricht für eine mehr als nur regionale Bedeutung und für die grundsätzliche Zustimmung ihrer Leser. Es kam damals, wie ausgeführt, zu einem rasanten Anstieg der Produktion neuer Zeitschriften. Die Annalen lagen also durchaus im Trend. Aber eine Zeitschrift kann natürlich nur so lange Zeit überleben, wie sie gelesen wird. Abonnentenlisten haben sich nicht erhalten, auch sonst ist die Quellenlage zu den Annalen sehr dürftig. Aber man kann indirekte Rückschlüsse ziehen. Die meisten Autoren stammten aus dem südwestdeutschen Raum, doch gab es auch Autoren aus weiter entfernten Gegenden. Anhand der Autoren lassen sich vorsichtige Rückschlüsse auch auf die Leserschaft ziehen. Die Autoren jedenfalls kannten die Zeitschrift, haben sie sicher auch mehr oder weniger regelmäßig gelesen. Überprüft man andere Zeitschriften, findet man, daß die Annalen auch andernorts zitiert wurden. Auch das spricht dafür, daß sie bekannt und anerkannt waren. Unter den Autoren waren neben Universitätsprofessoren auch viele einfache praktische Ärzte. Der Bekanntheitsgrad der Zeitschrift ging also durch alle „Schichten" und durch alle Fachgebiete. Auch renommierte Ärzte waren unter den Autoren, auch das ein Zeichen für ihre mehr als regionale Bedeutung. Justinus Kerner schreibt 1835 in den Annalen, also nach einer Laufzeit von zehn Jahren, daß die Zeitschrift auch im Ausland gelesen werde.

Trotzdem ging die Zeitschrift 1848 wieder ein. Der wichtigste Grund wird, neben dem Alter der Herausgeber, gewesen sein, daß die Zeitschrift in ihrer Form mittlerweile überholt war. Es gab inzwischen weit fortschrittlichere Zeitschriften, deren Herausgeber und Autoren aus einer neuen, jüngeren Generation stammten und nicht mehr mit dem Erbe der Humoralpathologie behaftet waren, während man den Herausgebern und Autoren der Annalen noch immer anmerkte, daß sie weiterhin von dieser alten Theorie geprägt waren, trotz aller Fortschrittlichkeit und trotz ihres erkennbaren Bemühens, sich davon zu lösen. So fand die neue Generation mit ihren radikaleren Ideen bei den jüngeren Kollegen rasch Anklang. Der Absatz der Annalen ging stetig zurück, bis die Produktion schließlich ganz eingestellt wurde.

Abschließend läßt sich sagen, daß die Annalen eine regionale Zeitschrift mit überregionaler Bedeutung waren, auch wenn ihr Name heute weitgehend unbekannt ist und auch in Arbeiten über medizinische Zeitschriften kaum Erwähnung findet. Ihre Bedeutung für uns heute liegt in ihrer umfassenden Repräsentation der Medizin der ersten Hälfte des 19. Jahrhunderts. Vor allem spiegelt sich in ihnen auf höchst lebendige Weise der entscheidende Wandel von der Humoralpathologie und Naturphilosophie hin zur modernen, naturwissenschaftlich orientierten Medizin wider: Viele Erfolge, aber auch viele Probleme, die die gegenwärtige Medizin bedrängen, nahmen damals ihren Anfang. Die Annalen lassen uns an diesen Entwicklungen authentisch teilhaben.

7. Anhang

7.1 Verlagsverträge (Transkription)

7.1.1 Verlagsvertrag Klinische Annalen

Verlags-Vertrag

Zwischen dem Herrn Geheim. Hofrath Dr. Nägele, Herrn Hofrath Dr. Chelius, Herrn Professor Puchelt in Heidelberg einer, der akademischen Buchhandlung von J. C. B. Mohr daselbst anderer Seite über die Herausgabe eines periodischen Werks unter dem Titel:
Klinische Annalen.

1./

Die genannten drei Herren Professoren hiesiger Universität haben sich zur Herausgabe einer Zeitschrift besonders verbunden, welche den Titel erhält: Klinische Annalen, eine Zeitschrift herausgegeben von den Professoren der medizinischen, chirurgischen und geburtshülflichen akademischen Anstalten zu Heidelberg.

2./

Diese Zeitschrift soll enthalten:

1./   und hauptsächlich Original - Abhandlungen und Aufsätze aus dem Gebiete der gesammten Heilkunst und Staatsarzneikunde.

2./   kritische Übersichten der vorzüglichsten und wichtigsten Ereignisse und Entdeckungen im ganzen Gebiete der Heilkunst, jedoch nicht als Recension einzelner Werke.

3./   Periodische Übersicht der Vorfälle in der von den Herausgebern dirigierten klinischen Anstalten. Die Herausgeber verpflichten sich, theils durch eigene Anstrengung, theils durch Einladung anderer Mitarbeiter den Fortgang des Unternehmens nach Kräften zu fördern und namentlich ihre kleineren Arbeiten immer in den Annalen niederzulegen und von größern vorläufige Ankündigungen zu machen.

3./

Es erscheint von dieser Zeitschrift im Jahr 1825 ein Band von vier Heften als 1. Band derselben, gr 8 auf gutes weißes Druckpapier mit lateinischen Lettern auf Art der Wiener medizin. Jahrbücher. Die Hefte erscheinen wo möglich quartaliter oder doch so daß das letzte Heft vor Ende des Jahres versendet ist.

4./

Jedes Heft wird 10 Bogen stark mit einem Umschlag versehen, also daß der Band im Ganzen mit Titel und Register vierzig Bogen ausmacht – welche nöthigenfalls vier bis 5 Kupfer oder Steindrucke Tafeln beigefügt werden können.

5./

Der Verleger zahlt an die Redaktion für jeden gedruckten Bogen Funfzehn Gulden Honorar und Fünf Gulden weiter an Redaktionsgebühren, sobald die Zahl von Fünfhundert Exemplaren wirklich abgesetzt ist. Es steht dem Verleger frey bis auf Tausend Exempl. Abdrucken zu lassen; ferner erhalten die Redaktoren zwölf freiexemplare zusammen aus Schreibpapier und wenn von bedeutenden Abhandlungen der Zeitschrift von deren Verfassern besondere Abdrücke gewünscht werden, ist derselbe verbunden deren bis zu 10. zu liefern.

6./

Die Zahlung des Honorars von Seiten des Verlegers entweder an die Redaktion oder an die Mitarbeiter, also im Ganzen, erfolgt nach den im § 5. enthaltenen Bestimmungen jedesmal zur Ostermesse die nach Erscheinung eines ganzen Bandes von 4 Heften folgt.

7./

Die Verlagshandlung übernimmt auf eigene Rechnung alle Kosten der öffentlichen
    Bekanntmachung so wie die
Portofreie Versendung der Correspondenz und dabei einschlagender Gegenstände auf Antrag der Redaktion.

8./

Dieser Vertrag erstreckt sich vors erste nur auf einen Band oder Jahrgang der Zeitschrift, vor Ablauf des letzten Quartals desselben sind Redaktoren und Verleger verbunden, sich zu erklären ob derselbe auch für den zweiten Band fortbestehen soll oder unter welchen Modifikationen. In jedem fall bleibt aber dem Verleger des 1. Bandes der Vorzug bei der fortsetzung gesichert.

Heidelberg, d. 30. December 1824

F. C. Naegele   M. J. Chelius   Friedrich Aug. Benj. Puchelt

                                                    J. C. B. Mohr

7.1.2 Verlagsvertrag Medicinische Annalen

Verlagsvertrag

Zwischen der Großh. Bad. Sanitätskommission, dem Geh. Hofrath Dr. Nägele, Gehhofr. Dr. Chelius, Hofrath Dr. Puchelt einerseits, und der akademischen Buchhandlung von J. C. B. Mohr andererseits über die Herausgabe eines periodischen Werks unter dem Titel Medicinische Annalen.

§ 1.

Die Sanitätskommission und die genannten drei Professoren haben sich zur Herausgabe einer Zeitschrift, besonders verbunden, welche den Titel erhält:

Medicinische Annalen. Eine Zeitschrift, herausgegeben von den Mitgliedern der Großherzogl. Bad. Sanitätskommission und den Vorstehern der medicinischen, chirurgischen und geburtshülflichen Anstalt zu Heidelberg.

§ 2.

Diese Zeitschrift soll enthalten:

1./ und hauptsächlich Originalabhandlungen und Aufsätze aus dem Gebiete der gesammten Heilkunst und Staatsarzneikunde.

2./ kritische Übersichten der vorzügl. und wichtigsten Ereignisse und Entdeckungen im ganzen Gebiete der Heilkunst, jedoch nicht als <u>Recension</u> einzelner Werke.

3./ periodische Übersichten der Vorfälle in den von den Herausgebern dirigierten Anstalten.

4./ Landesnachrichten über Epidemien, epidemische Constitutionen, Verordnungen, Personalnotizen ppp.

Die Herausgeber verpflichten sich, theils durch eigene Anstrenung, theils durch Einladung andrer Mitarbeiter, den Fortgang des Unternehmens nach Kräften zu fördern, und namentlich ihre kleineren Arbeiten immer in den Annalen wiederzugeben, und von den größeren vorläufig Anzeige zu machen.

§ 3.

Es erscheint von dieser Zeitschrift im Jahr 1835 ein Band von vier Heften als erster Band derselben, gr 8, auf gutes Druckpapier, mit lat. Lettern, nach Art der Heidelberger klinischen Annalen. Die Hefte erscheinen wo möglich quartaliter, oder doch so, daß das letzte Heft vor Ende des Jahres versendet wird.

§ 4.

Jedes Heft wird 10 Bogen stark, mit einem Umschlag versehen, also daß der Band im Ganzen mit Titel und Register <u>vierzig</u> Bogen ausmacht, welchem nöthigenfalls 4 – 5 Kupfer- und Steindrucktafeln beigegeben werden.

§ 5.

Der Verleger zahlt an die Redaktion für jeden gedruckten Bogen Funfzehn Gulden Honorar, und Fünf Gulden weiter, von denen die Hälfte der Sanitätskommission, die andre Hälfte den Heidelberger Professoren zufällt, an Redaktionsgebühren, sobald die Zahl von Fünfhundert Exemplaren wirklich abgesetzt ist. Es steht dem Verleger frei, bis auf Tausend Exempl. abdrucken zu lassen; ferner erhalten die Redaktoren Vierundzwanzig Freiexempl. von denen Zwoelf an die Sanitätskommission eingesendet werden; und wenn von bedeutenden Abhandlungen der Zeitschrift von deren Verfassern besondere Abdrucke gewünscht werden sollten, so ist derselbe verbunden, davon bis auf Zehn zu liefern.

§ 6.

Die Zahlung des Honorars von Seiten des Verlegers, entw. an die Redaktion oder an die Mitarbeiter, also im Ganzen, erfolgt nach den im § 5. enthaltenen Bestimmungen jedesmal zur Ostermesse, die nach Erscheinung eines ganzen Bandes von vier Heften folgt.

§ 7.

Die Verlagshandlung übernimmt auf eigne Rechnung alle Kosten der öffentlichen Bekanntmachung, so wie der portofreien Versendung der Correspondenz und dahin einschlagender Gegenstände, nach Auftrag der Redaktion.

§ 8.

Dieser Verlagsvertrag erstreckt sich, so lange als keine Aufkündigung von der einen oder anderen Seite erfolgt. Diese ist aber nur gültig, wenn sie mindestens 3 Monate vor dem Schluß des letzten Jahres erfolgt.

Heidelberg, 10 December 1834

Dr. M. J. Chelius   Dr. Fr. C. Naegelé
Dr. F. A. B. Puchelt
Dr. Teuffel   Dr. Meier
(unleserlich)   Dr. Saur
Dr. (unleserlich)   Dr. Würth (?)
                                           Dr. Koelreuter

J. C. B. Mohr
Als Verleger

7.2 Autorenliste mit biographischen Angaben

An dieser Stelle sollen die Autoren der HKA und MA kurz in ihren wichtigsten Lebensdaten skizziert werden. Auf inhaltliche Fragen kann aus Platzgründen nicht eingegangen werden. Bei jedem Autor steht die hier benutzte Literaturquelle. Bei den Autoren ohne Literaturquelle wurden die Angaben aus den HKA bzw. MA übernommen. Z.T. sind nur Initialen bekannt oder gar keine Vornamen. In Zweifelfällen wurden sämtliche Autoren mit identischen Nachnamen einzeln aufgeführt, nur in den Fällen, bei denen es sich sicher um ein und dieselbe Person handelt, wurde diese auch entsprechend aufgeführt.

Name	Lebensdaten	Beruflicher Werdegang	Lit.	HKA	MA
Albers, Johann Friedrich Hermann	* 14.11.1805 (Dorsten) † 16.05.1867 (Bonn)	1828 Prom., 1829 Habil. als PD in Bonn, Assistent der med. Klinik, a.o. Prof., 1862 o. Prof. für Pharmakologie. Direktor der pharmakolog. Sammlung in Bonn. 1850 Gründung u. bis 1867 Leitung einer Privatheilanstalt für Geisteskranke.	ADB, BL, NDB	3	
Amann		Dr., Physikus in St. Blasien.			1
Ammon, Friedrich August von	* 10.09.1799 (Göttingen) † 18.05.1861 (Dresden)	Studium in Leipzig, Göttingen. 1820 Prom. Reisen in Deutschland u. nach Paris (1821/22). Seit 1822 Praxis in Dresden, Tätigkeit auch am Augenhospital u. Blindeninstitut. Leitung der kgl. Landesanstalt für erblindete Kinder. 1828 Prof. für theoretische Medizin. Prof. der allg. Pathologie, Materia medica. Direktor der chirurg.-med. Akademie in Dresden. 1837 kgl. Leibarzt in Dresden. 1844 Geh. Medizinalrat.	ADB, BL, NDB	1	
Arnold, Johann Wilhelm	* 10.03.1801 (Edenkoben) † 09.06.1873	Dr., 1827-35 PD in Heidelberg. 1835 a.o. Prof. der Anatomie in Zürich. 1841-66 prakt. Arzt in Heidelberg.	BL, Dröll, NDB	3	
Avenel, Pierre-Auguste	* 05.02.1803 (Rouen) † 09.10.1866 (Rouen)	Dr., Arzt in Paris.	BL	1	
Axmann, E.		Dr., fürstl. Löwenst. Leibarzt in Wertheim.			1
Balling, Franz Anton	* 07.02.1802 (Neustadt/Saale) † 21.04.1875 (Kissingen)	Dr., Brunnenarzt in Ludwigsburg (bei Wippefeld), dann PD in Würzburg. 1832 Prof. der Chirurgie u. Direktor der Klinik in der Chirurgenschule zu Landshut, später Brunnenarzt in Kissingen.	BL	2	
Bauer		Prakt. Arzt in Ettlingen.			1
Baur, Christian Jakob	* 16.02.1786 (Tübingen) † 02.03.1862 (Tübingen)	Dr., 1818 a.o. Prof. u. Prosektor der Anatomie.	BL	1	

Name	Lebensdaten	Beruflicher Werdegang	Lit.	HKA	MA
Beck, Karl Joseph	* 27.06.1794 (Gengenbach) † 15.06. 1838 (Freiburg)	Studium seit 1808 in Freiburg, Tübingen. Promotion. Interimistisch 1813 Regiments- arzt im Feldhospital Schüttern. Beteiligt z.B. am Feldzug 1815, leitete Feldhospital in Ha- genau. Zwei Jahre Militärarzt, dann 1817 wissenschaftl. Reise mit Chelius nach Wien, Berlin, Göttingen, Würzburg, Paris. 1818 a.o. Prof. u. Assistent der chirurg.-geb.hilfl. Klinik in Freiburg. Ebenfalls 1818 o. Prof., Kreishebearzt. 1829 Direktor der chirurg. Klinik in Freiburg. Insb. Augenheilkunde, Chirurgie. Anf. 1830er beteiligt an Reorganisation der Uni. Freiburg. Hofrat, Geh. Hofrat.	ADB, BL	5	1
Behre, Georg Christoph Friedrich	* 06.11.1797 (Altona) † 30.01.1848 (Altona)	1822 Prom., Prakt. Arzt in Altona.	BL		1
Bird, Friedrich Ludwig Heinrich	* 01.09.1793 (Wesel) † 19.03.1851 (Bonn)	1811 Beginn Studium in Duisburg. 1813 Freiwilliger beim 1. Pommerschen Inf.-Re- giment. Bis 1816 Arzt beim Feldlazarett Nr. 15. Dann Studium in Halle. Prom. 1817. 1819 Staatsprüfung Berlin. 1820 Prakt. Arzt in Rees. 1830 2. Arzt in Irrenanstalt in Sieg- burg. 1834 Bonn.	ADB, BL	4	
Bischoff, Theodor Ludwig Wilhelm	* 28.10.1807 (Hannover) † 05.12.1882 (München)	Seit 1826 Studium Medizin, Naturwiss., Philosophie in Bonn, Heidelberg, Berlin. 1829 Dr. phil., 1832 Dr. med. u. Approba- tion. 1832 Assistent an kgl. Uni.-Ent- bindungsanstalt in Berlin. 1833/34 Habil. 1834 PD in Bonn, 1835 PD in Heidelberg, 1836 a.o. Prof. für vergleichende u. pathologische Anatomie u. Tierseuchenkunde in Heidelberg. 1843 o. Prof. für Anatomie u. Physiologie in Heidelberg. 1844 o. Prof. für Physiologie u. Anatomie in Gießen. 1855-78 o. Prof. in München.	ADB, BL, Drüll, NDB		2
Bittner, F.H.		Dr., Mitglied med. Univ., k.u.k. Polizeibe- zirksarzt. Ord. Arzt des k.u.k. Blindeninstituts in Wien.			1
Bluff, Mathias Joseph	* 05.02.1805 (Köln) † 05.06.1837 (Aachen)	1822 Beginn Studium in Bonn, seit 1825 in Berlin. 1825 Prom. 1827 Staatsexamen, danach Arzt in Gangelt bei Aachen. Seit 1829 in Geilenkirchen.	BL	3	4
Bodenius		Dr., Großherzogl. Bad. Amtsphysikus in Salem.			2
Bodenius, A.W.		Prakt. Arzt in Bretten.			2
Breidenbach, P.	† 1842	Assistent an chirurg. Klinik in Heidelberg.			1
Bruner		Dr.			1
Brunn, Johann Wilhelm von	* 06.05.1779 (Schackstedt) † 1869	Studium in Dessau u. Halle. Prom. 1800. Dann Berlin. Physikus u. Salinenarzt in Staßfurth. 1811 Leibarzt des Herzogs u. Medizinalrat in Köthen.	DBA, NDB	2	

Name	Lebensdaten	Beruflicher Werdegang	Lit.	HKA	MA
Busch, Dietrich Wilhelm Heinrich	* 16.03.1788 (Marburg) † 15.03.1858 (Berlin)	Dr., Dienste in Militärhospitälern (1806–08), in franz.-westphäl. Lazaretten bis 1813, dann russ. Lazarett. 1814 Generalfeldmedicus beim Generalstab (oberster Feldarzt). 1814 a.o. Prof. für Chirurgie. 1817 o. Prof. der Geburtshilfe. 1820 Leiter der Klinik für Geburtshilfe. 1829 Prof. für Geburtshilfe u. Vorstand der geburtshilfl. Klinik in Berlin.	ADB, BL	1	
Caspari, F.A.		Dr., Stadtphysikus in Chemnitz.		1	
Chelius, Maximilian Joseph von		s. Kapitel Herausgeber 2.1		10	3
Cless, Georg von	* 20.04.1815 (Stuttgart) † 20.03.1884 (Cannstatt)	1832 Beginn Studium in Tübingen. Prom. 1837. 1837/38 wissenschaftl. Reise nach Frankreich u. Großbritannien. 1838 prakt. Arzt in Stuttgart. Gründete 1842 mit Kollegen Kinderhospital (spätere Olgaheilanstalt). 1850 Begründer u. bis zu seinem Tod Vorstand der ärztlichen Unterstützungskasse. 1855-77 ärztl. Mitglied des Strafanstalts-Kollegs. 1854-70 Mitglied des Medizinal-Kollegs, zuletzt als Obermedizinalrat.	BL		3
Cramer, F.		Dr., prakt. Arzt in Kassel.			2
Cramer, G.		Dr., prakt. Arzt in Lennep b. Düsseldorf.		1	
Dahlenkamp		Dr., in Iserlohn.		2	
Dance, Jean Baptiste-Hippolyte	* 22.02.1797 (Saint-Pol-en-Chalençon) † 18.04.1832 (Paris)	Dr., 1830 Arzt am Hôp. Cochin in Paris, u. am Bureau de charité de bien-faisance. 1832 Lehrer der Klinik am Hôtel-Dieu.	BL	1	
Deutsch, Karl Friedrich Wilhelm von	* 25.06.1801 (Erlangen)	Studium in Dorpat. 1826 Prom. und Assistent der geburtshilfl. Klinik in Dorpat. Seit 1831 prakt. Arzt in Moskau. 1856 Hof-Accoucheur.	BL	1	
Dierbach, Johann Heinrich	* 23.03.1788 (Heidelberg) † 11.05.1845 (Heidelberg)	Zunächst Apotheker. Medizinstudium in Heidelberg 1812/13, vorher mehrere Jahre Apotheker. 1816 Dr. med. 1817 PD, 1820 a.o. Prof. Las seit 1817 Materia medica in Verbindung mit Pharmakognosie. Übte med. Praxis nicht aus, wandte sich mehr u. mehr der Botanik zu.	BL, Drüll, NDB	3	13
Diez, Karl August	* Anf. des 19. Jh.	Prom. vermutl. in Freiburg, 1828 Habil. als PD in Freiburg, zugleich Assistent am physiolog. Institut. Wissenschaftl. Reise nach Paris. Prakt. Arzt in Waldkirch, Stabschirurg, Amtswundarzt, Psychiater.	BL		4
Döring		Dr., prakt. Arzt in Karlsruhe.			1
Dorfmüller, Friedrich Wilhelm		Dr., Amtsphysikus u. Hofmedikus in Fürstenau b. Osnabrück u. Bersenbrück.	DBA	2	
Droste, Georg Ernst August	* 1796 (Osnabrück) † 21.09.1868	1817 Prom. in Göttingen. Später Osnabrück.	BL	1	1
Dürr		Schönau.			1
Ebermaier, Karl Heinrich	* 04.02.1802 (Cleve) † 1869/70 (Düsseldorf)	1824 Prom. in Berlin. Kreisphysikus des Stadt- u. Landkreises. 1869 bis zum Tode Regierungs- u. Medizinalrat bei der Regierung in Düsseldorf.	BL	1	

Name	Lebensdaten	Beruflicher Werdegang	Lit.	HKA	MA
Ecker, Alexander	* 10.07.1816 (Freiburg) † 20.05.1887 (Freiburg)	Studium in Freiburg u. Heidelberg. Prom. in Freiburg. 1837 Staatsprüfung. Danach Reisen nach Frankreich, England, Wien. 1838 Habil. in Freiburg. 1841 Prosektor u. PD in Heidelberg. 1844 o. Prof. der Anatomie u. Physiologie in Basel, seit 1850 in Freiburg.	ADB, BL		1
Eichhorn, Johann Wolfgang Heinrich	* 08.11.1800 (Nürnberg) † 24.01.1860 (Nürnberg)	1817-22 Studium in Erlangen u. Würzburg. Prom. Kurze Zeit Praxis in Nürnberg. 1824 Herrschaftsgerichtsarzt in Burg Hasslach. 1826 Landgerichtsarzt in Herzogenaurach. 1840 Landgerichtsarzt in Gunzenhausen. 1851 Gerichtsarzt beim Landgericht, 1854 beim Kreis- u. Stadtgericht in Nürnberg.	BL		1
Eisenmann, Gottfried	* 20.05.1795 (Würzburg) † 23.03.1867 (Würzburg)	1810 Jurastudium in Würzburg. 1813/14 Teilnahme an Befreiungskriegen. Danach Wechsel zu Medizinstudium. 1819 Prom. 1822 Praxis in Würzburg. 1823 Verhaftung wegen Beteiligung an der Würzburger Burschenschaft, Anzeige auf Hochverrat, 1825 Freispruch, danach publizist.Tätigkeit auf polit. Gebiet, erneute Verhaftung 1832, zunächst Haft in Oberhaus bei Passau, ab 1841 mildere Festungshaft auf Veste Rosenberg. 1847 Begnadigung u. Entlassung. 1848 Wahl ins Frankfurter Parlament, Ehrenbürgerschaft in Nürnberg. Die meisten seiner Schriften sind während der Haft entstanden.	ADB, BL, NDB	1	1
Elsässer, Johann Adam	* 18.08.1787 (Vaihingen) † 19.03.1863 (Stuttgart)	Dr., 1813 Unteramtsarzt in Möhringen 1827 Geburtshelfer u. seit 1828 Direktor am Katharinenhospital in Stuttgart.	BL	1	
Engelmann, Karl	* 1807 – 1861	Dr., prakt. Arzt. 2. Brunnen- u. Badearzt in Kreuznach.	BL		6
Erhardt, C.		Dr., Arzt in Pforzheim.			1
Faber, Wilhelm Eberhard von	* 31.12.1787 (Jesingen b. Tübingen) † 09.12.1872 (Urach)	Zunächst Apotheker. Medizinstudium seit 1810 in Tübingen. Prom. 1813. 1817 Oberamtsarzt in Schorndorf. 1853 mit dem Kronenorden geadelt.	BL	1	1
Fabricius, Friedrich Gottfried Andreas	* 09.11.1777 (Rentweinsdorf) † 13.04.1843	Studium in Göttingen, Würzburg, Jena. Mit 20 Jahren Feldarzt der österr. Armee. Garnisonsspital Mainz bis 1801. Fortsetzung Studium in Wien u. Erlangen. Prom. 1802. Reise nach Paris. Dann kurz erneut in Erlangen. 1804 Niederlassung in Limburg (Nassau). 1809-1816 2. Physikus von Wiesbaden, Ernennung zum Hofrat. 3 Jahre Aufenthalt in Paris. 1821 Medizinalrat in Hochheim. 1840 Pensionierung.	BL		1
Falker		Dr., Physikatsarzt in Romrod (Hessen-Darmstadt).			1
Feist, Franz Ludwig	* Anf. 19. Jh.	Dr., Praxis in Bensheim, seit 1833 in Mainz.	BL	1	
Fin(c)k, Philip		Dr., Bataillonsarzt im Großherzogl. Bad. Inf.-Regiment.			5
Fontanelle, Julia de	* 20.10.1790 (Narbonne)	Promotion 1802 in Montpellier.	BL	1	

Name	Lebensdaten	Beruflicher Werdegang	Lit.	HKA	MA
Franque, Johann (Jean) Baptist von	* 10.08.1796 (Mainz) † 14.01.1865 (Wiesbaden)	Dr., 1818 Med.-Accessist in Idstein u. Lehrer der Physik, Chemie u. Tierarzneikunde am landwirtschaftl. Institut in Idstein. 1821 Med.-Assistent u. Medizinalrat. Seit 1835 saisonal Badearzt in Ems, 1836 Obermedizinalrat u. Mitglied der Landesregierung. Seit 1836 Referent in Medizinalangelegenheiten bei herzogl. Landesregierung in Wiesbaden. 1840 geadelt.	BL, NDB	2	
Franze, E.	† Jan. 1852	Dr., Prakt. Arzt in Königsfeld.	DBA		1
Frey		Militärarzt in Mannheim.			1
Fridberg		Dr., prakt. Arzt u. Wundarzt in Mainz.			1
Friedreich, Johannes (Jean) Baptist	* 19.04.1796 (Würzburg) † 29.01.1862 (Würzburg)	Dr., Habil. 1820 in Würzburg. Anf. 1820er a.o. Prof. 1830 o. Prof. für Medizin/ Physiologie in Würzburg. 1832 Gerichtsarzt in Weißenburg. 1838 u. 1843 Physikate in Straubing u. Ansbach. 1850-55 Honorarprofessur für Gerichtsmedizin in Erlangen.	ADB, BL, NDB	3	
Fritschi, J.	* 1811 † 26.03.1894 (Freiburg)	Seit 1835 Arzt. PD der Gerichtsmedizin in Freiburg.	DBA		3
Fuchs, Conrad Heinrich	* 07.12.1803 (Bamberg) † 02.12.1855 (Göttingen)	1821-25 Studium in Würzburg. Prom. 1825-29 Assistent am Julius-Hospital in Würzburg. Danach wissenschaftl. Reisen nach Frankreich, Oberitalien. 1831 Habil. als PD in Würzburg. 1833 a.o. Prof., 1836 o. Prof. der Pathologie u. Direktor der Poliklinik. Seit 1838 Leitung der med. Klinik in Göttingen (bis 1847 mit Conradi).	ADB, BL	2	
Gebhardt, Christoph		Dr., Assistenzarzt im kgl. Uni.krankenhaus in Erlangen.			2
Geiger, Philipp Lorenz	* 29.08.1785 (Freinsheim) † 19.01.1836 (Heidelberg)	Seit 1798 Ausbildung zum Apotheker. 1807 Pharmazeut. Examen in Karlsruhe. 1811-14 Apotheker in Karlsruhe, Lörrach. 1814-21 Inhaber der Uni.-Apotheke in Heidelberg. Seit 1816 Privatvorlesungen in Heidelberg. 1817/18 Dr. phil. habil. 1824 a.o. Prof. der Pharmazie in Heidelberg. 1828 Dr. med. h.c. in Marburg.	BL, Drüll, NDB	1	
Göbel		Dr., Kreisphysikus in Mayen.		2	
Graff, Johann Adam	* 04.08.1784 (Friedberg)	Studium in Jena, Würzburg, Gießen. Prom. 1804. Praxis in Friedberg 1804-06, dann in Ortenburg. 1809 Physikus in Nidda. 1821 1. Physikus im Landratsbezirk Nidda. 1829 1. Medizinalrat u. Vorstand des Medizinal-Kollegiums in Darmstadt, 1. Hospitalarzt. 1832 Direktor des Medizinal-Kollegiums in Darmstadt.	BL	1	
Grenser, Woldemar Ludwig		Dr, Leipzig			1
Groeser, Joh.		Dr., Großherzogl. Hess. Medizinalrat, Vorstand d. Medizinalkollegs in Darmstadt.			1
Guérard, Theodor	* 1797 † 1874	Dr. med., Geh. Sanitätsrat in Elberfeld. Zuletzt in Berlin.	NDB	1	
Guerdan		Prakt. Arzt in Neudenau.			1
Guerdan		Prakt. Arzt in Neckargemünd.			1
Guibert, Th.		Dr.		1	

Name	Lebensdaten	Beruflicher Werdegang	Lit.	HKA	MA
Hacker, Heinrich August	* 25.04.1801 (Dresden) † Okt. 1865 (Leipzig)	Studium in Leipzig. 1824 Prom. 1825 Dozent für Innere Medizin in Leipzig.	BL	2	
Hagen, Theodor Alexander von	* 02.10.1778 (Werden in Westfalen)	1804 Prom. in Würzburg. Später PD in Heidelberg, dann o. Prof. in Charkow (Rußland). Später kaiserl. Russ. Collegien-Assessor in Moskau.	BL	1	
Hahn, Wilhelm Friedrich	* 21.02.1796 † 08.05.1874	Dr. med. et chir., Stadtarmenwundarzt in Stuttgart. Medizinalrat.	BL	1	2
Harless, Johann Christian Friedrich	* 11.06.1773 (Erlangen) † 13.03.1853 (Bonn)	Beginn Studium Philologie, Geschichte u. Medizin mit 16 J. 1793 Dr. phil. 1794 Dr. med., anschl. kurzer Studienaufenthalt in Wien. 1794 Habil. als prakt. Arzt u. Dozent für theoret. u. prakt. Medizin in Erlangen. Ein Jahr darauf kurzer Studienaufenthalt in Wien. Mehrere Berufungen abgelehnt. 1814 o. Prof. u. Mitdirektor der Med. Klinik in Erlangen. 1818 Bonn, Mitaufbau der med. Fakultät in Bonn.	ADB, BL, NDB	7	
Harveng, C.		Dr., Mitglied der med. Fak. in Paris, Schüler von Dupuytren, prakt. Arzt in Mannheim.		1	4
Hasper, Moritz	* 03.01.1799 (Eilenburg) † 29.07.1846	Studium Leipzig bis 1821. Prom. 1824 a.o. Prof. Einige Jahre als a.o. Prof. u. praktischer Arzt tätig.	BL	1	
Hauff, Gottlieb Christian Friedrich von	* 18.10.1802 (Wankheim bei Tübingen) † 13.02.1882	Studium 1819-32 in Tübingen. Prom. Kurze Zeit Geburtshilfe in Würzburg. Zunächst niedergelassen in Dornstetten bei Freudenstadt. 1825 Distriktsarzt u. Physikatsverweser in Welzheim. 1833 Oberamtsarzt in Besigheim. 1841 Oberamtsarzt in Kirchheim u.T.	BL	2	10
Hecker, Karl Friedrich	* 05.11.1812 (Eichtersheim) † 28.10.1878	Studium 1830-1835 in Heidelberg. Prom. Wissenschaftl. Reisen nach München u. Paris. 1836 Habil. für Chirurgie u. Augenheilkunde in Freiburg. 1839 a.o. Prof. Vorlesungen und Assistenz in chirurg. Klinik in Freiburg. Seit 1848 provisorische Leitung der Klinik. 1855 o. Prof. u. definitiver Direktor. 1817 Pensionierung.	ADB, BL		4
Heermann, Georg	* 1807 (Blomberg in Lippe Detmold) † 24.07.1844 (Rom)	Dr., 1833 Assistent der Irrenanstalt in Siegburg. 1835 PD u. Assistent in Heidelberg. 1840 a.o. Prof. in Tübingen. Seit 1842 o. Prof.	BL		1
Heim		Dr., Prof. in Stuttgart.		2	
Helmbrecht, K.		Dr., Bataillonsarzt u. prakt. Arzt in Braunschweig.			1
Hemmer, F.W.		Dr., Berg- u. Salinenmedikus in Schmalkalden.		1	
Herff, von		Dr., Darmstadt.			2

Name	Lebensdaten	Beruflicher Werdegang	Lit.	HKA	MA
Hergt, Franz	* 12.04.1801 (Zaisenhausen bei Bretten) † 28.08.1851 (Illenau)	1817-23 Studium in Würzburg, Heidelberg. Prom. 1823 Praxis in Bischofsheim. 1827 Bade- u. Assistenzarzt in Langenbrücken. 1832-39 Physikus in Ettenheim. 1841 Physikus in Überlingen u. Medizinalreferent beim Hofgericht des Seekreises. 1844 Medizinalrat, 1848 Abgeordneter der 2. Kammer. 1849 Physikus in Karlsruhe u. ord. Mitglied der großherzogl. Sanitäts-kommission.	BL		3
Heyfelder, Johann Ferdinand	* 19.01.1798 (Küstrin) † 21.06.1869 (Wiesbaden)	Mit 16 J. Teilnahme am Feldzug gegen Frankreich. Danach Medizinstudium in Berlin, Jena, Würzburg, Tübingen, Breslau. 1820 Prom. in Breslau. Reisen nach Süddeutschland, Österreich, Paris, Frankreich. Praxis in Trier. 1831/32 Reise nach Berlin, Magdeburg, Paris zum Studium der Cholera. 1833 Leibarzt und Medizinalrerent, Medizinalrat, Mitglied der fürstl. Landesregierung der Fürsten von Hohenzollern. Reform des Medizinalwesens dort nach preuß. Muster. Brunnenarzt in Imnau. 1841 Prof. der Chirurgie u. Augenheilkunde, Direktor der chirurg. Klinik in Erlangen. 1848 entsandt zum Reformkongreß nach München. 1850 allg. Direktion des Uni.-Krankenhauses. 1855 Rußland, Oberchirurg der Truppen Finnlands. Nach Kriegsende St. Petersburg, dort im Lehrfach u. als Hospitalarzt tätig. Nach 15 Jahren in Rußland Rückkehr nach Deutschland.	ADB, BL	3	10
Hinterberger, Joseph	* 06.06.1795 (Kleinmünster bei Linz) † 18.04.1844	1818 Prof. für Geburtshilfe am Lyceum in Innsbruck u. 1822 in Linz. 1839 Dr. chir. honor. in Wien.	BL	1	
Höfle, Mark Aurelius	† 04.02.1855 (Heidelberg)	Dr., prakt. Arzt. Assistenzarzt, seit 1844 PD an Uni. Heidelberg.	BL		3
Hof(f)acker, Gottlieb Wilhelm	* 12.09.1787 (Steinheim) † 19.05.1844	1810 Beginn Medizinstudium in Heidelberg. Teilnahme am Feldzug nach Rußland 1812. 1818-22 Fortsetzung Studium in Heidelberg. Wegen Mittellosigkeit leistete er schon vor dem Examen bei Duellen an der Hochschule Heidelberg als Arzt Beistand.	BL	1	1
Hofmann, Joseph	* 08.07.1815 (Würzburg) † 09.03.1874	Medizinstudium in München, Prom. 1837. Wissenschaftl. Studien in Würzburg, Heidelberg, Berlin, Wien. 1841 Habil. als PD in München. 1842 a.o. Prof. in Würzburg. 1846 a.o. Prof. in München. 1853 o. Prof. in München. Gründete geb.hilfl. Poliklinik in München nach Berliner Vorbild. 1854 Ernennung zum Gerichtsarzt. Lehre der Staatsarzneikunde.	BL, NDB (unter Hofmann, Karl)		1
Hohnbaum, Karl	* 10.01.1780 (Coburg) † 17.09.1855	Dr., 1803 Praxis in Rodach. Hofmedikus in Hildburghausen. Daraufhin lange Zeit herzogl. Sächsischer Rat und Amtsphysikus zu Heldburg. 1814 wieder Hofmedikus in Hildburghausen. 1820 herzogl. Sachsen-Hildburghausenscher Obermedizinalrat.	BL	1	

Name	Lebensdaten	Beruflicher Werdegang	Lit.	HKA	MA
Hopf, Christian Gottlob	* 15.07.1765 (Balingen) † 12.07.1842 (Stuttgart)	Studium Medizin u. Nat.wiss. in Tübingen bis 1790 (Dr. phil.) u. 1794 (Dr. med.). Niederlassung in Kirchheim u.T. 1806 Ernennung zum Oberamtsarzt in Kirchheim. 1812 Hofrat.	BL	2	
Huber, E.		Dr., Cusel.			1
Hueter, Karl Christoph	* 06.03.1803 (Melsungen) † 18.08.1857 (Marburg)	1820-24 Medizinstudium in Marburg, Prom. 1824. Studienreise u.a. nach Wien u. Berlin. 1825 Gehilfsarzt der chirurg. Klinik in Marburg. Dort Habil. zum PD. 1831 a.o. Prof., 1833 o. Prof. u. Direktor der Entbindungsanstalt (dort bis zu seinem Tod). 1837/1844 Prorektor, oft Dekan der med. Fakultät.	ADB, BL	1	
Iselin	* 1795 † April 1852	Dr., Amtschirurg in Mühlheim.	DBA		1
Jaeger, Georg Friedrich von	* 25.12.1785 (Stuttgart) † 10.09.1866/1867 (Stuttgart)	1803-07 Medizinstudium in Tübingen. 1808 Prom. Wissenschaftl. Reise nach Göttingen, Paris, Südfrankreich, Schweiz, Stuttgart. Niederlassung in Stuttgart. 1817 Nachfolger seines Bruders als Kustos der kgl. Naturaliensammlung. 1823-45 Lehrer/Prof. der Naturgeschichte u. Chemie an Stuttgarter Gymnasium. 1836-52 Mitglied der obersten Sanitätsbehörde (Medizinal-Kollegium), zunächst als Assessor, seit 1841 als Obermedizinalrat. Referent über die Bäder, v.a. Wildbad, aber auch über die Anstalt für schwachsinnige Kinder in Mariaberg. 1850 mit dem württemberg. Kronenorden geadelt. Träger des Ritterkreuz des baierischen Ordens vom hl. Michael.	ADB, BL, NDB	1	
Janzer		Prakt. Arzt in Philippsburg.			1
Kaiser, Eduard		Arzt in Lörrach.			1
Kaiser, K[C]arl Ludwig	† 21.01.1844	Dr., Amtsphysikus in Geisa, später Weimarischer Medizinalrat.	BL	1	
Kathriner, Melchior		Dr., Assistenz-, Amtswund- u. Badearzt in Oppenau.			6
Kerner, Justinus	* 18.09.1786 (Ludwigsburg) † 21.02.1862 (Weinsberg)	1802 Beginn Kaufmannslehre aus wirtschaftl. Gründen. 1804 Beginn Medizinstudium in Tübingen. Erscheinen der ersten Gedichte. 1808 Prom. 1809-10 Reisen nach Hamburg, Berlin, Wien. 1810 Beginn ärztl. Tätigkeit in Dürrmenz bei Mühlacker. 1811 Badearzt in Wildbad. 1812 Unteramtsarzt in Welzheim, 1815 Oberamtsarzt in Gaildorf. 1819-51 in Weinsberg. Viele okkultistische Schriften.	ADB, BL, NDB	1	1
Kettner		Amtswundarzt in Oberkirch.			1
Kissel, Carl		Dr., Idstein.			1
Klauber, T.		Dr., Jassy.			1

Name	Lebensdaten	Beruflicher Werdegang	Lit.	HKA	MA
Klein, Karl Christian von	* 28.01.1772 (Stuttgart) † 09.02.1825	1788 Studium Stuttgart, 1793 Prom. Dann Würzburg, 1794 Frankfurt. Weitere Studien in Jena, Halle, Göttingen. 1796 herzogl. Württemb. Leibchirurg, dann Stadt- u. Amtschirurg in Stuttgart, Aufsicht über das allg. Kranken- u. Geburtshaus. Herzogl. Hofmedikus. 1806 kgl. Medizinalrat. 1814/15 Oberaufsicht über die russischen Spitäler um Stuttgart. Obermedizinalrat, persönl. Adel. 1816 russ. Wladimirorden.	ADB, BL, DBA	5	
König, Georg	* 27.10.1801 (Cloppenburg) † 21.01.1884	Erlernte seit 1817 Pharmazie. Studium Medizin, Mathematik u. Astronomie in Münster seit 1818, seit 1821 in Bonn. Assistent am chem. Laboratorium. Prom. 1824. 1825-27 Assistenzarzt der med. Klinik bei Nasse. Seit 1827 Arzt in Köln. 1849 Sanitätsrat. Mitbegründer u. leitender Arzt des Marienhospitals in Köln. Mitbegründer des Hauses der Schwestern vom guten Hirten.	BL	1	
Krämer		Dr., prakt. Arzt in Rastadt (Rastatt).			1
Kraft, Heinrich		Prakt. Arzt in Durlach.			1
Krebs, C.		Dr., Buer (Ostfriesland).		4	1
Küchler, Heinrich	* 23.04.1811 (Darmstadt) † 29.03.1873	Studium in Gießen seit 1828, später in Paris. Prom. 1834 Rückkehr nach Darmstadt als Augenarzt. 1835 Prüfung vor Medicin.-Collegium. 1835 Eröffnung Augenheilanstalt. 1836-39 Inhaftierung wegen Beteiligung an Burschenschaftsbewegung in Gießen. 1839 Wiedereröffnung seiner Augenheilanstalt. 1844 Gründung Mathilden-Landkrankenhaus. Wissenschaftl. Reisen: 1851 Belgien, England; 1855 Frankreich; 1856 Berlin; 1858 Wien. 1862 Obermedizinalrat, später Geh. Obermedizinalrat. 1870-71 Übernahme der Direktion des Reservelazaretts und zweier Baracken.	ADB, BL	7	
Küster		Dr., Herzogl. Nassauischer Medizinalrat in Cronthal.			1
Lebenheim, Ernst Ludwig Heinrich	* 06.11.1787 (Breslau) † 18.03.1848 (Trebnitz)	Studium der Philosophie in Breslau. Seit 1803 Studium der Medizin in Breslau. Prom. 1806. 1811 Niederlassung in Herrnstadt. 1814-24 Arzt in Breslau. Seit 1824 Kreisphysikus in Trebnitz (Schlesien).	BL	1	
Lebküchner		Dr., fürstlicher Rat in Langenburg.			1
Lebrecht, Leo	* 20.12.1798 (Weisenau bei Mainz) † 01.10.1834	Studium in Heidelberg, Prom. 1817 in Mainz. Niederlassung in Mainz. Physikus für Armenverpflegungsanstalt der israelitischen Gemeinde.	BL	1	
Lederle, Er.		Dr., prakt. Arzt, Wund- u. Hebearzt in Münsterthal.			1
Lenz		Dr., prakt. Arzt, Oberrichter u. Kantonsarzt in Warth bei Frauenfeld.			1
Levi		Dr., Karlsruhe			1
Lieblein		Dr., prakt. Arzt in Fulda.			3

Name	Lebensdaten	Beruflicher Werdegang	Lit.	HKA	MA
Louis, Pierre-Charles-Alexandre	* 14.04.1787 (Ai, Champagne) † 22.08.1872	1813 Prom. in Paris. Reisen nach Rußland bis 1820. Arbeitete mehrere Jahre im Hôp. de la Charité. Seit 1826 Mitglied der Akademie der Medizin. 1828 Reise nach Gibraltar, um das Gelbfieber zu studieren. Danach Arzt am Hôp. de la Pitié. Später leitete er eine Abteilung am Hôtel-Dieu.	BL	1	
Maier		Prakt. Arzt, Amtswundarzt in St. Peter.			1
Martin		Dr., Physikus in Staufen			1
Martini, Eberhard Karl	* 10.01.1790 (Biberach) † 26.04.1835 (Paris)	Studium in Freiburg u. Wien. Bei Kriegsbeginn 1809 Eintritt in Dragonerregiment als k.u.k. Unterarzt. Im Befreiungskrieg 1813 Oberarzt. Mit 23 Jahren Chefarzt des k.u.k. Armeespitals in Troyes. Zweimal Kriegsgefangenschaft. Nach Krieg Prom. u. Praxis in Wien. Dann k.u.k. Regimentsfeldarzt, wurde in verschiedene Garnisonsstädte versetzt. 1824 Reise an die Moldau zur Beobachtung der Pest. 1825 k.u.k. Leibarzt des Erzherzogs u. Kardinals Rudolph, Fürstbischof von Olmütz. 1828 Konsulatsarzt in Bukarest-Jassy. 1831 Rückkehr in Armee: Chefarzt des Militärspitals in Baden. 1831 Chefarzt des Militärcholerahospital in Wien. 1835 wissenschaftliche Reise nach Paris.	ADB, BL	1	
Martius, Theodor Wilhelm	* 01.07.1796 (Erlangen) † 15.09.1863	Studium in Erlangen. Dr. phil. et med. Studium der Pharmazie. In Handelsstädten, z.B. Bremen, Hamburg, Praxiserfahrung gesammelt. 1824 Hofapotheke in Erlangen. 1825 Habil. in Erlangen für Pharmazie. 1848 bis 1863 a.o. Prof. für Pharmazie. Zudem zeitweilig 2. Bürgermeister in Erlangen.	BL, NDB		1
Meier, Wilhelm	* 07.03.1785 (Karlsruhe) † 11.06.1853	Studium in Jena, Würzburg, Wien. Prom. 1806 Physikat in Durlach. 1806 bei Kriegsausbruch Leitung des Sanitätswesens beim badischen Corps. Teilnahme an Schlacht bei Jena, Besetzung von Stettin, Belagerung von Danzig. 1807 Rückkehr nach Baden, Organisation des badischen Militär-Sanitätswesens. 1809 Beteiligung am Österreich-Feldzug, 1812 nach Rußland, Gefangenschaft. Leitung Militärhospital in Ettlingen. 1813 Schlacht bei Leipzig. 1814 Leitung der Spitäler bei Straßburg rechts- und linksrheinisch. 1815 Feldzug. 1816 Mitglied der Sanitäts-Kommission. 1830 Großh. Generalstabsarzt, alleinige Leitung des gesamten Militär-Sanitätswesens.	BL	1	
Meissner, Friedrich Ludwig	* 25.08.1796 (Leipzig) † 04.12.1860 (Dresden)	Studium in Leipzig. 1819 Prom. 1831 Habil. für Geburtshilfe u. Gynäkologie. 1838 Errichtung einer geburtshilfl. Poliklinik in Leipzig.	BL		2
Metz, Carl August (urspr. Sekkim Amschel)	* 12.08.1794 (Offenbach) † 1848	Zunächst Mathematikstudium, davon 4 1/2 Jahre in Frankreich, nach Rückkehr nach Deutschland Studium der Arzneikunde in Marburg. 1816 Prom. Dr. med. 1816 Amtswundarzt in Dreieichenhain. 1829 prakt. Arzt in Darmstadt.	DBA, NDB		1
Meuth		Dr., K.B. Kantonsarzt in Winnweiler.			2
Moppey		Prakt. Arzt, Amtschirurg in Sinsheim.			1
Müller		Dr., Physikatsarzt in Hirschhorn.			1

Name	Lebensdaten	Beruflicher Werdegang	Lit.	HKA	MA
Müller, J.F.		Dr., prakt. Arzt in Mainz.			1
Mueller, Johann Georg	* 07.12.1792 (Pforzheim) † 12.03.1866	1812 Unterarzt bei badischem Bataillon, Schlachten von Lützen u. Leipzig, Belagerung von Straßburg. Fortsetzung Studium. 1815 Prom. 1816 Assistenzarzt bei dem großen Physikat in Pforzheim. 1826 Verlegung der Irrenanstalt von Pforzheim nach Heidelberg. Stelle als Arzt an zurückbleibender Siechenanstalt, 1829 auch an Taubstummen- u. Filial-Irrenanstalt u. dem allg. Arbeitshaus. 1830 Siechenphysikus. 1846 Medizinalrat. Später Hofrat. 1854 aufgrund seiner Bemühungen Verlegung des Arbeitshauses, dadurch mehr Raum für Geisteskranke, Epileptiker. 1859 Geh. Hofrat.	BL		3
Muncke		Dr., Amtschirurg in Walldürn.			1
Nägele, Franz Carl Joseph		s. Kapitel Herausgeber 2.2		16	
Nägele, Franz Karl Anton Joseph Hermann	* 22.01.1810 (Heidelberg) † 05.07.1851 (Heidelberg)	Sohn von Franz Carl Nägele. Seit 1827 Medizinstudium in Heidelberg, 1832 Prom. Assistent an Entbindungsanstalt seit 1832. 1833-34 Studienreise nach Wien, Paris. Habil. 1835 als PD der Geburtshilfe der Uni. Heidelberg, 1838 a.o. Prof., 1838 Oberhebearzt des Unterrheinkreises. 1841-51 Leiter u. Verwalter der Geburtshilfl. Klinik. 1845 a.o. Prof. Heidelberg.	ADB, BL, Drüll		6
Nevermann, Johann Friedrich Wilhelm	* 05.06.1803 (Scharpzow bei Stavenhagen) † 17.09.1850 (Plau)	Studium seit 1822 in Rostock, Berlin, Greifswald, Göttingen, Kopenhagen. Prom. Mai 1831 in Rostock. Prakt. Arzt in Plau. Seit 1834 Gendarmen-Brigadearzt. Seit 1836 Stadt-Armenarzt. Operateur, Geburtshelfer.	ADB, BL		5
Niess		Dr., Großherzogl. Hess. Physikatsarzt in Fürth.			1
Nötling, Wilhelm		Stadtamtschirurg in Mannheim.			1
Nuhn, Johann Anton	* 21.06.1814 (Schriesheim) † 27.07.1889 (Heidelberg)	Studium in Heidelberg im WS 1834/35. 1834 Assistent an Anatom. Anstalt Heidelberg. Prom. 1838 in Heidelberg. 1841 PD an Universität Heidelberg. Habil. 1842. Seit 1844 Prosektor, seit 1849 a.o. Prof. der anatom. Anstalt. Seit 1872/73 Honorarprof. der Anatomie.	BL, Drüll		1
Oesterlen, Georg Christian	* 21.03.1773 (Solitude bei Stuttgart) † 26.10.1850 (Stuttgart)	Prom. in Tübingen 1795. 1822 Oberamtsarzt in Öhringen, 1824 in Murrhardt. Fürstlich Hohenlohe-Oehringenscher Leibarzt. 1833 kgl. Württemb. Medizinalrat in Stuttgart.	ADB, BL	4	
Oesterlen, Joseph Friedrich	* 18.12.1776 (Kirchheim u.T.) † 02.08.1853	Studium in Tübingen. Dort 1810 Prom. Niederlassung in Kirchheim u.T., zunächst Wundarzt, dann Oberamtswundarzt. Mitglied der Gesellschaft der Freunde der Entbindungskunst in Göttingen.	BL		1
Osius, Carl A. (jun.)		Dr., prakt. Arzt in Hanau.			8

Name	Lebensdaten	Beruflicher Werdegang	Lit.	HKA	MA
Pagenstecher, Heinrich Karl Alexander	* 11.07.1799 (Herborn Nassau) † 20.03.1869 (Heidelberg)	Prom. in Heidelberg 1819. Reisen nach Frankreich, Italien, Schweiz. 1820 Nassauisches Staatsexamen. Medizinalassistent in Nassau a.d. Lahn seit 1821. 1824 preußisches Staatsexamen. 1824–52 Arzt in Elberfeld. Gründete 1842 den ärztl. Verein des Regierungsbezirkes Düsseldorf, 1847 die Witwenkasse. 1848 Abgeordneter des deutschen Parlaments. 1852 Umzug nach Heidelberg. Seit 1863 Mitglied der 2. Badischen Kammer (Weinheim-Ladenburg).	ADB, BL, Drüll	2	
Pauli, Friedrich (jun.)	* 03.02.1804 (Landau) † 21.01.1868	Studium 1821 in Straßburg, 1822 in Göttingen. Prom. 1824 in Göttingen. Studien in Berlin, München (1826 Staatsprüfung), Prag, Wien, Paris. 1828 Niederlassung in Landau, v.a. Chirurgie u. Augenheilkunde.	ADB, BL	1	
Pauli, Friedrich (sen.)	* Ende 18. Jh. † 1856 (Landau)	Dr., Medizinalrat in Landau.	ADB		8
Paulus, N.		Dr., prakt. Arzt in Stuttgart.		1	1
Peez, August Heinrich	* 1786 (Mainz) † 10.03.1847 (Wiesbaden)	Studium seit 1803 in Würzburg, Heidelberg, Erlangen, Jena, Wien. 1811 Prom. in Würzburg. Seit 1813 prakt. Arzt in Wiesbaden. 1818 Medizinalrat. 1830 Herzogl. Nassauischer Geh. Hof- u. Medizinalrat. 1841 Brunnen- u. Badearzt. 1829 Mitglied einer Kommission zur genaueren Erforschung der regionalen Heilquellen.	ADB, BL	1	
Pfeufer, Christian	* 1780 (Bamberg) † 23.03.1852	Prom. Mit 21 J. Prof. an neu errichteter Universität in Bamberg. Aufhebung derselben 1804. Daher Versetzung als Landgerichtsphysikus nach Schesslitz, 1809 wieder als Stadtphysikus nach Bamberg. Später dort ltd. Arzt des Krankenhauses, Vorstand des Medizinal-Kommitees.	BL	3	1
Pickford		Dr., PD seit 1843 in Heidelberg.			1
Pommer, Christoph Friedrich von	* 22.10.1787 (Calw) † 11.02.1841 (Zürich)	Studium der Chirurgie seit 1801. Studium in Zürich seit 1803, seit 1806 Tübingen. 1809 Feldzug gegen Österreich als württemb. Oberarzt, dann Regimentsarzt. 1812-14 russ. Gefangenschaft. Dienst in Hospitälern Mühlhausen, Tettnang. Seit 1815 Regimentsarzt in Frankreich. 3 Jahre Stabsarzt in Hospitälern Hagenau u. Weissenburg. 1818-33 Oberarzt u. Stabsarzt in Heilbronn. Danach Prof. der Physiologie, allg. Pathologie, Therapie, Staatsarzneikunde in Zürich. 1835 dort Mitglied des Gesundheitsrates u. der Vaccinations-Kommission, Examinator für die Staatsprüfungen. Ritter des Zivilverdienstordens.	ADB, BL	4	
Prieger, Johann Erhard Peter	† 04.06.1863	1816 Prom. in Würzburg. Kreisphysikus, Impf-, Armen- u. Hospitalarzt in Kreuznach. Setzte sich dafür ein, die dortigen Solequellen zu Heilzwecken zu benutzen. Geh. Sanitätsrat, erster Brunnen- u. Badearzt.	BL		1
Puchelt, Benno R.		Dr., prakt. Arzt, seit 1841 PD.			4
Puchelt, Friedrich August Benjamin		s. Kapitel Herausgeber 2.3		8	6

Name	Lebensdaten	Beruflicher Werdegang	Lit.	HKA	MA
Rampold		Dr., Arzt am Hospital in Esslingen.			9
Randt		Dr., Zaardam.		1	
Rau, Gottlieb Martin Wilhelm Ludwig	* 03.10.1779 (Erlangen) † 22.09.1840	Studium seit 1797. 1800 Prom. 1801 PD, 1801 Leibarzt u. Physikus beim Grafen von Görzt in Schlitz. 1813 Physikus in Lauterbach, 1824 nach Gießen. 1821 hessischer Hofrat. Erster Physikus.	BL	1	
Rau, Ludwig		Dr., prakt. Arzt in Pforzheim.			1
Rees		Bade- und Assistenzarzt in Langenbrücken.			1
Renard, Johannes Claudius	* 28.02.1779 (Mainz) † 18.12.1824/26/27 (Sterbejahr unklar, verschiedene Angaben)	Studium in Mainz. Physikus in Niedersaulheim (Wörrstadt), Rückkehr zunächst nach Mainz. Prom. 1808 in Paris. Stadtarmenarzt in Mainz, 1813 Arzt des Bürgerhospitals, 2. Stadtphysikus, Prof. für Gerichtsmedizin, Mitglied des Gesundheitsrates u. Sanitätspolizei in Mainz. Leibarzt des Großherzogs von Hessen. Medizinalrat.	BL, DBA	1	
Reuss, Johann Jodocus F.	† um 1841	1791 Prom. in Mainz. Prakt. Arzt in Mainz, Hofmedikus in Stuttgart, Präfektur u. Medizinalrat, sowie Stadt-, Land- u. Zent-Physicus. In Aschaffenburg Kgl. Bayer. Medizinalrat, sowie Stadt- u. Landphysikus. 1835 Ruhestand.	BL	3	
Reuter, C.		Dr., Arzt u. Brunnenarzt in Eltville / Schlangenbad.		1	
Richter, C.A.W.		Dr., Waldyk.			1
Riecke, Leopold Sokrates v.	* 10.10.1790 (Brünn) † 26.04.1876	Studium in Tübingen, Wien, Göttingen, Würzburg. 1811 Militärarzt. Feldzüge 1813-15. 1816 Prom. 1820 a.o. Prof. 1827 o. Prof. für Chirurgie u. Geburtshilfe in Tübingen, seit 1843 nur noch Geburtshilfe. 1838 mit württemberg. Kronenorden persönlich geadelt. Seit 1848 Obermedizinalrat in Stuttgart, nach Pensionierung Ehrenmitglied des Medizinalkollegiums.	ADB	1	
Ris		Dr., prakt. Arzt, Amtschirurg in Gengenbach.			1
Ritgen, Ferdinand August Max Franz v.	* 11.10.1787 (Wulfen) † 14.04.1867	Studium seit 1806, Prom. 1808 in Gießen. 1808 Physikatschirurg des Amtes Belke, 1809 Erlaubnis Ausübung Innere Medizin. Amtsphysikus zu Stadtberg, 1811 zu Medebach. 1814 Prof. für Chirurgie u. Geburtshilfe in Gießen, Direktor der neu gegründeten Entbindungsanstalt u. Referent für Medizinalangelegenheiten (Medizinalrat) bei der Regierung Oberhessen. 1817 o. Prof., 1821 Regierungsrat, 1823 Ehrendoktor der Philosoph. Fakultät Gießen. 1824 Arzt am Stadthospital, errichtete dort eine med.-chirurg. Klinik. 1826-27 Rektor der Uni., 1830 Geh. Medizinalrat. Pensionierung 1833, 1840 geadelt.	BL	1	
Ritter, Bernhard	* 19.07.1804 (Rottenburg a. N.) † 21.08.1893	Studium in Freiburg u. Tübingen, Prom. 1831. Arzt in Rottenburg, kurze Zeit in Schömberg, dann wieder in Rottenburg. 1848/49 Abgeordneter im „Langen Landtag". 1836 München, um bei der Cholera-epidemie tätig zu sein. 1852/54 silberne, 1869 goldene Medaille „Bene merenti". Hofrat.	BL		12

Name	Lebensdaten	Beruflicher Werdegang	Lit.	HKA	MA
Röcker		Wundarzt in Ludwigsburg.			1
Rösch, Karl Heinrich	* 1798 (Waldbach b. Weinsberg) † 13.12.1866 (St. Louis)	Dr., Arzt in Schwenningen u. Oberamtsarzt in Urach, wanderte nach Nordamerika aus.	BL		5
Roe[ö]ser, Jacob von	* 23.06.1799 (Ellingen/Bayern) † 25.04.1862	Mit 16 Jahren Beginn Medizinstudium in Würzburg, später Tübingen. 1819 Prom. u. Staatsprüfung. Wissenschaftl. Reisen nach Paris, London, Berlin, Wien. Prakt. Arzt in Mergentheim. Seit 1823 Leibarzt bei Fürst Karl August Theodor zu Hohenlohe-Bartenstein. Rat, später Hofrat. 1834 Reise nach Griechenland, Ägypten, Syrien, Jerusalem. Dort Betreuung der Pestkranken. Träger Ritterkreuz des Hl. Sylvester, des Hl. Kriegerordens, Griech. Erlöserorden. 1853 Reise nach Frankreich, Spanien.	ADB, BL	2	4
Rothamel		Dr., Arzt, Wundarzt des Landeskrankenhauses, Vorstand der Gebäranstalt in Fulda.			3
Rothamel, G.		Assistenzarzt beim med.-klinischen Institut u. Landeskrankenhaus für Oberhessen in Marburg. PD. Später auch Physikus in Lichtenau, Bergmedikus am Meisner u. Tongrube. Prakt. Arzt.			7
Royer-Collard, Antoine-Athanase	* 07.02.1768 (Sompuis b. Marne) † 27.11.1825	Lehrer für Sprachen u. Klassische Literatur in Lyon. Später Anstellung bei Verwaltung der Kriegsfourrage für Alpenarmee. Mit 27 J. Beginn Medizinstudium in Paris. 1802 Prom. 1806 Arzt an Irrenanstalt zu Chareton. 1816 Prof. für Gerichtsmedizin. 1809-23 Generalinspektor sämtlicher med. Unterrichtsanstalten in Frankreich.	BL	1	
Ruef, A.		Prakt. Arzt in Bühl.			3
Ruettel, J.G.		Dr., kgl. Baier. Kantonsarzt in Neuhornbach.			2
Ruff		Dr., prakt. Arzt in Herrschried.			1
Rumpelt, Karl August Ferdinand	* 22.11.1768 (Pirna) † 11.05.1850 (Dresden)	1793 Prom. in Leipzig. Prakt. Arzt in Dresden.	BL		2
Sauerbeck, C.		Badearzt in Rippoltsau.			2
Schaible		Prakt. Arzt in Renchen.			2
Schaible, J.		Dr., prakt. Arzt in Kenzingen.			1
Scharf		Wundarzt in Gebesee.			2
Schauer		Dr., Bamberg.			1
Schilling		Prakt. Arzt in Gießen.			1
Schindler, Heinrich Bruno	* 22.08.1797 (Lauban) † 27.10.1859	Seit 1815 Studium an chirurg.-med. Akademie Dresden, dann Breslau, dort 1819 Assistent der chirurg. Klinik. 1819 Prom. Arzt in Greiffenberg (Schlesien). Prakt. Chirurg und Augenarzt. Sanitätsrat, Präsident der Gesellschaft der Ärzte Schlesiens u. der Lausitz.	ADB, BL	1	
Schlecht, A.		Dr., Großh. Bad. Medizinalrat u. Oberamtsphysikus in Offenburg.		1	
Schmidt, Gustav		Prakt. Arzt in Appenweiher.			1

Name	Lebensdaten	Beruflicher Werdegang	Lit.	HKA	MA
Schmidt, Gustav		Prakt. Arzt u. Amtschirurg in Blumenfeld.			1
Schmitt, Wilhelm Joseph	* 10.08.1760 (Loch a. Rhein) † 03.06.1827 (Oberdöblin b. Wien)	Studium in Würzburg, Prom. Seit 1793 in Wien. Feldarzt der österreich. Armee. 1788 Oberarzt u. Sekretär in med.-chirurg. Amtsgeschäften der kaiserl. Armee, 1793 Chefarzt des Bombardier Corps in Wien. 1791 Promotion. 1795 Lehrer an Josephsakademie. 1798 Stabsarzt, dann interimist. Lehrer der Geburtshilfe u. Staatsarzneikunde. 1802 a.o. Prof., 1804 o. Prof. der Geburtshilfe, Vorsteher der Entbindungsanstalt an der k.u.k. med.-chirurg. Josephsakademie in Wien. 1820 Ruhestand.	ADB, BL	4	
Schnackenberg, Wilhelm Philipp Jakob	* um 1800 (Kassel)	Medizinstudium in Marburg, 1831 Prom. Prakt. Arzt in Kassel, gleichzeitig Badearzt in Hofgeismar.	BL	1	
Schneider, Johann Joseph	* 15.10.1777 (Fulda)	Medizinstudium in Fulda, während Studium Correpititor der Physiologie. Fortsetzung Studium in Würzburg. 1801 med. chirurg. Examen in Fulda. Prakt. Arzt in Fulda. Führte Impfung ein. 1805 Prom. 1813 Medizinalrat u. Sekretär des Medizinalkollegiums, Physikus des Amtes Grossenlüder, 1817 Physikus des Landgerichts Fulda. Seit 1822 Stadt-, Landgerichts- u. Kreisphysikus, Mitglied der med. Deputation u. Polizeikommission, später Obermedizinalrat u. Medizinalreferent bei der Regierung. 1833-40 ärztl. Mitgliedschaft in Landkrankenhausdirektion. 1844 Geh. Medizinalrat. 1855 50jähr. Promotion. Kurz danach verstorben.	ADB, BL	3	14
Schneider, Ludwig	† 03.04.1876 (Baden-Baden)	Gründer der Kaltwasser-Heilanstalt in Gleisweiler, prakt. Arzt.	BL		1
Schnurrer, Friedrich	* 06.06.1784 (Tübingen) † 09.04.1833	Medizinstudium in Tübingen, 1805 Prom. Danach Studienreise nach Würzburg, Bamberg, Göttingen, Berlin, Paris. 1811 Physikatsverweser in Herrenberg. 1814 Verwaltung des Physikats zu Vaihingen a.d. Enz. 1830 in Biberach Leibarzt des Herzogs von Nassau, 1832 dort Geh. Hofrat.	ADB, BL	1	
Schürmay[i]er, Ignaz Heinrich	* 04.02.1802 (Freiburg) † 24.05.1881 (Freiburg)	Dr. med., Oberamtschirurg, Physikatsverweser, dirig. Arzt am Hospital in Emmendingen. Prakt. Arzt in Bonndorf, dort seit 1837 Amtsarzt u. beständiger Sekretär des Vereins bad. Medizinalbeamten zur Beförderung der Staatsarzneikunde. 1849 o. Prof. für Gerichtsmedizin Heidelberg, seit 1850 Bezirksarzt u. Medizinalreferent in Emmendingen. 1872 Pensionierung.	BL		3
Schütte, D.		Kreiswundarzt in Ründeroth.			1

Name	Lebensdaten	Beruflicher Werdegang	Lit.	HKA	MA
Schuster, Johann Constantin	* 07.05.1777 (Fünfkirchen, Ungarn) † 19.05.1839	Bis 1796 philosoph. u. juridische Studien in Fünfkirchen. 1796 nach Pesth, Beginn Med.Studium, Ende 1800. Prom. 1802. 1802 Assistent der Chemie. 1804 wissenschaftl. Reise in Dtld, v.a. Berlin. 1806-08 Correpetitor der Pharmaz. in Pesth. 1808 Klausenburg als Prof. der Chemie, Mineralogie u. Metallurgie am Lyceum. 1809 Prof. der spez. Naturgeschichte in Pesth. 1811-1817 o. Prof. Botanik u. Chemie. 1817 eigener Lehrstuhl für Botanik. 1817 Suppelierung des Lehrstuhls für gerichtl. Med. 1822-24 zusätzl. Pathologie. 1811 u. 1813 Dekan der med. Fak., 1821 Rektor.	DBA	1	
Schwarz, Ignaz	* 1795 (Fulda) † 15.01.1880	Studium in Marburg, Prom. 1819. Prakt. Arzt in Fulda. Kurfürst. Hess. Med.Rat.	BL	2	6
Schwarzschild, Heinrich	* 28.02.1803 (Frankfurt/M.) † 07.04.1878 (Frankfurt/M.)	Studium in Heidelberg u. Würzburg. Prom. 1824 in Heidelberg. 1825 Arzt in Frankfurt. 1874 Kgl. Preuss. Geh. Sanitätsrat.	ADB, BL		1
Schweickard		Prakt. Arzt in Schopfheim.			1
Schweig, Georg	* 29.01.1806 (Durlach) † 02.11.1891	1829 prakt. Arzt in Karlsruhe, 1849 Mitglied der Sanitätskommission, später des Oberme-dizinalrates. 1871-84 Medizinalreferent beim Ministerium des Innern, Oberaufsicht über das Apothekerwesen des Landes. Mit-glied der Prüfungskommission für Ärzte u. Apotheker für Chemie. Geh. Rat.	DBA		2
Sebastian, Friedrich Jacob Christian	* 24.11.1771 (Heidelberg) † 25.09.1840 (Heidelberg)	1793 Prom. Heidelberg. Militärarzt (Chirurgiemajor) in Holland, unterrichtete nach 1795 an der Leidener militärärztl. Schule Physiologie u. Anatomie. Vor 1810 Leiter eines Militärhospitals in Walcheren. 1810 nach Leyden zurück, 1811 Rückkehr nach Heidelberg. 1814 dort a.o. Prof, 1816 o. Prof. u. Medicus secundarius der med. Klinik. Las allgemeine u. spezielle Pathologie u. Therapie, z.T. Kinderkrank-heiten. 1825 Großherzogl. Bad. Hofrat.	BL, Drüll	2	
Seeger, Georg Ludwig	* 18.12.1803 (Michelstadt) † 03.06.1883 (Ludwigsburg)	Prom. 1827. 1829 Regimentsarzt im K. Württembg. 2. Inf. Regiment, Ludwigsburg. Später Lehrer der Anatomie an der ärztl. chirurg. Militäranstalt dort. 1844 Kreismedi-zinalrat. Obermedizinalrat.	BL		3
Seither		Dr., Brunnenarzt, Assistenzarzt in Langen-brücken.			1
Seubert, Carl August	* 07.05.1779 (Karlsruhe) † 11.11.1868 (Karlsruhe)	Studium Jena. Examen 1801. Prom. 1803. 3 Jahre Reisen nach Wien, Paris, Pavia. Danach Arzt in Karlsruhe. 1806 Assi-stenzarzt des Physikats mit Dienst im Hos-pital, 1810 Hofmedikus. 1816 Stadtphysikus u. Medizinalrat in der Sanitätskommission. Mitglied der Prüfungskommission. 1815 Geh. Hofrat. 1823 Ausscheiden aus Sani-tätskommission, Beibehaltung der Tätigkeit in Prüfungsbehörde. 1834 Rücktritt von den übrigen Ämtern. 1840 Geh. Rat.	DBA		1

Name	Lebensdaten	Beruflicher Werdegang	Lit.	HKA	MA
Sibergundi (= Sebregondi, Sebergundi), Johann Rütger	* 20.10.1785 (Dinslaken) † 17.04.1857 (Dorsten)	Unterricht in Wundarzneikunst. 1804-06 Kompanie-Chirurg im kgl. Preuß. Militärdienst. Danach Medizinstudium in Duisburg, 1810 Prom. Prakt. Arzt in Ringenberg u. Dinslaken, seit 1814 prakt. Arzt in Dorsten, später Sanitätsrat. Mitglied der Niederrhein. Gesellschaft für Natur- u. Heilkunde in Bonn u. der ärztl. Gesellschaft in Münster.	DBA	5	1
Simeons		Dr., Hofrat, Physikatsarzt, Provinzial-Medizinalbeamter in Mainz.			1
Simeons, Karl	* in Offenbach a.M.	Seit 1817 Medizinstudium in Gießen. 1820 Prom. Reise nach Wien bis 1821, danach prakt. Arzt in Offenbach. Seit 1826 Physikatsarzt in Heppenheim, später dort Großherzogl. Hess. Bezirksphysikus.	DBA	6	
Simon, Friedrich Alexander	* 31.08.1793 (Königsberg) † 03.09.1869	1809 Prom. in Göttingen. Prakt. Arzt in Hamburg.	BL	1	
Sommer, Franz	* 1813 (Erlangen)	1837 Prom. Assistenzarzt an der kgl. Entbindungsanstalt in Bamberg. Seit 1843 prakt. Arzt in Nürnberg	DBA		1
Spaeth		Dr., prakt. Arzt. Später Oberwundarzt am Hospital in Esslingen.			2
Speyer, August Ferdinand		Dr., Kurfürstl. Hess. Regimentsarzt in Hanau.			3
Spielmann		Dr., Birstein.		3	
Spiess, Gustav Adolf	* 04.12.1802 (Duisburg) † 22.06.1875 (Frankfurt/M.)	Seit 1820 Medizinstudium Heidelberg. 1823 Prom. Weitere Studien in Berlin. 1825 Reisen nach Paris, Niederlande, London, Edinburgh. Seit 1826 Arzt in Frankfurt/M. Mitbegründer u. Vorsitzender des ärztl. u. des mikroskopischen Vereins, Mitglied u. 1. Vorsitzender der Senckenbergischen Naturforschenden Gesellschaft. 1862 konsult. Arzt der Prinzessin Alice in Darmstadt. 1871 Geh. Sanitätsrat. Mehrere Orden.	ADB, BL		
Stahl, Friedrich Karl	* 23.03.1811 (München) † 19.05.1873 (Regensburg)	Medizinstudium in Erlangen, Freiburg, Würzburg. Prom. 1833 in Würzburg. 3 Jahre Assistent in Erlangen. 1836 Proberelation in Bamberg, Staatsprüfung in München. 1837 Arzt in Sulzheim. Mitglied der Kais. Kgl. Leopold. Carolin. Academie der Naturforscher zu Breslau. Reisen nach Württemberg, Schweiz, Österreich. 1848 Physikatsverweser in Sulzheim. 1852 Arzt in Psychiatrie in München. 1853 dirig. Arzt der Irrenanstalt St. Georgen b. Bayreuth, beauftragt mit deren Reform. 1860-73 Oberarzt der oberpfälz. Irrenanstalt in Karthaus-Prüll b. Regensburg.	ADB, BL		1
Stamm, Wilhelm		Dr., prakt. Arzt in Gernsheim a. Rhein.			4

Name	Lebensdaten	Beruflicher Werdegang	Lit.	HKA	MA
Stoltz, Joseph Alexis	* 14.12.1803 (Andlau-au-Val, Bas-Rhin) † 21.05.1896	Studium in Straßburg, dort Aide de clinique, anatom. Prosektor, Chef de clinique. 1826 Dr. med. 1829 Agrégé u. supplier. Prof. für Geb.hilfe u. Frauenheilkunde. 1834 Prof. an Uni. Straßburg. 1836 Präsident der med. Jury an Uni. Straßburg. 1848 Mitglied Conseil général du Bas-Rhin, 1857 des Conseil municipal von Straßburg. 1864 der Acad. de méd. Paris. 1867 Dekan med. Fak. Straßburg. 1872 Dekan u. Prof. an der nach Nancy verlegten Fak.	DBA		1
Szerlecki, Wladyslaw Alfred	* Warschau † 1884	Studium in Warschau. 1831 Emigration aus polit. Gründen, Fortsetzung Studium in Freiburg, 1834 Prom. Prakt. Arzt in Mülhausen i. Elsaß, dort Kantonalsarzt.	BL		4
Thomas, P.Fr.		Dr., Neu-Orleans (New Orleans).		1	
Tott, Karl August	* 31.10.1795 (Stargard/ Pommern) † 01.10.1856 (Ribnitz)	Studium seit 1813 in Berlin. Während Krieg Militärchirurg. 1816 Fortsetzung Studium in Greifswald, dort 1820 Prom. Arzt in Rügenwalde. 1826 nach Ribnitz, dort Gen- darmerie-Brigadearzt.	BL		2
Treviranus, Gottfried Rein- hold	* 04.02.1776 (Bremen) † 16.02.1837 (Bremen)	Seit 1793 Studium Medizin und Mathematik in Göttingen, Prom. 1796. Prakt. Arzt in Bremen, dort nach einem Jahr Prof. der Mathematik u. Medizin am „gymnasium illustre". Mit Kollegen ärztl. Dienst am Bremer Stadtkrankenhaus bis zum Beginn der franz. Invasion.	ADB, BL	1	
Valentin, Louis	* 13.10.1758 (Soulanges b. Vitry-le-francais) † 10.02.1829	Dr., mit 16 J. Lehrling der Chirurgie bei Inf.- Regiment, später Lehrer der Chir. u. Chir.- major-adjoint. 1790 auf den Antillen, 1. Arzt der Armee in S. Domingo. Flucht bei Ausbruch der Revolution nach Amerika, dort Leitung der franz. Marinespitäler. 1799 Rückkehr nach Frankreich, prakt. Arzt in Nancy. Befürworter von Impfungen, deshalb Reisen nach Frankreich, England, Italien.	BL	1	
Vanotti, Eduard	* 07.09.1809 (Bonndorf) † 05.11.1869	Studium in Freiburg, zunächst Jura. Seit 1827 Medizinstudium in Heidelberg. 1830 Staatsexamen. Danach prakt. Arzt in Kon- stanz.	DBA		2
Vezin, Hermann	* 16.10.1797 (Osnabrück) † 13.02.1861 (Osnabrück)	Zunächst pharmazeut. Laufbahn. Seit 1818 Medizinstudium in Göttingen, Prom. 1821. Danach wissenschaftl. Reise, dabei längere Zeit in Paris. Seit 1822 prakt. Arzt in Osnabrück, v.a. geburtshilfl. Praxis. 1831 Reise nach Berlin zum Studium der Cholera. Ehrenbürger von Osnabrück. 1833 Hofme- dicus u. dirig. Arzt des städt. Krankenhau- ses. Verwaltung des Landphysikats. 1850 Medizinalrat, 1853 Obergerichtsphysikus u. Mitglied der Landdrostei für Medizinal- angelegenheiten. Gründete u. leitete bei Choleraepidemie 1859 2. Krankenhaus.	ADB, BL	1	

Name	Lebensdaten	Beruflicher Werdegang	Lit.	HKA	MA
Vierordt, Karl von	* 01.07.1818 (Lahr) † 22.11.1884	Studium seit 1836 in Heidelberg, 1838-39 in Göttingen, dann wieder in Heidelberg, 1839-40 in Berlin. 1840 Staatsexamen, Studien in Berlin u. Wien. Prom. 1841 in Heidelberg. Prakt. Arzt in Karlsruhe. 1843 Oberchirurg am Großherzogl. Leib-Inf. Regiment. 1849 a.o. Prof. für theoret. Medizin in Tübingen. Las allgem. Pathologie u. Therapie, Materia medica, Geschichte der Medizin, später ausschließl. Physiologie. 1855 o. Prof. u. Direktor des physiolog. Instituts. 1864-65 Rektor der Uni. Emeritierung 1884.	ADB, BL		1
Vögelin		Prakt. Arzt, Durlach			
Vogel		Dr., prakt. Arzt in Riedlingen.			2
Vogelmann, J.F.		Stadt- und Amtswundarzt in Wertheim.		1	
Vogler		Dr., Medizinalrat in Walinroth (Wallenroth).		2	
Volz, Adolph	* 20.05.1813 (Karlsruhe) † 16.03.1886	Medizinstudium in Heidelberg, Göttingen. Prom. Reisen nach Wien, Zürich, Paris. Seit 1836 prakt. Arzt in Karlsruhe. 1841-59 Militärarzt, erst Ober-, dann Regimentsarzt der Großherzogl. Bad. Feldartillerie. Beteiligt am Feldzug 1848. 1849 Dienst in Kriegsspitälern. Begleitete den Erbgroßherzog Ludwig auf Reisen nach Italien, Belgien u. England 1845-47. 1859 verließ er den Militärdienst. Privatpraxis. Seit 1864 Medizinalreferent beim Großherzogl. Kreis- u. Hofgericht, dann beim Landgericht Karlsruhe. 1870-71 Dienst in Karlsruher Hospitälern. 1864 Hofrat, 1885 Geh. Hofrat. Ritter vom Zähringer Löwen mit Eichenlaub. Inhaber des Badischen Sanitätskreuzes. Dt. Medaille für Pflichttreue im Krieg 1870/71.	DBA		2
Volz, Robert Wilhelm	* 03.04.1806 (Karlsruhe) † 22.01.1882 (Karlsruhe)	Studium seit 1824 in Göttingen u. Heidelberg. 1828 Prom. in Heidelberg. Studien in Paris, Wien. 1831 Prakt. Arzt in Karlsruhe, seit 1836 in Pforzheim, dort 1840 Assistenzarzt am Bezirksamt. 1842 Assistenzarzt am Bezirksamt Karlsruhe. Dort seit 1845 Physikus u. seit 1847 Medizinalreferent, zuerst bei Regierung des Mittelrheinkreises, dann beim Ministerium des Innern mit den Titeln Ob.Med.Rat (1864), Geh.Rat (1880). Aufsicht über Epidemien- u. Spitalwesen, Mitglied der Reichs-Cholera-Kommission, a.o. Mitglied der Reichs-Gesundheitsamts. Gründete 1850 Witwenkasse für badische Ärzte.	ADB, BL		4

Name	Lebensdaten	Beruflicher Werdegang	Lit.	HKA	MA
Waenker, Ludwig Anton von	* 08.06.1805 (Endingen) † 09.03.1880 (Freiburg)	Studium in Freiburg u. Heidelberg. 1822 Reise nach Berlin, Königsberg, Dorpat, St. Petersburg. 1827 Lizenz als Arzt, Wund- u. Hebearzt. Wissenschaftl. Reise nach Paris, Oberitalien, Wien. 1829 wieder in Heimat zurück Prom. 1836 Habil. u. PD in Freiburg. 1839 Amtswundarzt des großherzogl. Landamtes in Freiburg, 1855 Stadt - amtsphysikus. Einige Jahre später wieder Landamts-Physikat, alleiniger Bezirksarzt für Amts- u. Amtsger.-Bez. Freiburg. Während Krieg 1870/71 Leitung eines Pri- vat-Lazaretts in Freiburg. Anf. 1860er Med.Rat. 1877 Geh. Hofrat. 1879 Ehren- doktor der Uni. Arzt des städt. Spitals, städt. Waisenhauses, erzbischöfl. Priesterseminars.	ADB, BL		3
Wagner, Damian		Prakt. Arzt in Hardheim.			1
Waldmann, G.		Dr., Medizinalrat in Karlsruhe.		1	
Weber, Eduard		Prakt. Arzt in Mannheim.			1
Weber, Fr.		Dr., Mannheim.			1
Weber, Th.		Dr., Arzt in Erlangen.			1
Wedekind, Georg Christian Gottlieb Freiherr von	* 08.01.1761 (Göttingen) † 28.10.1831	1780 Prom. Danach Vize-Physikus in Uslar. 1781 Physikus der Grafschaft Diepholz in Westfalen, Stadt- u. Landphysikus in Mühlheim a. Rh. 1787 Hofrat, Leibarzt des Kurfürsten u. Prof. der Therapie in Mainz. 1792 unter Beibehaltung seiner Professur Arzt in Kriegsspitälern der franz. Rheinar- mee, Dienst u.a. in Landau, Hagenau, Geb- weiler, Belfort. Schließlich ord. Arzt des stehenden Lazaretts in Straßburg. 1797 Arzt des Militärspitals in Mainz u. Prof. der Therapie u. Klinik. 1803 Pensionierung als Prof. u. Militärarzt, dann ein Jahr Kantonarzt in Kreuznach, dann wieder Militärdienst: Anstellung als Prof. der neu organisierten med. Schule u. Med. Rat. für das Depart. Donnersberg. Chefarzt der franz. Reservearmee, somit der obigen Tätigkeit entzogen. Ein Jahr im Hauptquartier in Darmstadt. Rückkehr nach Mainz nach Auf- hebung der Reserve-Armee, 1808 zum Großherzog nach Darmstadt berufen. Später Leibarzt u. Geh. Hofrat, 1821 Freiherr. Geh. Staatsrat.	ADB, BL	6	
Welsch		Dr., Bad Kissingen.			3

Name	Lebensdaten	Beruflicher Werdegang	Lit.	HKA	MA
Wendt, Johann	* 26.10.1777 (Tost) † 13.04.1845	Seit 1792 Beginn Philosophiestudium in Breslau, wollte bereits 1794 zur Medizin überwechseln, aber Berufung in Ermeländische Stiftung in Rom. Aufenthalt in Pavia. Beginn Medizinstudium in Rom, 1797 Prom. u. Lizenz zur Ausübung ärztl. Praxis in Rom. Assistenzarzt am Frauenhospital S.Giovanni in Laterano. In Rom bis 1798. Ein Jahr in Wien, 1799 preuß. Staatsprüfung. Wissenschaftl. Reise durch Norddeutschland, v.a. Berlin. Praktizierte in Ohlau, seit 1801 in Breslau. 1809 Mitglied der Medizinalkommission in Breslau, 1810 Generalsekretär der Schlesischen Gesellschaft für vaterländ. Kultur. 1811 a.o. Prof. u. Medizinalrat, 1813 o. Prof. der Medizin. 1814 dirig. Arzt des Kuh'schen Hausarmen-Medizinal-Instituts, 1813-14 Vorstandsmitglied der französischen Lazarette, seit 1815 Mitglied des Medizinalkollegiums für Schlesien. 1823 Prof. an med.-chir. Lehranstalt. 1824 Geh. Medizinalrat, später Direktor der med.-chir. Lehranstalt u. der delegierten Ober-Examinationskommission.	ADB, BL	3	
Wernery					1
Wittmann, Franz Joseph	* 20.05.1773 (Mainz) † 08.06.1847	Studium in Mainz, Prom. 1797. Armenarzt in Mainz. Dann Arzt des Rekrutierungsrates für das Depart. vom Donnersberg. A.o. Prof. (Lehrer-Substitut) der Anthropologie u. Physiologie. Mitglied u. Assessor der med. Fak. Seit 1812 1. Stadtphysikus, Arzt des Bürgerhospitals u. der Epidemien des Gemeindebezirks. 1813-14 Mitglied der Militär-Sanitätskommission der Festung Mainz, später großherzogl. Hess. Med. Rat. Seit 1828 Direktor des Medizinal-Kollegiums der Provinz Rheinhessen. 1846 Ruhestand.	BL	1	
Wucherer, Guido	* 30.05.1812 (Freiburg) † 18.01.1858	Studium in Tübingen, Freiburg, dort Staatsexamen 1836/37. Reise nach Würzburg. Hausarzt in Freiburger Klinik. Assistenzarzt. Prom. Reisen nach Zürich u. Paris. 1840 Großherzogl. Militärdienst als Oberchirurg beim 2. Bad. Inf.-Regiment (Durlach), 1841 Regimentsarzt, 1842 Oberarzt. Verlegung des Regiments nach Freiburg 1842. 1845 wissenschaftl. Reise nach München, Wien, Prag, Dresden, Leipzig, Halle, Berlin, Kiel, Göttingen, Bonn u. Gießen. 1847 Regimentsarzt. 1848 Chefarzt des Feldhospitals des 8. Dt. Armeecorps in Freiburg. 1849 Chefarzt des Kriegsgefangenen-Lazaretts in Freiburg. Chef des 10. Inf.-Bataillon. Nach dem Krieg Privatpraxis in Freiburg.	DBA		1
Würth		Dr., Physikus in Heiligenberg.			1
Zeroni, Heinrich		Dr., Mannheim.			4

7.3 Liste der Artikel der Annalen nach Autoren geordnet

Die Schreibweise der Autoren folgt dabei im Wesentlichen den Angaben aus den HKA bzw. MA.

Anonym: Exstirpation einer sarkomatös entarteten Ohrspeicheldrüse. HKA 2 (1826), S. 349–353.

—: Elephantiasis. HKA 2 (1826), S. 354–360.

—: Völlige Exstirpation der äußeren weiblichen Schamteile. HKA 2 (1826), S. 361–365.

—: Exstirpation eines in der Weiche gelegenen scirrhösen Hodens. HKA 2 (1826), S. 366–370.

—: Über den gegenwärtigen Stand der Vaccination und Revaccination in England. HKA 4 (1828), S. 66–99.

—: Zwei Fälle von Abortus bei graviditas extrauterina, die eine tödliche Verletzung nach sich zogen. HKA 4 (1828), Suppl., S. 128–135.

—: Ein Wort über Hahnemann. HKA 5 (1829), S. 626–631.

—: Über die Ausbildung, Fortpflanzung, Vorbeugungs- und Heilmittel der Cholera. HKA 7 (1831), S. 329–360.

—: Einige zeitgemäße Erinnerungen, die Cholera betreffend (Als Nachtrag über die Ausbildung etc. derselben in den kl. Annalen H. III 1831). HKA 7 (1831), S. 546–553.

—: Die Choleraepidemie in und um Frankfurt an der Oder. HKA 8 (1832), S. 115–152.

—: Die Einführung, das Aufkommen und der Untergang der Hahnemann'schen Lehre zu Neapel. Sendschreiben an den Hrn. Staatsrath Dr. C.W. Hufeland von einem reisenden Arzte. HKA 8 (1832), S. 325–374.

—: Landesnachrichten. MA 1 (1835), S. 163–168, 617–633.

—: Landesnachrichten. MA 2 (1836), S. 303–318.

—: Landesnachrichten. MA 3 (1837), S. 150–160.

—: Beschreibung der Witterungs- und Krankheits-Constitution des Jahres 1836 im Unterrheinkreise des Großherzogthums Baden. MA 4 (1838), S. 434–448.

—: Kurze Auszüge aus den Jahresberichten badischer Aerzte, pro 1836. MA 4 (1838), S. 449–466.

—: Die scientifische Seite der asiatischen Cholera. MA 4 (1838), S. 560–582.

—: Kurze Notizen, aus amtlichen Berichten gezogen. MA 5 (1839), S. 466–472.

—: Endemisches Auftreten des Frieselfiebers, insbesondere des Kindbetterinnenfiebers an mehreren Orten des vormaligen Main- und Tauberkreises im Großherzogthum Baden. MA 5 (1839), S. 493–504.

—: Notizen über den Erfolg der im Jahr 1838 im Physikatsbezirke Villingen vorgenommenen Revaccination. MA 5 (1839), S. 614–618.

—: Auszüge aus amtlichen Berichten. MA 6 (1840), S. 481–484.

—: Auszüge aus amtlichen Berichten. MA 7 (1841), S. 463–492.

—: Beobachtungen an der Elisabethen-Quelle zu Rothenfels im Jahr 1842. MA 9 (1843), S. 470–480.

Albers: Einfluß der Elektricität auf das Blut, in Hinsicht seiner Temperatur und Abkühlung. HKA 4 (1828), S. 630–639.

—: Neueste Wahrnehmungen französischer Ärzte und Wundärzte, aus der pathologischen Anatomie, der praktischen Medizin und der Chirurgie, in kurzen Auszügen. HKA 4 (1828), Suppl., S. 143–160.

—: Fruchtlese im Felde der Medicin, Chirurgie und pathologischen Anatomie, aus den neuesten Wahrnehmungen englischer, französischer und italienischer Ärzte. HKA 4 (1828), Suppl., S. 284–340.

Albers; Avenel: Über die Behandlung des Krebses am Mutterhals, und über die Amputation des letztern insbesondere. HKA 4 (1828), Suppl., S. 242–259.

Amann: Mittheilungen aus den artistischen Jahresberichten badischer Ärzte. 2. Encephalomalacia. MA 8 (1842), S. 608–612.

Ammon, F.A. v.: Neue Beobachtungen über die Heilkräfte der Radix Polygalae Senegae in mehreren Augenkrankheiten. HKA 5 (1829), S. 231–253.

Ammon, F.A. v.; Chelius, M.J.: Über die Anwendung und den Nutzen der Radix Polygalae Senegae in mehreren Augenkrankheiten. Mit Zusatz von Chelius. HKA 2 (1826), S. 220–244.

Arnold, J.W.: Über den Nutzen des Salmiaks bei Strikturen des Mastdarms. HKA 5 (1829), S. 297–304.

—: Die Acupunctur des Herzens als Rettungsmittel bei Scheintod. HKA 7 (1831), S. 311–316.

Arnold, W.: Über Bretonneau's Diphtherit. HKA 3 (1827), S. 429–443.

Avenel; Albers: Über die Behandlung des Krebses am Mutterhals, und über die Amputation des letztern insbesondere. HKA 4 (1828), Suppl., S. 242–259.

Axmann, E.; Geiger, P.L.: Geschichte eines periodischen, halbseitigen Kopfschmerzes, der nach Entleerung steinartiger Concremente durch die Nase verschwand. Nebst der chemischen Untersuchung jener Concremente. HKA 3 (1827), S. 400–411.

Balling: Zur Lehre von den nervösen Fiebern. Über den Abdominaltyphus. HKA 6 (1830), S. 266–294.

Balling, F.A.: Klinische Bemerkungen. 1. Über die Radikalkur der Hydrocele; 2. Leberabscesse nach Kopfverletzungen; 3. Das Akklimatisations-Erysipelas; 4. Über das Pseudoerysipelas. HKA 7 (1831), S. 130–168, 217–233.

Bauer: Mittheilungen aus den artistischen Jahresberichten badischer Ärtze. 4. Pustula maligna. MA 8 (1842), S. 623.

Baur, C.J.: Über das geringe Wiedererzeugungsvermögen der schwammigen Knochen. HKA 3 (1827), S. 147–160.

Beck: Über den Sitz und die Natur des Tetanus. HKA 1 (1825), S. 277–294.

—: Abnorme Größe des Daumens und des Zeigefingers der rechten Hand bei vergrößertem Umfange der ganzen obern Extremität der rechten Seite. MA 2 (1836), S. 9–93.

Beck, C.[K.]J.: Gelungener Fall einer Rhinoplastik. HKA 3 (1827), S. 250–261.

—: Beobachtungen und Bemerkungen über die Kopfverletzungen. HKA 3 (1827), S. 444–480, 497–518.

—: Anwendung der Schwebe bei einer Fraktur des linken Hüftknochens. HKA 4 (1828), S. 406–412.

—: Über die Entfernung der nach Verbrennung zurückbleibenden Mißbildung bedingenden Narben. HKA 5 (1829), S. 213–230.

Behre: Etwas über den Mastdarmblasenschnitt, besonders in Bezug auf die von Dupuytren über diese Operationsweise im Hôtel-Dieu angestellten Versuche. HKA 1 (1825), S. 453–465.

Bird, F.: Merkwürdige Krankheitsfälle. HKA 5 (1829), S. 131–164.

—: Beobachtungen einer Calvities circularis. HKA 8 (1832), S. 625–627.

—: Über asthma adhaesivum. HKA 8 (1832), S. 628–636.

—: Der cortex radicis sambuci interior, ein kräftiges diureticum. HKA 9 (1833), S. 150–160.

Bischoff, Th.L.W.: Ein Fall von Trichina spiralis. MA 6 (1840), S. 232–250.

—: Nachtrag zu dem Aufsatze über Trichina spiralis. MA 6 (1840), S. 485–494.

Bittner, F.: Wiederausbruch der Cholera im Polizei-Bezirke Josephsstadt in Wien, im Jahre 1832. HKA 10 (1834), S. 238–277.

Bittner, F.; Harless, Ch.Fr.: Die Cholera indica im Polizei-Bezirk Josephstadt zu Wien, im Herbst des J. 1831. Geschichtlich dargestellt. Aus der Handschrift des Hrn. Verfassers mitgetheilt von Dr. Chr. Fr. Harless. HKA 9 (1833), S. 1–49.

Bluff, M.J.: Übersicht der Krankheitsconstitution in Aachen vom 1. Juli 1832 bis zum 1. Juli 1833. HKA 9 (1833), S. 375–382.

—: Über das Wechselfieber und einige Mittel dagegen. HKA 9 (1833), S. 420–431.

—: Übersicht der Krankheitsconstitution in Aachen vom 1. Juli 1833 bis zum 1. Juli 1834. HKA 10 (1834), S. 602–610.

—: Zwei Beobachtungen. 1. Heftige Folgen eines eingeheilten Charpiefadens. 2. Bedeutende Kopfverletzung, ohne Trepanation geheilt. HKA 10 (1834), S. 611–614.

—: Übersicht der Krankheits-Constitution in Aachen vom 1. Juli 1834 bis zum 1. Juli 1835. MA 1 (1835), S. 464–471.

—: Zwei Beobachtungen von seltenem Ausgange chronischer Leberentzündung. MA 1 (1835), S. 472–478.

—: Übersicht der Krankheitskonstitution in Aachen. Vom 1. Juli 1835 bis ult. Juni 1836. MA 3 (1837), S. 106–112.

—: Zwei Fälle von Noma. MA 3 (1837), S. 113–116.

Bodenius: Anwendung des Ammonium carbonicum im Scharlachfieber. MA 5 (1839), S. 381–387.

—: Pathologisch-therapeutische Untersuchungen über die Ruhr. MA 6 (1840), S. 92–110.

—: Die Volkskrankheiten in der badischen Bodensee-Gegend. Beobachtet in den Jahren 1842–1846. MA 12 (1846), S. 571–617.

—: Ueber den Keuchhusten und seine Behandlung. MA 13 (1847), S. 185–198.

Breidenbach, P.: Über die Zerreissung des Bruchsackes und die dadurch gesetzte Einklemmung. HKA 2 (1826), S. 83–102.

Bruner: Betrachtungen über das Clima in Senegambien in physikalisch-medicinischer Hinsicht. MA 6 (1840), S. 187–231.

Brunn: Aneurysma aortae abdominalis. HKA 5 (1829), S. 305–308.

—: Merkwürdiger Fall von Karbunkel (schwarzer Blatter). HKA 5 (1829), S. 309–317.

Busch: Ein Beitrag zur Aufklärung des Wesens der Schädelblutgeschwulst neugeborener Kinder. HKA 2 (1826), S. 245–256.

Caspari, F.A.: Etwas über eine besondere Form von Asthma im kindlichen Alter. HKA 7 (1831), S. 233–255.

Chelius, M.J.: Über die Anwendung des Decocti Zittmanni, im Vergleiche mit anderen gegen inveterierte Lustseuche und andere Krankheiten empfohlenen Behandlungsweisen. HKA 1 (1825), S. 116–168.

—: Klinische Institute an der Universität zu Heidelberg. Das chirurgische und ophthalmologische Klinikum. Übersicht der Ereignisse in der chirurgischen und ophthalmologischen Klinik vom 1. Mai 1819 bis 1. Januar 1825. Übersicht der vom 1. Mai 1819 bis 1. Januar 1825 in der chirurgischen und ophthalmologischen Klinik vorgenommenen chirurgischen Operationen. HKA 1 (1825), S. 169–189.

—: Bemerkungen über die Amputationen. HKA 1 (1825), S. 190–207.

—: Bemerkungen über die Struma vasculosa und die Unterbindung der oberen Schildrüsenschlagader. HKA 1 (1825), S. 208–241.

—: Über die Verletzung der Arteria intercostalis in gerichtlich-medizinischer Hinsicht. HKA 1 (1825), S. 625–650.

—: Das chirurgische und ophthalmologische Klinikum in Heidelberg im Jahre 1825. Übersicht der Ereignisse in der chirurgischen und ophthalmologischen Klinik vom 1. Januar 1825 bis 1. Januar 1826. HKA 2 (1826), S. 338–348.

—: Bemerkungen über die Behandlung der verletzten Arteria intercostalis. HKA 3 (1827), S. 314–320.

—: Das chirurgische und ophthalmologische Klinikum im Jahr 1826. Übersicht der Ereignisse in der chirurgischen und ophthalmologischen Klinik, vom 1. Januar 1826 bis den 1. Januar 1827. Über die Behandlung des Krebses durch das Hellmundsche Mittel. Über

Nachblutung nach Amputationen. Beobachtung einer Bluterfamilie. Über die Wirkung des Vinum Seminum colchici autumnalis. HKA 3 (1827), S. 321–348.

—: Drei Beobachtungen organischer Herzkrankheiten: 1. Vergrößerung des Herzens mit Substanzwucher und Verknöcherung der Klappen der Aorta, 2. Verengung der Arteria pulmonalis und Vergrößerung des Herzens, 3. Emphysem der Lunge mit Erweiterung des rechten Herzens. HKA 3 (1827), S. 412–428.

—: Das chirurgische und Augenkranken-Klinikum der Universität Heidelberg im Jahre 1827. HKA 4 (1828), S. 483–528.

—: Das chirurgische und Augenkranken-Klinikum der Universität Heidelberg in den Jahren 1828–1829. Übersicht der Ereignisse in dem chirurgischen und Augenkranken-Klinikum vom 1. Januar 1828 bis den 1. Januar 1830. 1. Bemerkungen über den Steinschnitt; 2. Gelungene Lippen- und Nasenbildung an demselben Subjecte; 3. Unterbindung eines sehr großen Gebärmutter-Polypen; 4. Gangraena senilis; 5. Über die Blutgeschwülste am Kopfe neugeborner Kinder; 6. Sarkomatöse Geschwulst des Oberkiefers und dessen Exstirpation. HKA 6 (1830), S. 481–551.

—: Das chirurgische und Augenkranken-Klinikum der Universität Heidelberg in den Jahren 1830 bis 1834. MA 1 (1835), S. 1–123.

—: Ueber die Blutgeschwülste am Kopfe neugeborener Kinder. MA 6 (1840), S. 319–346.

Chelius, M.J.; Ammon, F.A. v.: Über die Anwendung und den Nutzen der Radix Polygalae Senegae in mehreren Augenkrankheiten. HKA 2 (1826), S. 220–244.

—: Über die Anwendung und den Nutzen der Radix Polygalae Senegae in mehreren Augenkrankheiten. HKA 5 (1829), S. 231–253.

Chelius, M.J.; Levi: Merkwürdiger Fall einer von enormer Kothanhäufung veranlaßten, inveterirten Verstopfung im Darmkanale. Von Dr. Levi in Karlsruhe. MA 4 (1838), S. 551–559.

Chelius, M.J.; Nägele, F.C.: Zwei merkwürdige Fälle von häutiger Bräune. HKA 9 (1833), S. 529–554.

Cless: Reisebemerkungen aus Frankreich und England, als Beitrag zur Beurtheilung des gegenwärtigen Standpunkts der Medicin in den genannten Ländern. MA 5 (1839), S. 1–63, 153–171.

—: Bemerkungen über den Typhus zu den Bemerkungen des Herrn Hofrath Dr. v. Röser. MA 10 (1844), S. 217–234.

Cramer, F.: Über die Diagnose des Abdominaltyphus vom gastrisch-venösen Fieber. MA 1 (1835), S. 233–244.

—: Einiges über die Behandlung der Berliner Abdominaltyphus-Epidemie. MA 1 (1835), S. 245–250.

Cramer, G.: Beiträge zur Heilung der Fisteln und Geschwüre. HKA 10 (1834), S. 71–139.

Dahlenkamp: Fall von einem fremden Körper im Mastdarme. HKA 5 (1829), S. 87–92.

—: Fall von Asthma Millari. HKA 5 (1829), S. 93–98.

Dance: Zwei Beobachtungen über Einschiebung der Gedärme. HKA 4 (1828), Suppl., S. 136–142.

Deutsch, C.F.W.L.v.: Beitrag zur Lehre von der Wendung auf die Füße. HKA 4 (1828), S. 314–326.

Dierbach, J.H.: Beiträge zur medicinischen Geschichte der Stadt Heidelberg. HKA 7 (1831), S. 493–508.

—: Übersicht der neuesten Leistungen im Gebiete der Materia medica. HKA 9 (1833), S. 283–320, 321–354, 555–588.

—: Übersicht über die neuesten Leistungen im Gebiete der Materia medica. HKA 10 (1834), S. 1–70, 321–380, 489–526.

—: Übersicht über die neuesten Leistungen im Gebiete der Materia medica. MA 1 (1835), S. 356–384.

—: Uebersicht der neuesten Leistungen im Gebiete der Materia medica. MA 2 (1836), S. 1–35, 157–184.

—: Übersicht der neuesten Leistungen im Gebiete der Materia medica. MA 3 (1837), S. 270–311.

—: Uebersichten der neuesten Leistungen im Gebiete der Materia medica. MA 4 (1838), S. 1–32.

—: Uebersicht der neuesten Leistungen im Gebiete der Materia medica. MA 5 (1839), S. 172–213.

—: Uebersicht der neuesten Leistungen im Gebiete der Materia medica. MA 6 (1840), S. 347–391.

—: Uebersicht der neuesten Erfahrungen über die Heilkräfte des rothen Fingerhutes, mit besonderer Berücksichtigung der officinellen Präparate dieser Pflanze, welche in der badischen Pharmacopoe eine Stelle fanden. MA 8 (1842), S. 161–203, 329–355.

—: Vergleichende Übersicht des Inhaltes der badischen und preussischen Pharmakopoe. MA 9 (1843), S. 286–336.

—: Vergleichende Uebersicht des Inhaltes der badischen und preussischen Pharmacopoe. MA 10 (1844), S. 46–76, 192–216.

—: Beiträge und Kenntniss der Diätetik des Hippokrates. MA 11 (1845), S. 88–134, 161–185.

Diez, C.A.: Einige Bemerkungen über die Reposition eingeklemmter Darmbrüche. MA 1 (1835), S. 150–162.

—: Geschichte dreier Fälle von Erysipelas phlegmonodes (Pseudoerysipelas Rust's), mit einigen nosologischen Bemerkungen über diese Krankheitsform. MA 2 (1836), S. 623–638.

—: Zwei Fälle von Delirium tremens. MA 3 (1837), S. 64–77.

Döring: Mittheilungen aus den artistischen Jahresberichten badischer Ärzte. 6. Radicale Heilung eines Prolapsus ani durch Abstossung des vorgefallenen Theiles des Mastdarmes. MA 8 (1842), S. 626–627.

Dorfmüller, F.W.: Vermischte Bemerkungen aus der Arzneykunst, Wundarzneykunst und Geburtshülfe. HKA 5 (1829), S. 99–130.

—: Vermischte Bemerkungen aus der Arzneikunst und Wundarzneikunst. HKA 8 (1832), S. 464–484.

—: Vermischte Bemerkungen aus der Arzneikunst und Wundarzneikunst. 1. Ruhr. 2. Renum percussio, und davon haematuria. 3. Hepatis intumescentia et induratio. 4. Ileus (Darmgicht). 5. Abdominis Vulnera. 6. Fractura comminuta. 7. Hasenscharte. 8. Phlegmatia dolens. HKA 8 (1832), S. 559–624.

Dorfmüller, Ph.: Bemerkungen aus der Heilkunde. 1. Kurze Übersicht der Witterungsbeschaffenheit und der Krankheiten des Jahres 1833. 2. Von einigen gefährlichen ohne Trepanation geheilten Kopfwunden. 3. Eine Kopfwunde mit tödtlichem Ausgange, der durch die angestellte Trepanation nicht abgehalten werden konnte. HKA 10 (1834), S. 568–601.

Droste: Cuprum sulphuricum gegen Croup. HKA 10 (1834), S. 278–290.

—: Entzündung und Vereiterung der Augenlider beider Seiten in einem selten vorkommenden Grade, und Zerstörung des einen Augapfels. MA 1 (1835), S. 314–355.

Dürr: Eine Verletzung durch Blitzschlag. MA 12 (1846), S. 437–440.

Ebermaier, C.H.: Bemerkungen über das delirium tremens potatorum, nebst einer Leichenöffnung. HKA 3 (1827), S. 560–571.

Ecker: Ueber aneurysmatische Ausdehnungen der Herzklappen. MA 8 (1842), S. 152–160.

Eichhorn: Drei Krankheitsgeschichten. MA 1 (1835), S. 385–398.

Eisenmann: Die Anwendung der Chlor-Waschungen bei Varioloiden. HKA 5 (1829), S. 389–392.

—: Praktische Beiträge zur entgiftenden Heilmethode. 1. Desinficirende Behandlung der Variolen und Varioloiden durch Chlorwaschungen. 2. Desinficirende Behandlung einer Lungenfistel durch Einspritzung der Chlorkalksolution. 3. Desinficirende Behandlung der Furunkeln durch Ueberschläge mit Chlorkalksolution. MA 4 (1838), S. 33–55.

Elsässer, J.A.; Vogelmann, J.F.; Waldmann, G.; Nägele, F.C.: Fälle von Blutgeschwülsten der äußern weiblichen Geschlechtstheile. A. Tödliche Blutung aus geborstenen Blutaderknoten bei Geburten (Elsässer). B. Blutfluß unter der Geburt in Folge Berstung einer Blutgeschwulst an der rechten Schamlefze (Vogelmann). C. Blutfluß aus einer während der Anwendung der Kopfzange entstandenen und geborstenen Blutgeschwulst an der linken Schamlefze (Waldmann). D. Blutgeschwulst der linken Wasserlefze, durch äußere Veranlassung entstanden (Nägele). HKA 10 (1834), S. 417–430.

Engelmann, C.: Erfolgreiche Behandlung des Hydrocephalus chronicus durch Compression des Kopfs mit Heftpflasterstreifen. MA 4 (1838), S. 56–82.

—: Einige Notizen über die Heilquellen und die Brom- und Jodhaltigen Soolbäder zu Kreuznach. MA 4 (1838), S. 201–232.

—: Notizen über die Bäder zu Kreuznach. MA 6 (1840), S. 264–280.

—: Notizen über das Bad Kreuznach. MA 7 (1841), S. 98–112.

—: Anwendung des Heftpflaster-Verbandes bei Gehirnleiden der Kinder, namentlich bei Anlage zu Hydrocephalus acutus. MA 8 (1842), S. 249–276.

—: Einiges über Weintrauben-Kuren. MA 11 (1845), S. 50–67.

Erhardt, C.: Ein Fall einer Incarceratio Hernia inguinalis. MA 12 (1846), S. 419–430.

Faber: Ueber den Abgang von Gallensteinen durch die Harnwege. MA 5 (1839), S. 527–569.

Faber, W.E.: Abgang einer Placenta am 42sten Tage nach der Entbindung. HKA 6 (1830), S. 72–89.

Fabricius, F.G.A.: Chirurgische Beobachtungen und Annotationen. 1. Schußwunde eigener Art im Gesichte. 2. Durch einen Schuß der Tod mit Blitzesschnelle. 3. Blasenstich. 4. Kopfwunden. 5. Penetrierende Brustwunden. MA 3 (1837), S. 321–333.

Falker; Puchelt, F.A.B.: Der Leberthran. Mit einem Zusatz von Puchelt. MA 6 (1840), S. 429–442.

Feist, F.L.: Beschreibung der Blattern-Epidemie, welche vom August 1832 bis gegen das Ende des Monats April 1833 zu Bensheim im Großh. Hessen geherrscht hat, nebst einigen Bemerkungen über die natürlichen, modificirten und falschen Blattern und über die Kuhpocken in diagnostischer und medicinisch-polizeilicher Hinsicht. HKA 9 (1833), S. 487–528.

Feist; Wedekind, v.: Beobachtung eines morbus haemorrhagicus maculosus Werlhofii. HKA 4 (1828), S. 226–231.

Fin(c)k: Beschreibung einer vorsätzlichen Sebstvergiftung durch die Beeren der Belladonna. MA 7 (1841), S. 445–449.

Fin(c)k, Ph.: Beschreibung des epidemischen Ganges der Ruhr in dem Großherzogthum Baden vom Jahre 1819 bis zum Jahre 1835. MA 1 (1835), S. 588–616.

—: Ueber die Behandlung der Krätze. MA 8 (1842), S. 595–599.

—: Ueber Naturwissenschaften im Allgemeinen und Medicin insbesondere. MA 13 (1848), S. 435–478, 605–627.

Fontanelle, J. de: Chemische und medizinische Untersuchungen über die Selbstverbrennung des menschlichen Körpers. HKA 4 (1828), Suppl., S. 225–241.

Franque: Zur Lehre von den nervösen Fiebern. Ein Beitrag zur Geschichte der nervösen Fieber. HKA 6 (1830), S. 376–393.

—: Ein Beitrag zur Geschichte der Scharlachfieber-Epidemie in den Jahren 1826/27. HKA 6 (1830), S. 552–581.

Franze, E.: Kreosot gegen Lungenschwindsucht. MA 7 (1841), S. 319–320.

Frey: Ein Fall von Entzündung der vena portarum. MA 10 (1844), S. 302–307.

Fridberg: Verwundung der Lunge durch einen Pistolenschuss, mit günstigem Ausgange. MA 12 (1846), S. 400–418.

Friedreich, J.B.: Praktische Miscellen. HKA 5 (1829), S. 393–399.

—: Versuche mit dem Pfeilgift der Javaner. HKA 8 (1832), S. 429–436.

Friedreich; Wernery: Beobachtungen über die Cholera. HKA 7 (1831), S. 525–545.

Fritschi, J.: Von der Phlebectasia spermatica interna, oder der s.g. Varicocele, und deren Behandlung. MA 12 (1846), S. 441–570.

—: Von der Phlebectasia spermatica interna, oder der sog. Varicocele und deren Behandlung. MA 13 (1847), S. 1–64.

Fuchs, C.H.: Bemerkungen über Krankheitsgenius, Krankheitsconstitution und pandemische Krankheiten in ihrem gegenseitigen Verhalten. HKA 10 (1834), S. 161–205.

—: Leichenöffnungen. HKA 9 (1833), S. 50–116.

Gebhardt, Ch.: Über den Vorfall der Krystall-Linse im menschlichen Auge. MA 9 (1843), S. 169–206, 337–361.

Geiger, P.L.; Axmann, E.: Geschichte eines periodischen, halbseitigen Kopfschmerzes, der nach Entleerung steinartiger Concremente durch die Nase verschwand. Nebst der chemischen Untersuchung jener Concremente. HKA 3 (1827), S. 400–411.

Göbel: Über die eigentliche Ursache der Brustbestremmung beim Bergsteigen, oder über die nächste Wirkung des Bergsteigens in Bezug auf die Respiration. HKA 5 (1829), S. 70–77.

—: Beobachtung einiger Fälle von Tetanus, und von Rückenmarks-Erschütterung. HKA 5 (1829), S. 78–86.

Graff: Einige kleine Aufsätze praktischen und medicinisch-polizeilichen Inhalts. 1. Behandlung der Krätze durch sogenannte Schmierseife, schwarze oder grüne Seife (Sapo viridis); 2. Heilung einer Elephantiasis binnen sieben Tagen; 3. Einiges über die Wirkungen des Salicins; 4. Das Wechselfieber in den letzten Jahren; 5. Die asiatische Cholera. HKA 7 (1831), S. 554–584.

Grenser, W.L.; Nägele, H.F.: Gynäkologische Notizen vom Herrn Dr. Woldemar Ludw. Grenser zu Leipzig, aus einem Briefe desselben mitgetheilt. MA 6 (1840), S. 472–474.

Groeser, J.: Über das nicht seltene Vorkommen kleinerer Nierensteine. Ein Vortrag, gehalten in der naturforschenden Gesellschaft zu Mainz. MA 3 (1837), S. 93–105.

Guerard, Th.: Einige Fälle von verstecktem Wechselfieber. HKA 9 (1833), S. 432–438.

Guerdan: Mittheilungen aus den artistischen Jahresberichten badischer Ärzte. 3. Tympanites abdomino-intestinalis. MA 8 (1842), S. 613–622.

—: Fall von Cyanosis oder morbus coeruleus. MA 10 (1844), S. 360–363.

Guibert, T.: Beobachtungen über die Tuberkeln des kleinen Gehirns; ein Beitrag zur Geschichte der Krankheiten des Hirnes im kindlichen Alter. HKA 4 (1828), Suppl., S. 216–224.

Hacker, H.A.: Das Zittmannsche Decoct gegen Syphilis angewendet. HKA 6 (1830), S. 468–480.

—: Fortgesetzte Versuche mit dem Zittmann'schen Decocte. HKA 9 (1833), S. 439–486.

Hagen, T.A. v.: Über Mittel gegen den Biß toller Hunde. HKA 4 (1828), S. 100–112.

Hahn: Kopfverletzungen. HKA 6 (1830), S. 412–434.

—: Über Harnröhren-Verengungen und deren Behandlung. MA 2 (1836), S. 525–545.

—: Beobachtungen über Strictur der Urethra. MA 5 (1839), S. 619–628.

Harless, Ch.F.: Die Blutenziehung in ihren Schranken, im Gegensatz zu der Blutverschwendung. HKA 4 (1828), S. 529–572.

—: Die Blutentziehung in ihren Schranken im Gegensatz zu der Blutverschwendung. HKA 5 (1829), S. 165–212.

—: Chininum phosporicum. HKA 5 (1829), S. 565–583.

—: Der Liquor ammonii benzoici, ein neues Arzneymittel. HKA 5 (1829), S. 584–591.

—: Die Blutentziehung in ihren Schranken, im Gegensatz zu der Blutverschwendung. HKA 7 (1831), S. 1–56, 169–216.

—: Bemerkungen über die Nothwendigkeit der Fortdauer gewisser sanitätspolizeilicher Maßregeln gegen die Cholera, aus dem Gesichtspunkte ihrer bedingten Ansteckungsfähigkeit. HKA 8 (1832), S. 152–165.

—: Bruchstück aus einer noch ungedruckten Schrift eines österreich. Arztes über die Ganges-Seuche oder die indische Cholera. HKA 9 (1833), S. 274–282.

Harless, Ch.Fr.; Bittner, F.: Die Cholera indica im Polizei-Bezirk Josephstadt zu Wien, im Herbst des J. 1831. Geschichtlich dargestellt. Aus der Handschrift des Hrn. Verfassers mitgetheilt von Dr. Chr. Fr. Harless. HKA 9 (1833), S. 1–49.

Harless, Ch.Fr.; Schuster, J.: Über die Einrichtung einer allgemeinen deutschen Pharmakopoe und deren Vortheile. Ein Vortrag, gehalten in der Versammlung der Aerzte zu Wien, im Sept. 1832 von Prof. Dr. Joh. Schuster, zu Pesth. Mitgetheilt von dem Geh. Rath Dr. Harless. HKA 9 (1833), S. 224–251.

Harveng, C.: Über die von Dr. Civial zu Paris neu erfundene Methode, den Stein ohne Schnitt aus der Blase zu entfernen. HKA 1 (1825), S. 424–452.

—: Ueber einige seltene Verrenkungen. 1. Ueber die Verrenkung des Metatarsus auf den Tarsus. 2. Ueber Verrenkung der Phalangen auf den Metacarpus. 3. Verrenkung des rechten Armes, nach Aussen, welche durch die geringste Gewalt, durch die Contraction der Muskeln allein verursacht, und nach Willkühr wieder eingerichtet werden konnte, sobald der Arm seinem natürlichen Gewichte überlassen wurde. 4. Verrenkung des linken Schenkels in das eiförmige Loch. 5. Verrenkung des linken Oberschenkels nach Oben und Aussen, 78 Tage nach dem Vorfalle eingerichtet. 6. Verrenkung des rechten Schenkelhalskopfes nach Oben und ein wenig nach Außen, ein Zoll oberhalb der Gelenkhöhle. – Fehlerhafte Bildung des Beckens als Folge. – Leichenöffnung. 7. Verrenkung des rechten Schenkelknochenkopfes nach Hinten und Unten. Leichenöffnung. 8. Unvollständige Verrenkung des rechten Beines nach Hinten. MA 4 (1838), S. 467–487.

—: Amussat's Verfahren beim Steinschnitte oberhalb der Schambeinfuge. MA 4 (1838), S. 488–496.

—: Tracheotomia bei einem zweijährig croupkranken Kinde mit glücklichem Erfolge von Dr. Sanson verübt. MA 8 (1842), S. 447–451.

—: Traumatische Verrenkung des zweiten Halswirbels, sieben Monate nach der Entstehung durch eine eigene Methode von Dr. Guerin zu Paris wieder eingerichtet. MA 8 (1842), S. 452–459.

Hasper, M.: Beiträge zur Masernkrankheit, insbesondere zur Behandlung derselben mit kühlenden Mitteln. HKA 1 (1825), S. 602–624.

Hauff: Merkwürdiger Sections-Befund in dem Leichnam eines Selbstmörders. HKA 7 (1831), S. 585–599.

—: Geschichte eines Nervenfiebers und seiner merkwürdigen Verwandlung. HKA 10 (1834), S. 291–320.

—: Merkwürdiger Sectionsbefund in dem Leichnam einer Selbstmörderin. MA 1 (1835), S. 251–267.

—: Beiträge zur pathologischen Anatomie. MA 3 (1837), S. 1–22.

—: Über die aktive Congestion. MA 3 (1837), S. 181–217.

—: Beiträge zur pathologischen Anatomie. Seltsamer Bildungsfehler und Strictur des Ileums. MA 3 (1837), S. 620–632.

—: Bemerkungen über die Gastromalacie. MA 6 (1840), S. 443–471.

—: Zur Operation des Blasenstichs. MA 6 (1840), S. 520–525.

—: Markschwamm. MA 6 (1840), S. 526–528.

—: Zwei Fälle von Laparotomie. MA 8 (1842), S. 428–446.

—: Ueber die Gastromalacie der Kinder. MA 10 (1844), S. 32–45.

—: Ueber die Meningitis der Kinder. MA 10 (1844), S. 241–251.

Hecker: Über die Anwendung des Stethoskops als Beitrag zur Diagnose chirurgischer Krankheiten. MA 3 (1837), S. 383–398.

—: Ueber die Quetschungen im Allgemeinen und die des Gehirns im Besonderen. MA 4 (1838), S. 296–306.

—: Die Therapie der Blasenscheidenfisteln (fistulae vesico-vaginales), kritisch beleuchtet. MA 4 (1838), S. 307–324.

—: Die methodische Compression als Heilmittel, ein Beitrag zur materia chirurgica. MA 5 (1839), S. 453–465.

Heermann, G.: Über das Studium der psychischen Medizin auf Universitäten, als das nächste Erfordernis ihrer Förderung. MA 3 (1837), S. 443–496.

Heim: Menschenblattern bei Vaccinierten. HKA 4 (1828), S. 210–225.

—: Medicinisch-chirurgische Miscellen aus England. HKA 4 (1828), Suppl., S. 260–283.

Helmbrecht, K.: Epicrise zu dem im VIII. Bande 2. Hefte der Heidelberger Medicinischen Annalen, S. 241. III. 1842, enthaltenen Aufsatz, betitelt: "Spontaner Blutabgang aus dem After eines neugebornen Kindes", mitgetheilt von Herrn Dr. Joseph Hofmann, Privatdozent in München. MA 9 (1843), S. 164–168.

Hemmer, F.W.: Medizinisch-praktische Beobachtungen. HKA 4 (1828), S. 249–274.

Herff, v.: Beitrag zur Rhinoplastik. MA 13 (1848), S. 408–416.

—: Ein Fall von Laryngotomie nebst Bemerkungen über Abszesse der hintern Larynxwand und des Zellgewebs zwischen trachea und oesophagus. MA 13 (1848), S. 417–434.

Hergt: Mittheilungen aus der Praxis. MA 1 (1835), S. 444–463.

—: Langenbrücken und Freiersbach, ein Beitrag zur pharmako-dynamischen Würdigung der vaterländischen Heilquellen, nebst einigen Worten über die Gasbäder zu Langenbrücken. MA 2 (1836), S. 207–217.

—: Mittheilungen aus der Praxis. 6. Zur Pathologie des Herzens. 7. Empyem, durch Resorption geheilt. 8. Kopfverletzung, Trepanation. MA 2 (1836), S. 399–418.

He[i]yfelder: Über eine eigenthümliche Form von Typhus abdominalis. HKA 10 (1834), S. 154–160.

—: Über schleichende Pleuritis. HKA 10 (1834), S. 473–488.

—: Über Pleuritis rheumatica. HKA 10 (1834), S. 615–621.

—: Fragmente aus einem Berichte über die Cholera in einigen französischen Departements während des Sommers 1833. MA 2 (1836), S. 105–129.

—: Beiträge zur Herniotomie. MA 2 (1836), S. 340–351.

—: Exstirpation szirrhös entarteter Speicheldrüsen. MA 2 (1836), S. 508–516.

—: Über die Anwendung des Balsamus copaivae und des Piper cubeba in der Gonorrhoe. MA 3 (1837), S. 573–592.

—: Sanitätsbericht über das Fürstenthum Hohenzollern-Sigmaringen, während des Jahres 1837. Ein Beitrag zur medizinischen Choreographie. MA 4 (1838), S. 233–261.

—: Sanitätsbericht über das Fürstenthum Hohenzollern-Sigmaringen während des Jahres 1838, ein Beitrag zur medicinischen Choreographie. MA 5 (1839), S. 106–152.

—: Sanitätsbericht über das Fürstenthum Hohenzollern-Sigmaringen während des Jahres 1839. MA 6 (1840), S. 111–149.

—: Sanitätsbericht über das Fürstenthum Hohenzollern-Sigmaringen während des Jahres 1840. MA 7 (1841), S. 254–281.

—: Das chirurgische und Augenkranken-Clinicum der Universität Erlangen vom 1. October 1841 bis zum 30. September 1842. MA 8 (1842), S. 477–570.

—: Mikroskopische Untersuchung krankhafter Geschwülste. MA 9 (1843), S. 385–407.

Hinterberger, J.: Mehrere Geschichten von wichtigen Krankheitsfällen. HKA 5 (1829), S. 400–444.

Hoefle, M.A.: Ueber die Anwendung der grossen Calomel-Dosen im sogenannten Abdominaltyphus. MA 8 (1842), S. 571–594.

—: Ein Beitrag zur physiologischen und therapeutischen Würdigung der Tenotomie. MA 9 (1843), S. 408–417.

—: Beschreibung der Blattern-Epidemie, welche in den Jahren 1843 und 1844 in Heidelberg geherrscht hat. Nebst einem Nachtrag von Puchelt. MA 11 (1845), S. 390–435.

Hofacker: Krankheitsgeschichte eines abgehauenen Nasenstückes, welches 25 Minuten lang vom Körper gänzlich getrennt war. MA 2 (1836), S. 149–156.

Hofacker, W.: Beobachtungen über die Anheilung abgehauener Stücke der Nase und Lippen. HKA 4 (1828), S. 232–248.

Hofmann, J.: Spontaner Blutabgang aus dem After eines neugeborenen Kindes. MA 8 (1842), S. 241–248.

Hohnbaum: Polyp im Herzbeutel. HKA 1 (1825), S. 414–423.

Hopf: Merkwürdige Erscheinungen von Speckgeschwülsten, nebst Krankengeschichte und Leichenöffnung. HKA 6 (1830), S. 404–411.

Hopf, C.G.: Über den epidemischen Krankheitscharakter einiger meteorologisch ausgezeichneter Jahrgänge, besonders des Jahres 1826. HKA 4 (1828), S. 413–443.

Huber, E.: Drei Fälle von Delirium tremens potatorum. MA 4 (1838), S. 615–620.

Hueter: Die katarrhalischen Augenentzündungen. HKA 5 (1829), S. 445–536.

—: Die katarrhalischen Augenentzündungen. HKA 6 (1830), S. 1–55, 161–217.

Iselin: Ueber Magenerweichung der Kinder, Gastromalacia infantum, Perforatio ventriculi. MA 5 (1839), S. 388–403.

Jaeger, G.: Drei Fälle von Markschwamm. HKA 4 (1828), S. 49–65.

Janzer: Untersuchung der innern Genitalien eines kurz nach der Menstruation ermordeten Mädchens. MA 13 (1848), S. 601–604.

Kaiser, E.: Ueber die Febris comatosa der Kinder. MA 12 (1846), S. 274–318.

Kaiser, C.L.: Mittheilungen praktischen und theoretischen Inhalts, für die gesammte Medicin. 1. Belladonna im Keuchhusten; 2. Behandlung und Heilung einer plötzlich eingetretenen Sprachlosigkeit; 3. Schnelle und glückliche Wirkung des Opiums bei einem schon acht Tage angehaltenen Ileus, s. Passio iliaca. HKA 7 (1831), S. 609–643.

—: Mittheilungen praktischen und theoretischen Inhaltes, für die gesammte Medicin. 4. Beobachtungen über die Schutzkraft der Belladonna gegen Scharlachfieber, nebst einigen Notizen für die Pathologie und Therapie des Scharlachfiebers. 5. Beobachtungen über die Folgen eines Bisses der gemeinen Otter (Coluber Berus). HKA 8 (1832), S. 306–324.

Kathriner: Gleichzeitiger Bruch des Brustbeins, der Wirbelsäule und der Rippen. MA 7 (1841), S. 318.

Kathriner, M.: Ueber die Wirkungen des Mutterkorns im Allgemeinen und insbesondere über seine Wirksamkeit gegen Nachwehen. MA 7 (1841), S. 381–386.

—: Bericht über die im Renchthale (Grossherzogthum Baden) gelegenen Bade- und Brunnenanstalten Antigast, Griesbach, Petersthal und Freiersbach. MA 9 (1843), S. 107–127.

—: Bericht über die im Renchthale (Großherzogthum Baden) gelegenen Bade- und Brunnenanstalten Antigast, Griessbach, Petersthal und Freiersbach. MA 13 (1847), S. 115–134.

—: Zwei Fälle von Krankheiten des Herzens. MA 13 (1847), S. 155–158.

—: Bericht über die zu Renchthale (Großherzogthum Baden) gelegenen Bade- und Brunnenanstalten Antigast, Griessbach, Petersthal und Freiersbach. MA 13 (1848), S. 369–395.

Kerner, J.: Geschichte einer tödlichen Vergiftung durch basisches salpetersaures Wismuth. HKA 5 (1829), S. 348–359.

—: Eine tödtliche Vergiftung durch weißes Quecksilberpräcipitat. Zur Berichtigung eines Irrthums. MA 1 (1835), S. 479–482.

Kettner: Bruch des Schienbeines mit Zerreissung des Fusswurzel-Gelenks und Luxation des Sprungbeines. MA 10 (1844), S. 364–366.

Kissel, C.: Der Organismus und das Studium der hellenischen und römischen Medicin. MA 10 (1844), S. 431–452.

Klauber, T.: Künstliche Entbindung einer Frau von einem Doppeltkinde. MA 12 (1846), S. 319–320.

Klein, v.: Über die Anwendung des Trepans bei Kopfverletzungen. HKA 1 (1825), S. 86–98.

—: Kindesmord. HKA 1 (1825), S. 473–492.

—: Hingeworfene chirurgische Bruchstücke, veranlaßt durch I. Bd. III. Heft des neuen Chiron. HKA 2 (1826), S. 103–111.

—: Beiträge zu der Behandlung des Tetanus. HKA 2 (1826), S. 112–125.

Klein, v.; Puchelt, F.A.B.: Mißlungener Versuch, sich durch Vitriolöl zu töten. HKA 1 (1825), S. 466–472.

König: Das gelbe Fieber. Sein Entstehen, sein Verhalten, seine Verbreitung. Nach dem Bericht an die königl. Akademie der Wissenschaften von dem Berichterstatter Baron Dupuytren, namens des hierzu ernannten Comité. HKA 4 (1828), Suppl., S. 1–58.

Krämer: Die Elisabethenquelle zu Rothenfels im Jahre 1841. MA 8 (1842), S. 1–26.

Kraft, H.: Wurmzufälle mit Abgang von Insectenlarven. MA 5 (1839), S. 64–69.

Krebs: Über eine, im Sommer und Herbst 1826 in einigen Distrikten von Osnabrück beobachtete epidemisch-contagiöse Fieberkrankheit, von gallicht-nervöser Art. HKA 4 (1828), S. 454–474.

Krebs, C.: Bemerkungen über einige Masernepidemien des Jahres 1826. HKA 6 (1830), S. 435–467.

—: Über einige acute Krankheiten der letzten Monate des Jahrs 1827 und der ersten des Jahrs 1828. Beobachtet im District von Buer, im Osnabrückischen. HKA 9 (1833), S. 132–149.

—: Über das Wechselfieber. HKA 9 (1833), S. 383–419.

—: Bruchstücke aus meinen ärztlichen Tagebüchern. MA 1 (1835), S. 431–443.

Küchler: Mittheilungen über eine tödtliche Arsenikvergiftung, erzeugt durch äußere Anwendung des Arsenik. MA 1 (1835), S. 356–384.

—: Ueber die diagnostischen Zeichen des gemeinen Typhus, ihr Vorkommen und ihre Bedeutung, und über die daraus folgende muthmaasliche Identität mehrerer seither getrennten Krankheiten. MA 9 (1843), S. 529–560.

Küchler, H.: Der Messergebrauch gegen den Milzbrandkarbunkel des Menschen sammt pathologischen polizeilichen und therapeutischen Prolegomenen über diese Krankheit. MA 7 (1841), S. 128–150, 192–211.

—: Augenärztliche Wahrnehmungen. MA 7 (1841), S. 387–423.

—: Ueber den Zweck und die beste Einrichtung von Gesichtsproben. MA 10 (1844), S. 408–418.

—: Gelbes Wachs als äußerliches Heilmittel. MA 10 (1844), S. 419–430.

Küster: Skizzen aus Cronthal. MA 11 (1845), S. 68–87.

Lebenheim: Ueber die Schutzmittel gegen die Pocken. MA 11 (1845), S. 282–297.

Lebküchner: Scirrhöse Entartung des linken Augapfels mit Verwachsung und Verlängerung beider Augenlider bei einem 26jährigen Bauernmädchen. MA 5 (1839), S. 81–87.

Lebrecht, L.: Zur Lehre von den nervösen Fiebern. Das Ganglio-abdominal-Fieber. HKA 6 (1830), S. 295–320.

Lederle, E.: Beobachtungen über die Krankheiten der Arbeiter der Silber- und Bleibergwerke und der Schmelzhütte im Münsterthal (Bez. Amt Staufen) nebst einigen Beiträgen zur Topographie und Statistik. 1. Ueber die Krankheitsursachen der Berg- und Hüttenleute. 2. Ueber die Krankheitscharactere und Krankheitsarten bei den Berg- und Hüttenleuten und deren Behandlung. I. Morbus maculosus haemorrhagicus. II. Empyema und Fistula pectoralis. MA 4 (1838), S. 593–614.

Lenz: Beobachtungen und Erfahrungen aus dem Gebiete der praktischen Medizin und Chirurgie. HKA 4 (1828), S. 275–313, 363–405.

Levi; Chelius, M.J.: Merkwürdiger Fall einer von enormer Kothanhäufung veranlaßten, inveterirten Verstopfung im Darmkanale. Von Dr. Levi in Karlsruhe. MA 4 (1838), S. 551–559.

Lie[ei]blein: Pericarditis, carditis membranosa externa cum pleuritide. MA 8 (1842), S. 460–476.

—: Lähmung der untern Extremitäten nach vorausgegangener Lumbago rheumatica und deren Heilung. MA 11 (1845), S. 135–154.

—: Beitrag zur Pathologie des Lungenbrandes. MA 12 (1846), S. 104–165.

Louis: Über Leber-Abscesse. HKA 4 (1828), Suppl., S. 59–79.

Maier: Ein Fall von Graviditas uterina, verbunden mit falscher Eierstockschwangerschaft und hydrops ovarii, aus dem artistischen Jahresberichte. MA 5 (1839), S. 570–580.

Martin: Ausserordentliche Excesse einer Wöchnerin, ohne nachtheilige Folgen für deren Gesundheit. MA 8 (1842), S. 629–661.

Martini, E.: Abschrift eines Briefes des Dr. Eberhard Martini, k.k. östr. Regiments-Arztes, vormals auch Leibarztes weil. Sr. k. Hoheit des Erzherzogs Rudolph, Cardinal-Erzbischofs zu Ollmütz etc., der Chef-Arzt des Garnisons-Cholera-Hospitals für Militär in Wien war, an seine Brüder in Würtemberg, den Oberamtsarzt F. Martini in Saulgau und den prakt. Arzt Dr. Martini in Biberach. HKA 8 (1832), S. 84–115.

Martius, Th.: Einige Bemerkungen über das Decoctum Zittmanni. MA 9 (1843), S. 418–429.

Medizinische Fakultät der Universität Heidelberg: Bemerkungen über die Errichtung einer neuen Irrenanstalt im Großherzogtum Baden. MA 3 (1837), S. 161–180.

Meier, W.: Grundzüge von der Natur und höheren Bestimmung des Menschen. MA 3 (1837), S. 252–269.

Meissner, F.L.: Ueber das zweckmäßigste und sicherste Verfahren, die Frühgeburt zu bewirken. MA 6 (1840), S. 495–519.

—: Obstetricische Beobachtungen. MA 7 (1841), S. 321–341.

Metz, C.A.: Apologie des Osbeck'schen Heilverfahren in langwierigen Krankheiten. MA 2 (1836), S. 612–622.

Meuth: Darstellung der Witterungsverhältnisse und des Charakters der Krankheiten, welche während der Jahre 1825 und 1826 in dem Physikat Lauterecken, im Rheinkreise Baierns, geherrscht haben. HKA 4 (1828), S. 165–191.

—: Wirkung des Kamphers in Klystieren beigebracht. Eine Krankheitsgeschichte. HKA 4 (1828), S. 192–195.

Moppey: Fungus durae matris medullae spinalis. MA 10 (1844), S. 354–359.

Müller: Beobachtungen über Krebs, insbesondere über die äußerliche und innere Anwendung des Arseniks bei krankhafter Entartung (Cancer, Carcinoma). MA 2 (1836), S. 488–507.

—: Haupt-Jahres-Bericht über die Großherzogliche Siechenanstalt in Pforzheim, vom Jahre 1836. MA 3 (1837), S. 593–604.

—: Ueber Cretinismus im Hessischen Neckarthale und die Möglichkeit seiner Verminderung. MA 5 (1839), S. 88–101.

—: Zwei merkwürdige Krankheitsfälle. MA 6 (1840), S. 19–32.

Müller, J.F.: Beitrag zu den ursächlichen Momenten des Nervenfiebers, in specie des Typhus abdominalis. MA 11 (1845), S. 33–49.

Muncke: Ein Fall von Vergiftung durch den Genuss unreifer Kartoffeln. MA 11 (1845), S. 298–307.

Nägele, F.C.: Über die Inklination des weiblichen Beckens. HKA 1 (1825), S. 99–115.

—: Klinische Institute an der Universität zu Heidelberg. Übersicht der Vorfälle in der Entbindungsanstalt von den Jahren 1819–1824 einschließlich. HKA 1 (1825), S. 493–506.

—: Ein Fall von innerm Wasserkopfe mit seitlich umgekehrter Lage aller Eingeweide. HKA 1 (1825), S. 507–514.

—: Bemerkungen zu dem vorstehenden Aufsatze (von Dr. Busch, Marburg). HKA 2 (1826), S. 257–263.

—: Klinische Institute an der Universität Heidelberg. Übersicht der Vorfälle in der Entbindungsanstalt von den Jahren 1825 und 1826. HKA 3 (1827), S. 481–496.

—: Ein Fall von graviditas abdominalis, in welchem durch den Bauchscheidenschnitt entbunden, und die Mutter erhalten worden. Von Herrn Dr. W. Zais zu Wiesbaden. HKA 6 (1830), S. 56–72.

—: Geschichte eines Kaiserschnittes wegen äußerster Beckenenge durch Knochenauswuchs verursacht. HKA 6 (1830), S. 321–330.

—: Über das gänzliche Zurückbleiben (oder Nichtzumvorscheinkommen) der Nachgeburt oder eines Teiles derselben nach der Austreibung der Frucht. HKA 7 (1831), S. 425–458.

—: Ein Fall von Kaiserschnitt, wegen Knochenauswuchses im Becken verrichtet vom Dr. M. Ribain zu Belfast, als Seitenstück zu einem ähnlichen, in diesen Annalen enthaltenen Falle nebst Bemerkungen. HKA 8 (1832), S. 293–305.

—: Über das Resorptions-Vermögen der Gebärmutter. HKA 9 (1833), S. 207–223.

—: Über eine besondere Art fehlerhaft gebildeter weiblichen Becken. HKA 10 (1834), S. 449–472.

—: Zusatz zu dem im vorigen Hefte S. 449 enthaltenen Aufsatz: Über eine besondere Art fehlerhaft gebildeter weiblichen Becken. HKA 10 (1834), S. 631–632.

Nägele, F.C.; Chelius, M.J.: Zwei merkwürdige Fälle von häutiger Bräune. HKA 9 (1833), S. 529–554.

Nägele, F.C.; Elsässer, J.A.; Vogelmann, J.F.; Waldmann, G.: Fälle von Blutgeschwülsten der äußern weiblichen Geschlechtstheile. A Tödliche Blutung aus geborstenen Blutaderknoten bei Geburten (Elsässer). B. Blutfluß unter der Geburt in Folge Berstung einer Blutgeschwulst an der rechten Schamlefze (Vogelmann). C. Blutfluß aus einer während der Anwendung der Kopfzange entstandenen und geborstenen Blutgeschwulst an der linken Schamlefze (Waldmann). D. Blutgeschwulst der linken Wasserlefze, durch äußere Veranlassung entstanden (Nägele). HKA 10 (1834), S. 417–430.

Nägele, F.C.; Schmitt, W.J.: Kritisch-practische Bemerkungen. HKA 2 (1826), S. 126–147.

Nägele, H.F.: Über die Verklebung des äußern Muttermundes als Geburtshindernis. MA 2 (1836), S. 185–206.

—: Fall von Verletzung des Unterleibs bei einer im 8. Monat Schwangern und Geschichte der Entbindung derselben. MA 2 (1836), S. 585–596.

—: Glückliche Niederkunft einer Frau, deren Uterus zwei Jahre früher durch äußere Gewalt schwer verletzt worden war. Nachtrag zu seinem in des II. Bandes 4. Hefte dieser Zeitschrift enthaltenen Aufsatze: Fall von Verletzung des Unterleibs bei einer im achten Monate Schwangeren und Geschichte der Entbindung derselben. MA 4 (1838), S. 545–550.

—: Ueber die Verklebung des äussern Muttermundes als Geburtshindernis. Nachtrag zu seinem in des zweiten Bandes zweitem Hefte dieser Zeitschrift p. 185ff. enthaltenen Aufsatze. MA 6 (1840), S. 33–50.

—: Ergebnisse der Auscultation bei einer Drillingsgeburt. MA 11 (1845), S. 518–526.

Nägele, H.F.; Grenser, W.L.: Gynäkologische Notizen vom Herrn Dr. Woldemar Ludw. Grenser zu Leipzig, aus einem Briefe desselben mitgetheilt. MA 6 (1840), S. 472–474.

Nägele, H.F.; Stoltz, J.A.: Ein Fall von Kaiserschnitt, verrichtet vom Prof. Dr. Jos. Alexis Stoltz zu Straßburg. MA 5 (1839), S. 283–292.

Nevermann: Praktische Beiträge zur Medizin und Chirurgie, nach ausländischen Quellen mit Zusätzen und Reflexionen bearbeitet. MA 2 (1836), S. 352–398.

—: Praktische Beiträge zur Medizin und Chirurgie, nach ausländischen Quellen mit Zusätzen und Reflexionen bearbeitet. MA 3 (1837), S. 142–149, 312–320, 417–442.

Niess: Beitrag zur Diagnose der Pfortaderentzündung. MA 12 (1846), S. 384–399.

Nötling, W.: Kaiserschnitt mit glücklichem Erfolge. MA 7 (1841), S. 245–253.

Nuhn, A.: Ueber die Hernia ligamenti Gimbernati, nebst einigen anatomischen Bemerkungen über das Gimbernat'sche Band. MA 13 (1847), S. 280–284.

Oesterlen: Geschichte eines unglücklichen Aderlasses, nebst einigen Bemerkungen. HKA 7 (1831), S. 392–424.

Oesterlen, G.C.: Einige geburtshülfliche Beobachtungen. HKA 6 (1830), S. 331–375.

—: Beiträge zur Ätiologie und Pathologie der Krankheiten neugeborner Kinder. HKA 7 (1831), S. 57–129.

—: Beobachtung einer gänzlichen Zerreißung der fibrösen Gebilde der Wirbelsäule, nebst einigen Bemerkungen über paralytische Urinverhaltung. HKA 8 (1832), S. 407–428.

Oesterlen, J.F.: Beschreibung und Zeichnung der durch Vereinfachung auf eine Schraube etc. zweckmässiger eingerichteten Maschine des Wundarztes Bosch, zum künstlichen Wiederabbrechen fehlerhaft geheilter Knochenbrüche. MA 10 (1844), S. 235–240.

Osius, C.A.: Ein Fall von Fungus cranii, nebst allgemeinen Bemerkungen über diese Krankheitsformen und verwandte pathologische Zustände. MA 4 (1838), S. 377–433.

—: Höchst akute Darmdurchlöcherung nebst Untersuchungen über ihre Entstehung. MA 5 (1839), S. 505–526.

—: Heilung einer durch Scharlach entstandenen Taubstummheit. MA 5 (1839), S. 581–605.

—: Markschwamm der Lungen und äußeren Theile. Ein Beitrag zur Diagnose und pathologischen Anatomie. MA 6 (1840), S. 51–81.

—: Beobachtungen und Mittheilungen über die Mineralquellen und den versandten Elisabethbrunnen von Homburg vor der Höhe, nebst einer pharmacodynamischen und chemischen Parallele mit den ähnlich wirkenden versandten und nicht versandten Mineralquellen. MA 6 (1840), S. 392–428.

—: Beobachtungen und Mittheilungen über den Leberthran. MA 6 (1840), S. 559–590.

—: Beobachtungen über mehrere Krankheiten der weiblichen Geschlechtstheile. MA 7 (1841), S. 282–317.

—: Beobachtungen über verschiedene Krankheiten des Herzens. MA 7 (1841), S. 342–380.

—: Ueber die Umwandlung der Metalle im menschlichen Körper. Ein Beitrag zu Lehre der Arzneiwirkungen. MA 8 (1842), S. 277–317.

Pagenstecher: Beiträge zur näheren Erforschung des Asthma thymicum. HKA 7 (1831), S. 256–294.

Pagenstecher, A.: Weitere Mittheilungen über das Asthma Dentientium, oder sogenannte Asthma thymicum. HKA 7 (1831), S. 609–616.

Pauli: Über Pollutionen. HKA 6 (1830), S. 110–123.

—: Über das perniciose Wechselfieber. MA 3 (1837), S. 334–358.

Pauli, F.: Chirurgische Beobachtungen. MA 1 (1835), S. 296–313.

—: Aphoristische Bemerkungen über das Wechselfieber. MA 2 (1836), S. 546–584.

—: Beobachtungen und Bemerkungen im Gebiete der Ophthalmologie. 1. Merkwürdige Veränderung an den Augen einer jungen Frau in Folge des Hydrophthalmos. 2. Über Kerato-Plastik und Sclerectomie (künstliche Pupillenbildung in der Sclerotica). 3. Über augenärztliche Instrumente. 4. Über angeborne Blindheit einer Familie von neun Gliedern. 5. Fungus haematodes oculi, eigentlich palpebrae superioris. MA 3 (1837), S. 218–251.

—: Über den Klumpfuß und dessen Heilung vermittelst der Sehnendurchschneidung und der Anwendung des Gypsgusses. MA 3 (1837), S. 611–619.

—: Beobachtungen und Betrachtungen im Gebiete der Medicin und Chirurgie. 1. Ein Scheidenpolyp von seltener Größe. 2. Eigenthümliche Heilung eines Hodensackbruches, der durch keine Bandage zurückgehalten werden konnte. MA 4 (1838), S. 148–160, 262–295.

—: Beobachtungen und Betrachtungen im Gebiete der Medicin. 6. Eigenthümliches Lippenübel. 7. Bemerkungen über das Wechselfieber; mit Bezug auf meine deßfallsigen Mittheilungen in den Medicinischen Annalen II.4.III.3. MA 4 (1838), S. 583–592.

Paulus, N.: Neue Beiträge zur Geschichte der Vergiftung durch verdorbene Wurstmasse. Aus den Papieren des verstorbenen Professors Dr. Paulus. HKA 10 (1834), S. 381–391.

—: Aufsätze über interessante Krankheitsfälle. 1. Encephalitis hydrocephalica. 2. Contusio capitis: symptomata commotionis, irritationis, compressionisque cerebri. 3. Hyperaesthesia anilectica. MA 2 (1836), S. 419–483.

Peez: Die Wirksamkeit Wiesbadens in verschiedenen Arten von Gesichtsschmerz, durch eine Reihe von Krankengeschichten erläutert. HKA 7 (1831), S. 295–310.

Pfeufer, C.: Ein Fall von Ösophagitis mit allen Erscheinungen der Wasserscheu. HKA 1 (1825), S. 351–364.

—: Bemerkungen über den Synochus. HKA 2 (1826), S. 68–82.

—: Täuschungen am Krankenbette. HKA 3 (1827), S. 39–57.

—: Die Influenza vom Jahre 1831. MA 2 (1836), S. 218–268.

Pickford: Zwei Fälle von Diathesis purulenta nebst einigen Bemerkungen. MA 13 (1847), S. 135–154.

Pommer, C.F. v.: Zur Pathologie des Verdauungs-Kanals. HKA 2 (1826), S. 1–67.

—: Über den Gebrauch des salzsauren Eisenoxyds in der Magenerweichung der Kinder. HKA 2 (1826), S. 209–219.

—: Einige Bemerkungen über die Anwendung der Moxa und künstlicher Geschwüre zur Heilung eingewurzelter Epilepsie bei älteren Personen. HKA 3 (1827), S. 110–146.

Pommer, G.F. v.: Über die Ähnlichkeit der dem Nerven- und Faulfieber des Menschen zu Grunde liegenden körperlichen Vorgänge mit denjenigen, welche auf künstliche Weise bei Tieren hervorgebracht werden. Nebst einigen Bemerkungen über das Verhältnis des Blutes zur Sensibilität in Hinsicht auf Leitung und Mitteilung schädlicher und giftiger Einflüsse. HKA 3 (1827), S. 531–569.

Prieger: Mittheilungen über die Anwendung und die Wirkung der jod- und bromhaltigen Mineral-Quellen zu Kreuznach in Krankheiten der weiblichen Geschlechtsorgane. MA 11 (1845), S. 202–208.

Puchelt, B.R.: Der Nutzen des Eisenoxydhydrats gegen Arsenikvergiftung durch 7 Fälle bestätigt. MA 5 (1839), S. 606–613.

—: Ueber doppelten und einfachen Pneumo-hydrothorax. MA 7 (1841), S. 554–575.

—: Das medicinische Klinikum der Universität Heidelberg in den Jahren 1835 bis 1841. Rheumatismus acutus articulorum und Herzaffection. Unterleibsgeschwülste (Percussion derselben). MA 9 (1843), S. 1–66.

—: Ueber Bronchitis mit Bildung von Bronchial-Gerinnseln. MA 13 (1848), S. 479–535.

Puchelt, F.A.B.: Klinische Institute an der Universität zu Heidelberg. Das medizinische Klinikum im Jahr 1824. HKA 1 (1825), S. 1–62.

—: Belladonna, als Schutzmittel gegen das Scharlachfieber. HKA 1 (1825), S. 242–262.

—: Klinische Institute an der Universität zu Heidelberg. Das medizinische Klinikum im Jahre 1825. HKA 2 (1826), S. 173–208.

—: Das medizinische Klinikum an der Universität Heidelberg im Jahre 1826. Übersicht der Krankheiten, welche in den medizinischen klinischen Anstalten im Jahr 1826 behandelt worden sind. HKA 3 (1827), S. 161–170.

—: Das epidemische Fieber, welches in Heidelberg besonders im Sommer 1826 herrschte. HKA 3 (1827), S. 171–234.

—: Zwei Fälle von Hirnkrankheiten. HKA 3 (1827), S. 519–530.

—: Über Aneurysmen der Bauchaorta. HKA 3 (1827), S. 572–646.

—: Das medizinische Klinikum an der Universität Heidelberg im Jahre 1827. Übersicht der Krankheiten, welche in den medizinischen Anstalten im Jahre 1827 behandelt worden sind. HKA 4 (1828), S. 327–362.

—: Das medicinische Klinikum an der Universität Heidelberg im Jahre 1828. HKA 5 (1829), S. 323–347.

—: Das medicinische Klinikum an der Universität zu Heidelberg, in den Jahren 1829, 30 und 31. Übersicht der Krankheiten, welche in den medicinisch-klinischen Anstalten in den Jahren 1829 bis 1831 behandelt worden sind. 1. Epidemische Verhältnisse. 2. Perityphlitis. 3. Berstung des Dünndarms. 4. Tumor retro-peritonealis. 5. Hörbarer und schwirrender Puls. 6. Partielle Erweichung des Rückenmarkes. 7. Trunkenheit und Delirium der Säufer. 8. Diabetes. 9. Krätze. HKA 8 (1832), S. 485–558.

—: Die Lehre von der erhöhten Venosität. HKA 9 (1833), S. 161–206.

—: Beobachtung eines heulenden Tones im Herzschlage, der bisweilen entfernt vom Kranken gehört wurde, und Betrachtungen über die Entstehung der sämmtlichen Herzgeräusche. HKA 9 (1833), S. 589–640.

—: Das medicinische Klinikum der Universität Heidelberg in den Jahren 1832, 33 und 34. MA 1 (1835), S. 483–587.

—: Ueber die Ruhr. 1. Die Ruhr in den Jahren 1834, 35 und 36 in Heidelberg. MA 5 (1839), S. 404–421.

—: Ueber partielle Empfindungslähmung. MA 10 (1844), S. 485–495.

—: Betrachtungen über den Typhus der neuern Zeit. MA 11 (1845), S. 491–517.

—: Ein Fall von Vergiftung mit Scheidewasser, in welchem gangränöse Magenhäute durch Erbrechen entleert wurden. MA 11 (1845), S. 608–620.

—: Ueber Krankheitsqualität. MA 13 (1848), S. 319–363.

Puchelt, F.A.B.; Falker: Der Leberthran. Mit einem Zusatz von Puchelt. MA 6 (1840), S. 429–442.

Puchelt, F.A.B.; Klein, v.: Mißlungener Versuch, sich durch Vitriolöl zu töten. HKA 1 (1825), S. 466–472.

Rampold: Über die Ruhrepidemie in Eßlingen im Spätsommer und Herbst 1834. MA 1 (1835), S. 169–216.

—: Klinische Beiträge. MA 3 (1837), S. 78–92.

—: Ueber Granulationen und Tuberkeln in den Lungen, ihre Ablagerungsweise, ihr Verhältniss zu andern Krankheiten und ihre Heilbarkeit. MA 9 (1843), S. 67–106, 207–247, 362–384.

—: Ueber eine bisher nicht näher gekannte Vorkommensweise von Knochenmarkschwamm, und über Markschwamm und Krebs überhaupt. MA 9 (1843), S. 430–457.

—: Weitverbreitete Knochenerweichung durch Krebs, Krebs in fast sämmtlichen Knochen des Rumpfs ohne Auftreibung oder Formveränderung derselben. MA 9 (1843), S. 458–469.

—: Ueber den Gebrauch des Calomel. MA 10 (1844), S. 252–281.

—: Ueber einige Leberkrankheiten. MA 12 (1846), S. 167–228.

Randt: Kurze Geschichte der epidemischen Krankheit, welche im Jahre 1822 in Holland und vorzüglich in Zaardam geherrscht hat. HKA 5 (1829), S. 318–322.

Rau, G.L.: Über die Behandlung des Typhus. HKA 2 (1826), S. 264–337, 371–446, 497–530.

Rau, L.: Beschreibung einer Blutgeschwulst der rechten Schamlefze nach der Geburt. MA 10 (1844), S. 453–455.

Rees: Ueber die Heilwirkungen der Schwefelquellen zu Langenbrücken in einigen Krankheitsformen und besonders den Phthisen der Respirationsorgane. MA 8 (1842), S. 82–151.

Renard: Bemerkungen und Beobachtungen über die Accupunctur. HKA 2 (1826), S. 148–172.

Reuss: Über die in den drei letzten Jahren, von der Herbst- Tag- und Nachtgleiche des Jahres 1824 bis 1827 herrschende allgemeine Krankheitskonstitution und die in dieser Zeit in der Gegend von Aschaffenburg sporadisch-endemisch oder epidemisch herrschend gewesenen, oder durch eine spezifische Ansteckung ausgekommenen Krankheiten. HKA 4 (1828), S. 1–48.

—: Über die von der Herbst-Tag- und Nachtgleiche des Jahrs 1827 bis zur Frühlings-Tag- und Nachtgleiche des Jahrs 1830 herrschend gewesene allgemeine Krankheits-Constitution und den allgemeinen Charakter (Diathesis) der in dieser Zeit in Aschaffenburg und der umliegenden Gegend herrschend gewesenen besonderen Krankheiten. HKA 8 (1832), S. 375–406.

Reuss, J.F.: Über die Natur und Therapie der ansteckenden pestartigen Krankheiten des Menschen und seiner nützlichen Haustiere, und wie die Gesichtsrose und andere rotlaufartige Entzündungen einfach, leicht, geschwind und sicher können geheilt werden. HKA 1 (1825), S. 295–350.

Reuter, C.: Der Kaiserschnitt bei einer Lebenden, verglichen mit dem Kaiserschnitte bei einer am Ende ihrer Schwangerschaft plötzlich Verstorbenen, in Beziehung auf Indication, Prognose und Ausführung desselben. HKA 10 (1834), S. 431–448.

Richter, C.A.W.: Bemerkungen zu des Herrn Hofrath Simeons Mittheilungen über Morbus haemorrhagicus Werlhofii und Hensinger's Ansicht über die Natur dieser Krankheit. MA 13 (1848), S. 588–600.

Riecke: Geburtshülfliche Beobachtungen. HKA 7 (1831), S. 459–474.

Ris: Ueber Wechselfieber und Cretinismus. MA 10 (1844), S. 308–324.

Ritgen, F.A.: Geschichte eines mit ungünstigem Erfolge verrichteten Bauchscheidenschnittes und Folgerungen daraus. HKA 1 (1825), S. 263–276.

Ritter, B.: Ueber das Unvermögen, den Urin im Schlafe zu halten, und die Art und Weise seiner Heilung, durch einen speciellen Fall erläutert. MA 6 (1840), S. 288–318.

—: Ueber das Mutterkorn, Secale cornutum, in naturhistorischer, chemischer, physiologischer und therapeutischer Beziehung. MA 7 (1841), S. 1–46, 161–191.

—: Bemerkungen über die bisweilen noch beanstandete Wirksamkeit einiger Arzneimittel in besonderen Krankheitsfällen, nach eigenen Erfahrungen am Krankenbette. MA 10 (1844), S. 90–128.

—: Die Aehnlichkeiten und Verschiedenheiten der Krankheitserscheinungen in Folge der Einwirkung deleterer Leichenstoffe und in Folge der Einwirkung des Rotz- und Wurmgiftes auf den menschlichen Organismus. MA 10 (1844), S. 594–624.

—: Die Aehnlichkeiten und Verschiedenheiten der Krankheitserscheinungen in Folge der Einwirkung deleterer Leichenstoffe und in Folge der Einwirkung des Rotz- und Wurmgiftes auf den menschlichen Organismus. MA 11 (1845), S. 1–32.

—: Beobachtung eines Falles von Spina bifida lumbalis, in Verbindung mit anderen Bildungsfehlern an der untern Körperhälfte. MA 11 (1845), S. 186–201.

—: Zur Geschichte, Verfertigung, Anwendung und Würdigung des unverrückbaren Verbandes bei Knochenbrüchen. MA 11 (1845), S. 436–490.

—: Zur Geschichte, Verfertigung, Anlegung und Würdigung des Schienenverbandes bei Knochenbrüchen. MA 12 (1846), S. 34–64.

—: Ueber den gegenwärtigen Zustand unseres Wissens, in Hinsicht auf die Bildung des Kallus bei Knochenbrüchen in allen seinen Beziehungen. MA 12 (1846), S. 321–383.

—: Zur Geschichte, Wirkung, Anwendung und Würdigung des Schwefeläthers, als schmerztilgendes Mittel bei innerlichen Krankheiten, chirurgischen und geburtshilflichen Operationen bei Menschen und Thieren. MA 13 (1847), S. 199–279.

—: Zur Pathologie der Kardialgie. MA 13 (1848), S. 396–407.

—: Zur Geschichte, Bereitung, Wirkung und Anwendung des Chloroforms als schmerzstillendes Mittel und Vergleichung der entsprechenden Wirkung des Schwefeläthers. MA 13 (1848), S. 562–587.

Röcker: Merkwürdiger Fall eines selten großen Aneurysma's der Aorta. MA 3 (1837), S. 136–141.

Rösch: Beiträge zur Pathologie. MA 1 (1835), S. 399–430.

—: Über die Leucophlegmasie und besonders diejenige Art derselben, welche man Chlorose heißt. MA 3 (1837), S. 117–135.

—: Beiträge zur Gynäkologie. MA 5 (1839), S. 293–312.

—: Ueber die Ruhr. 2. Geschichte des Vorkommens der Ruhr in dem Bezirke des Verfassers in den Jahren 1834 bis 1837, mit ausführlicher Schilderung der Epidemie von 1837 und ihrer Behandlung. MA 5 (1839), S. 422–452.

Roe[ö]ser, J.v.: Bemerkungen über Scarlatina. HKA 6 (1830), S. 582–608.

—: Ein Fall von Osteosarcoma carcinomatodes maxillae inferioris. HKA 8 (1832), S. 437–441.

—: Ueber eine Ruhrepidemie. MA 7 (1841), S. 576–614.

—: Ueber den Gebrauch des Kalihydrojodinicum im Hydrocephalus acutus. MA 9 (1843), S. 481–494.

—: Bemerkungen über Nervenfieber. HKA 9 (1843), S. 495–523.

—: Einige Andeutungen in Bezug auf das Nichtsthun od. das Nichtarzneien in Krankheiten. MA 9 (1843), S. 524–528.

—: Beschreibung der in der ersten Hälfte des Jahrs 1842 zu Schwenningen herrschend gewesenen Scharlachepidemie. MA 9 (1843), S. 561–669.

Rothamel, G.: Einige Bemerkungen über das Lactucarium. HKA 5 (1829), S. 277–296.

—: Beiträge zur Lehre von den Krankheiten des weiblichen Geschlechts. HKA 6 (1830), S. 124–129.

—: Über die Bedeutung, Natur und Charakter der symptomatischen Fieber der Exantheme. HKA 6 (1830), S. 130–150.

—: Hemitritaeus Galeni. HKA 6 (1830), S. 151–160.

—: Beiträge zur Lehre von den Krankheiten des weiblichen Geschlechts. HKA 6 (1830), S. 625–630.

—: Bemerkungen über den Aussatz und über die in Oberhessen vorkommenden Überreste der Lepra ulcerosa s. Graecorum. HKA 7 (1831), S. 509–521.

—: Merkwürdige knollige Entartung und Vergrößerung des Penis. HKA 7 (1831), S. 522–524.

—: Erster Jahresbericht über die Ereignisse in der ophthalmiatrischen Abtheilung des Landkrankenhauses der kurhessischen Provinz Fulda. MA 10 (1844), S. 77–86.

—: Ueber die Wirksamkeit des Jodkali's im Abdominaltyphus. MA 10 (1844), S. 87–89.

—: Ueber Hirnfieber. MA 10 (1844), S. 387–407.

Royer-Collard: Beobachtungen, den Steinschnitt betreffend, aus der chirurgisch-klinischen Abteilung des Hôtel Dieu zu Paris. HKA 4 (1828), Suppl., S. 80–127.

Ruef, A.: Resultate der Beobachtungen über Lungenentzündung und deren Heilung. MA 2 (1836), S. 36–57.

—: Salpetersaures Silber gegen chronische Magenleiden. MA 2 (1836), S. 58–73.

—: Beiträge zur Lehre der Kinderkrankheiten. MA 2 (1836), S. 74–83.

—: Ueber Kaltwasser-Kuren. MA 7 (1841), S. 232–244.

Ruettel, J.G.: Zur Lehre der nervösen Fieber. Epidemisches Nervenfieber in den angrenzenden französischen Kantonen Wollmünster und Bitschrohrbach, beobachtet im Jahre 1828. HKA 6 (1830), S. 394–403.

—: Beobachtungen und Erfahrungen. 1. Scharlachfriesel-Epidemie; 2. Epidemischer blauer Husten; 3. Röteln-Epidemie; 4. Heilung einer veralteten Luxation des Oberschenkel durch den fortgesetzten Gebrauch des Flaschenzuges. HKA 6 (1830), S. 609–624.

Ruff: Ein wichtiger Fall von Phimosis. MA 5 (1839), S. 364–369.

Rumpelt, F.: Geschichte eines gleichzeitigen Doppelfieber-Ausschlags, als Beweis gegen den bestehenden Grundsatz: daß nur ein Fieber-Exanthem aus der Haut entstehen könne. HKA 5 (1829), S. 16–44.

—: Fortgesetzte Bemerkungen über die Unzulänglichkeit des II. Satzes des Herrn Dr. Hahnemann in Betreff eines Doppelfieber-Ausschlags. HKA 5 (1829), S. 360–388.

Sanitäts-Commission, Großherzoglich Badische: Ueber die Wirkungen der Mineralquelle zu Rothenfels im Murgthale. Nach berichtlichen Mittheilungen bearbeitet. MA 7 (1841), S. 212–231.

Sauerbeck, C.: Ein seltener Fall von Unterleibs-Entzündung mit gleichseitiger weichselartiger Degeneration der Kopfhaare. MA 11 (1845), S. 158–160.

—: Ueber die Anwendung der glaubersalzhaltigen, nicht alkalischen, eisenhaltigen Sauerwasser zu Rippoldsau in einigen Krankheiten der Pfortaderlebersystems. Ein Beitrag zur Pathologie und Balneotherapie. MA 12 (1846), S. 65–103.

Schaible, J.: Beobachtungen über die Wirkung des Strychnins. MA 1 (1835), S. 124–132.

—: Gänzliche Verschließung und knorpelartige Verdickung des Hymen mit Zurückhaltung der Menstruen und eine dadurch bewirkte akute Krankheitsform. MA 2 (1836), S. 609–611.

Schaible: Geschichte einer Starrsüchtigen. MA 7 (1841), S. 450–462.

Scharf: Gallertartige Magenerweichung. MA 3 (1837), S. 399–413.

—: Naturheilung einer bedeutenden Gehirnerschütterung. MA 3 (1837), S. 414–416.

Schauer: Über den Charakter und die Behandlung der in den Wintermonaten 1834/35 zu Bamberg vorgekommenen Fieberkrankheiten. MA 1 (1835), S. 217–232.

Schilling: Vergiftung durch Colchicum autumnale. MA 6 (1840), S. 591–606.

Schindler, H.B.: Über die Indikation zur Trepanation in chirurgischer Hinsicht. Ein Beitrag zur Lehre der Kopfverletzungen. HKA 8 (1832), S. 1–84, 165–163.

Schlecht, A.: Über die Qualifikation derjenigen Verwundungen und Mißhandlungen, welche weder den Tod zur Folge haben, noch einen bleibenden Nachteil zurücklassen; in polizeilicher und krimineller Hinsicht. HKA 4 (1828), S. 196–209.

Schmidt, G.: Nymphomania als Metastase von Neuralgia coelica. MA 8 (1842), S. 632–636.

—: Mittheilungen aus der Praxis. MA 13 (1847), S. 285–318.

Schmitt, W.J.: Über die Unentbehrlichkeit der Perforation und die Schädlichkeit der ihr substituierten Zangenoperation. HKA 1 (1825), S. 63–85.

—: Auserlesene klinisch-obstetricische Beobachtungen. HKA 1 (1825), S. 537–601.

—: Beobachtungen über die örtlichen Folgekrankheiten der puerperalen Bauchentzündung. HKA 3 (1827), S. 58–109.

Schmitt, W.J.; Nägele, F.C.: Kritisch-practische Bemerkungen. HKA 2 (1826), S. 126–147.

Schnackenberg, W.: Aus der Cholera-Epidemie zu Kassel. HKA 9 (1833), S. 252–273.

Schneider: Klinische Unterhaltungen. HKA 7 (1831), S. 317–328.

—: Klinische Unterhaltungen. HKA 7 (1831), S. 475–492.

—: Der Witterungs- und der Krankheitszustand in Fulda im J. 1830. HKA 9 (1833), S. 355–374.

—: Der Witterungs- und Krankheitszustand in Fulda im J. 1830. HKA 10 (1834), S. 140–212.

—: Bemerkungen über die Krankheits-Konstitution in Fulda im Jahre 1836. MA 3 (1837), S. 359–382.

—: Witterungs-Constitution und Krankheits-Genius im ersten Semester des Jahres 1839. MA 6 (1840), S. 1–18.

—: Die Krankheitsconstitution und der Krankheits-Genius von Fulda im Jahre 1839. MA 6 (1840), S. 163–186.

—: Der Bandwurm im menschlichen Körper, dessen Erkenntniß und die bewährtesten älteren und neueren Mittel denselben zu entfernen. MA 6 (1840), S. 607–638.

—: Das Landkrankenhaus zu Fulda am Ende des Jahres 1840. MA 7 (1841), S. 151–160.

—: Der Keuchhusten und seine verschiedenen Heilmethoden. MA 8 (1842), S. 356–392.

—: Mittheilungen aus dem Gebiete der ausübenden Heilkunde. MA 10 (1844), S. 129–164.

—: Mittheilungen aus dem Gebiete der ausübenden Heilkunde. MA 10 (1844), S. 456–484, 625–643.

—: Meteorologische Beobachtungen in Fulda und deren Anwendung auf die Heilkunde. MA 11 (1845), S. 208–253, 321–370.

—: Die Volkskrankheiten der Stadt Fulda, ihrer Umgebung, zwischen den Rhön- und Vogelsbergen, im Jahre 1845. MA 11 (1845), S. 566–607.

—: Die Volkskrankheiten der Stadt Fulda und ihrer Umgebung zwischen den Rhön- und Vogelsbergen im Jahre 1845. MA 12 (1846), S. 1–33.

—: Das Wiederkäuen bei Menschen. MA 12 (1846), S. 251–273.

Schneider, L.: Gräfenberg und Priessnitz im November 1846. MA 13 (1848), S. 539–561.

Schnurrer: Geschichte einer im Frühjahr 1829 vorgekommenen Epidemie des Schweißfiebers. Vorgelesen in der medicinischen Section der Versammlung der deutschen Ärzte und Naturforscher zu Heidelberg den 29. September 1829. HKA 6 (1830), S. 90–100.

Schürmay[i]er, J.H.: Bemerkungen über Natur und Behandlung des Keuchhustens. MA 1 (1835), S. 133–149.

—: Beiträge zur Heilung der Knochenbrüche der untern Extremitäten, insbesondere des Schenkelhalsbruches. MA 2 (1836), S. 84–88.

—: Praktische Beobachtungen. MA 2 (1836), S. 597–608.

Schütte, D.: Medicinisch-chirurgische Beobachtungen. HKA 4 (1828), S. 475–482.

Schuster, J.; Harless, Ch.Fr.: Über die Einrichtung einer allgemeinen deutschen Pharmakopoe und deren Vortheile. Ein Vortrag, gehalten in der Versammlung der Aerzte zu Wien, im Sept. 1832, von Professor D. Joh. Schuster, zu Pesth. Mitgetheilt von dem Geh. Rath Dr. Harless. HKA 9 (1833), S. 224–251.

Schwarz: Beitrag zur Geschichte d. Masern. HKA 9 (1833), S. 117–131.

—: Überblick der in der Stadt Fulda und ihrer nächsten Umgebung in den Jahren 1826 bis 1833 einschließlich herrschenden Krankheiten, rücksichtlich ihrer epidemischen Ausbreitung und der Veränderung ihres allgemeinen Krankheits-Charakters. HKA 10 (1834), S. 527–567.

—: Ueberblick der in der Stadt Fulda und ihrer nächsten Umgebung in den Jahren 1834–1837 einschließlich herrschenden Krankheiten, rücksichtlich ihrer epidemischen Ausbreitung und der Veränderung ihres allgemeinen Krankheitscharakters. MA 4 (1838), S. 83–147.

—: Ueberblick der in der Stadt Fulda und ihrer Umgegend in dem Jahre 1838 herrschenden Krankheiten, rücksichtlich ihrer epidemischen Ausbreitung und der Veränderung ihres allgemeinen Krankheitscharacters. MA 5 (1839), S. 230–282, 313–363, 473–491.

—: Fortsetzung und Schluß der im 4. Hefte des V. Bandes p. 491 abgebrochenen Krankengeschichte. MA 6 (1840), S. 82–91.

—: Ueberblick der in der Stadt Fulda und ihrer Umgegend in den Jahren 1840 herrschend gewesenen Krankheiten, rücksichtlich ihrer epidemischen Ausbreitung und der Veränderung ihres allgemeinen Charakters. MA 8 (1842), S. 393–427.

Schwarzschild: Beschreibung einer höchst einfachen Vorrichtung zur Erleichterung des Seitensteinschnitts. MA 2 (1836), S. 291–302.

Schweickard: Zwei Beobachtungen. MA 10 (1844), S. 367–368.

Schweig: Blatternausbruch bei einem Foetus, durch Varicellen der Mutter hervorgerufen. MA 8 (1842), S. 628.

—: Ein Fall von aus Cysticoxyd bestehendem Nierenstein. MA 13 (1848), S. 364–368.

Sebastian, F.J.C.[G.]: Über den Scorbut. Ein Beitrag zu seiner Schrift über die Sumpfwechselfieber. HKA 1 (1825), S. 515–536.

—: Das Speichelfieber. HKA 3 (1827), S. 1–38.

Sebergondi: s. Sibergundi

Sebregondi: s. Sibergundi

Seeger: Über den Varix aneurysmaticus nebst einem hierher gehörigen Fall. MA 1 (1835), S. 268–295.

—: Pathologisch-anatomische Untersuchung einer Spina bifida. MA 2 (1836), S. 94–104.

—: Beiträge zur Diagnostik der Tuberkel- und Markschwammbildung des uropoetischen Systems und des Herzens. MA 6 (1840), S. 529–558.

Seither: Heilung eines höchst bedenklichen Lungenleidens durch den Gebrauch der Langenbrücker Schwefelquelle. MA 3 (1837), S. 605–610.

Seubert: Ein ungewöhnlicher Fall von Augenverletzung. MA 12 (1846), S. 431–436.

Sibergundi [auch: Sebergondi/Sebregondi]: Über die Anwendung der Trepanation bei Schädelfrakturen mit Depression, und über den rechten Zeitpunkt zu dieser Operation in solchen Fällen. Nebst zwei beigefügten Fällen von glücklich geheiltem Schädelbruch mit Depression verbunden. HKA 4 (1828), S. 129–164.

—: Merkwürdiger Fall einer glücklich geheilten, großen Fraktur des rechten Seitenwandbeins mit Depression verbunden. HKA 7 (1831), S. 600–608.

—: Versuch, die Ursachen und das Wesen der asiatischen Cholera darzustellen. HKA 10 (1834), S. 206–237.

—: Beobachtung eines Falles von Vergiftung durch einen Schlangenbiß. HKA 10 (1834), S. 392–400.

—: Beobachtung eines Falles von Fluxus coeliacus, bedingt durch Desorganisation eines Theiles des Dickdarms, nebst beigefügtem Obductionsbericht. HKA 10 (1834), S. 401–416.

—: Ueber die Heilkräfte des Tannin's, acidum querci tannicum, als eines vortrefflichen Heilmittels gegen den Keuchhusten im dritten Stadium. MA 7 (1841), S. 47–97.

Simeons: Über die epidemischen Krankheiten des Jahres 1826 und 1827. HKA 4 (1828), S. 573–629.

—: Übersicht über sein ärztliches Wirken vom 1. Juli 1824 bis zum 1. Dezember 1828. HKA 5 (1829), S. 254–276.

—: Ueber Morbus maculosus haemorrhagicus Werlhofii und Hensingers Ansicht über die Natur dieser Krankheit. MA 13 (1847), S. 159–184.

Simeons, A.: Beobachtungen über die Entzündung und Vereiterung des Psoas und iliacus internus. HKA 8 (1832), S. 264–293.

Simeons, K.: Über die Umwandlung der Muskelsubstanz des Herzens in Fettmasse, unter der Form von Cor pilosum, und über die organischen Herzkrankheiten mit Umwandlung der Muskelsubstanz des Herzens im Allgemeinen. HKA 3 (1827), S. 262–313, 349–370.

—: Beiträge zur Ophthalmiatrik. Synizesis Pupillae. Blepharospasmus und Photophobia abwechselnd mit mancherlei Krampfformen. HKA 3 (1827), S. 371–382.

—: Zwei Beispiele der Heilkraft der Natur. Phthisis pulmonalis, geheilt. Hydrops pericardii und Suppressio menstruationis, geheilt. HKA 3 (1827), S. 383–399.

Simon: Über die Behandlung der primären und sekundären Syphilis ohne Merkur. HKA 2 (1826), S. 447–496, 531–664.

Sommer, F.: Einiges aus dem Bereiche der Geburtshülfe. MA 10 (1844), S. 369–377.

Spae[ä]th: Über das Delirium tremens und seine verschiedenen Behandlungsarten. Ein Beitrag zur Begründung einer rationellen Therapie dieser Krankheit. MA 2 (1836), S. 269–290.

Spaeth, E.: Ueber die Trepanation. Einige practische Bemerkungen und Vorschläge. MA 10 (1844), S. 539–586.

Spey[i]er, A.F.: Ueber die Ursache der Tödtlichkeit eindringender Herzwunden. MA 4 (1838), S. 359–376.

—: Beitrag zur Heilung der Krätze. MA 7 (1841), S. 113–127.

—: Fall einer mit einem Ladstock durchschossenen Unterleibshöhle. MA 7 (1841), S. 624–630.

Spielmann: Bauchwassersucht mit Leberanschwellung verbunden, wozu sich Gangraena senilis gesellte. Eine Krankengeschichte nebst Bemerkungen. HKA 8 (1832), S. 442–455.

—: Peritonitis muscularis P. Frank, welche in Gangrän endigte. Krankengeschichte nebst Bemerkungen. HKA 8 (1832), S. 456–463.

—: Beobachtungen. 1. Säuferwahnsinn mit Lännec's Lungengangrän. 2. Phthisis pulmonalis florida, ausgezeichnet durch profuses Nasenbluten und Werlhofs Blutfleckenkrankheit. HKA 10 (1834), S. 622–630.

Spiess: Von den pentrierenden, besonders mit Blutung komplizierten, Brustwunden. HKA 1 (1825), S. 365–413.

Stahl, K.: Beschreibung einer im Jahre 1838 zu Herrlheim, in Unterfranken des Königreichs Baiern, verlaufenen Friesel-Epidemie. MA 11 (1845), S. 527–565.

Stamm: Beobachtung eines Falles von theilweiser krebsiger Zerstörung des Keilbeines, des Gaumenbeines, des Rachens und von Scirrhus am Nervus trigeminus dexter, nebst dem Beweise, daß der Nervus lingualis nicht Geschmacksnerve ist. MA 5 (1839), S. 70–80.

—: Beitrag zur Lehre von der Amaurose. MA 8 (1842), S. 54–81.

Stamm, W.: Ueber das Magenmund-Drücken. Eine pathologische Untersuchung. MA 7 (1841), S. 493–553.

—: Ueber den Einfluss des erkrankten Herzens auf das Rückenmark, eine pathologische Untersuchung. MA 10 (1844), S. 325–348.

Stoltz, J.A.; Nägele, H.F.: Ein Fall von Kaiserschnitt, verrichtet vom Prof. Dr. Jos. Alexis Stoltz zu Straßburg. MA 5 (1839), S. 283–292.

Szerlecki, V.A.: Beiträge zur Behandlung der Trommelsucht (Tympanites intestinalis). MA 5 (1839), S. 214–229.

—: Von der Wirksamkeit der endermatischen Anwendung des essigsauren Morphiums in der Brustbräune (Angina pectoris). MA 7 (1841), S. 615–620.

—: Von der grossen Wirksamkeit der Schröpfköpfe in der acuten Brustkrankheiten der Kinder. MA 7 (1841), S. 621–623.

—: Lungenbrand, durch grosse Gaben essigsauren Bleies und Opium geheilt. MA 10 (1844), S. 378–386.

Thomas, P.F.: Über das gelbe Fieber in Neu-Orleans. HKA 4 (1828), Suppl., S. 194–215.

Tott, C.A.: Beiträge zur praktischen Medicin. MA 8 (1842), S. 318–328.

—: Beiträge zur practischen Medizin. 1. Beobachtungen verschiedener Arten von Icterus. 2. Erfahrungen über Krankheiten der Testikel. MA 11 (1845), S. 308–320.

Treviranus, G.R.: Beitrag zur nähern Kenntnis des Wesens der schmerzhaften Phlegmasie. HKA 5 (1829), S. 592–625.

Valentin, L.: Medicinische Bemerkungen über die Hauptstadt Neapel. HKA 4 (1828), Suppl., S. 161–193.

Vanotti: Zwei Beobachtungen. MA 10 (1844), S. 349–353.

Vanotti, E.: Hypertrophia ovarii dextri cum graviditate uterina. MA 10 (1844), S. 587–593.

Vezin, H.: Ein Fall von Hydrocephalus acutus, nebst einigen Bemerkungen über die Therapie dieser Krankheit. HKA 5 (1829), S. 45–69.

Vierordt, C.: Beiträge zur Pathologie und Therapie des Strabismus. MA 8 (1842), S. 27–53.

Vögelin: Mittheilungen aus den artistischen Jahresberichten badischer Ärzte. 5. Epilepsie, anscheinend verursacht durch verschluckte Weinbergschnecken. MA 8 (1842), S. 624–625.

Vogel: Untersuchungen über das Wesen, die Behandlung und die Verbreitung der asiatischen Brechruhr. Nach Beobachtungen in München. MA 4 (1838), S. 161–201, 325–358.

Vogelmann, J.F.; Nägele, F.C.; Elsässer, J.A.; Waldmann, G.: Fälle von Blutgeschwülsten der äußern weiblichen Geschlechtstheile. A Tödliche Blutung aus geborstenen Blutaderknoten bei Geburten (Elsässer). B. Blutfluß unter der Geburt in Folge Berstung einer Blutgeschwulst an der rechten Schamlefze (Vogelmann). C. Blutfluß aus einer während der Anwendung der Kopfzange entstandenen und geborstenen Blutgeschwulst an der linken Schamlefze (Waldmann). D. Blutgeschwulst der linken Wasserlefze, durch äußere Veranlassung entstanden (Nägele). HKA 10 (1834), S. 417–430.

Vogler: Über die Bauchnaht bei penetrierenden Bauchwunden, nebst einigen forensischen Bemerkungen, das gerichtliche Einschreiten bei Obduktionen betreffend. HKA 4 (1828), S. 113–128.

—: Beitrag zur Charakteristik der letzten Masern- und Scharlachepidemie, in einigen Nassauischen Distrikten. HKA 5 (1829), S. 1–15.

Volz, A.: Ein Fall von Phlegmasia alba dolens. MA 5 (1839), S. 370–380.

—: Mittheilungen über Ricord's syphilitische Klinik in Paris. MA 7 (1841), S. 424–444.

Volz, R.: Über die Schrunden der Brustwarzen und deren Heilung. MA 2 (1836), S. 517–524.

—: Vom Krankenbette. MA 10 (1844), S. 282–301.

—: Klinische Mittheilungen. MA 11 (1845), S. 621–643.

—: Klinische Mittheilungen. MA 12 (1846), S. 229–250.

Wänker: Verwachsungen der Valvulae mitrales bei einem Mädchen von 15 Jahren. MA 2 (1836), S. 484–487.

—: Zwei Beobachtungen. MA 11 (1845), S. 155–157.

Wänker, L. v.: Beitrag zur Lehre von der theilweisen Ausrottung des Unterkiefers. 1. Chirurgisch anatomische Beschreibung der bei partiellen Amputation des Unterkiefers zunächst interessirten Theile. 2. Geschichtliche und artistische Darstellung der Operation der partiellen Exstirpation des Unterkiefers. MA 4 (1838), S. 497–544.

Wagner, D.: Beschreibung eines Geburtsfalles bei prolapsus uteri, verbunden mit einer Geschwulst am Mutterhalse und mit Verwachsungen des inneren Muttermundes. MA 6 (1840), S. 251–263.

Waldmann, G.; Nägele, F.C.; Elsässer, J.A.; Vogelmann, J.F.: Fälle von Blutgeschwülsten der äußern weiblichen Geschlechtstheile. A Tödliche Blutung aus geborstenen Blutaderknoten bei Geburten (Elsässer). B. Blutfluß unter der Geburt in Folge Berstung einer Blutgeschwulst an der rechten Schamlefze (Vogelmann). C. Blutfluß aus einer während der Anwendung der Kopfzange entstandenen und geborstenen Blutgeschwulst an der linken Schamlefze (Waldmann). D. Blutgeschwulst der linken Wasserlefze, durch äußere Veranlassung entstanden (Nägele). HKA 10 (1834), S. 417–430.

Weber, E.: Mittheilungen aus den artistischen Jahresberichten badischer Ärzte. 1. Perforation des Magens. MA 8 (1842), S. 600–607.

Weber, Fr.: Auswurf eines bedeutenden, baumartig verästelten faserstoffartigen Exsudates bei Pneumonie. MA 13 (1848), S. 536–538.

Weber, Th.: Die Verkrümmungen der Hand und der Finger. MA 13 (1847), S. 65–114.

Wedekind, Freiherr v.: Von den Sublimatbädern; vorgetragen in der Gesellschaft der Naturforscher und Ärzte zu Heidelberg am 23. September 1829. HKA 5 (1829), S. 537–548.

—: Von der ärztlichen Anwendung der tierischen Gallerte überhaupt und insbesondere bei Wechselfiebern. HKA 6 (1830), S. 101–109.

—: Fragmente zur Aufhellung der Theorie und Kur der venerischen Krankheiten. HKA 6 (1830), S. 218–248.

—: Über eine besondere Ursache der widernatürlichen Empfindlichkeit und des Beinfraßes an den Zähnen. HKA 7 (1831), S. 361–385.

—: Pathologische Bemerkungen aus einem Schreiben. HKA 7 (1831), S. 386–391.

Wedekind, v.; Feist: Beobachtung eines morbus haemorrhagicus maculosus Werlhofii. HKA 4 (1828), S. 226–231.

Welsch: Ueber Zubereitung der Bäder in Kissingen. MA 5 (1839), S. 102–105.

—: Beobachtungen und Erfahrungen aus der Badepraxis. MA 6 (1840), S. 150–162.

—: Beobachtungen aus der Badepraxis zu Kissingen. MA 6 (1840), S. 281–287.

Wendt: Über die ärztliche Behandlung des Wundstarrkrampfes (Tetanus traumaticus). HKA 3 (1827), S. 235–249.

Wendt, J.: Über die Behandlung der Syphilis ohne Quecksilber; vorgetragen den 1. Mai 1829 in der Sitzung der medicinischen Section der schlesischen Gesellschaft für vaterländische Kultur. HKA 5 (1829), S. 549–564.

—: Über einige merkwürdige Steinerzeugungen im menschlichen Körper, vorgetragen in der allgemeinen Versammlung der Naturforscher und Ärzte zu Berlin im Herbste 1828. HKA 6 (1830), S. 249–265.

Wernery; Friedreich: Beobachtungen über die Cholera. HKA 7 (1831), S. 525–545.

Wittmann: Einige Bemerkungen auf die gegen mich gerichteten Äußerungen des Herrn Medizinalrates Dr. Reuss, die Constitutio stationaria betreffend. HKA 4 (1828), S. 444–453.

Wucherer, G.: Das cholsaure Natron und seine therapeutische Anwendung. MA 13 (1848), S. 628–640.

Würth: Fall einer bedeutenden penetrirenden Bauchwunde. MA 6 (1840), S. 475–480.

Zeroni: Ein Beitrag zur Erfahrung im Keuchhusten. MA 2 (1836), S. 130–148.

—: Ueber die Gesichtsrose. MA 2 (1836), S. 319–339.

Zeroni, H.: Der Rheumatismus acutus, den jetzt in der Heilkunde geltenden anatomisch-pathologischen Ansichten gegenüber gehalten. MA 3 (1837), S. 23–63.

—: Über einige, dem Anscheine nach entzündliche Unterleibsleiden des Weibes. MA 3 (1837), S. 497–572.

—: Die physiologische Medicin. MA 8 (1842), S. 204–240.

—: Die physiologische Medizin. MA 9 (1843), S. 128–163, 248–285.

—: Die physiologische Medicin. MA 10 (1844), S. 1–31, 165–191.

—: Das typhöse Fieber, als Fortsetzung der Aufsätze: Die physiologische Medicin. MA 10 (1844), S. 496–538.

—: Ein Nachtrag zum Gebrauche der Mittel im typhösen Fieber. Als Fortsetzung der Aufsätze: Die physiologische Medizin von einem praktischen Arzte. MA 11 (1845), S. 254–281.

—: Die physiologische Medizin. MA 11 (1845), S. 371–389.

8 Abkürzungsverzeichnis

ADB	Historische Commission bei der Koeniglichen Akademie der Wissenschaften (Hrsg.): Allgemeine Deutsche Biographie. Leipzig: Duncker & Humblot, 1896–1904.
BL	Hirsch, A.: Biographisches Lexikon der hervorragenden Ärzte aller Zeiten und Völker. München, Berlin: Urban und Schwarzenberg, 1962[3].
DBA	Deutsches Biographisches Archiv. Zeitraum: bis Ende 19. Jahrhundert (Microfiche).
GLA	Generallandesarchiv Karlsruhe
HKA	Heidelberger Klinische Annalen. Heidelberg: Mohr, 1825-1834
MA	Medicinische Annalen. Heidelberg: Mohr, 1835-1848
NDB	Historische Kommission bei der Bayerischen Akademie der Wissenschaft (Hrsg.): Neue deutsche Biographie. Berlin: Duncker & Humblot, 1953–2001.
PA	Personalakten
UA	Universitätsarchiv Heidelberg

9 Quellen- und Literaturverzeichnis

Ungedruckte Quellen

Universitätsarchiv Heidelberg, Personalakte Puchelt PA 2121.
Universitätsarchiv Heidelberg, Personalakte Chelius PA 1428.
Universitätsarchiv Heidelberg, Personalakte Nägele PA 2037.
Verlag Mohr Siebeck, Ältere Verlagsverträge: Mohr HD.
Verlag Mohr Siebeck, Übernahme der Mohr'schen Buchhandlung 1878.

Sekundärliteratur

Ackerknecht, E.H.: Geschichte der Medizin. Stuttgart: Enke, 1992[7].
Albrecht, B.: Die ehemaligen naturwissenschaftlichen und medizinischen Institutsgebäude im Bereich Brunnengasse, Hauptstraße, Akademiestraße und Plöck. In: Riedl, P.A. (Hrsg.): Die Gebäude der Universität Heidelberg – Textband. Berlin, Heidelberg, New York: Springer, 1987, S. 336–365.
Artelt, W.: Die medizinischen Lesegesellschaften in Deutschland. Sudhoffs Archiv 37 (1953), S. 195–200.
Bamberger, Ph.: 100 Jahre Pädiatrie in Heidelberg. In: Ruperto Carola 28, 12 (1960), S. 174–185.
Bartrip, P.: The British Medical Journal: a retrospect. In: Bynum, W.F.; Lock, St; Porter, R. (Hrsg.): Medical journals and medical knowledge. Historical essays. (The Wellcome Institute Series in the history of medicine). London, New York: Routledge, Chapman and Hall, 1992, S. 126–145.
Bayer, F.-W.: Reisen deutscher Aerzte ins Ausland (1750–1850). (Abhandlungen zur Geschichte der Medizin und der Naturwissenschaften, Band 20). Berlin: Dr. Emil Ebering, 1937.
Bleker, J.: Die Naturhistorische Schule 1825–1845: ein Beitrag zur Geschichte der klinischen Medizin in Deutschland. (Medizin in Geschichte und Kultur, Band 13). Stuttgart: Fischer, 1981.
Bleker, J.; Brinkschulte, E.; Grosse, P. (Hrsg.): Kranke und Krankheiten im Juliusspital zu Würzburg 1819–1829. (Abhandlungen zur Geschichte der Medizin und der Naturwissenschaften, Band 72). Husum: Matthiesen, 1995.

Brand, U.: Ärztliche Ethik im 19. Jahrhundert. Der Wandel ethischer Inhalte im medizinischen Schrifttum. Ein Beitrag zum Verständnis der Arzt-Patient-Beziehung. (Freiburger Forschungen zur Medizingeschichte, Neue Folge Band 5). Freiburg/Br.: Hans Ferdinand Schulz Verlag, 1977.

Briese, O.: Defensive, Offensive, Straßenkampf. Die Rolle von Medizin und Militär am Beispiel der Cholera in Preußen. In: Medizin in Geschichte und Gegenwart 16 (1997), S. 9–32.

—: Das Jüste-milieu hat die Cholera. Metaphern und Mentalitäten im 19. Jahrhundert. In: Zeitschrift für Geschichtswissenschaft 46 (1998), S. 120–138.

Brunn, W. v.: Von der Entwicklung des deutschen medizinischen Zeitschriftenwesens. In: Deutsche Medizinische Wochenschrift 51 (1925), S. 1077–1078.

—: Medizinische Zeitschriften im Neunzehnten Jahrhundert. Beiträge zur Geschichte der allgemein-medizinischen Fachpresse. Stuttgart: Georg Thieme, 1963.

Buchholz, E.: Großbritannische Reiseeindrücke deutscher und österreichischer Ärzte von 1750 bis 1810. Frankfurt/M.: Universität. Diss. med., 1960.

Bücher, K.: Der deutsche Buchhandel und die Wissenschaft – Denkschrift im Auftrage des Akadem. Schutzvereins. Leipzig: B.C. Teubner, 1903.

Buttron, K.: Die Entwicklung der Heidelberger Universitäts-Frauenklinik von Franz Anton Mai bis Josef Zander. Heidelberg: Universität. Diss. med., 1981.

Bynum, W.F.; Wilson, J.C.: Periodical knowledge: medical journals and their editors in nineteenth-century Britain. In: Bynum, W.F.; Lock, St.; Porter, R. (Hrsg.): Medical Journals and medical knowledge. Historical essays. (The Wellcome Institute series in the history of medicine). London, New York: Routledge, Chapman and Hall, 1992, S. 29–48.

Bynum, W.F.: Science and the practice of medicine in the nineteenth century. Hrsg. vom Wellcome Institute for the history of medicine. Cambridge: University Press, 1994.

Callisen, A.C.P.: Medicinisches Schriftstellerlexicon. Copenhagen, Altona, Nieuwhoop: B. de Graaf, 1830–1845[2].

Chronik der Medizin. Gütersloh, München: Chronik Verlag/Bertelsmann Lexikon GmbH, 2000.

Classen, P.; Wolgast, E.: Kleine Geschichte der Universität Heidelberg. Berlin, Heidelberg, New York: Springer, 1983.

Czerny, V.: Maximilian Joseph v. Chelius, Carl Otto Weber, Gustav Simon. In: Friedrich, K. (Hrsg.): Heidelberger Professoren aus dem 19. Jahrhundert. Heidelberg: Carl Winter, 1903, S. 131–142.

Decken-Sachs, B. von der: Der Kornmarkt in Heidelberg. In: Riedl, P.A. (Hrsg.): Veröffentlichungen zur Heidelberger Altstadt, Band 17. Heidelberg: Kunsthistorisches Institut der Universität Heidelberg, 1983.

Deneke, J.F.V.: Das Gesundheitswesen der ersten Hälfte des 19. Jahrhunderts im Spiegel der Amts- und Intelligenzpresse. (Düsseldorfer Arbeiten zur Geschichte der Medizin, Beiheft IX). Düsseldorf: Triltsch Druck und Verlag, 1983.

—: Medizinische Wissenschaft und Praxis im Spiegel der Tagespublizistik des 19. Jahrhunderts. In: Junkersdorf, J. (Hrsg.): Am Rande der Medizin. Baden-Baden: Gerhard Witzstrock GmbH, 1979, S. 41–63.

Deutsches Biographisches Archiv. Zeitraum: bis Ende 19. Jahrhundert. (Microfiche).

Dieckhöfer, K.: Kleine Geschichte der Naturheilkunde. Stuttgart: Hippokrates, 1985.

Diepgen, P.: Geschichte der Medizin. Bd. II: I. Hälfte: Von der Medizin der Aufklärung bis zur Begründung der Zellularpathologie (etwa 1740 – etwa 1858). Berlin: Walter de Gruyter, 1959[2].

Doerr, W.: Der anatomische Gedanke und die Heidelberger Medizin. In: Doerr, W. (Hrsg.): Semper apertus. Sechshundert Jahre Ruprecht-Karls-Universität Heidelberg: 1386–1986, Band 4. Berlin, Heidelberg: Springer, 1985, S. 92–125.

Drüll, D.: Heidelberger Gelehrtenlexikon 1803–1932. Berlin, Heidelberg, New York, Tokyo: Springer, 1986.

Eckart, W.U.: Und setzet eure Worte nicht auf Schrauben. In: Berichte zur Wissenschaftsgeschichte 19 (1996), S. 1–18.

—: Geschichte der Medizin. Heidelberg: Springer, 2000[4].

Eckart, W.U.; Gradmann, Chr., (Hrsg.): Ärztelexikon. Von der Antike bis zur Gegenwart. Berlin, Heidelberg, New York: Springer, 2001.

Eckert, C.: Maximilian Joseph von Chelius – Gründer der chirurgischen Universitäts-Klinik Heidelberg. Heidelberg: Universität. Diss. med., 1967.

Eulner, H.-H.; Hoepke, H. (Hrsg.): Der Briefwechsel zwischen Rudolph Wagner und Jacob Henle 1838–1862. (Arbeiten aus der Niedersächsischen Staats- und Universitätsbibliothek Göttingen, Band 16). Göttingen: Vandenhoek & Ruprecht, 1979.

Fahrbach, U.: Marstall, Marstallstraße und Heuscheuer in Heidelberg. In: Riedl, P.A. (Hrsg.): Veröffentlichungen zur Heidelberger Altstadt, Band 23. Heidelberg: Kunsthistorisches Institut der Universität Heidelberg, 1989.

Fischer-Homberger, E.: Geschichte der Medizin. (Heidelberger Taschenbücher. Basistext Medizin, Band 165). Berlin, Heidelberg, New York: Springer, 1975.

Frevert, U.: Krankheit als politisches Problem 1770–1880. Soziale Unterschichten in Preußen zwischen medizinischer Polizei und staatlicher Sozialversicherung. (Kritische Studien zur Geschichtswissenschaft, Band 62). Göttingen: Vandenhoek & Ruprecht, 1984.

Gall, L.: Die Heidelberger Jahrbücher. Geschichte und Neubegründung. Sonderdruck aus: Zeitschrift für die Geschichte des Oberrheins (Der neuen Folge 72. Band) 111 (1963), S. 307–331.

Geigenmüller, U.: Aussagen über die französische Medizin der Jahre 1820–1847 in Reiseberichten deutscher Ärzte. Berlin: Universität. Diss. med., 1985.

Goltz, D.: Das ist eine fatale Geschichte für unseren medizinischen Verstand. Pathogenese und Therapie der Cholera um 1830. In: Medizinhistorisches Journal 33 (1998), S. 211–244.

Gorzny, W. (Hrsg.): Deutscher Biographischer Index. München, London, New York: K.G. Saur, 1986.

Goth, W.: Zur Geschichte der Klinik in Heidelberg im 19. Jahrhundert. Heidelberg: Universität. Diss. med., 1982.

Gotthold, E.: Franz Carl Naegelé. Heidelberg: Universität. Diss. med., 1959.

Häberle, D.: Die Gesellschaft für Naturwissenschaft und Heilkunde zu Heidelberg (1818–1847). Die Vorläufer des Naturhistorisch-Medizinischen Vereins zu Heidelberg (seit 1856). Sonderdruck aus: Verhandlungen des Naturhistorisch-Medizinischen Vereines zu Heidelberg. Neue Folge XII. Band, 3. Heft. Heidelberg: Carl Winter, 1913.

Heischkel-Artelt, E.: Die deutsche medizinische Publizistik der vierziger Jahre des 19. Jahrhunderts im Kampf für eine neue Heilkunde. Berlin: Universität. Diss. med., 1945.

Henkelmann, Th.: Die medizinische Klinik im 19. Jahrhundert. In: Doerr, W. (Hrsg.): Semper apertus, 600 Jahre Ruprecht-Karls-Universität Heidelberg: 1386–1986. Band 2 Das Neunzehnte Jahrhundert, 1803–1918. Berlin, Heidelberg, New York, Tokyo: Springer, 1985, S. 32–60.

Henle, J.: Medizinische Wissenschaft und Empirie. In: Zeitschrift für rationelle Medizin 1 (1844), S. 1–35.

Henle, J.; Pfeufer, C. (Hrsg.): Zeitschrift für rationelle Medizin. Zürich – Heidelberg, C. Winter, 1844–1869.

Hess, V.: Von der semiotischen zur diagnostischen Medizin zwischen 1750 und 1850. Berlin: Universität. Diss. med., 1992.

Hiller, H.; Strauß, W. (Hrsg.): Der deutsche Buchhandel. Wesen – Gestalt – Aufgabe. Gütersloh: C. Bertelsmann, 1961.

Hirsch, A.: Biographisches Lexikon der hervorragenden Ärzte aller Zeiten und Völker. München, Berlin: Urban und Schwarzenberg, 1962[3].

Hirsch, F.; Rosthorn, A. v.: Die Universitätsfrauenklinik in Heidelberg. Heidelberg: Carl Winter, 1904.

Historische Commission bei der Koeniglichen Akademie der Wissenschaften (Hrsg.): Allgemeine Deutsche Biographie. Leipzig: Duncker & Humblot, 1896–1904.

Historische Kommission bei der Bayerischen Akademie der Wissenschaft (Hrsg.): Neue deutsche Biographie. Berlin: Duncker & Humblot, 1953–2001.

Hoepke, H.: Der Briefwechsel zwischen Jacob Henle und Karl Pfeufer 1843–1869. Wiesbaden: Franz Steiner, 1970.

—: Jakob Henle's Briefe aus seiner Heidelberger Studentenzeit (26. April 1830 – Januar 1831). In: Heidelberger Jahrbücher 11 (1967), S. 40–56.

Hoffmann, W.: Das ehemalige Seminarium Carolinum (Seminarstr. 2). In: Riedl, P.A. (Hrsg.): Die Gebäude der Universität Heidelberg – Textband. Berlin, Heidelberg, New York: Springer, 1987, S. 159–177.

Huerkamp, C.: Der Aufstieg der Ärzte im 19. Jahrhundert. Vom gelehrten Stand zum professionellen Experten: Das Beispiel Preußens, (Kritische Studien zur Geschichtswissenschaft, Band 68.). Göttingen: Vandenhoek & Ruprecht, 1985.

Illustrierte Geschichte der Medizin. Erlangen: Karl Müller, 1992.

Jetter, D.: Geschichte der Medizin. Einführung in die Entwicklung der Heilkunde aller Länder und Zeiten. Stuttgart, New York: Georg Thieme, 1992.

Jütte, R.: Geschichte der Alternativen Medizin. Von der Volksmedizin zu den unkonventionellen Therapien von heute. München: C. H. Beck, 1996.

—: Die Entwicklung des ärztlichen Vereinswesens und des organisierten Ärztestands bis 1871. In: Jütte, R. (Hrsg.): Geschichte der deutschen Ärzteschaft. Köln: Deutscher Ärzte-Verlag, 1997, S. 15–42.

Gotthold, E.: Franz Carl Naegelé. Heidelberg: Universität. Diss. med., 1959.

Kehrer, F.J.: F.A. May und die beiden Naegele. In: Friedrich, K. (Hrsg.): Heidelberger Professoren aus dem 19. Jahrhundert. Heidelberg: Carl Winter, 1903, Bd. 2, S. 111–130.

Kircher, H.: Der Medienwandel in der Fachmedizin am Beispiel der Augenheilkunde. Herne: McWolf, 1983.

Kirchner, J.: Das deutsche Zeitschriftenwesen – Seine Geschichte und seine Probleme (1. Teil). Leipzig: Otto Harrassowitz, 1942.

—: Das deutsche Zeitschriftenwesen – Seine Geschichte und seine Probleme. (2. Teil: Vom Wiener Kongress bis zum Ausgang des 19. Jahrhunderts, mit einem wirtschaftsgeschichtlichen Beitrage von Hans-Martin Kirchner.) Wiesbaden: Otto Harrassowitz, 1962².

Krebs, H.; Schipperges, H.: Heidelberger Chirurgie 1818–1968. Eine Gedenkschrift zum 150jährigen Bestehen der Chirurgischen Universitätsklinik. Berlin, Heidelberg, New York: Springer, 1968.

Křížek, V.: Kulturgeschichte des Heilbades. Stuttgart, Berlin, Köln: Edition Leipzig und W. Kohlhammer, 1990.

Kußmaul, A.: Jugenderinnerungen eines alten Arztes. Stuttgart: Adolf Bonz & Comp., 1931¹⁴·⁻¹⁸.

Lammel, H.-U.: Nosologische und therapeutische Konzeptionen in der romantischen Medizin. (Abhandlungen zur Geschichte der Medizin und der Naturwissenschaften, Band 59). Husum: Matthiesen-Verlag, 1990.

Lehmann, A.: Die Medizin an der Universität Heidelberg im 19. Jahrhundert. In: Ruperto Carola 9/10, 5 (1953), S. 41–47.

Lichtenthaeler, Ch.: Geschichte der Medizin. 2 Bde., Köln: Deutscher Ärzte-Verlag, 1987⁴.

Lindner, F.; Amberger, M.: Chirurgie in Heidelberg. In: Doerr, W. (Hrsg.): Semper apertus. Sechshundert Jahre Ruprecht-Karls-Universität Heidelberg: 1386–1986. Berlin, Heidelberg: Springer, 1985, S. 182–224.

Loetz, F.: Vom Kranken zum Patienten. „Medikalisierung" und medizinische Vergesellschaftung am Beispiel Badens 1750–1850. (Medizin, Gesellschaft und Geschichte.

Jahrbuch des Instituts für Geschichte der Medizin der Robert Bosch Stiftung, Beiheft 2), Stuttgart: Franz Steiner, 1993. Auch Heidelberg: Universität. Diss. med., 1992.

Loudon, J.; Lourdon, I.: Medicine, politics and the medical periodical 1800–1850. In: Bynum, W.F.; Lock, St.; Porter, R. (Hrsg.): Medical Journals and medical knowledge. Historical essays. (The Wellcome Institute series in the history of medicine). London, New York: Routledge, Chapman and Hall, 1992, S. 49–69.

Manger, K.: Bibliothek – Verlag – Buchhandel. Zentren geistigen Aufbruchs. In: Strack, F. (Hrsg.): Heidelberg im säkularen Umbruch. Traditionsbewußtsein und Kulturpolitik um 1800. Stuttgart: Klett-Cotta, 1987.

Mann, G.: Die medizinischen Lesegesellschaften in Deutschland. (Arbeiten aus dem Bibliotheken-Lehrinstitut des Landes Nordrhein-Westfalen, Band 11). Köln: Greven, 1956.

Martin, A.: Deutsches Badewesen in vergangenen Tagen. Nebst einem Beitrage zur Geschichte der Deutschen Wasserheilkunde. Jena: Eugen Diederichs, 1906.

Martin, E.: Die Geburtshilfe in der Heidelberger Entbindungsanstalt während der Direktorialzeit Nägeles 1820–1850. Heidelberg: Universität. Diss. med., 1939.

Mülker, P.: Friedrich August Benjamin Puchelt. Biographie und Ergographie. Ein Leben im Wandel des medizinischen Grundverständnisses von Medizin als Kunst zur Medizin als Natur-Wissenschaft. Heidelberg: Universität. Diss. med., 1992.

Nipperdey, Th.: Deutsche Geschichte 1800–1866. Bürgerwelt und starker Staat. München: C.H. Beck, 1993[6].

Porter, R.: The rise of medical journalism in Britain to 1800. In: Bynum, W.F.; Lock, St.; Porter, R. (Hrsg.): Medical journals and medical knowledge. Historical essays. (The Wellcome Institute series in the history of medicine). London, New York: Routledge, Chapman and Hall, 1992, S. 6–28.

Rarisch, I.: Industrialisierung und Literatur. Buchproduktion, Verlagswesen und Buchhandel in Deutschland im 19. Jahrhundert in ihrem statistischen Zusammenhange. (Historische und pädagogische Studien, Band 6.). Berlin: Colloquium-Verlag, 1976.

Reichel, O.: Der Verlag von Mohr und Zimmer in Heidelberg und die Heidelberger Romantik. Augsburg: K.B. Hofbuchdruckerei Gebrüder Reichel. München: Universität. Diss. med., 1913.

Rettich, I.: Der therapeutische Nihilismus und die Tübinger Schule. Tübingen: Universität. Diss. med., 1968.

Roser, W.; Wunderlich, C.R.A.: Einleitung. In: Archiv für physiologische Heilkunde 1 (1842), S. I–XXX.

Rothschuh, K.E.: Naturheilbewegung, Reformbewegung, Alternativbewegung. Stuttgart: Hippokrates, 1983.

Schadewaldt, H.: Betrachtungen zur Entwicklung des medizinischen Buch- und Zeitschriftenwesens. In: Die Zeitschrift als Persönlichkeit. Festschrift Bringmann. Düsseldorf, 1932, S. 125–134.

Schipperges, H.: Ursprung und Schicksal der Medizinischen Fakultät. In: Doerr, W. (Hrsg.): Semper apertus. Sechshundert Jahre Ruprecht-Karls-Universität Heidelberg: 1386–1986. Bd. 4. Berlin, Heidelberg: Springer, 1985, S. 49–91.

—: Die Medizin in Heidelberg der Jahrhundertwende. In: Ruprecht-Karls-Universität Heidelberg (Hrsg.): Die Geschichte der Universität Heidelberg, Vorträge im WS 1985/86. Sammelband der Vorträge des Studium generale der Ruprecht-Karls-Universität Heidelberg. Heidelberg: HVA, 1986, S. 157–175.

—: Ärzte in Heidelberg. Eine Chronik vom „Homo Heidelbergensis" bis zur „Medizin in Bewegung". Heidelberg: Edition Braus, 1995.

Schönfeld, W.: Aus der Geschichte der Heidelberger Medizinischen Fakultät bis zur Rekonstruktion der Universität im Jahre 1803. In: 575 Jahre Ruprecht-Karls-Universität Heidelberg: 1386–1961. Ruperto-Carola, Sonderband: Aus der Geschichte der Universität Heidelberg und ihrer Fakultäten, hrsg. von Gerhard Hinz. Heidelberg: Brausdruck, 1961, S. 337–356.

—: Die Heidelberger Medizinische und Naturwissenschaftliche Fakultät nach der encyclopädischen Zeitschrift „Hesperus" von 1831 mit Ergänzungen. In: 575 Jahre Ruprecht-Karls-Universität Heidelberg: 1386–1961. Ruperto-Carola, Sonderband: Aus der Geschichte der Universität Heidelberg und ihrer Fakultäten, hrsg. von Gerhard Hinz. Heidelberg: Brausdruck, 1961, S. 357–404.

Schmitt, V. (Hrsg.): Ein Briefwechsel zwischen Joseph Alexis Stoltz und Franz Carl Nägele. Der 13. Versammlung der dt. Gesellschaft für Gynäkologie Straßburg 2. Juni 1909 gewidmet. Straßburg: J.H.Ed. Heitz (Heitz & Münchel), 1909.

Schott, H.: Medizin um 1800 und die Pionierzeit der Bonner Fakultät. In: Schott, H. (Hrsg.): Medizin, Romantik und Naturforschung: Bonn im Spiegel des 19. Jahrhunderts; anläßlich der 175-Jahrfeier der Universität Bonn. Bonn: Bouvier, 1993, S. 11–36.

Schwanitz, H.-J.: Die Theorie der praktischen Medizin zu Beginn des 19. Jahrhunderts. Eine historische und wissenschaftstheoretische Untersuchung anhand des „Journal der practischen Arzneykunde und Wundarzneykunst" von Ch.W. Hufeland, (Studien zu Theorie und Praxis der Medizin. Pahl-Rugenstein-Hochschulschriften Gesellschafts- und Naturwissenschaften, Band 29). Köln: Pahl-Rugenstein, 1979.

Seidler, E.: Tendenzen der Heidelberger Medizin nach der Rekonstruktion des Jahres 1803. In: Ruperto-Carola 40, 18 (1966), S. 271–286.

Siebeck, W.: Der Heidelberger Verlag von Jacob Christian Benjamin Mohr. Tübingen: J.C.B. Mohr (Paul Siebeck), 1926.

Steiner, M.: Carl von Pfeufer. Heidelberg: Universität. Diss. med., 1992.

Steudel, J.: Therapeutische und soziologische Funktion der Mineralbäder im 19. Jahrhundert. In: Rüegg, W.; Artelt, W. (Hrsg.): Der Arzt und der Kranke in der Gesellschaft des neunzehnten Jahrhunderts. Stuttgart: Ferdinand Enke, 1967, S. 82–97.

Stolberg, M.: Die Cholera im 19. Jahrhundert – Zum Umgang mit einer neuen Krankheit. In: Schott, H. (Hrsg.): Medizin, Romantik und Naturforschung: Bonn im Spiegel des 19. Jahrhunderts; anläßlich der 175-Jahrfeier der Universität Bonn. Bonn: Bouvier, 1993, S. 87–109.

Stübler, E.: Geschichte der medizinischen Fakultät der Universität Heidelberg. 1386–1925. Heidelberg: Carl Winter, 1926.

Sudhoff, K.: Das medizinische Zeitschriftenwesen in Deutschland bis zur Mitte des 19. Jahrhunderts. In: Münchener Medizinische Wochenschrift, 50 (1903) S. 455–463.

Tripps, Ch.: Robert Wilhelm Volz (1806–1882): Biographie und Ergographie eines Arztes im Übergang von der Naturhistorischen Schule zur naturwissenschaftlichen Medizin. Heidelberg: Universität. Diss. med., 1989.

Vierer, H.A.: Vierers Universallexikon. Vol. 1–19. Altenburg: Vierer, 1857–1865.

Wehler, H.-U.: Deutsche Gesellschaftsgeschichte, Bd. 1 (1700–1815). München: C.H. Beck, 1987.

—: Deutsche Gesellschaftsgeschichte, Bd. 2 (1815–1848/49). München: C.H. Beck, 1987.

Weisert, H.: Die Rektoren der Ruperto Carola zu Heidelberg und die Dekane ihrer Fakultäten, 1386–1968. Heidelberg: Brausdruck, 1968. (Auch in: Doerr, W. (Hrsg.): Semper apertus. Sechshundert Jahre Ruprecht-Karls-Universität Heidelberg: 1386–1986. Berlin, Heidelberg: Springer, 1985, S. 299–417).

—: Geschichte der Universität Heidelberg. Heidelberg: Carl Winter, 1983.

Widmann, H.: Geschichte des Buchhandels vom Altertum bis zur Gegenwart. Völlige Neubearbeitung der Aufl. von 1952. Wiesbaden: Otto Harrassowitz, 1975.

Wiesemann, C.: Josef Dietl und der therapeutische Nihilismus. Zum historischen und politischen Hintergrund einer medizinischen These, (Marburger Schriften zur Medizingeschichte, Bd. 28). Frankfurt/M.: Peter Lange Verlag, 1991. Auch Münster: Universität. Diss. med., 1990.

Winter, C.: 175 Jahre Universitätsverlag C. Winter in Heidelberg. Ein Überblick. 1822–1997. Heidelberg: C. Winter, 1999.

Witting, J.: Die Heidelberger Museumsgesellschaft 1811–1911. Heidelberg: Heidelberger Verlagsanstalt Theodor Berkenbusch, 1911.

Wolgast, E.: Die Universität Heidelberg: 1386–1986. Berlin, Heidelberg, New York, London, Paris, Tokyo: Springer, 1986.

Wunderlich: Die medicinische Journalistik. In: Archiv für physiologische Heilkunde 1 (1842), S. 1–42.

Zander, J.: Meilensteine in der Gynäkologie und Geburtshilfe – 100 Jahre Deutsche Gesellschaft für Gynäkologie und Geburtshilfe. In: Beck, L. (Hrsg.): Zur Geschichte der Gynäkologie und Geburtshilfe. Aus Anlaß des 100jährigen Bestehens der Deutschen Gesellschaft für Gynäkologie und Geburtshilfe. Berlin, Heidelberg, New York: Springer, 1986, S. 27–62.

Zimmermann, L.M.; Veith, I.: Great ideas in the history of surgery. Baltimore: The Williams & Wilkins Company, 1961.

10 Personenregister

Das folgende Namenverzeichnis umfaßt die in der Arbeit genannten Ärzte und Mediziner, wobei die Herausgeber und Autoren der Annalen lediglich mit den Stellen aufgenommen sind, an denen sie im Text nicht als Autoren vorkommen.

Danksagung

Mein Dank gilt in erster Linie meinem Lehrer Herrn Prof. Dr. Wolfgang U. Eckart, der mir die Anregung für die vorliegende Arbeit gab und deren Entstehen mit Anteilnahme und steter Förderung begleitete.

Außerdem habe ich für vielfältige Unterstützung und wertvolle Anregungen herzlich zu danken: den Mitgliedern des Heidelberger Instituts für die Geschichte der Medizin, allen voran Ralf Broer, Katharina Ernst, Christoph Gradmann und Marion Krüger, ferner Charlotte Wahl in Göttingen und Peter Engesser in Trossingen, sowie den Mitarbeitern folgender Archive: Universitäts-Archiv in Heidelberg, Universitäts-Archiv in Bonn, Generallandes-Archiv in Karlsruhe, Verlags-Archiv Mohr Siebeck in Tübingen.

Dank schulde ich auch dem Verlag Mohr Siebeck in Tübingen für die freundlich erteilte Genehmigung, unpubliziertes Material aus dem Verlagsarchiv in meiner Arbeit zu veröffentlichen.

Uwe Böhm in Heidelberg formatierte den Text, erstellte die Druckvorlage und half durch kritische Durchsicht der Textvorlage. Dafür sei ihm herzlich gedankt.

Besonderer Dank gilt Hubert Vögele aus Heidelberg, der die Umschlaggestaltung übernahm.

Schließlich danke ich meinen Eltern für viele fruchtbare Gespräche, besonders meinem Vater für die kritische gründliche Durchsicht des Manuskripts.

NEUERE MEDIZIN- UND WISSENSCHAFTS-GESCHICHTE. QUELLEN UND STUDIEN

Wilmanns, Karl
Lues, Lamas, Leninisten. Tagebuch einer Reise
durch Rußland in die Burjatische Republik im Sommer 1926.
*Mit einer medizin-historischen Einführung von Susan Gross Solomon
und einem Dokumentenanhang, herausgegeben und annotiert
von Jochen Richter*
Band 1, 1995, 320 S., Abb., ISBN 978-3-8255-0024-5, € 25,46

Eckart, Wolfgang U. / Volkert, Klaus (Hg.)
Hermann von Helmholtz. Vorträge eines Heidelberger
Symposiums anläßlich des einhundertsten Todestages
Band 2, 1996, 348 S., ISBN 978-3-8255-0023-8, € 25,46

Eckart, Wolfgang U. / Gradmann, Christoph (Hg.)
Medizin im Ersten Weltkrieg
Band 3, 2. Auflage 2003, 348 S., ISBN 978-3-8255-0023-8, € 25,46

Böttcher, Christine
**Das Bild der sowjetischen Medizin in der ärztlichen Publizistik
und Wissenschaftspolitik der Weimarer Republik**
Band 4, 1998, 334 S., ISBN 978-3-8255-0085-6, € 34,77

Gradmann, Christoph / Schlich, Thomas (Hg.)
Strategien der Kausalität
Band 5, 2. Auflage 2004, 226 S., ISBN 978-3-8255-0173-0, € 25,46

Prüll, Cay-Rüdiger (Hg.)
Traditions of Pathology in Western Europe.
Theories, Institutions an their Cultural Setting
Band 6, 2003, 172 S., ISBN 978-3-8255-0194-5, ca. € 25,50

Gross Solomon, Susan / Richter, Jochen (Hg.)
Ludwig Aschoff. Vergleichende Pathologie oder Rassenpathologie.
Tagebuch einer Reise durch Rußland und Transkaukasien
Band 7, 1998, 216 S., ISBN 978-3-8255-0209-6, € 30,17

NEUERE MEDIZIN- UND WISSENSCHAFTS-GESCHICHTE. QUELLEN UND STUDIEN

Richter, Jochen
Rasse, Elite, Pathos. Eine Chronik zur medizinischen Biographie Lenins und zur Geschichte der Elitegehirnforschung in Dokumenten
Band 8, 2000, 344 S., 30 Abb., ISBN 978-3-8255-0242-3, € 30,58

Bröer, Ralf (Hg.)
Eine Wissenschaft emanzipiert sich.
Die Medizinhistoriographie von der Aufklärung bis zur Postmoderne
Band 9, 1999, 304 S., ISBN 978-3-8255-0248-5, € 29,65

Mayer-Ahuja, Nicole
Massenerwerbslosigkeit, Reform der Sozialpolitik und die gesundheitlichen Folgen. Die Ärztebefragung des Reichstagsabgeordneten Dr. Julius Moses aus dem Krisenjahr 1931
Band 10, 1999, 156 S., ISBN 978-3-8255-0259-1, € 24,54

Hofheinz, Ralf-Dieter
Philipp Melanchton und die Medizin im Spiegel seiner akademischen Reden
Band 11, 2001, 340 S., ISBN 978-3-8255-0323-9, € 29,65

Seitz, Oliver / Seitz, Dieter
Die moderne Hospizbwegung in Deutschland auf dem Weg ins öffentliche Bewusstsein.
Ursprünge, kontroverse Diskussionen, Perspektiven
Band 12, 2. überarbeitete Auflage 2004, 364 S., Abb.,
ISBN 978-3-8255-0367-3, € 24,90

Nava, Patrizia
Hebammen, Accoucheure und Man-midwives.
Ein deutsch-amerikanischer Vergleich (1750-1850)
Band 13, 2003, 146 S., ISBN 978-3-8255-0410-6, € 19,50

Finzer, Patrick
Zum Verständnis biologischer Systeme.
Reduktionen in Biologie und Biomedizin
Band 14, 2003, 202 S., ISBN 978-3-8255-0414-4, € 22,90

CENTAURUS VERLAG

Printed in the United States
By Bookmasters